蔡迎峰教授骨伤经验荟萃

主　编　蔡迎峰

副主编　冯庆辉　田天照

编　委（按姓氏音序排列）

陈　锦　陈立业　黄　鹏　赖伯勇

李　安　梁浩东　刘保新　罗培杰

潘俊曦　彭志华　秦启宁　施　敏

张　胜　周　沛　周剑鹏　周伟君

科学技术文献出版社

SCIENTIFIC AND TECHNICAL DOCUMENTATION PRESS

·北京·

图书在版编目（CIP）数据

蔡迎峰教授骨伤经验荟萃 / 蔡迎峰主编. —北京：科学技术文献出版社，2022. 3
ISBN 978-7-5189-8785-6

Ⅰ. ①蔡…　Ⅱ. ①蔡…　Ⅲ. ①中医伤科学—中医临床—经验—中国—现代
Ⅳ. ①R274

中国版本图书馆 CIP 数据核字（2021）第 264518 号

蔡迎峰教授骨伤经验荟萃

策划编辑：孔荣华　责任编辑：胡丹　责任校对：张吲哚　责任出版：张志平

出 版 者　科学技术文献出版社
地　　址　北京市复兴路15号　　邮编　100038
编 务 部　(010) 58882938，58882087（传真）
发 行 部　(010) 58882868，58882870（传真）
邮 购 部　(010) 58882873
官方网址　www.stdp.com.cn
发 行 者　科学技术文献出版社发行　全国各地新华书店经销
印 刷 者　北京虎彩文化传播有限公司
版　　次　2022 年 3 月第 1 版　2022 年 3 月第 1 次印刷
开　　本　787 × 1092　1/16
字　　数　366千
印　　张　20.5　彩插8面
书　　号　ISBN 978-7-5189-8785-6
定　　价　108.00元

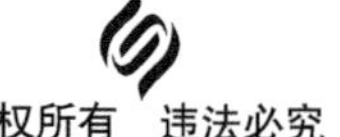

序一

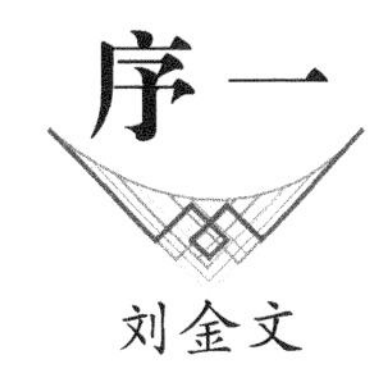

刘金文

中医骨伤是中医体系的重要组成部分。岭南骨伤流派因其精巧的理伤手法及独特的伤科药剂在中国众多骨伤流派中独树一帜，影响深远。

蔡迎峰教授作为岭南骨伤流派的传承人，是广州医科大学附属中医医院骨伤科学术带头人，在数十年的行医生涯中，将诸多深具创见的学术思想运用于骨科临床，“通阳不在温，而在利小便”就是其中的代表。此思想源于《内经》，发于仲景，成熟于清代医家叶天士。蔡迎峰教授在临床中，将此思想运用于腰椎间盘突出症的治疗并加以发扬，结合岭南地区气候特点、人群的体质及疾病的发病因素，形成了颇具疗效的治疗腰椎间盘突出症的经验方——椎间盘方。临床实践证明，此方组方精当、疗效显著，受到广大患者的欢迎，已成为医院的协定处方。

善用虫类药物，亦是蔡迎峰教授遣方用药的一大特色。针对腰痛缠绵难愈、一般祛风除湿药物难以达到病灶的特点，蔡迎峰教授常常在辨证基础上，配伍使用虫类药物透骨搜风、通络止痛，获得良好的临床疗效。

蔡迎峰教授率先提出“传承中医、引领微创”的理念。坚持中医为本，西医为用，中西结合的思路，带领广州医科大学附属中医医院骨伤科在临床、科研、教学等多个方面实现了跨越式发展。其中，开展了以颈前路椎盘摘除椎间融合术（ACDF）、椎间孔镜下髓核摘除术、Super-path 微创全髋关节置换术、膝关节单髁置换术为代表的一系列微创手术，凭借创伤小、恢复快的特点，深受患者好评，达到了省内先进水平。

蔡迎峰教授团队围绕项痹——颈椎病、腰痹——腰椎间盘突出症、膝痹——膝关节骨性关节炎、转移性骨肿瘤、老年髋部骨折等骨伤科多发病做了大量工作，制定了围手术期中医干预方案并积极推广，对指导骨伤科临床工作具有较高的参考价值。

此书将蔡迎峰教授及其团队的经验总结出版，医论精当，病例详实，图文并茂，能为相关专业的同道提供较好的参考与借鉴，实为中医骨伤方面的一本佳作。喜闻佳作出版，欣然为序！

刘敏

2022 年 2 月 9 日

序二

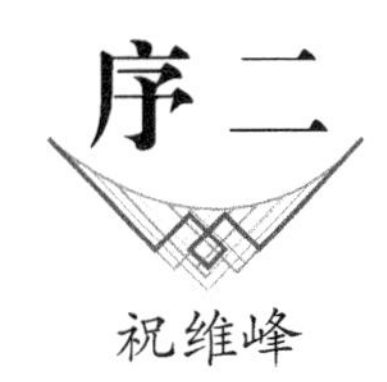

祝维峰

壬寅初至，我拿起案头这本蔡教授所作的经验集仔细阅读，深感其中西并蓄，立意深远。蔡迎峰教授工作、成长于广州市中医医院，是我院骨伤科学术带头人。医院背靠岭南西关正骨发源地——“三步一馆”的中医药街之一的和平路。得天独厚的西关正骨氛围，造就了他娴熟的中医正骨手法。但他不拘泥于传统正骨，在继承发扬西关正骨的同时，也吸收现代医学的精髓，提出“传承中医、引领微创”的理念，让中医得到传承且与时俱进，西医微创而不落俗套。

如蔡迎峰教授所言，传承中医，必定是在扎实掌握中医正骨理论手法的基础上，勤求古训，灵活变通。书中所述方药、正骨手法、针刺、艾灸、膏药等中医内外治疗方法，均根据岭南多湿、多瘴气的气候特点进行辨证施治。蔡迎峰教授团队善用岭南本草治疗伤科杂症，博采众家所长、讲求实效。

引领微创，符合现代外科发展趋势。“内科治疗外科化、外科治疗微创化、微创治疗精准化”必定是医学发展的一大趋势。微创化是取决于诊断的准确及丰富的外科技术储备，否则将受困于误诊、漏诊及失治、妄治。书中在对老年病创伤、脊柱、关节病外科治疗方面均体现出个体化、微创化的诊疗思想，将微创与中医有机结合，提高术前、术中、术后全流程中医管理水平，大有可为。

中西并重，行稳致远，本书论述的学术经验，将对读者大有裨益。

2022年2月22日

前言

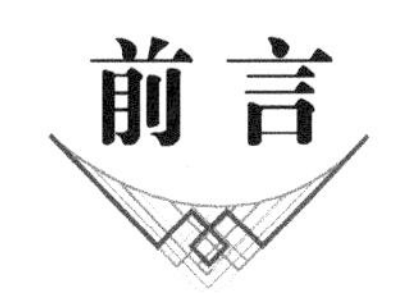

中医骨伤在古代属“折疡”“金镞”等范畴。中医骨伤科学是研究防治人体皮肉、筋骨、气血、脏腑经络损伤与疾病的一门科学。历史上有“金疡”“接骨”“正骨”“伤科”等不同称谓。中医骨伤科学历史悠久，因其丰富完整的理论体系，已成为一门独立的学科，是祖国医学的重要组成部分。

随着该学科的逐渐发展，一大批骨伤科名家涌现，且流派众多，其中岭南骨伤科独具特色。广州西关正骨作为岭南骨伤的代表很早就声名大振。20世纪初，西关医馆林立，名医荟萃，在长寿路、龙津路、文昌路、梯云路、和平路等形成多条中医药街、医馆街和武馆街。西关地区成为省港地区治疗骨伤科重症的中心。蔡迎峰教授所在的广州医科大学附属中医医院就坐落在西关地区，深受西关正骨的熏陶和影响。

本着“传承中医、引领微创”的理念，结合多年的临床实践，蔡迎峰教授在骨伤科多种疾病的诊治方面形成了独到的诊疗特色，特别是对颈椎病、腰椎间盘突出症、膝骨性关节炎、骨质疏松症及转移性骨肿瘤等诸多疾病的诊治，兼容并蓄、西为中用、中西并举。围绕这些病种，该书从西医微创诊疗新进展、中医认识、名医经验、病例拾粹等多个方面进行了系统论述。内容详略得当，论述精辟，病例翔实，将多年的科研及学术研究成果汇集成书。对广大骨伤科临床工作者、医学生及对骨伤科诊疗关注的患者具有较高的参考价值。

编者在经验整理方面做了些许工作，但在学术继承方面仅在学习阶段，加之时间仓促，文字整理本身难免有粗疏之处，敬请各位专家同道批评指正。

编 者

2021 年 7 月

目录

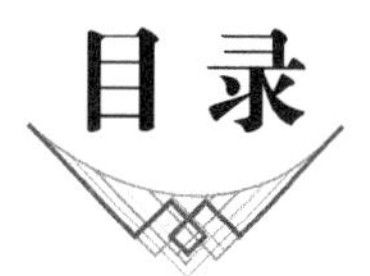

第一部分　医论医话

第二部分　骨伤科常见疾病诊治特色

第一部分

医论医话

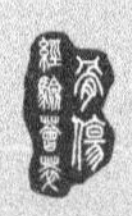

第一章

岭南骨伤科渊源及传承

一、岭南概况

岭南，原是指中国南方的五岭之南的地区，相当于现在广东、广西及海南全境。历史上，唐朝岭南道也包括曾经属于中国皇朝统治的越南红河三角洲一带。在宋代以后，越南北部才分离出去。岭南之概念逐渐将越南排除在外。岭南是中国一个特定的环境区域，这些地区不仅地理环境相近，人民生活习惯也有很多相同之处。由于历代行政区划的变动，现在提及的岭南一词，特指广东、广西、海南、香港、澳门五省区。

岭南古为百越之地，是百越族居住的地方。秦末汉初，它是南越国的辖地。所谓岭南是指五岭之南，五岭由越城岭、都庞岭、萌渚岭、骑田岭、大庾岭五座山组成。大体分布在广西东部至广东东部和湖南、江西五省区交界处。广东、广西是岭南文化的发源地。岭南具有独特的地理和人文环境，是我国地域文化中的重要分支。

二、岭南骨伤科渊源及传承

（一）我国创伤骨科创始人 —— 葛洪

葛洪（公元284—364年），字稚川，自号抱朴子（图1-1-1），汉族，晋丹阳郡句容（今江苏句容县）人。东晋道教学者、著名炼丹家、医药学家。三国方士葛玄之侄孙，世称“小仙翁”。公元326年（咸和元年），葛洪辞去了晋元帝赐封的关内侯，举家南迁，到过广西（今北流市）和广州，后隐居于博罗罗浮山，在此炼丹并度过他的晚年。

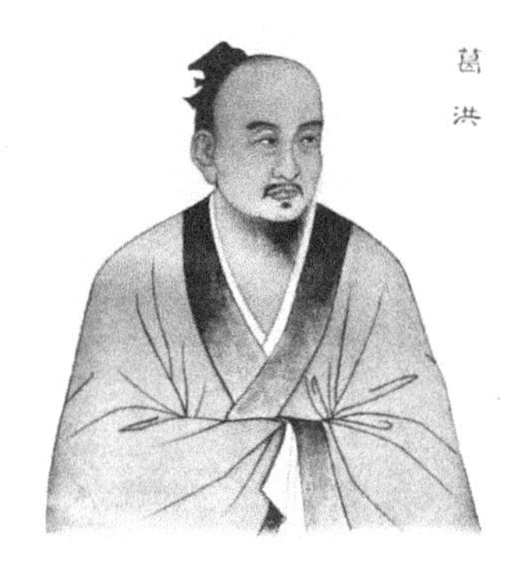

图1-1-1　葛洪

学术贡献

1）在岭南生活的15年间，撰写了《肘后备急方》《抱朴子》等著作。其中《肘后备急方》的记录“青蒿一握，以水二升渍，绞取汁，尽服之”，为当代青蒿素研发的灵感来源。

2）论述了开放创口感染毒气之说，强调早期处理伤口的重要性。主张以酒、盐水、葱等处理伤口。

3）描述了骨折和关节脱位，倡导手法整复疗法，如下颌关节脱位整复法、应用竹制夹板外固定骨折。

4）记载了危重创伤证候，如颅脑损伤、大动脉创伤出血等，提出了止血、镇静、补津液、补血和禁食水等法。

（二）岭南骨伤科“四大流派”

岭南骨伤科流派形成于近代。一般分为四大流派：梁（梁财信）、李（李才干）、蔡（蔡忠）、何（何竹林）。岭南中医骨伤科素有优良传统，其以精确的理伤手法、独特的固定方法及有效的伤科药剂著称。

1. 岭南骨伤科流派梁氏

（1）创始人：梁财信

梁财信（1763—1855年），字玉山，广东南海县魁冈区堡澜石村人（今属禅城区澜石街道办事处）。师从当地跌打医师潘日舒，学而益精。

清嘉庆十年（1805年），梁财信医馆在澜石成立，以方伯家庙钟鼓楼为馆址，采用保元堂为堂号。佛山为全国武术重镇，且医馆周围为劳动密集型产业区，骨伤治疗需求较多。梁财信逐渐积累了骨伤治疗的经验。1879年《广州府志•列传二十八》记载梁财信曾治疗胫骨粉碎性骨折患者，施行骨科手术时使用麻醉药，并以麻线缝合创口外敷以药。梁财信医馆持续经营近150年，以自制的跌打丸、跌打酒和跌打膏药风行南粤。

清末（1914年），梁财信医馆由整体经营转为分散经营，先后在广州设馆6间，佛山4间，香港3间，澳门、江门、韶关、顺德容奇、顺德大良、三水西南各1间。

民国以后，梁氏家族的后代多转向制药业。从18世纪70年代到抗日战争时期共170多年，梁氏传了5代，共有30人继承祖业，所生产的跌打药，除在国内各地销售外，还远销南洋、美洲各国。

（2）学术影响

作为岭南骨伤科流派重要分支，梁氏流派影响着岭南骨伤科的学术发展。梁财信曾孙梁以庄、梁匡华兼任广东光汉中医专门学校的骨伤科老师，在当时培养了众多骨伤科人才，为岭南骨伤科的发展做出了重要贡献。

（3）《伤科讲义》影响深远

梁氏骨伤具有口授心传的传承特点，《伤科讲义》作为少有的梁氏骨伤传承书籍，充分反映了梁氏骨伤的学术核心思想。特点：结合整体观念，注重气血经络；不拘泥于经典，注重临床与创新；提出伤科特殊四诊；注重内外治疗，与护理饮食并重。

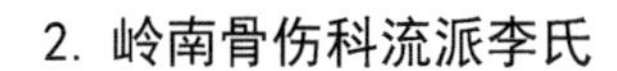

2. 岭南骨伤科流派李氏

（1）创始人：李才干

李才干（1832—1914 年），字子桢，佛山栅下茶基人。得金山寺僧人智明和尚传授跌打医术，学有真传，擅治筋骨损伤、枪炮弹伤、刀火烫伤，设跌打馆于平政桥沙涌坊，医德高尚，医术精湛，声名远播，《佛山忠义乡志》为其立传。

（2）第二代传人：李广海

李广海（1894—1972），字澄波，广东省名老中医，李氏骨伤科流派的主要代表人物，确定“治伤从瘀”的原则，创建佛山市中医院骨科。14 岁随父临床学医，继承父志，成为民国时期佛山著名骨伤科圣手。创制的“李广海跌打酒”“李广海滋补酒”远近驰名。为李氏骨伤学术流派确立了基本的理论原则，成为该流派的宗师。

新中国成立后，李广海曾任佛山市中医院副院长、院长。李才干早年所设跌打馆，经李广海改名为李广海医馆，现仍存在，称李广海旧医馆。

（3）第三代传人：不断创新，兼具特色

1）李家达研制佛山伤科红药膏，提出分期诊治观。

2）陈渭良在李广海正骨八法的基础上创立了具有岭南特色的正骨十四法，开发了治疗开放性损伤的外用伤科黄水。

3）李家裕将李氏骨伤发展到广州，创广州西关李氏骨科，形成“首辨阴阳、治脾胃为本、内外兼治、筋骨并重、衷中参西”等学术思想。

（4）第四代传人：与时俱进

结合现代医学，同时也不断进行科研。

1）著述：出版有《中医正骨学》《正骨学》《骨折与脱位的治疗》《陈渭良骨伤科临证精要》《中医病证诊断疗效标准（骨伤科部分）》《西关正骨·李氏临症经验》《专科专病中医临床诊治丛书·骨伤科分册》等多部著作，发表相关论文数十篇。

2）人才培养：流派通过师承，培养了大批杰出人才。其中含广东省名老中医 1 人，新中国成立初期广东名医 1 人，广东省名中医 3 人，广州市名中医 1 人，广州市荔湾区名中医 1 人，全国老中医药专家学术经验继承工作指导老师 3 人，中医骨伤名师 1 人。

3）自制药物：如李广海跌打酒、李广海滋补酒、白药膏、驳骨散、生肌玉红膏、佛山伤科红药膏、外用伤科黄水、渭良伤科油等。

（5）传承谱

李氏骨伤科流派传承谱见图 1-1-2。

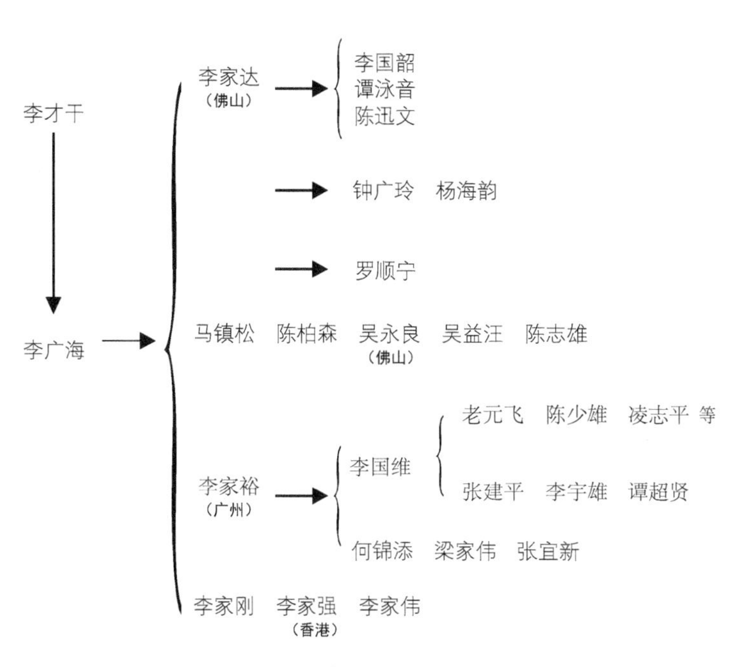

图 1-1-2　李氏骨伤科流派传承谱

3. 岭南骨伤科流派蔡氏

（1）创始人：蔡忠

蔡忠（1844—1943 年），广东雷州府海康人士。早年拜少林派嫡系洪熙官的四传弟子新锦为师，尽得武技医术之奥秘，于广州越秀南 6 号设“普生园”跌打骨科医馆，曾创制“跌打万花油”，对治疗骨折、脱位、刀伤、火伤等有卓效，闻名国内外。

（2）主要代表人物：蔡荣

蔡荣（1921—1980 年），广东省名老中医，秉承父母续筋接骨之技。其父蔡忠早逝，其母梁敦娴受蔡忠的影响和传授，医术精湛，亦是新中国成立初广州著名的女骨伤科医生。曾任岭南、南华诊所骨科医师。

1958 年中医院校成立时，蔡荣受聘为广州中医学院骨伤科教师，历任骨伤科教研室副主任、中医伤科教研室主任、教务处副处长、广东省中医院骨科主任等职。

1）学术影响：

有独特见解的病因病机学说。具有骨伤科特色的辨证论治原则，重视先天、后天，主张脾肾兼顾；重视、利用中西医结方法合开展科研工作。

2）代表著作：

主编：《中国医学百科全书•中医骨伤科学》《中医伤科学》。参加审订：《中医辞典》。参加编写：《外科学讲义》《外伤科学》《正骨讲义》《老中医经验选》《老中医医案医话选》。

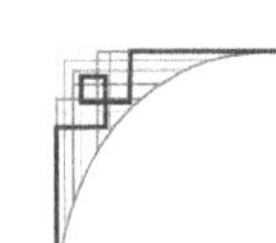

（3）传承谱

蔡氏骨伤科流派传承谱见图 1-1-3。

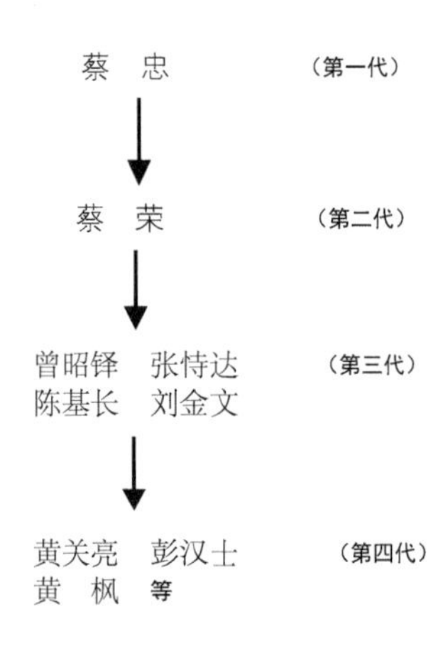

图 1-1-3　蔡氏骨伤科流派传承谱

4. 岭南骨伤科流派何氏

（1）创始人：何竹林

何竹林（1882—1972 年），字炳，广东南海县九江区河清乡人。1904 年，于广州长寿路承办医馆，医德高尚，医术精湛。全国高等中医药院校教材将其列为“现代骨伤流派全国十大名家之一”。新中国成立后，被聘为第一、第二、第三届广州政协委员。担任广州中医学院外科教研室首届主任（骨伤科）、广东省中医院骨伤科主任、广州中医学会正骨委员会主任。

学术影响：

①重视基本功。中医骨伤科医师就是中医内科医师加上一双懂得接骨续筋的手。

②对手法和固定的精辟论断。骨伤科手法要眼到、心到、手到，懂得借助自身的体重，腰力、腿力、手力并用。无论理伤手法和夹缚固定皆讲究力学。

③辨证用药，经验独到。严格遵循中医的理法方药，既用经方，也用时方，既用传统中药，也用岭南草药。

④《驳骨散》疗效显著，已被收入全国中医学院统一教材。

（2）传承谱

何氏骨伤科流派传承谱见图 1-1-4。

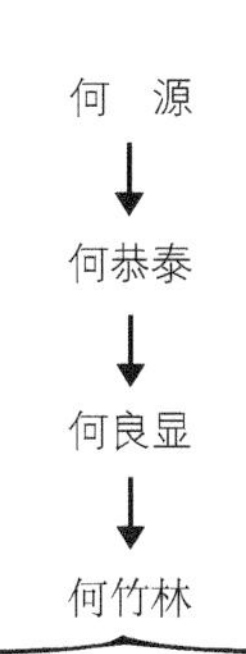

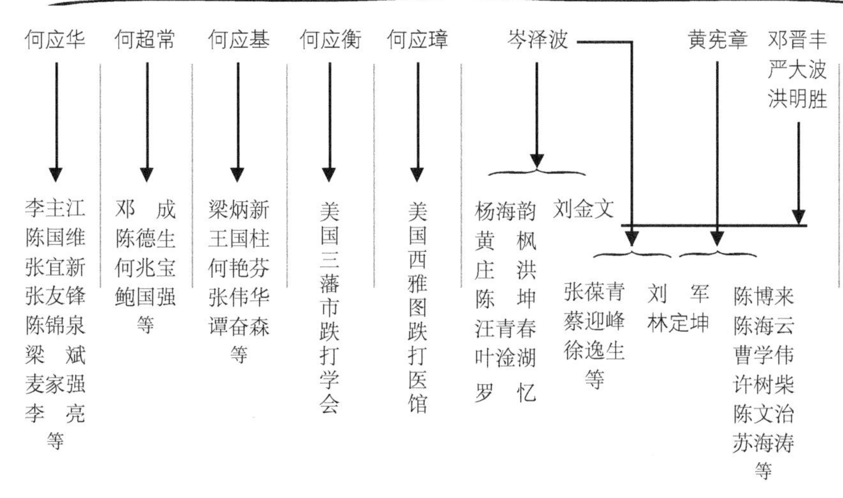

图 1-1-4 何氏骨伤科流派传承谱

（蔡迎峰　施敏）

第一部分

第二章

微创骨科时代中医药如何参与

当今外科的发展已进入微创时代，用最小的创伤解决更多的问题，已成为外科发展的必然趋势，骨科也不例外。什么是微创骨科？首先要明确微创骨科的概念，即通过微小创伤和入路，将特殊器械、物理能量或化学药剂送入人体内部，完成对体内病变、畸形、创伤的灭活、切除、修复或重建等骨科手术操作，从而达到治疗目的的医学分支。微创骨科在大多数骨科创伤应激情况下，都能达到最佳内环境稳定状态、最小的手术切口、最轻的炎症反应、最小的瘢痕愈合。即创伤小，痛苦少，操作简便，安全性高，愈合快，疗效好。

创伤是动物在自然界中经常遇到的事件，是影响物种生存的一个重要的自然因素，哺乳类动物通过修复创伤来维持种系生存。人类继承动物界远祖的遗传特性，包括对创伤的适应性反应。创伤反应是遗传中非常保守的部分，是与生俱来的。在人类社会中，外科手术给身体造成的创伤，同样破坏了人机体的内环境稳定。为了生存，在亿万年的生物进化过程中，机体建立起对创伤的适应性反应，现称为全身炎症反应。创伤反应的目的是重新恢复内环境稳定。当创伤达到一定程度，它将不是局部的而是全身性事件，所谓“牵一发而动全身”。

“微创”这一词，要比“腔镜”“小切口”“小径路”“内镜”意义更为广泛，其要达到造成最小伤害（局部及全身），而不是限于哪一种方式或哪一种器械实施的外科技术。可以说，微创外科是希望在任何外科创伤应激下，达到最佳的内环境稳定（局部及全身）及最佳的诊疗效应。近 10 年来，骨科微创技术的发展突飞猛进，我们认为微创骨科疗法大体上可分为六类：经皮内固定疗法、骨外固定器疗法、微针刀疗法、内镜技术、微创介入疗法和其他疗法。①经皮内固定疗法：包括经皮撬拨复位术、经皮骨圆针内固定术、经皮空心螺钉内固定术、经皮带锁髓内钉内固定术、经皮钢丝内固定术和经皮可吸收内固定物固定术等；②骨外固定器疗法：包括半环型、环型框架式外固定支架、单臂外固定支架、组合式外固定支架、髌骨爪、鹰嘴钩、大腿平衡牵引器、三联杆支架、胫骨钩拉复位器、跟骨反弹固定器、骨牵引装置等；③微针刀疗法：包括小宽针、针灸针、新九针、小针刀、针刀、松针、带刃针、钩针、水针刀等；④内镜技术：包括关节镜和椎间盘镜、椎间孔镜；⑤微创介入疗法：包括经皮椎间盘切吸术、经皮椎间盘激光汽化减压术、经皮椎间盘微波减压术、经皮椎体成形术、经皮髓核化学溶解术、经皮骨髓注射治疗骨不愈合术、药物介入治疗股骨头缺血性坏死等；⑥其他疗法：包括经皮截骨矫形术、经皮钻孔减压术。手术操作技术的微创化是保证治疗过程微损伤的根本，如经皮空心螺钉内固定术，其微创观念体现在骨折的手法整复和经皮内固定操作两个方面。在整复骨折时，术者和助手牵拉患肢时动作要轻柔，缓缓用力，对合骨折块时，按照骨折移位的方向、程度，在心中有数的情况下，术者手要准确抵在骨折块上，巧用其力，使骨折复位，切不可盲目粗暴，反复用力，造成整复部位的医源性再损伤。在经皮内固定技术操作时，导针经皮抵在骨折块中央，与骨折面垂直打入，将骨折块钉在原位置上；顺导针方向上空心螺钉时，螺丝刀用力要均匀，不要来回摆动，勿将骨折块拧碎，提倡稳、准、轻、巧的手法要领。

近年来，笔者所在科室逐步开展了以颈前路零切迹椎间融合器治疗颈椎管狭窄、微创人工髋关节置换、膝关节单髁置换等新技术，以及以椎间孔镜治疗腰椎间盘突出症、开展经皮穿刺椎体成形术、经皮后凸椎体成形术、微创脊柱后路钉棒内固定+椎间融合术、经皮穿刺颈腰椎间盘等离子射频消融术、股骨骨折闭合复位 PFNA 内固定术为代表的一系列微创手术，使该类患者治疗周期大大缩短，同时取得良好的临床效果。我们继续开展了 Mippo 技术微创置入钢板内固定，大大减少创伤，加速了康复进程。微创脊柱后路钉棒内固定+椎间融合术的成功开展，将笔者所在科室的脊柱微创治疗技术推向了一个新高度。

中医骨伤经历了几千年的发展，经过世世代代骨伤医家的不断总结，凝练出中医骨伤的治疗理念：筋骨并重，内外兼治，动静结合，医患合作。简练的 16 个字，却道尽了中医骨伤的精髓，也凸显了中医骨伤科的微创理念和康复理念，将治疗和康复有机结合。其中“筋骨并重”理论可以说是中医骨伤学中治疗骨折的核心理念，它所表达的微创甚至无创观念现在仍然有很强的指导和借鉴意义。中医中所指的筋，不仅指经络“筋”（筋膜、筋络、筋腱），也包括皮肉、脉等，涵盖现代解剖学肌肉、韧带、筋膜、软骨。因此，我们所说的筋骨并重实际上就是指骨与软组织的并重。“筋骨并重”理论是贯穿骨创伤治疗始终的灵魂，它不仅强调在骨伤的整复、固定过程中要做到筋骨并重，而且将筋骨并重的要求延伸到诊断、康复的各个治疗阶段中。这与当下炙手可热的 BO 理论不谋而合，但却领先其至少千年。传承是为了更好的发展，学习任何一种理论，首先都要了解其历史渊源，这将使我们在今后的学习过程中如鱼得水。中医对于筋骨并重的认识可以追溯到《灵枢•经脉》中“骨为干，脉为营，筋为刚，肉为墙，皮肤坚而毛发长”的论述，这段论述已经认识到筋肉与骨的相互依存关系，即筋、肉依附于骨，络节主管营养四肢及整体活动，骨支撑筋、肉及整体形态，并维持日常复杂活动。隋代巢元方的经典著作《诸病源候论》中已经涉及“筋骨并重”的理念。他强调：“夫金疮始伤之时，半伤其筋，荣卫不通，其疮虽愈合，后仍令痹不仁也。”意思即人体受到外力损伤后，虽然筋未断，但是也会由此造成活动、感觉等受限，后期即使创面愈合，肢体仍然会麻木不知所痛。这从侧面反映了治疗骨折过程中要做到筋骨并重的重要性，避免出现“痹不仁也”。唐代蔺道人在骨折的手法整复过程中尤为重视筋骨并重、动静结合，其著作《仙授理伤续断秘方》，集唐代以前骨伤科疾病诊治经验和成就之大成，系统总结了理伤正骨的基本原则与手法，提出了正确复位、夹板固定、内外用药和功能锻炼的治疗方法，对后世影响颇深。之后诸家骨伤学派多以其为基础，不断总结，推陈出新。清代吴谦《医宗金鉴·正骨心法要旨》的问世对“筋骨并重”理论的发展极具影响，该书在外治法、手法总论开卷篇即提出“夫手法者，谓以两手安置所伤之筋骨，使仍复于旧也”。这实际上已经明确指出治疗骨折过程中，筋、骨都要进行复旧。此外，书中对人体各部骨折、损伤的治法记录详尽，并将“筋骨并重”作为主要学术思想贯穿其中。新中国成立以来，国家高度重视祖国医学的传承与发展，中医骨伤学也焕发新生。我国现代著名骨伤科专家方先之、尚天裕等在总结前人经验的基础上，结合自己的临床心得，不断创新，创造性地将传统的骨伤学精华与现代科学知识和方法融会贯通，编纂了《中西医结合治疗骨折》一书，书中明确将“筋骨并重”作为治疗骨折的四项原则之一。从此，“筋骨并重”理论有了更为详尽的介绍，并在治疗骨折上发挥着越来越重要的作用。

“筋骨并重”理论在临床治疗中具有很强的现实指导意义。

1. 中医骨伤学经过长期的历史沉淀，形成了一套自己特有的手法

清代吴谦《医宗金鉴·正骨心法要旨》成书后，正式将手法归纳为“摸、接、端、提、按、摩、推、拿”八法，并详细阐述了八法的适应证、操作要领及功用。后世多以此为基础，在整复骨折过程中将八法继续发扬光大，同时又进一步详细总结出“手摸心会、拔伸牵引、旋转屈伸、端提按压、触碰摇摆、夹挤分骨、折顶回旋、推拿按摩”的正骨手法。但无论手法名称怎样变化，手法操作过程中“筋骨并重”的精髓始终未变，并且越发强调手法整复要缓慢用力，恰如其分，尽可能一步到位，避免出现因多次反复手法复位造成局部软组织损伤加重、徒增患者痛苦的情况。此外，后世医家根据筋骨并重原则还对骨折整复时机做了进一步解释说明：骨折后半小时内筋肉未发生痉挛，局部疼痛、肿胀较轻的最易复位。

2. “筋骨并重”理论指导下的手术操作

隋代巢元方等编著的《诸病源候论》中记载了清创疗法，并进行了世界首例清创缝合术，为后世清创手术的发展奠定了基础。唐代蔺道人的《仙授理伤续断秘方》中对于难以手法复位的闭合性或开放性骨折，主张采用手术整复：“凡伤损重者，大概要拔伸捺正，或取开捺正”“凡皮破骨出差爻，拔伸不入，撙捺相近，争一二分，用快刀割些捺入骨。”清代吴谦《医宗金鉴·正骨心法要旨》也认识到：“跌仆损伤，虽用手法调治，恐未尽得其宜，以致有治如未治之苦，则未可云医理之周详也。”因此，“筋骨并重”理论必定在手术治疗中也发挥着重要作用。

首先，手术前的闭合复位。《正骨心法要旨》开篇即言，“伤有轻重，而手法各有所宜。其痊可之迟速，及遗留残疾与否，皆关乎手法之所施得宜，或失其宜，或未尽其法也。”说明手法复位对骨折复旧及愈合的重要性。微创钢板与交锁髓内钉都采用闭合复位或结合有限切开复位，操作过程中尽量减少对软组织的进一步损伤，这是对“筋骨并重”理论很好的体现。

其次，手术的操作。《正骨心法要旨》中提到：“夹缚肢体，勿伤其筋。”中医的“筋”是指包含现代解剖中肌肉、肌腱、韧带、筋膜等在内的软组织。所以该句的意思即在骨折的固定过程中，要格外注意不要损伤到周边的软组织，这对微创钢板及交锁髓内钉治疗胫骨骨折具有指导意义。两者在手术过程中均采用微创切口，在切开皮肤及皮下组织后，直接切至深筋膜，不做皮下游离，就是“勿伤其筋”的具体表现，这种方式最大限度地避免了对骨折周边软组织的破坏，很好地保护了骨折后胫骨微弱的血液供应，为骨折愈合提供了良好的环境。

3. “筋骨并重”理论指导下的术后康复

骨折的治疗不应把复位与固定作为最终目的，而应将恢复肢体的正常功能放在首位。中医骨伤学对于骨折后肢体功能康复的重视由来已久，总结了许多至今仍然颇具指导意义的方法，其中有助于肢体功能恢复的“练功”在骨伤科治疗中占有重要地位，是骨伤科四大治疗方法（手法、固定、药物、练功）之一。练功，古称导引，练习过程中尤为注重筋骨并重。中医学认为骨折后期筋肌劳损，局部气血不充，筋失所养，多酸痛麻木，练功可以使气血运行通畅，化瘀生新，进而使筋络得到濡养，关节滑利，伸屈自如。气血通畅后，又利于续骨。在夹板固定下进行功能锻炼，不仅能保持良好的对位，而且还可以使骨折轻度残余移位逐渐得到矫正，使骨折愈合与功能恢复同时并进，缩短疗程。此外，中医学还认为骨折或较严重的筋伤由于固定时间较长，期间缺少活动锻炼，常可导致关节粘连、僵硬、骨质疏松，严重者甚至可致肢体废用。因此，骨折或筋伤复位、固定后，应筋骨并重，适时进行功能锻炼，使气血之道宣通，关节之枢滑利，避免出现上述不利情况。胫骨骨折术后，要在医护人员指导下选择适宜各个时期的练功方法，一般骨折术后第2天即可行无负重功能锻炼，具体方法为：患者仰卧位，将下肢直腿缓慢抬起，然后尽量屈髋、屈膝、背伸踝，再向前上方伸腿蹬出，如是反复多次。还可以伸直膝部，做股四头肌收缩与放松练习，即股四头肌收缩时髌骨向上提拉，放松时，髌骨恢复原位，如是反复多次练习。术后 6 ～ 8 周根据骨痂生长情况，可拄拐行部分负重练习。达到骨折临床愈合标准后可行完全负重下功能锻炼。微创骨科手术患者术后恢复快，住院时间短，对中医中药的参与提出了新的挑战和要求。

中西医结合是中医、西医两种医学的取长补短，相辅相成，互相渗透。辨证论治是中医的特点，体现了中医的整体全局观，强调具体情况具体分析，因人施治。西医以辨病为主，重视局部的器质和功能变化，运用现代科学技术和手段，在诊断和治疗方面也有许多优势。因此，将中医的辨证和西医的辨病结合起来，就能更好地为患者服务。结合我国骨科具体情况，走中西医结合骨科微创之路，既是时代的需求，也是发展的趋势与方向。

参考文献

[1] 黄志强 . 微创外科与外科微创化 ——21 世纪外科的主旋律 . 中华外科杂志，2002，40（1）：9-12.
[2] 李盛华，潘文 . 骨科经皮复位内固定疗法 . 兰州：甘肃民族出版社，2000：43-49.
[3] 李麟荪，贺能树 . 介入放射学 . 北京：人民卫生出版社，2001：293-342.
[4] 钟雯，曹锐 . 筋骨辨证 —— 筋骨并重 . 实用中医内科杂志，2017，31（2）：73-76.
[5] 周中 . “筋骨并重” 理念是骨伤治疗的灵魂 —— 读《医宗金鉴 · 正骨心法要旨》有感 . 中医研究，2011，24（8）：71-73.
[6] 叶树森，金鸿宾，王志彬 . 筋骨并重的临床理念 . 辽宁中医药大学学报，2008，10（3）：54-55.
[7] 肖碧跃，郭艳幸，何清湖，等 . 平乐正骨筋骨并重理论探讨 . 湖南中医药大学学报，2016，36（3）：40-42.
[8] 王和鸣，黄桂成 . 中医骨伤科学 . 3 版 . 北京：中国中医药出版社，2013.

（蔡迎峰　田天照）

第三章

蔡迎峰学术思想之“通阳不在温，而在利小便”

“通阳不在温，而在利小便”，出自清代医家叶天士所著的《温热论》，针对湿热病提出了“通阳利小便”的治疗原则。湿热病以湿邪弥漫，阻滞气机，阳气因而不能布达，故治疗在于宣展气机，淡渗利尿，使湿邪从小便而去，湿去气通，阳气自然布达。

叶氏指出“通阳不在温，而在利小便 ”，实发前人所未发。若深究其理，须先弄清何谓通阳。

通阳有广义、狭义之分。广义而言，是治疗阳气阻遏或阳气衰微的方法，包括通阳散结、豁痰下气，如胸痹的瓜蒌薤白汤证，阳气衰微、阴寒内盛的通脉四逆汤证。清热利湿，开肺通阳，即狭义所指的湿温初起胸闷不饥、湿邪闭滞、胸中清阳阻痹的三仁汤证。叶氏所谓通阳之药，皆轻苦微辛之品，轻则橘、蔻、菖、薤，重则枳实、莲、夏，宣通气滞以达归于肺，肺主一身之气，气化则湿亦随之而化。通阳之药，不离于温，往往通阳与温阳易于混淆。通阳、温阳两者虽有联系，但不能等同。温阳包括了“回阳救逆”之附子理中汤证和“温中散寒”之理中汤证。可见，阳气之通与不通，主要在于湿邪之化与不化，小便利与不利；阳气之温与不温，主要在于寒邪之散与不散、四肢厥逆之回与不回。把握住尺度，方不致将通阳之法误用以温阳之法。湿热为病属阳明、太阴居多。胃为戊土属阳，脾为己土属阴。湿土之气，同类相求，故湿热之邪始虽外受，终归脾胃。中气实则病在阳明，中气虚则病在太阴。叶氏云：“在阴旺之躯，胃湿恒多。在阴盛之体，脾湿亦不少，然其化热则一。”湿热为患，湿得热愈烈，热得湿愈炽，然湿邪为主导，为主体。盖脏病无出路，必借道于腑，乃能外出。叶氏“通阳利小便”仿“治湿不利小便非其治也”之意。宣通气机，利其小便，使湿有出路，热无凭借，其热孤矣。此为常法，扩而充之，若湿气感于皮毛，须解其表湿，宜藿香、羌活、苍术皮、薄荷等味，使热外透易；其夹内湿者，清热必兼清化之法，宜芦根、滑石之流，不使湿热相搏则易解也；在上焦者，宜用极轻清之品，宣上焦阳气，取芳香不燥，如佩兰、枇杷叶、薄荷叶等；在中焦者，取芳香化浊、运脾淡渗之品，如藿香、杏仁、枳壳、郁金、菖蒲、佩兰、六一散；若湿胜者，苍术、厚朴、草果、法夏亦可用之；在下焦者，宜苦辛渗法，宜滑石、猪苓、茯苓、泽泻、通草等味。

通阳一法是叶氏针对外感湿热病，湿遏气机，清阳被郁，三焦不畅而出现的临床见证所采用的一种治疗方法。叶氏通阳之法虽对后世治疗水湿之邪为患之证皆有启发，但主要是针对外感湿热证而设。故与内伤杂病之阳气损伤之温阳法显然不同，内伤杂病阳虚诸证，应根据“虚则补之”之原则，温补阳气，据其所属，针对用药。如脾肾阳虚之证，药如附子、肉桂之类，良姜、干姜之属。

叶氏指出“通阳不在温”，对于“不在温”三字，须治看，其意是告嘱后人，外感和内伤所用温法的不同特点。“不在温”是指不是温补之法，而是温通之意，并非不用温性之药。事实上，湿温病的各个阶段，各种类型，湿重于热，湿热并重，甚或热重于湿型，总以辛苦温化其湿。用温药的目的在于助气化以通阳，给湿热以去路。由此而见，“通阳”用于湿阻证，用温药在于宣通；温阳用于阳虚之候，用温药在于温补。其证有虚实之别，用药有动静之异，有原则的区别，不能混淆。“通阳”用于湿阻气机、阳郁不伸之证，所以“通阳”的目的在于“通”，而不在于“补”。叶氏明确提出“通阳不在温”之后，宗前人“治湿不利小便非其治也”之明训又进一步指出“而在利小便”，认为“通阳”的关键是“利小便”。“利小便”是驱逐湿邪一种重要方法，尤其是湿在下焦，淡渗利尿则为首要之法，与此同时，亦须配用宣畅气机之品。湿热交蒸，弥漫三焦，气机郁阻，阳气不通，而见临床证候种种。故而单纯“利小便”并不能达到通阳的目的。就外感湿热证而论，湿热阻滞，则三焦不畅，气机不通，气化不行，诸证遂生，可见小便不利，下焦决渎无权，亦可导致上壑下闭三焦皆困之证。简言之，湿郁阳气不通可致小便不利之证，小便不利又可导致阳气不通。就治疗而论，气阻湿郁，必先祛湿，欲使湿化，必先开气，欲要逐邪，必有出路。“利小便”可作为“通阳”的一种方法，更重要的是应把小便利看成是阳气通的一种必然结果。所以“通阳”和“利小便”二者是一种相辅相成的关系。

“通阳不在温，而在利小便”是叶天士治疗外感湿热病的基本原则。后世医家常拘泥于温病学体系，将其理解为治疗湿温不可温补而在于温通阳气以利小便。殊不知，叶天士不仅以温病见长，且对仲景学说见解深刻，更对伤寒之理法研究有极高深的造诣。他结合临床实际，独辟蹊径地研究《伤寒论》的理法方证，谨遵伤寒之要旨，秉承辨证论治的主导思想，在用药上寒温汇通，灵活化裁经方以指导临床辨治，使之能更有效适用于当时的各类病证。细读《临证指南医案》，可以体会出叶天士对仲景之法体悟之深，即认为“仲景一方即为一法，有是证用是法，灵活加减，临证应变无穷。”后世大都认为温病的治疗应辛甘咸寒以解表固护阴液，而伤寒则为辛温发散以发汗解表，以致形成了叶氏之学与仲景之学是无法融合的两个体系这样的偏见。

从温病学体系研究，似乎难以全面探析叶氏思想，故试从《伤寒论》体系浅析如下。《伤寒论·辨阳明病脉证并治》第245条："脉阳微而汗出少者，为自和也。汗出多者，为太过。阳脉实，因发其汗，出多者，亦为太过。太过者，为阳绝于里，亡津液，大便因硬也。"这里的"阳绝于里"指津液竭绝于里，确切地说，阳即津。若以津液分阴阳，则津为阳，液为阴。因汗属津为阳，发汗太过，亡津即为亡阳。由于津液皆源于脾胃生化，且可转化互补，亡津必导致亡液，故仲景曰："为阳绝于里，亡津液。"本条"太过者，为阳绝于里，亡津液"已明确阳绝于里为亡津液。故发汗太过，最容易耗伤津液，其最终结果必然是使阳（津液）大亏并亡绝于里，肠道无水液滋润，使水少舟停，故大便秘结不通。如喻嘉言曰："阳绝，即亡津液之互辞。张仲景每于亡津液者，悉名无阳。本文阳绝于里，亡津液，大便因硬，甚明。"《伤寒论·辨太阳病脉证并治》第46条："太阳病，脉浮紧、无汗、发热、身疼痛，八九日不解，表 证仍在，此当发其汗。服药已微除，其人发烦目瞑，剧者必衄，衄乃解。所以然者，阳气重故也。麻黄汤主之。"这里的阳气重，张志聪认为"太阳合并于三阳……阳热盛"。若是热证，应用白虎或承气清热，怎么还能用辛温的麻黄汤发汗？此说显然不妥。实际在经方体系中，阳气不仅指阳热，这里指津液，也含津液日久不化郁阻而致的水湿、水饮、瘀血等。太阳病之所以出现鼻衄，是因为日久不得汗出，津液（阳气）过多、过重郁积于体表的缘故。津血同源，津郁不得外发，正气抗邪，以血代受之，血欲透邪，故从皮肤黏膜薄弱处透出。此外，《伤寒论》中的阳可理解为津液的意思还有很多。如《伤寒论·辨太阳病脉证并治》第27条中"此无阳也"，第30条中"亡阳故也"，《伤寒论·辨阳明病脉证并治》第246条中"其阳则绝" 等。只有人体胃气充盛，化源充足，体内津液充沛且调畅，人体才能强盛而不病。《伤寒论》所述"阳气""阳"亦指津液，是仲景学说中的独特现象，值得深入分析和探讨。

叶氏之"通阳不在温，而在利小便"，其通阳就是指通调体内的津液。温为热，湿邪为津聚之态，湿热互结，其性黏腻而难解，热处湿中，湿蕴热外，湿热交混，遂成湿热胶着、滞而不通状态，湿热胶着之势不开，则热无以达，湿无从泄。欲开湿热胶着之势，必求之于通法。高士宗曰："通之之法，各有不同……若必以下泄为通，则妄矣。"《素问·至真要大论》有"必伏其所主，而先其所因"，湿温之证，其邪为湿热，清阳为之蒙蔽，进而湿热胶结氤氲。热为无形之邪，湿属有形之邪，无形之热依凭有形之湿，二邪相合，互为依仗，病势缠绵，除之颇为不易。治疗关键在于祛湿，湿邪一去，则热无所依而自消。仲景深得治湿之要旨，拟五苓散方用于治疗膀胱气化不利之下焦蓄水证、茯苓甘草汤治疗中焦蓄水之水逆证，又制苓桂术甘汤治疗痰饮一证。诸方皆以茯苓、猪苓、白术、泽泻等利小便，导水湿之邪从小便出，以通阳气，其中五苓散与苓桂术甘汤方虽用桂枝，但其意不在温补，而在温通以助气化，增强通利小便、渗泄水湿之力。

可见，通利小便以为通阳之法实源于《黄帝内经》（简称《内经》）之理，而由仲景开其先河也。叶氏精通仲景学说，深谙经方之理，鉴于湿温证与伤寒不同，据“用热远热”原则，如以温除湿热，恐有助邪热之虞；以寒凉清湿热，又恐有冰伏湿邪之弊，故叶氏治湿温之证，不以温助热，亦不以寒助湿，适时选用甘淡渗湿之剂，通利小便，分化弥漫于三焦的湿热之邪，使湿从膀胱而去，重浊黏滞之湿邪既消，则无形之热邪无所依附而自透，湿热俱清，则津液运行恢复正常，阳气得以调畅。由此可见，叶氏利小便以通阳取法于仲景而有所发挥。其多用“芦根、滑石之流”，甘淡渗利，使湿去热透，津液得通，气化得畅，则阳气自通，湿热得以解除。师古而不泥古，遵经方之法加以灵活化裁，实为活用经方理法之典范。同时，温阳与通阳又有根本性的区别，温阳在于用温补之法以增强身体正气，通阳则是要疏通体内水道，使三焦元真得以通畅。其后吴鞠通宗叶氏之要意，整理出三仁汤、宣清导浊汤等名方，也是叶氏“通阳不在温，而在利小便”法最好的发展和指导临床的重要体现。

“通阳利小便”法源于仲景，《金匮要略》有以淡渗通阳的茯苓泽泻汤利小便，祛除水饮，通阳气、畅气机而治冒眩；五苓散通过化气行水而达到温阳利水、通利膀胱气化的作用，膀胱气化恢复，则小便自利，水肿得消。叶氏精究仲景学术之要，灵活化裁经方并结合当时当地的实际，针对外感热病中的湿温病，明确提出了“通阳不在温，而在利小便”的治法，此法用于湿温证尤为适宜。所谓方有千变，然其法一也，“通阳不在温，而在利小便”虽为叶氏为外感热病中的湿温病而设，但其适用范围绝不限于此，临床见津液蓄积郁阻之证，不论夹杂皆可应用，如连朴饮、三仁汤应用于脾胃湿热，龙胆泻肝汤用于肝胆湿热等皆属此类。利小便通阳，重在通畅水道，使津液和调，则五脏元真通畅，进而达到祛病目的。正如叶天士所言：“通阳不在温，而在利小便，然较之杂证，则有不同也。”利小便通阳的使用也要具体结合兼夹证，在组方配伍上有所不同，如热重者可稍加苦寒，气滞者可稍佐行气，有瘀血者辅以化瘀。实与仲景“观其脉证，知犯何逆，随证治之”的思想有异曲同工之妙。叶天士“通阳不在温，而在利小便”源于仲景淡渗之法。以利小便的方法疏通阳气（津液），津液疏通畅达则五脏元真通畅，阳气自通。叶天士结合临床实际，针对温热病湿热证而设“通阳不在温，而在利小便”之法，充分体现了叶氏师古而不泥古，灵活应用经方之法的思想。同时也不断鞭策我们更加深入探索《伤寒论》的学术思想，并结合实际，为临床诊治开拓思路，从而更好地发挥仲景学术思想的巨大潜力和价值。

仲景疗湿痹的几个著名方剂，无不运用此法，小便利，湿气下行，病邪才有外出之机。仲景用意，为后世所效法。东垣引申其说，认为“治湿不利小便，非其治也。”喻昌治湿痹，阐发说：“利其小便，则阳气通行无碍，而关节之痹并解矣。”

腰椎间盘突出症，是骨科常见病、多发病，其治疗方法主要分为保守治疗和手术治疗。中药汤剂内服可以减轻炎症反应的程度，缩短炎症周期和减轻结缔组织的形成，促进变性神经纤维的恢复，减少胶质细胞和胶质纤维的增多，减轻瘢痕化对周围组织的挤压，以达到缓解疼痛的目的。近年来，经方中药内服治疗腰椎间盘突出症越来越引起广大学者的关注。

腰椎间盘突出症属中医学“腰痛”“腰脊痛”“痹证”的范畴。如《论病因》说：“所谓痹者，各以其时，重感于风寒湿之气也。”《素问·痹论》曰：“风寒湿三气杂至，合而为痹。”《素问·阴阳应象大论》说：“地之湿气，感则害皮肉筋脉。”《金匮要略》首篇云：“清邪在上，浊邪居下。”近代医者也认为“凡有水湿，必侵腰脐，但有轻重之分耳。”湿为六淫之一，湿为阴邪，易伤阳气，湿性重浊、趋下，故其伤人亦如风寒之先伤在太阳。湿易流关节，湿邪痹着，阳气不通，关节疼痛。可见腰椎间盘突出症的特点是合邪为病，其中湿邪为重要致病因素，也是腰椎间盘突出症迁延难治的原因。无论夹邪为风湿、寒湿，甚至合并疲血，治湿当为关键。《金匮要略》云：“湿痹之候，小便不利，大便反快，但当利其小便。”《金匮要略》：“师曰：诸有水者，腰以下肿，当利小便。”所以，湿邪聚结在里在下，“在下者，引而竭之”，故当利小便，使水湿从下而去。小便得利，里湿去，阳气通，太阳膀胱经气自盛，湿痹亦除。《金匮要略》云：“治湿不利小便，非其治也。”《伤寒论》云：“少阴病，二三日不已，小便不利，四肢沉重，疼痛，此为有水气，苓桂术甘汤主之。”可见，“利小便”是仲景治湿的主要法则。

椎间盘方以肾气丸为基础，结合岭南地区气候特点、人群的体质及疾病的发病因素化裁而成，以达温阳化气之效。肾气丸中的附、桂太燥热峻猛，岭南之地群众多不能耐受，巴戟天、杜仲、淫羊藿相对温和一些。

椎间盘方的药物组成：杜仲 15 g，巴戟天 15 g，淫羊藿 15 g，薏苡仁 40 g，路路通 15 g，桑枝 15 g，蜈蚣 3 g，土鳖虫 10 g，山药 2 g，广东络石藤 15 g，王不留行 10 g，牡丹皮 15 g，地骨皮 15 g，两面针 10 g。

方解：杜仲、巴戟天、淫羊藿为君，微温，补益肝肾之阳；薏苡仁健脾利水渗湿，除湿浊之痹，路路通、桑枝、广东络石藤祛风湿、舒筋络而利关节，以利水通阳，为臣；蜈蚣、土鳖虫性温，可搜风通络止痛，攻毒散结，为佐；研究表明虫类药可用于减轻炎症；丹皮、地骨皮两者合用可清利小便；两面针、王不留行通经脉而行瘀，祛风通络，擅治风湿痹痛。

此方用于痹证日久而见肝肾两虚，气血不足，气滞血瘀，遂佐入补益肝肾而强壮筋骨之品，配伍行气活血、通利肢节筋脉之类药物，以上诸药合用，具有温通肾阳、通利筋脉之功。

目前国内亦有部分学者尝试应用仲景祛湿经方治疗腰椎间盘突出症，李逸群、付海龙等使用防己黄芪汤治疗腰椎间盘突出症，取得良好疗效。但是，由于病症的多样性，单纯使用某一特定方剂治疗腰椎间盘突出症，难以较好涵盖大部分病例。

我院自 2012 年 10 月—2013 年 3 月根据仲景“利小便”法，应用系列经方治疗 30 例急性腰椎间盘突出症，疗效满意，观察本院门诊或住院患者共 60 例，男 28 例，女 32 例；年龄 18 ～ 65 岁；采用随机对照法分组，治疗组 30 例，男 14 例，女 16 例；年龄 18 ～ 65 岁。对照组 30 例，男 14 例，女 16 例；年龄 22 ～ 64 岁。两组一般资料比较，差异无统计学意义（$P > 0.05$），有可比性。

气虚湿盛证：面色皖白，身重足肿，疼痛绵绵，喜按，尿少，舌淡胖、苔白滑，脉濡。防己黄芪汤加减：防己 15 g，甘草 6 g，白术 20 g，黄芪 30 g，路路通 15 g，王不留行 15 g，蜈蚣 3 g。方中防己、甘草、白术、黄芪为祛湿剂，具有益气祛风、健脾利水之功效；路路通祛风湿，舒筋络而利关节；王不留行通经脉而行瘀，祛风通络，擅治风湿痹痛；蜈蚣搜风通络止痛，攻毒散结，为佐。

湿盛夹瘀证：或见面色青，腰腹疼痛，刺痛拒按，便秘，小便困难，舌青紫、见瘀点，脉弦。桃核承气汤加减：桃仁 12 g，大黄 10 g，桂枝 10 g，路路通 15 g，薏苡仁 40 g，甘草 6 g，蜈蚣 3 g，芒硝 10 g（冲服）。方中大黄下瘀泄热；桂枝通行血脉，助桃仁活血化瘀，防硝黄寒凉凝血之弊；路路通祛风湿，舒筋络而利关节；薏苡仁健脾利水渗湿，除湿浊之痹；蜈蚣搜风通络止痛，攻毒散结，为佐。

阳虚湿盛证：面色皖白，身寒肢冷，遇寒加剧，喜温，舌淡嫩、苔白润甚至水滑，脉沉弦。苓桂术甘汤加减：茯苓 15 g，桂枝 15 g，白术 20 g，甘草 6 g，路路通 15 g，王不留行 15 g，蜈蚣 3 g。方中茯苓健脾利水；桂枝温阳化气；白术健脾燥湿；路路通祛风湿，舒筋络而利关节；王不留行通经脉而行瘀，祛风通络，擅治风湿痹痛；蜈蚣搜风通络止痛，攻毒散结，为佐。

本组病例尝试宗仲景“利小便”之法，辨证使用系列经方中药加减治疗急性腰椎间盘突出症，统一中医、西医诊断标准，随机对照分组，进行标准统一的临床疗效观察。 观察仲景“利小便”系列经方治急性腰椎间盘突出症的疗效后得出，应用仲景“利小便”系列经方辨证治疗急性腰椎间盘突出症，对于患者 Oswestry 评分的改善效果明显。本研究认为，以仲景“利小便”系列经方治疗急性腰椎间盘突出症安全有效。但是，在辨证过程当中，各证型之间如何更准确界定，是否还有其他证型，大范围推广使用之后疗效如何，还有待进一步探索研究。

参考文献

[1] 唐福宇，黄承军，徐敏，等．腰椎间盘突出症的中医药治疗进展．中国中医骨伤科杂志，2009，17（5）：68-70.

[2] 杜双庆，杜景华，王金榜，等．中医正骨手法治疗腰椎间盘突出症临床观察．四川中医，2008，26（9）：98-99.

[3] 李选群，罗汉文．陈志维教授运用经方治疗腰椎间盘突出症经验介绍经方运用．新中医，2010，42（11）：140-141.

[4] 付海龙．防己黄芪汤加减治疗腰椎间盘突出症60例．实用中西医结合临床，2007，7（3）：26-27.

[5] 殷弢．独活寄生汤加减治疗腰椎间盘突出症临床疗效观察．中国当代医药，2012，19（30）：132-133.

（蔡迎峰　张胜）

第四章

中医正骨理念在骨关节退行性疾病的临床应用体会

自古以来，中医正骨手法一直是中医骨伤科的精髓和绝技，经过数千年的传承与创新而形成了独特的治疗体系（动静结合、筋骨并重、内外兼治与医患合作），为中医外科学的发展奠定了坚实的基础。随着近现代西医骨科手术学的发展，尤其是现代微创骨科的不断发展，中医正骨却慢慢被手术正骨所取代，但中医正骨学的理论在退行性关节病（degenerative joint disease，DJD）的治疗中却取得了长足的发展（推拿正骨、整脊疗法等），其疗效已获得了全世界的认可。从临床的应用状况来看，许多医务人员对中医正骨学理论认识不足，只片面重视手法或某一方面（中药、针灸、拔罐等）影响了疗效，而不能充分发挥中医正骨治疗的优势。

1. 中医正骨的概念与相关理念

中医正骨手法主要是指运用推、拽、按、捺等手法治疗创伤性因素所导致的骨、关节和软组织的损伤，也包括外伤所导致的体内脏器损伤。损伤可分为骨折、脱位与筋伤。正骨是专科名，是诊治损伤的专科，也是传统医学的“十三科”之一。

中医正骨首重手法。手法是中医骨伤科四大治疗方法之一，《医宗金鉴》总结了正骨八法，即摸、接、端、提、按、摩、推、拿。随着在临床中的不断改进与创新，新时期中医骨伤科学总结出新的中医正骨八法，即手摸心会、拔伸牵引、旋转屈伸、提按端挤、摇摆触碰、夹挤分骨、折顶回旋、按摩推拿。正骨手法操作要求稳、准、快，用力均匀，动作连贯，力量要稳重适当，切忌猛力与暴力，强调“法从手出，心随手转，技法于外，巧生于内”。

中医正骨也注重整体观念。整体观念是中医学的基本特点：人体是一个有机的整体，皮肉筋骨、五脏六腑、气血营卫、经络血脉、五官九窍等密切联系在一起，若机体一处发病，便可相继影响至全身各处。《正体类要》：“肢体损于外，则气血伤于内，营卫有所不贯，脏腑由之不和，岂可纯任手法而不求之脉理，审其虚实，以施补泻哉。”《血证论》：“业医不知脏腑，则病原莫辩，用药无方。”在中医骨伤学看来，肌肉与筋骨所形成的运动系统与脏腑密不可分，并不是孤立存在的，“健脾以养肌，补肝以强筋，补肾以壮骨”正是中医正骨学在临床诊治的重要原则。

中医正骨还注重气血经络。伤科疾病，病位不论在脏腑、经络，或在皮肉筋骨，都离不开气血的调治。“足受血而能步，掌受血而能握，指受血而能摄”“血和则经脉流行，营复阴阳，筋骨劲强，关节清利矣”等都说明肢体关节的功能维持都有赖于气血的温煦濡养，而气血的这种作用则需要通过经络而实现。经络是运行全身气血，联络五脏六腑、四肢百骸、皮肉筋骨，沟通人体上下内外的联络系统，也是气血循行的通道。气血充盈则筋骨健硕，经络通利则气血运行通畅，肢体关节运动自如。

中医正骨学同样也注重辨证施治原则的确立。在中医学整体观念中，局部的筋骨损伤也可影响机体各处。而“治病求本，急则治标，缓则治本，标本兼顾”“寒则热之，热则寒之……结则散之，留则攻之”这些均是中医正骨学常用的中医辨证原则。另一方面，也指出了中医正骨学辨证论治的重点，即气血的治疗，如“凡损药必热，便生血气，以接骨”“凡损伤，专主血论”，内治法“必须以活血化瘀为先，血不活则瘀不能去，瘀不去则骨不能接”。

从以上的分析来看，中医正骨学主要治疗由外伤所导致的骨折、脱位、筋伤等的疾病。在临床治疗中，手法整复是使骨折、脱位复位成功的前提，外固定维持复位后的位置稳定，辨证施治及功能锻炼则加快了骨折、脱位的恢复，并且能够有效地减少并发症。

2. DJD 的中医学根本病机及治疗原则

狭义的 DJD 也称为骨关节炎、增生性骨关节炎、退行性骨性关节炎等，膝、髋关节是临床中骨关节退行性病变最常见的部位。广义 DJD 包括颈椎病、腰椎间盘突出、腰椎管狭窄、腰椎滑脱、肩周炎、髋膝骨关节炎、骨质疏松、腱鞘炎、肌腱炎、跟痛症等，属于中医筋伤病学的范畴。中医学认为，“骨错缝、筋出槽”是 DJD 发病的根本病机。

“筋”都有其相对固定的解剖位置，由于损伤或体位改变，筋的位置（槽）发生改变并出现相应的局部症状，甚至影响到全身活动功能协调者称为筋出槽。而骨与骨之间靠臼或缝隙相连，通过软组织（肌腱、韧带、软骨、关节囊、肌肉及滑液囊）的维系而稳定有序，由于外力损伤或体位改变、肌肉强烈收缩、持续劳损等使骨缝发生错乱、绞杂，从而出现功能异常者称为骨错缝。

“骨错缝、筋出槽”是一个比较抽象的概念，我们有时很难理解其中的确切含义。在骨伤科疾病的早期诊治中，即使现代医学高度发达的影像学检查手段也难以发现骨关节的这种病变，导致错失了保守治疗的最有利时机，从而失去了这个理论存在的本意。正确理解这个概念的真正含义，我们可以从现代医学“关节运动元”的概念来分析。人体运动是由全身多个关节组成的运动元相互协调来完成的，而每一个运动元均是一个“软组织＋骨”组成的复合体，骨骼主要形成支架，软组织附着于骨，关节囊、韧带连接两块或多块骨形成关节，关节正常的活动需要骨与骨之间（关节面）正常的对合，而正常对合需要关节囊、韧带等软组织的维持，肌肉主要提供关节活动的动力，并维持相对的平衡，这种平衡在静止状态称为“静态平衡”，而运动状态的平衡称为“动态平衡”。动态平衡是人体一切运动的基础。动态平衡失调的本质就是骨对合异常、软组织的维持及动力异常。所以“关节运动元”的观点与“骨错缝、筋出槽”的含义存在异曲同工之处。

“骨为干，脉为营，筋为纲，肉为墙”是中医学的经典理论，也说明筋与骨是连为一体的，肢体关节的正常运动功能需要筋骨的相互协调。由于筋附着于骨，所以骨错缝必然伴随筋出槽，筋出槽可以单发，但筋出槽久之也可引起骨错缝。在治疗上，筋出槽一般可以通过无意识的活动自行恢复至解剖位置，而骨错缝常需手法纠正才能整复。“骨错缝、筋出槽”是对中医筋伤病学病机的最高概括，也是对治疗方法学的最高概括，同时也为我们临床医生提出了正骨治疗的最终目标：骨复位、筋回槽。但在临床工作中，筋伤病的正骨治疗通常只能将筋骨尽可能地恢复至动态平衡的状态，即骨折病的功能复位状态。

“骨错缝、筋出槽”是抽象化的学术思想，不同的理解也产生了诸多的学术流派，这些学术流派却有一个共同的特点：首重手法，手摸心会，其内涵包括了骨端及各个方向的移位、筋强、筋断、筋裂、棘突偏歪、韧带偏移等诊断性评估，也包括复位方法的选择，以及复位后筋骨状态的评估。

3. 中医正骨理论的扩大化应用

综上所述，中医正骨学主要是研究外伤所导致的骨折、脱位的手法复位及相关治疗，而骨关节退行性病变的正骨治疗则被称为推拿正骨，通常运用于颈椎、胸椎、腰椎及肢体各关节疾病的手法治疗，包括整脊疗法、骨盆整复疗法、龙氏治脊疗法等。近年来，不少学者还提出了功能正骨、牵引正骨的概念。这些治疗方法都有一个共同的本质，即“骨错缝，筋出槽”的恢复或相对恢复。另一方面，DJD所导致的“骨错缝、筋出槽”的恢复相对于骨折、脱位的整复来讲是一个更复杂的复位过程，如骨折、脱位整复后筋往往起到一定的维持作用，而DJD在整复前后筋往往起到的作用是阻止复位或再错位，这就需要我们采用多种方法组成的综合疗法来解决“骨错缝、筋出槽”的复位。从这个意义上讲，理疗松筋、内外药物、手术、功能锻炼等可促使“骨错缝、筋出槽”的复位方法均属于正骨方法的一种，也是DJD正骨治疗中不可缺少的一部分。中医正骨与其他正骨存在许多共同点，但也有一定的差异（表4-1-1）。

表 4-1-1 其他正骨方式与中医正骨的异同

对比项	正骨方式	
	中医正骨	其他正骨
发病原因	外伤	劳损 / 退行性病变
疾病	骨折、脱位	筋伤病
治疗	正骨（复位）松筋	正骨（复位）松筋
最佳结果	解剖复位	筋柔骨合
功能结果	功能复位	动态平衡
固定	外固定	功能锻炼或支具稳定
中医辨证	气血为主	气血、肝肾

4. DJD 正骨治疗中需要考虑的根本问题

在临床上，DJD 的病机均可概括为“骨错缝、筋出槽”，“筋柔骨合”则是其治疗结果的总结。在治疗 DJD 时，手法正骨是治疗“骨错缝、筋出槽”的首选方法。对于单纯的筋出槽病证，以松解类手法等令其和顺、归槽即可；而对于既有“筋出槽”又有“骨错缝”者，当先揉筋，轻轻搓摩，令其和软，将筋按捺入原处，再施以矫正关节类手法，使手法的作用力深达骨关节部位，令骨缝对合，最终恢复“骨合筋柔”的正常状态。但在临床上，因骨质增生、软骨磨损、椎间盘或半月板的退行性病变而变薄等常难以达到这种理想状态，而通常只能达到相对“骨合筋柔”状态，即目前所研究的关节运动系统的动态平衡。其次，DJD 因关节退行性病变使筋与骨缝长期处于一种相对稳定的动态平衡，我们不仅要考虑手法能否复位及治疗效果的评估，更重要的是考虑骨关节系统重新达到新的动态平衡所需要的时间。另外，牵引、各种理疗、药物内外使用、功能锻炼也可松筋，通过功能活动或自我无意识活动也可达到“骨合筋柔”的正常状态，这也是临床上许多 DJD 即使不做手法整复也能达到较好疗效的原因。

综上，对于 DJD 的治疗，手法正骨复位不仅能够恢复关节的功能活动及快速缓解患者的痛苦，也可以达到一定的松筋效果，比如膝骨关节炎的治疗；另一方面，DJD 常有各种原因使“骨错缝、筋出槽”难以完全恢复，或者难以一时恢复，故手法正骨往往需要其他治疗方式进行辅助。

5. DJD 各种正骨方法及评价

按照目前中医正骨学的概念，骨关节疾病目前所采用的正骨方法大体可分为手法正骨松筋、手法松筋正骨、牵引松筋正骨、功能锻炼松筋正骨、理疗松筋正骨等。

从“骨合筋柔”的最终状态来看，先着力于纠正骨错缝，再理筋使筋回槽的手法是治疗“骨错缝、筋出槽”疗效最快、最显著且复发率最低的治疗方法，这种治疗方法与现代生物力学原理相符合。牵引松筋正骨是先着力于牵引松筋，使骨错缝牵开后再对合，可使部分骨错缝恢复，同样也是一种有效的治疗方法，如颈椎牵引治疗颈椎病、腰椎牵引治疗腰椎间盘突出等。牵引松筋正骨相对于手法正骨松筋，治疗周期较长，但安全性高。功能正骨是目前所发展一种新型的正骨方法，与过去的功能锻炼方法不同，功能锻炼立足于对肌力与关节活动范围的锻炼而提出针对性的功能锻炼方法，而功能正骨则立足于生物力学平衡原理所分析的动态失衡。理疗松筋与药物松筋是目前治疗DJD所采用最多的辅助治疗方法，其本质上立足于活血通络、抗炎止痛的治疗原则，在筋松条件下通过无意识的运动使部分“骨错缝、筋出槽”得到恢复，该方法虽是辅助疗法，目前却成为治疗DJD的主要方法（随着社会人口老龄化程度的加深，DJD发病率升高，几乎每个临床科室都在治疗这个疾病）。

6. DJD的正骨方法的选择

随着人口老龄化的不断加剧，DJD是目前骨科领域患病率最高、患者人群最广的一种疾病。世界卫生组织将骨关节疾病列为继心脑血管疾病、癌症、糖尿病“三大杀手”外对人体危害最广泛的一种疾病。DJD发展的初始阶段常不被人们所重视，症状表现轻微，当症状明显影响正常活动时才引起重视，但疾病往往已发展到严重阶段。因此，早期认识、积极预防对病情发展十分重要。从这个角度看，采用正骨手段治疗DJD时应根据患者的年龄、疾病发展阶段及上/下肢、颈/腰椎功能要求的不同而选择合适的正骨方法，以期既能快速缓解病情，又能防止反复发作，从而延缓关节退化的进展。而在正骨方法的选择上常需要多种方法配合使用。

（1）年龄、骨关节退行性病变程度的考虑

在年龄方面，青少年骨关节退行性病变比较少见，一旦出现“骨错缝、筋出槽”则需要尽可能地使骨关节的位置及功能活动完全恢复。首先应详细地寻找病因，纠正错误的生活习惯，并针对具体情况采取相应的功能锻炼方式以减少其复发。正骨方法优先选择手法整复，配合其他正骨方法使“骨复位、筋回槽”。而对于中老年患者来讲，骨关节大多退行性病变严重或合并骨质疏松，“骨错缝、筋出槽”往往只能相对恢复，正骨方法多优先选牵引、功能正骨整复，临床经验丰富的医师可在充分评估病情及手法的可操作性后采用轻柔的定点整复手法；切忌盲目暴力整复，防止病情加重甚至导致脆性骨折的发生。

（2）颈椎、腰椎正骨的考虑

在人体中轴骨中，颈椎和腰椎的活动度最大，故发病率较高。而颈椎与腰椎相比，颈椎连接着头颅与躯体，日常活动度大，关节活动范围广，以灵活性为主，稳定性为辅。而腰椎处于脊柱中轴部位，连接着人体的上下两部分，是人体完成各种运动或劳动的第一枢纽，但腰椎是在巨大承重的条件下发挥其功能，随着年龄的增长，腰椎的活动度逐渐减少，故在治疗腰椎骨关节疾病时，我们应首先考虑以腰椎的稳定性为主，灵活性为辅。

临床上，我们将颈、腰椎退行性病变按照患者体型特点分为粗短型与细长型。颈腰部粗短型患者，肌肉相对发达，关节整复操作相对困难，但整复后部分病程短的患者能达到比较好的初始稳定，另一部分病程较长患者，肌肉、韧带已经挛缩，关节整复容易在软组织的牵拉下再度错位。临床上，采用手法治疗时可在松筋后进行反复整复治疗。而对于细长型患者，肌肉、韧带比较弱，手法操作容易复位，但也很容易再错位。对于这类患者，手法治疗应采用轻柔的松解手法，若肌紧张消失后关节已经自动回位则不需要调整类手法，禁止调整类手法用于肌肉的松解，尤其是避免调整类手法的反复使用，否则容易形成习惯性的错位。另一方面，对于这类细长型患者，功能正骨既可松筋，又可正骨，同时还能增强肌力、稳定关节，是目前治疗的最佳选择。

在正骨方法上，我们一般采用体位舒适、安全度高的定点斜扳法。

颈椎定点斜扳法：患者坐于低凳上，首先查体，找出颈椎偏歪棘突或压痛点，颈微屈 5° 左右（根据所调节的节段不同有所差别，颈椎从上至下逐渐加大角度），施术者站于其侧后方。施术者以一手拇指顶抵住靶椎棘突，另一只手以肘弯部托住其下颌部。肘臂部协调用力，缓慢地将颈椎向上拔伸。在拔伸的基础上同时使颈椎向患侧旋转，当旋转到有阻力的位置时，随即用“巧力寸劲”做一突然的、稍增大幅度的快速扳动，同时拇指推扳所需要调整的靶椎棘突。此时常可听到关节弹响声，拇指下亦有棘突跳动感，表明手法复位成功。

腰椎定点斜扳法：患者俯卧，首先查体找出腰椎偏歪棘突或压痛点，并用拇指按住；嘱患者缓慢健侧卧位，患侧腿屈髋屈膝位，健侧腿向后伸直，脊柱伸直；术者站于患者前面，以一手按患者肩部，另一手按于髂前上棘外侧，使上身旋后，骨盆旋前；嘱患者腰部放松，前后摇动数次，并嘱患者深呼吸，摇动时用力应轻而有节律，待有阻力及患者呼气初时，双手协力做一次增大幅度摇动，将患者肩部向后推按，将髂骨向前推按，旋腰，手法轻快，同时助手拇指按压压痛点处。常可听到“喀”声，完成手法。注意勿施暴力，勿追求关节弹响声。

（3）上、下肢体正骨的考虑（上、下肢远、近端的考虑）

上、下肢体都具备一个共同的特点，即肢体近端的骨关节结构更加稳定，肌肉、韧带对于骨关节的包裹性更加优越。而且肢体远端的骨关节活动度相对更大，关节活动也更加频繁，故肢体远端的骨关节更易发生退行性病变，如腕关节、踝关节的退行性病变、不稳等。在上、下肢的比较方面，下肢的主要功能是负重，优先考虑骨关节的稳定性，而上肢主要完成各种灵巧复杂的功能活动，在一定稳定性的前提下更需要注意关节的活动度。具体到每个关节，如肩关节、髋关节与肘关节骨性与软组织的双重稳定，周围肌肉包裹比较好，保持关节正常的活动度即可；膝关节骨性稳定与软组织包裹比较差，最容易退行性病变，左右与前后的平衡更为重要，临床中我们采用平衡拉伸与肌肉功能锻炼为主；踝关节与腕关节骨性稳定也比较差，腕关节更差，周围多是韧带、肌腱包裹，不稳是主要特点，治疗时采用主被动拉伸自主回缩时复位，同时配合肌肉锻炼，恢复关节的稳定。

（4）功能正骨的优化

“骨错缝、筋出槽”是我们日常生活中的常见病与多发病。随着社会人口趋于老龄化及现代生活方式的改变，DJD也愈发普及，病情也会随年龄的增长而逐渐加重。对于这类疾病的治疗，手法整复是治疗的关键，而运用生物力学分析进行个性化设计的功能锻炼方案，不仅能够纠正“骨错缝、筋出槽”，还能延缓骨关节退行性变的进展，是我们目前主要的研究方向之一。

（5）中医药辨证论治

与中医正骨学理念相同，中医药内治法也可以起到比较好的辅助作用，达到标本兼治的效果。辨证论治是中医药内治法的基本原则，首要方法是调补气血，其次是针对退行性病变的根本病因进行治疗，即培补肝肾。

7. 总结

综上所述，中医正骨学首重手法，其次是固定维持复位，而功能锻炼与药物辨证治疗可减少并发症，促进创伤的恢复。DJD病机的可概括为“骨错缝、筋出槽”，与骨折脱位类疾病的机理基本类似，同样需要正骨治疗，“筋柔骨合”或相对“筋柔骨合”是对其治疗最终效果的概括。在治疗方法上，DJD优选手法正骨，但同时需要针灸、理疗、中西药物内服外治及功能锻炼等方法进行辅助，既可快速减轻症状，又可提高治疗效果，降低复发率，从而延缓DJD的进展。而对于手法整复及位置维持困难的患者，我们需要开拓其他相应的方法来达到“筋柔骨合”或相对“筋柔骨合”的最终效果。

参考文献

[1] 吴峥峰 . 中医骨伤科的发展现状与展望 . 中医药管理杂志，2015，23（24）：3-4.
[2] 虞杰，龙亨国，熊小春 . 中医骨伤学科发展的思考 . 中医药管理杂志，2017，25（2）：9-10.
[3] 顾骐，李金学，朱立国，等 . 中医正骨推拿手法分类的现状与分析 . 中医正骨，2011，23（8）：74-77.
[4] 孔博，薛彬，贾友冀，等 . 传承中不断发展的中医正骨流派现状简析 . 中国中医骨伤科杂志，2016，24（11）：70-73.
[5] 范志勇，郭汝松，赵家友，等 . 从正骨推拿传承现状探讨林应强筋伤学术传承存在问题及创新思路 . 中国中医基础医学杂志，2017，23（2）：247-249.
[6] 肖碧跃，郭艳幸，何清湖，等 . 整体哲学思维对平乐正骨的影响 . 中华中医药杂志，2015，30（11）：3847-3849.
[7] 王战朝，马珑，郭艳锦，等 . 调理气血为骨伤科疾病治疗的总则 —— 郭维淮学术思想撷英 . 中国中医骨伤科杂志，2007，15（1）：64-66.
[8] 蔡新益，赵育刚 . 从气血入手治疗骨伤骨病 . 世界最新医学信息文摘，2016，16（75）：170-172.
[9] 许学猛 . 骨与关节退行性疾病的几个概念认识 . 按摩与导引，2000，17（3）：10-43.
[10] 元唯安，张明才，詹红生 . 对“骨错缝、筋出槽”的认识及临床诊断 . 中国骨伤，2013，26（6）：502-504.
[11] 莫灼锚，张人文，唐树杰 . 脊柱“骨错缝、筋出槽”理论的研究进展 . 中医正骨，2017，29（5）：16-19.
[12] LEE S，LEE D，PARK J. Effects of extracorporeal shockwave therapy on patients with chronic low back pain and their dynamic balance ability. J Phys Ther Sci，2014，26（1）：7-10.
[13] HOOPER T L，JAMES C R，BRISMEE J M，et al. Dynamic balance as measured by the Y-Balance Test is reduced in individuals with low back pain：a cross-sectional comparative study. Phys Ther Sport，2016，22：29-34.
[14] 张明才，詹红生，石印玉，等 .“骨错缝、筋出槽”理论梳理 . 上海中医药杂志，2009，43（11）：59-62.
[15] 汪芹，黄顺贤 .“骨错缝、筋出槽”理论的临床认识 . 现代中医药，2009，29（4）：60-61.
[16] 刘远辉，邹小虎，郭佳铨，等 . 整脊疗法的临床应用 . 长春中医药大学学报，2009，25（5）：693-694.
[17] 陈泽林，黄立莉，钟红英，等 . 养荣止眩汤联合龙氏正骨手法治疗气血亏虚型颈性眩晕临床研究 . 新中医，2019，51（6）：269-271.
[18] 夏亮，张波，王频 . 手法、牵引联合中成药治疗“颈椎”骨错缝性头晕头痛临床随机对照研究 . 中国中医急症，2019，28（8）：1401-1404.
[19] 唐树杰，李冬，张晨晨，等 . 脊柱“骨错缝、筋出槽”与功能锻炼关系探讨 . 中国中医骨伤科杂志，2019，27（3）：80-81.
[20] 刘亚璐，刘思亭，卞彩堂 . 腕骨间关节骨错缝的诊断与治疗 . 中医正骨，1999，11（2）：24.
[21] 刘保新，王力平，张斌，等 . 中西医结合治疗膝关节骨关节炎的研究 . 现代中西医结合杂志，2015，24（7）：702-705.
[22] 刘保新，关俊辉，蔡迎峰，等 . 小针刀配合运动理筋疗法治疗陈旧性踝关节扭伤的临床研究 . 辽宁中医杂志，2015，42（5）：1071-1073.

（蔡迎峰　刘保新）

第五章

蔡迎峰遣方用药特色精粹

一、腰椎间盘突出症擅用虫类药物

蔡迎峰教授对运用虫类药物治疗腰椎间盘突出症有独到的见解。蔡迎峰教授认为，腰椎间盘突出症的病机多为肾阳亏虚，寒湿闭阻。正如《证治准绳·腰痛》中所说："腰痛有风、有湿、有寒、有热、有挫闪、有瘀血、有滞气、有痰积，皆标也。肾虚，其本也。"又如《景岳全书·杂证谟·腰痛》所指出："腰痛之虚证十居八九"，故病位深且病势缠绵，一般祛风寒湿痹的药物难以到达病位、剔除病邪，必须用虫类药透骨搜风、活血通络止痛。"腰痛"因腰腿痛症状明显，中医也将其归为"痹证"范畴。《内经》曰"风、寒、湿三邪杂至，合而为痹"，说明痹证主要是由于风、寒、湿三大外邪入侵，造成脉络气血运行不畅，筋骨肌肉失荣，不通不荣，产生疼痛、酸胀、麻木等症状。探究其根本病因，蔡迎峰教授认为，如《素问·刺法论》所说："正气存内，邪不可干"，机体之肾阳亏虚、正气不足、卫外不固，是腰椎间盘突出症发生的根本原因，而正虚而邪易入里，易使外邪根深蒂固，一般药物难以祛除，而虫类药多属血肉有情之品，具有温肾壮阳、固本培元之功，恰如叶天士所云："久则邪正浑处其间，草木不能见效，当以虫蚁药疏通诸邪。"腰椎间盘突出症的治疗需要辨证施治，注重整体，在强调补肾温阳的同时，应兼顾最影响患者的疼痛、酸胀、麻木等症状。

蔡迎峰教授常用的虫类药物如下。

1. 土鳖虫

土鳖虫又名地鳖虫，性寒，味咸，归肝经，具有破血逐瘀、续筋接骨的功效。《长沙药解》云："善于化瘀血，最补损伤。"土鳖虫药性平和，活血不伤气血，无论证属虚实，只要夹瘀均可用之，国医大师朱良春认为，土鳖虫"破而不峻，能行能和，虚人亦可用之"，故适用于各证型的腰椎间盘突出症。土鳖虫能续筋接骨，在治疗骨折创伤方面疗效独特。研究表明土鳖虫提取物对缺损部位骨组织骨髓间充质干细胞的成骨分化有较好的的影响。并且，在诱导成骨分化中可使血管内皮生长因子的表达呈活跃状态。冯伟等通过实验发现土鳖虫能改善骨折局部血液循环，土鳖虫能通过调节成骨细胞的转录与分化及相关基因 *Cbfa1* 的表达，促进骨折愈合。注意事项：土鳖虫含有蛋白质、氨基酸、微量元素、生物碱等多种成分，蛋白质含量高达

60%，有小毒，可能与其所含的生物碱有关。土鳖虫破血力强，蔡迎峰教授常用于瘀血明显的患者，此类患者多为扭伤或拉伤之后，皮肉受损，血离脉络，或见局部刺痛、压痛明显，或见局部肿胀，或有包块，所用剂量一般不超过 10 g，妇女经期或有出血倾向者忌用。

2. 蜈蚣

蜈蚣又名百足、百脚虫、天龙等，性温，味辛，有毒，归肝经，具有攻毒散结、熄风镇痉、通络止痛的功效。张锡纯曰："蜈蚣，走窜之力最速，内而脏腑，外而经络，凡气血凝聚之处皆能开之。"其能通腰痹之络，行久瘀之血，活血通络止痛，治疗腰痛效果显著。现代药理研究表明蜈蚣的主要活性成分蜈蚣多肽具有明显镇痛作用。徐龙生等通过对小鼠的研究发现蜈蚣水提取物能明显缓解小鼠疼痛。程绍民等报道蜈蚣提取液能起到抗炎的作用。因此蜈蚣治疗腰椎间盘突出症的有效性也得到充分论证。蜈蚣的毒性主要由组织胺样物质、溶血性蛋白质及多肽毒素等引起，可引起肝肾神经毒性、过敏反应、溶血反应等，并可抑制呼吸中枢。因此在用量上需多加注意，蔡迎峰教授一般使用 3 ～ 5 g 蜈蚣能取得满意的疗效。

3. 全蝎

全蝎又名全虫，性平，味辛，有毒，归肝经。具有熄风镇痉、攻毒散结、通络止痛的功效。《本草纲目》载其具有"穿筋透骨"的功效，能走窜四肢、搜尽一身之风邪，历代医家用其引诸药达病所，逐瘀通络止痛，为治疗顽痹之要药。蔡迎峰教授常用于治疗腰椎间盘突出症疼痛症状明显甚至疼痛难忍的患者，或疼痛顽固、常反复发作的患者，逐瘀通络止痛力强，多能取得较好疗效。蝎毒素是全蝎的主要活性成分，可引起全身中毒反应，长期毒性主要的靶器官可能为肝、肾和肺。因此，此药应慎用于肝肾功能不全、肺功能损害的患者。

4. 地龙

地龙性寒，味咸，具有清热定惊、通络、平喘、利尿的功效，用于治疗高热神昏、惊痫抽搐、半身不遂、关节麻痹、肺热喘咳、水肿尿少等。现代研究发现地龙还有抗血栓、降压、抗肿瘤、调节免疫、抗心律失常、解热镇痛等作用。蔡迎峰教授认为，将其应用于腰椎间盘突出患者，不仅能起到解热镇痛、缓解症状的作用，其利尿的功效也可使湿从下行、利湿除痹，使重浊黏滞的"湿邪"随小便而解，瘀滞困遏得以通利，故阳气得以宣发通达，湿得阳气温化而解，寒得阳气温煦而散。地龙的毒性较小，一般常用的剂量口服给药可认为没有毒性，研究发现地龙用量达 60 ～ 120 g 时才可能有中毒反应。

5. 乌梢蛇

乌梢蛇性平，味甘，归肝、脾经，具有祛风、通络、止痉的功效，能搜风邪、通经络、利关节，常用于风湿顽痹、麻木拘挛、中风口眼歪斜、半身不遂、抽搐痉挛等证，《诸病源候论·腰脚疼痛候》云："肾气不足，受风邪之所为也，劳伤则肾虚，虚则受于风冷，风冷与正气交争，故腰腿痛。"因此蔡迎峰教授认为乌梢蛇用于腰椎间盘突出症等风湿顽痹、日久不愈者效果满意。

6. 水蛭

水蛭又名蚂蟥、马蜞、马鳖、马蛭，性平，味咸、苦，有小毒，归肝经，具有破血通经、逐瘀消癥的功效，常用于血瘀经闭、癥瘕痞块、中风偏瘫、跌打损伤等证。蔡迎峰教授认为水蛭味咸入血，苦降开泄，尤其擅长破血分瘀滞而消肿，为破血逐瘀之猛药，可用于腰椎间盘突出血瘀重症者。

二、骨关节疾病主倡脾肾并重、从津液论治

在骨关节疾病的治疗上，蔡迎峰教授遵从薛己、李东恒、叶天士等中医名家的辨证论治思想，主倡脾肾并重、从津液论治。他认为，骨关节疾病从病因看大多与外伤、劳损、六淫等外因有关，从病机病理看大多为劳倦损伤，导致脾肾虚亏、痰湿阻络、气血不通，辨治骨关节始终围绕"津液"代谢进行。《灵枢·五癃津液别》："水谷入于口，输于肠胃，其液别为五……水谷皆入于口，其味有五，各注其海。津液各走其道，故三焦出气，以温肌肉，充皮肤，为其津，其留而不行者，为液……五谷之津液，和合而为膏者，内渗入于骨空，补益脑髓，而下流于阴股。"《灵枢·决气》："谷入气满，淖泽注于骨，骨属屈伸，泄泽，补益脑髓，皮肤润泽，是谓液。"蔡迎峰教授认为津液是濡养关节、筋脉、肌肉的重要物质。骨关节病的发生、发展均围绕津液而发生。所以骨关节病的辨治也应围绕津液的生成、消耗、输布而进行。

以颈椎病为例，蔡迎峰教授根据颈椎病常见分型与辨治分别从津液代谢的角度进行归纳，将颈椎病大致分为四型：①眩晕型，以眩晕为主要临床表现，相当于现代医学中的椎动脉型颈椎病或交感型颈椎病。②痹痛型，以颈肩部及上肢麻痹疼痛为主要表现，相当于现代医学中的神经根型颈椎病。③血瘀型，以颈部酸麻胀痛、下肢沉重乏力、行走困难为主要表现，相当于现代医学中的混合型颈椎病和脊髓型颈椎病。④增生型，以颈部肿胀疼痛不适为主要表现，相当于现代医学中的颈型颈椎病。

蔡迎峰教授认为：眩晕型颈椎病系津液不能补益脑髓所致，其中又分虚证和实证。虚证见头晕目眩、肌肉瞤动，以体位改变时发作较为明显，舌质淡红、苔薄白，脉弦细，为肝风内动、津液不足不能上输濡养脑髓所致，治以养肝柔肝熄风，方用

天麻钩藤汤加减。实证见头晕目蒙，天旋地转感，伴恶心呕吐，呕吐痰涎，舌质淡红、苔腻，脉滑，为痰湿中阻津液不能正常上输清窍所致。治以健脾化痰理气和中，方用半夏白术天麻汤加减。痹痛型颈椎病为风寒湿邪外侵阻遏，使津液输布过程受阻所致，“寒留于分肉之间，聚沫则为痛”，症见颈肩部及上肢麻痹疼痛，舌质淡红，苔白，脉浮。治以祛风散寒通络，方用葛根汤、黄芪桂枝五物汤加减，常配合使用川芎、地龙。血瘀型颈椎病为津液输布动力不足、道路不畅所致，治当行气活血，方用补阳还五汤加减。蔡教授将增生型颈椎病又分为津液不足、津液质量差（湿滞）、津液输布过程受阻三种情形。津液不足属肾虚者予补肾养阴，方用六味地黄汤加减；津液不足属气血虚者治以补气养血，方用八珍汤加减；津液不足属气血肝肾皆虚者治以补益肝肾、补养气血，方用独活寄生汤加减。湿滞属实证者用三仁汤加减，属虚证者用参苓白术散加减。津液输布过程受阻属血瘀者用补阳还五汤，属气滞者用黄芪桂枝五物汤加减。

（蔡迎峰　梁浩东）

第二部分

骨伤科常见疾病诊治特色

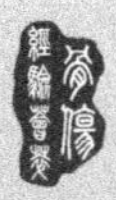

第六章

项痹——颈椎病

颈椎病又称颈椎综合征，是颈椎骨关节炎、增生性颈椎炎、颈神经根综合征、颈椎间盘脱出症的总称，是一种以退行性病理改变为基础的疾病。其致病原因非常多样，主要由于颈椎的退行性变，包括骨质增生、椎间盘脱出、韧带增厚、椎管狭窄，还有长期的劳损（如不良睡姿、工作需求和不良习惯、不恰当的运动方式等）导致身体超负荷，使颈椎脊髓、神经根或椎动脉受压，出现一系列功能障碍的临床综合征。其症状表现可以是多样性的，包括颈肩臂部疼痛、上肢麻木乏力、下肢乏力、行走困难、头晕、恶心、呕吐，甚至视物模糊、心动过速及吞咽困难等。颈椎病的临床症状与病变部位、组织受累程度及个体差异相关。

资料显示，我国颈椎病患者已达5000万人，且每年新增约100万人，颈椎病已成为威胁我国人口健康的主要疾病。我国颈椎病患病率为8.1%～19.1%。各地区颈椎病的流行病学调查结果不一，但均呈逐年升高和年轻化趋势。其中，一些特殊人群颈椎病患病率更高：大学教职工为10.8%，老年人群为25.0%，机关人员为27.3%。白领人群为33.9%，公务员为54.8%。60岁以上的无症状人群中86%的人有颈椎退行性变。37%的颈部疼痛至少持续12个月，5%的颈部疼痛患者因为疼痛而丧失部分功能，26%的颈部疼痛患者1年内复发。

第二届全国颈椎病专题会议的专家共识提出将颈椎病大致分为5种类型：交感型、椎动脉型、脊髓型、神经根型和混合型。《颈椎病的分型、诊断及非手术治疗专家共识》则提出将颈椎病分为颈型、神经根型、脊髓型、其他型（包括交感及椎动脉型）。

颈椎病患者经治疗大多都能获得良好的治疗效果，其中包括手术和非手术治疗。非手术治疗是治疗颈椎病的首选治疗方法和基本疗法，约90%的患者能通过非手术的中西医结合治疗及康复治疗的综合疗法获得痊愈或缓解。只有经非手术治疗无效、病情进行性加重的患者，才需要考虑进行手术治疗。

非手术治疗包括以下5种。①头颈牵引：以安全、有效为前提，常采用坐位牵引。牵引重量为患者体重的1/14～1/12。20分钟，1次/日，10～15日1个疗程，可在牵引下进行颈背部肌肉锻炼。②物理治疗：急性期应用颈托制动，还有激光疗法、热疗、电疗等治疗方法，有助于改善症状。③运动疗法：适度运动有利于颈椎康复，包括颈椎柔韧性、肌力、矫正等训练，以及米字操和悬吊训练，还有如跑步、游泳、羽毛球等治疗性运动。④药物疗法：非甾体抗炎药物、神经营养及骨骼肌松弛类药物有助于缓解症状。⑤传统医学：运用推拿、针灸等手段。

手术治疗需要严格掌握适应证，并积极运用微创治疗。手术方式包括髓核溶解、射频消融、前后入路颈椎手术等。

下面进行各分型的详述。

第一节　脊髓型颈椎病

一、脊髓型颈椎病的流行病学

脊髓型颈椎病目前具体的发病率和患病率并不是十分明确，缺乏大量的文献报道。据估计，在北美，脊髓型颈椎病的发病率为 41 ～ 605/ 百万人年。曾有研究评估了一个 12 年的国家性数据库，测算出脊髓型颈椎病（包括了后纵韧带骨化症）住院总发生率为 4.04/10 万人年。事实上，在分析这些情况时，有许多限制的条件，包括地理基础（转诊区域），以及多为接受手术患者的评估等，可能仅代表着严重的患者疾病谱；因此，前面的发病率估算可能低估了实际的流行病学趋势。同时，脊髓型颈椎病的手术治疗率正在上升。研究分析指出美国脊髓型颈椎病每年入院的患者从 1993 年的 9623 例增加至 2002 年的 19 212 例（每 10 万人中有 3.73 ～ 7.88 人）。脊髓型颈椎多发生于 40 岁或以上的患者。有文献表示脊髓型颈椎病男女发病比例达到了 2.7 ∶ 1，平均发病年龄为 62.1 ± 10.6 岁。曾有一项在中国台湾地区进行的大规模队列研究，表明了脊髓型颈椎病的住院率约为每 10 万人中有 4.4/ 人年，其中男性及 70 岁以上的老年患者发病率较高，分别达到每 10 万人中 28.9/ 人年和每 10 万人中 15.3/ 人年。

目前仍然有较大争议的是颈椎后纵韧带骨化症到底是否属于脊髓型颈椎病的其中一种类型，有文献偏向于将后纵韧带骨化症纳入脊髓型颈椎病。颈椎后纵韧带骨化症在亚洲地区较为常见，其中在日本颈椎后纵韧带骨化症的发生率达 1.5% ～ 2.4%，另外包括我国在内的亚洲其他国家的发病率为 0.4% ～ 3%。脊髓型颈椎病的发病率占颈椎病总体发病率的 10% ～ 15%，而且起病过程较为缓慢。其中 70% ～ 80% 的患者均有进行性加重的疾病进展，部分严重患者甚至会出现严重的脊髓功能损害。

二、脊髓型颈椎病的发病机制

脊髓型颈椎病的病理基础事实上就是颈椎间盘退行性病变，加上椎体增生骨赘、增生肥厚或骨化的后纵韧带和黄韧带，导致椎管管腔的容积明显下降，使得脊髓和滋养脊髓的供养血管受压，引起不同程度的脊髓功能障碍。

从文献中可以明显看出，脊髓型颈椎病（包括后纵韧带钙化、颈椎间盘突出等）都可能有某种遗传或遗传形式病因学成分，尽管证据的程度各不相同。

颈椎间盘包括纤维环和髓核。髓核主要由亲糖链聚糖组成，因亲水性而被包裹在水分子中，由此产生的黏弹性髓核组织将轴向载荷转化为环向应力，并由纤维环的致密结缔组织控制，维持椎间盘的结构完整性。这个结构提供了一个独特的能力，以承受高压缩负荷并将这些力量纵向转移在椎体软骨终板或放射在周围的环形物上。

在日常生活中，当存在颈部活动反复使用椎间盘、创伤、过度使用，以及其他营养和环境因素影响时，颈椎间盘开始退行性变，椎体关节的改变也使椎间关节的负重和传力功能改变。因此，相邻节段的运动过度，则关节软骨终板应力增加，不均匀压力作用不停作用在脊椎，为了固定不稳定的脊椎节段，力的变化会刺激骨赘进行适应性重塑。虽然骨赘也是颈椎病中病变压迫组织的重要组成部分，但是由于颈椎间盘退行性病变通常先于骨赘生物病发生，因此，严重的椎间盘退行性变、椎间盘向椎管内的迁移突出，是脊髓型颈椎病的发展中最常见的原因。最常见的椎间盘退行性病变突出发生于 $C_3 \sim C_4$ 和 $C_4 \sim C_5$，发生率分别为 46% 和 49%。

同时，更多轻微的椎间盘退行性病变伴随着颈椎周围解剖结构的渐进变化，包括韧带的肥厚、钙化，甚至骨化。与年龄相关的颈椎周围结构改变，累及后部纵韧带和黄韧带等。韧带增生肥厚、骨化可能受到潜在基因的显著影响，表现在老年人及某些假定的因素等多个方面。但脊髓型颈椎病的发病机制主要还是退行性病变，颈椎周围包括椎间盘、韧带等结构因为颈椎关节的自然退行性变而发生变化，如颈椎间盘退行性病变突出、高度丢失，椎板增生活动刺激黄韧带不断增生、加厚等。

总之颈椎结构的生物力学变化，出现椎间盘突出、黄韧带肥厚、关节囊松弛，而长时间的慢性劳损和过度运动又加剧了生物力学的改变及小关节的退行性病变，这些因素最终导致椎管狭窄，引起脊髓慢性受压。有研究表明先天性颈椎管狭窄是引起颈椎间盘突出的另一个重要危险因素，并且证实颈椎管前后径小于 13 mm 与颈椎间盘退行性变密切相关。动态因素主要以受压脊髓在颈椎过屈过伸活动中反复损伤为特点。颈椎过伸时由于椎板的重叠和黄韧带的皱褶导致颈椎管狭窄，而颈椎过屈过程中椎体之间的平移和成角也将引起瞬间的颈椎管狭窄，使得先前位于狭窄处的脊髓应力增加，加上局部的剪切力，也容易引起脊髓损伤。

最终，椎间盘退行性病变、骨质增生、韧带肥厚、钙化等种种原因，对脊髓形成静态压迫进而导致脊髓内部缺血、内环境改变、神经元变性；同时，颈椎动态活动对脊髓形成持续动态刺激使得脊髓局部血管痉挛、脊髓缺血的发生机制先于受到物理压迫，导致皮质脊髓前束和前角运动神经元损伤失能。

随着年龄增长，颈椎发生退行性变引起椎动脉、脊髓前动脉及其腹侧分支、椎间孔的根动脉受压，血流速度减慢，导致脊髓的血供发生障碍。从尸体研究发现，在退行性病变脊柱形成骨赘的周围，脊髓前动脉的终末分支及软脊膜外侧血管的穿透支出现弯曲和拉长，脊髓传导束包括皮质脊髓束的血流受限。皮质脊髓束是脊髓传导束中最容易受累的，这与颈椎间盘突出的临床表现相符合。研究结果显示，C_5 ～ C_6 节段脊髓经过 12 周压迫，从 C_5 ～ C_6 到 C_3 ～ C_4 的血流比率明显降低，证明脊髓前后慢性受压使脊髓血流减少会改变脊髓的血供等。

脊髓型颈椎病会因为长期脊髓受压产生独特的固有免疫反应和适应性免疫反应。研究发现脊髓的慢性受压促使受压部位小胶质细胞激活和巨噬细胞聚集。但是小胶质细胞的激活和巨噬细胞的聚集引起脊髓型颈椎病的机制仍不清楚。在脊髓神经细胞损伤后神经细胞膜释放配体，生成可溶性趋化因子，而趋化因子在神经细胞与小胶质细胞之间起重要作用，促使炎症细胞的激活和聚集。炎症反应会引起脊髓水肿，同时进一步加重压迫，导致神经元变性。

内皮细胞为血脊髓屏障的关键组成部分，在慢性受压下内皮细胞的减少破坏了血脊髓屏障的完整性。脊髓作为中枢神经系统的一部分，是免疫特区，通过血脊髓屏障与外周神经系统隔离。脊髓型颈椎病中，血脊髓屏障持续被破坏使脊髓的微环境发生改变，血脊髓屏障的破坏是一个恶性循环，对神经细胞的变性坏死产生显著的持续性影响。神经细胞和少突胶质细胞的凋亡是脊髓型颈椎病中神经变性和进一步发展的重要因素。机械受压也和细胞凋亡有密切关联，手术减压改善了脊髓型颈椎病的神经功能，降低了细胞凋亡水平。

个人因素也是脊髓型颈椎病的危险因素。研究表明吸烟对疾病的发展有影响，包括增加病情进展风险和影响手术治疗效果等。有学者也提出糖尿病是后纵韧带钙化的病情进行性发展的独立危险因素。还有，损伤机制可能是相关的，如颈椎周围软组织损伤的长期影响，包括颈部拉伤（肌肉肌腱过载）和扭伤（韧带和囊膜损伤），导致椎间盘退行性病变、韧带增生等。椎管狭窄和颈椎间盘退行性变的患者，其脊髓更容易受到颈部损伤牵连，造成神经损伤。日本也有研究提示精神分裂的患者由于结构退化和精神药物等因素影响，后纵韧带骨化的发生概率增大。

综上所述，脊髓型颈椎病的发病，是由于椎间盘退行性病变，韧带、骨赘等增生，颈椎失稳，导致脊髓受到机械压迫，从而诱发脊髓缺血、神经元变性等，其中基因遗传、个人生活习惯等均作为相关发病因素参与其中。

三、脊髓型颈椎病的诊断标准

由于受累节段、椎间孔和长传导束的不同，脊髓型颈椎病的临床症状和体征也不一致。其中包括感觉改变、反射异常、灵敏度降低、肢体无力、步态不稳，以及膀胱和直肠功能障碍、痉挛状态，还有霍夫曼和巴宾斯基的病理征、神经根痛，甚至急性脊柱损伤。

脊髓型颈椎病的参考诊断标准为：①临床上有脊髓受压表现，分中央型、周围型和中央血管型。症状从上肢开始，波及全身的为中央型；症状由下肢开始，波及全身的为周围型；上、下肢同时出现症状的为中央血管型，又称四肢型。各型分轻、中、重 3 度。② X 线片显示椎管矢状径狭窄、骨质增生、椎节不稳及梯形变。③除外肌萎缩型脊髓侧索硬化症、脊髓肿瘤、脊髓空洞症、脊髓损伤、脊髓结核、颅底凹陷症、继发性粘连性蛛网膜炎、多发性末梢神经炎等。④对个别鉴别诊断有困难者，可做腰椎穿刺脑脊液检查及脊髓造影检查。⑤可根据病情需要选择 CT、MRI 及数字减影血管造影等特殊检查。

由于脊髓型颈椎病的病理结构原因，脊髓前侧先受压迫，导致皮质脊髓前束和前角运动神经元先出现损伤，出现运动功能障碍，多数患者发病时症状都是从轻到重。同时多是运动障碍发病早于感觉障碍，下肢运动异常早于上肢运动异常。

（一）具体症状

下肢症状：出现一侧或两侧下肢的神经功能障碍，有些表现为单纯下肢运动障碍，如无力、不稳、发抖、打软腿、易摔倒；有些表现为单纯下肢感觉障碍，如双足感觉异常、双下肢麻木；亦有表现为感觉、运动障碍同时存在的。

上肢症状：出现一侧或两侧上肢的单纯运动障碍、单纯感觉障碍或同时存在感觉及运动障碍。常见症状有麻木、酸胀、烧灼或发凉感、疼痛或无力、持物易脱落、发抖。可发生于一根手指或多根手指，有些仅在五指尖部，有些表现在肩胛、肩部、上臂或前臂，有些同时发生于上肢近端或远端，亦有些沿神经根走行放射。

四肢同时出现症状：可表现为单纯感觉障碍如双足小腿及双手尺侧麻木，有的短期内四肢陆续出现感觉、运动障碍，如长时间低头工作后次日即出现左手环、小指麻木，继而出现右手环、小指麻木，接着表现为双下肢麻木无力、抬腿困难、步态不稳、易摔跤。

骶神经症状：表现为排尿、排便障碍，如肛周或会阴部感觉异常，出现尿频、尿急、尿不尽感或尿等待，大便秘结。

（二）影像学检查

DR 检查：X 线片仅能提示部分脊椎增长、不稳，特异性不高。

CT 检查：对椎体后缘骨刺、椎管大小、后纵韧带骨化情况、黄韧带钙化、椎间盘突出钙化都能较清晰体现。

MRI 检查：通过矢状位结合轴位平扫在头脑中形成神经通道的三维立体图像，

可见椎间盘、后纵韧带、钩椎关节和黄韧带病变，硬膜囊、脊髓有无受压及压迫情况，有无脊髓背腹受压及压迫情况，脊髓是否变细（萎缩）、变性，是否有空洞肿瘤等情况。脊髓型颈椎病虽然在 MRI 上表现为多节段狭窄，但责任椎间盘往往只有一处，在 T_2 加权像上脊髓内常有高信号，代表脊髓受压退行性病变、缺血、炎症水肿的病理。MRI 还可以用来发现其他引起脊髓压迫症的病变，如畸形、肿瘤、结核。

早期的临床症状具有较高的诊断价值，若能早期通过了解病史、查体、临床症状确诊脊髓型颈椎病，并及早进行影像学检查结合诊断，能显著提升治疗的及时性和治愈率。但是也需要与脊髓肿瘤、肌萎缩型脊髓侧索硬化症、运动神经元疾病、脊髓空洞症、肌营养不良、慢性酒精中毒性神经病等神经科疾病鉴别。

四、脊髓型颈椎病的治疗

（一）保守治疗

大部分轻症及中重度脊髓型颈椎病患者均能通过保守治疗获得良好治疗效果，避免了手术带来的疼痛。具体保守治疗分为发病急性期及慢性期治疗，急性期主要是颈部制动（佩戴颈托）和脱水消肿、抗炎、营养神经、中医内服外治等药物治疗，慢性期则是中医内服外治、药物活血扩管、颈椎牵引、推拿及物理治疗。其中，头颈牵引：以安全、有效为前提，强调小重量、长时间、缓慢、持续的原则。牵引重量为患者体重的 1/14 ～ 1/12，可在牵引下进行颈背部肌肉锻炼。物理治疗：颈托制动、热疗、电疗等治疗方法，可能有助于改善症状。运动疗法：适度运动有利于颈椎康复，但不提倡使颈椎过度活动的高强度运动。药物疗法：非甾体抗炎药物、神经营养药物及骨骼肌松弛类药物有助于缓解症状。另外，中药内服、练功、推拿等中医治疗手段将在后面中医治疗章节详述。

（二）手术治疗

对于症状进行性加重的脊髓型颈椎病患者，长时间适当的保守治疗并不能缓解病情，因此，我们认为病情不能维持在稳定水平的患者有手术指征。现先介绍脊髓型颈椎病的手术治疗。选择手术方法：常规认为累及 1 ～ 2 节椎体的可考虑前路或微创手术，累及 2 节以上椎体的则需结合患者年龄、身体状况、颈椎手术史及术前是否存在颈肩部疼痛、脊髓受压节段、受压物性质、颈椎退行性病变的范围、颈椎的曲度及是否存在颈椎不稳等选择不同手术方式。

具体治疗方法如下。

1. 前路手术

前路手术为直接减压，能有效地恢复椎间高度及颈椎曲度，临床疗效优于后路。

彻底减压是保证手术疗效的关键，其减压的范围应包括突出椎间盘、椎体后缘骨赘、肥厚的后纵韧带等。主要术式有以下几种。

（1）椎间盘切除减压术（anterior cervical discectomy with fusion，ACDF）

ACDF 是治疗单节段脊髓型颈椎病的标准术式。前路进行椎间盘切除植骨融合在治疗脊髓型颈椎病中能取得良好的效果。由于单节段颈椎不稳程度并不高，对固定的要求也相对较低，因此治疗单节段是否应用颈前路钢板内固定，尚存在争议。Cage 植骨已逐步取代髂骨植骨成为椎间植骨的主要方法，但颈椎是一个多方向活动关节，只使用 Cage 抗牵张稳定性较差，会导致颈椎生理曲度及椎间高度的丢失，故使用颈前路钢板进行固定。切除椎间盘并将该节段融合以增强颈椎的稳定性，直接解除了对脊髓的骨性或软性的压迫，在手术后初期效果显著，但同时会有融合节段的相邻节段应力增加，国内外大量文献对此进行了报道。

颈前路钢板可增加颈椎术后植骨融合率和降低内固定松脱等失败率，但同时会增加术后患者吞咽困难和邻近节段退行性病变等问题的发生率，有文献报道 ACDF 后吞咽困难的发生率可达 3% ～ 21%，这可能和钢板的厚薄、宽度相关；同时有研究表明钢板能改变相邻椎体的力学结构，因此钢板边缘与相邻椎间隙的间距和邻近节段的退行性病变程度存在明显相关性，钢板－椎间隙距离＞ 5 mm 可有效地减少邻近节段退行性病变的发生。选择前路钢板内固定手术治疗的患者，术后早期会有 2% ～ 67% 出现吞咽困难的症状，但大多数患者的症状在术后 3 个月内会逐渐消失。

对于单节段脊髓型颈椎病患者，颈前路手术中单独应用椎间融合器可提供颈椎即刻稳定性，但是对于老年、骨质疏松或有其他全身性疾病的患者，椎间融合器有松动的可能且有增加吞咽功能障碍、相邻椎体退行性病变等风险。

近年来，为避免前路钛板造成的并发症，一种针对性改进 Cage 融合椎体不稳性的新型零切迹椎间融合器（Zero-P）广泛使用于临床，基于对多年来颈前路钛板 Cage 固定融合后出现的多种并发症的总结，设计的内固定装置更符合颈椎生物力学。其由椎间融合器、钛合金固定板、椎间螺钉结构三部分组成，融合器前缘与上下需融合段椎体前缘形成完美弧线，可使术后因长节段固定融合所致吞咽困难的发生率大大降低。术中通过 Caspar 椎间撑开融合器上下两个与终板接触的融合面，可防止术后椎间高度的降低及术后远期出现根性压迫症状，使之得到牢固的融合效果，同时避免了多节段融合后出现单一节段融合不良导致的螺钉钢板折断。

该手术要点为：①为了让融合器置入能有足够的空间，要求尽量全面地切除椎间髓核组织。②用椎间撑开器撑开以获得满意的高度。这样做有两个好处，一是保证椎间高度的恢复，同时利用后纵韧带的紧绷间接解除褶皱的韧带组织对脊髓的压迫，一般要求椎间高度增宽≥ 2 mm；二是能提供空间以便利用枪式钳去除椎体后缘骨赘。③保证终板完整，不要破坏软骨下骨以外的骨质。④通过试模选择适当的假体。尽管零切迹融合器优点突出，但对于颈部较短、下颌骨突出患者会影响螺钉的置入，故对于上颈椎突出者，如 $C_2 \sim C_3$、$C_3 \sim C_4$ 不推荐使用。ACDF 目前作为经典的术式被广泛使用，手术出血少，并发症相对较少，减压效果明显。

（2）颈椎前路椎体次全切（anterior cervical corpectomy and fusion，ACCF）

ACDF 能有效地恢复椎间高度和颈椎曲度，但操作空间小，手术难度大，风险高，融合界面相对较多；ACCF 操作空间大，减压更易彻底，融合界面相对较少，但需切除大部分椎体结构，故会对颈椎前中柱结构产生较大影响，术后稳定性相对较差。有学者对 ACCF 进行改良，对相邻两节段颈椎病者行保留椎体后壁的椎体次全切除扩大减压术，术中保留椎体后壁骨质约 2 mm，行椎间隙扩大减压，增加了颈椎的稳定性，从而提高融合率。因此，对于相邻两节段脊髓型颈椎病，ACCF 主要适用于发育性椎管狭窄、大的椎体后缘骨赘及椎体后方游离椎间盘组织者，当不能满足其手术适应证的标准时，则行 ACDF，ACDF 在保留并维持颈椎曲度方面优于 ACCF。

混合式、多节段的脊髓型颈椎病，基于以上两种术式衍生出了混合式减压技术，椎体后部压迫如有后纵韧带骨化、大的终板骨赘、脱出的巨大椎间盘组织时则行 ACCF；如为软的椎间盘组织则行 ACDF，混合式减压技术减少了植骨块-椎体接触面，可提高植骨融合率，同时保留中间椎体可降低内固定相关并发症的发生率。

（3）人工颈椎间盘置换（artificial disc replacement，ADR）

ADR 作为一种非融合技术，其设计旨在保留手术节段活动度，降低邻近节段退行性病变发生率，已开始应用于临床。ADR 在取得良好早、中期疗效的同时，也存在着异位骨化、自发融合、假体磨损、静态稳定性尚待考验等不足，远期疗效尚待进一步评估，相关会议及指南上都不推荐 ADR 为常规手术，因此应严格掌握其手术适应证，存在明显骨质疏松、颈椎不稳、椎管狭窄、多节段广泛后纵韧带骨化及合并严重心肺疾病的老年患者，应视为 ADR 的手术禁忌。

2. 后路手术

（1）半椎板切除术

对于脊髓型颈椎病，前方的压迫或脊髓后部压迫，均能起到直接或间接的减压效果，减轻脊髓受压，恢复脊髓的血供，促进脊髓损伤及四肢功能逐渐修复。半椎板切除术即切除 $C_3 \sim C_7$ 的半数椎板，从而达到脊髓减压的效果。其主要的优势在于操作简单，手术时间短，出血量少；同时保留了颈椎后部的大部分结构，因此显著降低了术后不稳、后凸畸形等的发生率。术后还剩一半椎板的骨性结构，可以很好地保护减压后的椎管容积，不至于出现术后椎板的再关门现象。半椎板切除术切除了一半的椎板，相当于整个椎管周径的1/4。因此可以有效地限制瘢痕组织的形成，即使术后形成少量瘢痕组织，也远远小于全椎板切除后所形成的环状瘢痕增生组织。因此，半椎板切除术临床创伤小，对于术后脊柱的稳定性影响相对较小。但半椎板切除减压范围有限，需要从症状较重的一侧行椎板减压，这样才能保证减压的效果。同时在术中尽量将棘突根部的骨质修平整，必要时可以将另一边的黄韧带剪除，扩大椎管的面积以增加脊髓膨胀的效果。

因此，对于需要手术减压，而且年龄较大、心肺功能不全、耐受性较差的患者，半椎板切除术是一个很好的选择。对于半椎板切除术，影响其手术效果的因素主要有：初次发病的时间、发病的年龄、术前脊髓受压的严重程度、术前颈椎 MRI 显示脊髓是否有高信号，以及手术时椎管扩大的程度。因此对于年轻、脊髓损伤时间短、发病程度较轻、手术前脊髓未出现高信号、术中椎管扩大范围足够的患者，手术效果相对较好。

（2）全椎板切除术

对于脊髓型颈椎病的治疗，最早采用的后路减压办法就是全椎板切除术。此手术视野清晰，肉眼可以清楚地看到椎板、脊髓、神经根及黄韧带等。手术减压彻底，操作简单。对涉及颈椎神经根管狭窄的患者，在术中行全椎板减压的同时清理椎板两侧的小关节、关节突关节，即颈后路行扩大的全椎板减压术，可达到减压脊髓和神经根的双重效果。但是行颈后路全椎板减压术，对于颈椎术后的稳定性也会产生很大的影响，甚至可能会出现颈椎后凸畸形或“鹅颈”畸形。其中，瘢痕组织对术后手术效果会产生很大的影响，增生的蛛网膜会重新压迫脊髓而产生神经症状。因此，单纯的全椎板切除术由于术后并发症的限制已很少用于临床。

（3）椎管成形术

椎管成形术主要包括单开门椎管成形术、双开门椎管成形术、“Z”形成形术等，是作为椎板切除术的替代物发展起来的，可以有效避免椎板切除术后的颈椎后凸畸形和对脊椎稳定性的破坏。

1）单开门椎管成形术：保证了脊柱结构的稳定性，可以大大减少颈椎不稳、后凸畸形及瘢痕增生等并发症，临床效果良好，脊髓减压完全，损伤修复良好，随访较少出现“再关门”现象。保留颈椎后部肌肉韧带复合体的单开门手术：考虑到肌肉韧带复合体在维持颈椎曲度及影响术后多种并发症的重要作用，日本学者率先开展了保留后方肌肉韧带复合体的颈后路单开门手术。颈后部肌肉韧带复合体主要指棘突、棘上韧带及棘间韧带。随着内固定器械的发展，临床工作者开始采用微型钛板固定开门端的两侧，钛板的两端以2枚侧块螺钉及1枚或2枚的椎板螺钉分别固定在开门侧的侧块和椎板边缘。因此采用上述方法可以使开门角度更好、更稳定，基本不会出现开门后“再关门”现象，可以更好地维持术后颈椎的稳定，降低轴性症状的发生率，同时有很好的脊髓减压效果。

2）双开门椎管成形术，即将棘突从中央劈开，棘突椎板向两侧张开。减压范围较大且对称。在张开的棘突之间植骨或使用其他替代物可以有效地预防“再关门”，对颈椎后部结构的创伤少，能更好地维持脊柱的稳定性。同时，这种手术方式还具有其他一些优点，如术后开门两侧“再关门”的概率较低，对于脊柱术后稳定性的影响较小，因此对于术后形成颈椎曲度变小甚至颈椎“反曲”的机会减少，伴随着脊椎术后椎管切除膜的生成概率较小等。单开门和双开门比较，疗效相当，但双开门手术相对安全，硬膜外血管损伤出血概率较小。

早期使用植骨块维持双开门状态，大多数为同种异体骨和自体骨，后来出现各种替代物，如羟基磷灰石、陶瓷及钛合金等。使用替代材料取代自体骨或同种异体骨，开门稳定性较好，但是手术耗时较长，且各种替代物与开门椎板完全融合需要大约1年时间。因此，植骨未完全融合之前，内置物都有被挤出的可能，并且有可能因为内置物与椎板不融合，或挤压移位，引起棘突椎板关闭而出现颈椎管狭窄。同时，内置物还可能会引起脊髓硬膜囊破裂、脑脊液渗漏等并发症。因此有学者应用微型钛合金钢板作为植骨融合的替代物固定两侧的棘突椎板，维持开门状态。但是因双开门手术复杂，术中需要使用工具锯开椎板棘突，再通过硬脊膜外侧连续穿过几个椎板，这个过程可能会损伤到硬膜囊和脊髓，因此广泛的推广可能有困难。

3. 微创手术

（1）射频热凝靶点治疗

该治疗是指采用C臂机准确定位、数字减影血管造影监测，在导航系统的精确引导下用射频直接使突出部位的髓核变性、凝固，从而收缩减小突出部位体积，解除其对脊髓或神经根的压迫。多项研究发现，射频热凝靶点消融术对由椎间盘突出导致的脊髓型颈椎病的疗效明显优于传统保守治疗，且该技术并发症较少，仅引起穿刺区短期疼痛及手术部位麻木感等并发症。射频热凝靶点治疗在不伤及正常的髓核组织的同时修补了纤维环的破裂、灭活了椎间盘内新生病变超敏的神经末梢，直接阻断了髓核液中糖蛋白和β蛋白的释放；同时温热效应对损伤的纤维环、水肿的神经根、椎管内的炎性反应起到良好的治疗作用。但射频作用于椎间盘组织的体积小，对椎间盘髓核的热凝消融范围有限。因此，该技术只适用于治疗椎间盘轻中度突出导致脊髓型颈椎病者。

（2）经皮激光椎间盘减压术（percutaneous laser disc decompression，PLDD）

PLDD是在X线或CT引导下，用18 G针穿刺突出椎间盘，通过针孔导入1根细激光纤维，发射激光将椎间盘汽化，从而达到减小椎间盘压力使髓核回纳，减轻其对神经根和脊髓压迫的目的。1994 年 PLDD 首次用于颈椎病的治疗，但国内外鲜有报道。PLDD 的手术预后较开放手术效果差，但损伤较少，且患者更容易耐受，可作为患者身体条件不能耐受手术或拒绝开放手术的有效替代方法。PLDD 的适应证与禁忌证目前尚有争议，普遍认为禁忌证应包括：①有手术史或药物溶核史者；②合并出血性疾病或椎管内肿瘤者；③合并椎体滑脱者；④心肺等重要器官功能不全者；⑤有严重心理障碍者；⑥伴有椎管狭窄、骨性压迫明显者。

（3）颈椎显微内镜手术

该手术采用冷光源照明，分辨精度高，且内镜成像具有放大作用，有利于术者在避免损伤硬脊膜和神经等重要组织的同时彻底切除致压物。目前显微内镜技术被广泛应用于颈椎后路和前路手术。显微内镜下椎间盘摘除术与开放手术相比，减少了对颈椎前方组织或器官的剥离与牵拉，操作更精细、创伤更小，明显缩短了患者住院时间。对比开放的前、后路手术，显微内镜在治疗脊髓型颈椎病方面有操作简便、安全性高、显露更为充分、减压更为准确彻底、创伤小、出血少、术后恢复快等优点。但其适应证相对严格：①病变为单个间隙的退行性颈椎间盘突出压迫脊髓或神经根者；②创伤性的单间隙颈椎间盘突出压迫脊髓或神经根者；③单个间隙孤立型后纵韧带骨化症者。多节段的颈椎间盘突出或骨性椎管狭窄需要行椎体次全切除减压者及多处后纵韧带骨化症者，不宜采用该手术。

五、脊髓型颈椎病的康复预后

康复治疗在骨科治疗原则中是整个治疗过程中很重要的一个环节，对于脊髓型颈椎病患者而言，康复治疗也是极为重要的一部分治疗，手术后指导患者功能锻炼、指导患者在手术后翻身、训练气管和食道等对术后康复至关重要。同时将我国传统医学中的中药内服、中医外治法、练功导引等有机结合在术后康复中，能获得更加显著的疗效。

总而言之，脊髓型颈椎病的治疗方法很多，但我们应该根据各种因素选择最合适的手术方法，例如脊髓压迫的来源、椎体的节段数、颈椎的顺序及患者的原始疾病。同时还要掌握娴熟的手术技巧、选择适宜的手术时间，加之现在康复医学的发展及康复治疗疗效的肯定，合理的康复治疗也是脊髓型颈椎病治疗中不可或缺的一部分。通过这种方式，可以实现良好的近期和远期疗效，同时可以实现神经功能的最佳恢复并减少并发症。

（彭志华　潘俊曦）

第二节　神经根型颈椎病

一、神经根型颈椎病的流行病学

全球约2/3的人口曾有颈部疼痛的经历，超过30%的神经根型颈椎病患者在静坐、站立或行走时会引发疼痛。随着工作强度加大、生活节奏加快，伴随电子产品的普及、工作模式的改变及饮食环境的失衡，神经根型颈椎病的发病率正逐年增高，且有年轻化的趋势。颈椎病不仅导致了人体生理功能的缺失，而且还加重了心理方面的负担，严重影响人们的身心健康和生活质量。其中，神经根型颈椎病是颈椎病中最常见的类型，其发病率据文献报道在1.7%～17.6%，是发病率最高的一种类型，占颈椎病总体的60%以上。一般以40～60岁的人群最多，其病变部位常见于C_4以下，而以C_5、C_6、C_7神经根受累最多，首发症状大多为颈肩部痛（83.6%）。

二、神经根型颈椎病的发病机制

神经根型颈椎病的发病机制主要有三种学说。

（一）机械压迫学说

神经根与周围神经相比更易受各种机械因素的影响。主要原因是其周围结缔组织的量和排列形式均与周围神经不同，典型神经根内的神经纤维呈平行排列，其间无致密结缔组织，因此对牵拉更敏感。其次，神经根无神经外膜保护，也更容易受到压力的损伤。通常情况下，椎间孔有充足的空间容纳血管神经束，而粘连会束缚神经根、降低结缔组织弹性使静脉淤滞或动脉受损，再加上直接压迫，这些均对神经根型颈椎病的发病有重要影响。颈椎上关节突的关节面朝向后上、下关节突的关节面朝向前下，关节与水平面成角。骨赘自关节突之间向关节前方及外侧生长，常常会压迫神经根。钩椎关节可限制颈椎间盘向后外侧突出。因此中央型突出更常见，而向中央突出的椎间盘常压迫脊髓。在颈部，脊髓和神经根受压通常是钩椎关节骨性关节病所致，其骨赘大多突入椎间孔。因此神经根可能受到来自前方的钩椎关节骨赘和来自后方的小关节骨赘的双重压迫。

黄韧带随着年龄的增长而产生退行性病变，逐渐失去弹性，在颈后伸时突向椎管，压迫脊髓或神经根。颈椎椎间盘髓核突出较少，多位于下颈椎（C_4～C_7）。椎间盘向后内侧、中央旁侧突出会压迫脊髓，向后外侧椎间孔内或外侧突出会压迫神经根。

压迫对于神经根可产生直接的机械效应，也可通过损害神经血供而产生间接效应。研究表明，压迫会导致神经根内毛细血管通透性的改变（在6.7 kPa的压力下压迫2分钟就可发生水肿），继而影响毛细血管的血流，并因此影响神经根的营养。神经节的营养动脉走行于实质内，静脉位于其表面，背根神经节受压会造成静脉淤滞，进而发生背根神经节内的筋膜室综合征和背根神经节缺血。神经受压时并无疼痛发生，只有在炎症、水肿等刺激下才会引起疼痛。

（二）生物化学因素

颈椎间盘向侧方突出，椎体后缘骨赘、钩椎关节增生突向椎间孔等都可引起神经根管狭窄，但由于神经根与椎间孔相比，相对纤细，周围有淋巴和脂肪组织保护，有一定的缓冲余地，所以仅仅颈椎解剖学病变等因素还不能对神经根产生损伤，必须在炎症、水肿、粘连及炎性物质的刺激下才可产生根性症状。

目前研究表明炎性物质刺激神经根是产生根性痛的重要因素，纤维环破裂会导致周围的炎症反应，从而累及神经根，且突出椎间盘周围存在的自体免疫反应也会继发性累及邻近的神经根。黏多糖从破裂的纤维环漏出。在突出的椎间盘及神经损伤部位存在多种炎性递质，如细胞因子、免疫球蛋白和白介素等，即使在没有神经受压的情况下，这些递质也会导致根性痛。

研究表明，生物化学物质和神经肽类在疼痛感受中起重要作用。增生的骨质压迫及突出的颈椎间盘释放的一些炎症介质刺激神经根使其功能异常而产生各种症状。各种化学介质能诱使血管对蛋白质的通透性增高，组织释放大量的介质，在神经外膜和内膜及神经囊膜处有大量载有组织胺的肥大细胞出现，导致神经根和窦椎神经中渗出大量炎性蛋白，增加了神经内压力，引起局部缺血和电解质紊乱。因此，刺激神经根和窦椎神经会引起神经支配区的疼痛。

神经根和背根神经节与炎性刺激有关的病理变化主要是血液循环变化，如神经根内及其周围充血，血管通透性增加，血管内皮细胞激活导致血管内径减小等。研究证明血管神经屏障的破坏是神经内水肿的重要机制，可能是突出髓核的细胞因子直接影响的结果。

机械性压迫与炎性刺激对神经根和背根神经节协同作用会造成神经根更严重的损伤。神经生理学研究表明对神经根的机械压迫主要是产生麻木而无疼痛症状。多数学者认为正常神经受压时并无疼痛发生，只有在炎症、水肿等刺激下，才会引起疼痛。如果神经根处于慢性刺激状态下，即使很小的压迫，也会产生放射痛。机械压迫指的是对于神经根产生的直接的机械效应和通过损害神经血供而产生的间接效应的综合，而不是指单一的压迫。同时，有些学者认为神经根机械性压迫所引起的根性疼痛现象应归于损伤后所形成的异位离子通道，特别是钙离子通道改变导致的钙离子内流现象，多种内源性物质通过该通道起作用，导致感觉神经元异位放电引起放射性神经痛。

（三）自身免疫

椎间盘髓核组织是体内最大的无血管的封闭结构组织，与周围循环毫无接触。人体髓核组织被排除在机体免疫机制之外。当椎间盘损伤或病损后，髓核突破纤维环或后纵韧带的包围后，在修复过程中新生血管长入髓核组织。髓核与机体免疫机制发生密切接触，髓核基质里的糖蛋白、连接蛋白质便成为抗原，机体在这种持续的抗原刺激后产生自体免疫反应。随着椎间盘老化或退行性病变，髓核中基质降解酶增加，使糖蛋白及连接蛋白裂解为高度异质性分子，在退行性病变纤维环出现裂隙后，这些分子漏出，极可能产生机体免疫反应。

一个节段的椎间盘突出还可引起其他节段的椎间盘变性和疼痛。自身抗体免疫球蛋白是退行性病变椎间盘中的一种重要炎症介质，可能在盘源性颈腰痛及神经根病的发病过程中起重要作用。退行性病变椎间盘组织中，免疫球蛋白的沉积、淋巴细胞和巨噬细胞的浸润可介导自体免疫反应引起炎症反应，导致椎间盘和神经根的损伤，但神经根痛的免疫反应机制尚未明确。

机械压迫因素与生物化学因素作用于神经根，两者协同作用，相互影响，临床上无法区别哪一种因素占主导地位。通常认为机械压迫学说中的压迫、化学性神经根炎学说中的炎症刺激，以及自身免疫学说中的免疫反应都可导致神经根型颈椎病根性痛的发病。同时，两者又是相互联系、相互作用的。机械性压迫可使局部血管通透性增加、血管神经屏障被破坏、神经内水肿、神经内液压力升高，进一步阻断血供，进而导致异常神经递质释放及炎症反应，使神经根受刺激产生症状。同时，神经根内炎症细胞和纤维细胞浸润形成纤维瘢痕导致神经根管的狭窄和神经卡压症状，又会加重神经根的压迫，持续的化学刺激和炎症反应可以导致免疫反应的表达。在免疫反应的作用下，许多神经多肽可以释放出来（像神经肽及降钙素基因相关肽等）而又加重刺激和炎症。因此，神经受压所致的神经根型颈椎病不能仅凭 X 线检查，还应结合临床表现及体征进行诊断。

三、神经根型颈椎病的诊断标准

中青年患者首发症状为颈肩背疼痛时应首先考虑神经根型颈椎病。诊断标准：

①具有典型的根性症状（麻木、疼痛），且范围与颈脊神经所支配区域一致；

②压颈试验或臂丛神经牵拉试验阳性；

③影像学所见与临床表现相符合；

④痛点封闭无效（已经明确诊断者不做此试验）；

⑤除外颈椎外病变（胸廓出口综合征、网球肘、腕管综合征、肩周炎等）所致以上肢疼痛为主的疾病。

根据以上几点可做出初步诊断，臂丛神经牵拉试验和压顶试验的诊断率较高，具有重要的临床意义。患者神经根受累，C_5、C_6 较常见，其次为 C_7。

（一）各神经根受累时的主要表现

1）C_5 神经根受累为颈侧及肩顶痛，部分病例可见上臂外侧痛，三角肌肌力下降，肱二头肌肌腱反射下降。

2）C_6 神经根受累表现为肩胛上区及前臂外侧疼痛，拇指感觉异常，部分病例累及示指，三角肌、肱二头肌肌力下降，肱二头肌肌腱反射下降或消失。

3）C_7 神经根受累表现为肩胛骨、肩胛间区及前臂中段疼痛，示指、中指感觉异常，部分病例累及环指，肱三头肌肌力下降并肌腱反射下降或消失。

4）C_8 神经根受累表现为肩胛、肩胛间区及前臂内侧疼痛，小指感觉异常，部分病例累及环指，手内在肌肌力下降，肱三头肌肌腱反射下降。

（二）影像学诊断

1. DR 检查的定位诊断

X 线片可以简单明确地了解神经根型颈椎病的一般病因。颈椎关节突关节位置异常是导致椎间孔狭窄的主要因素。张明才等根据导致椎间孔狭窄的不同原因（钩椎关节骨质增生、关节突关节位置关系异常、关节突骨质增生、椎间隙狭窄等），通过拍摄不同体位（正位、侧位、双斜位、开口位）的 X 线片进行分类计数，提出：①钩椎关节增生与否，要结合颈椎正侧、双斜位 X 线片进行分析诊断，主要表现为钩突的增生或椎体边缘增生，关节间隙变窄。②对椎间隙狭窄与否要结合颈椎正侧位 X 线片进行分析诊断，X 线表现为正侧位上椎间隙高度小于相邻椎间隙高度，相应关节面致密，无骨质破坏及椎间隙消失，斜位可见狭窄椎间隙高度明显小于相邻椎间隙高度，椎间孔上下径变小。③对关节突关节位置关系异常与否要结合侧位和斜位 X 线片进行分析判断，斜位 45° X 线可见下位颈椎椎体的上关节突向前或者旋转移位，突入椎间孔内，关节突表面光整，无明显形态、大小改变，关节突关节间隙增宽，椎间孔失去正常形态。④对关节突骨质增生与否要结合侧位和斜位 X 线片进行分析判断，斜位 45° X 线可见关节突表面硬化、毛糙、肥大，与相邻或对侧正常关节突相比，形态上明显变大、变长，突入椎间孔。

2. CT 和 MRI 的定位诊断

CT 是从横断面对椎管和脊髓进行观察，它的优势在于能直接测量椎管的前后颈线、横颈线和面积，观察椎管形态、了解构成管型骨和软组织的结构异常，因此 CT 能更直观准确地判断椎间管是否狭窄。但 CT 是依靠突出的椎间盘与硬膜囊的密度差别来诊断椎间盘是否突出，因此，仅能显示椎间盘后缘中线处膨隆，对于较小的椎间盘突出则不如腰椎间盘突出的检出率高。术后 CT 能观察骨化块被切除的范围和椎管扩大程度。

MRI 中，骨皮质、纤维环和韧带、骨赘、韧带钙化等均为低信号，因此 MRI 的轴位像虽然能显示神经根袖及神经根的受压情况，但不会特别清晰。对脊髓压迫程度的判断，MRI 具有更明显的优势。超低场的 MRI 在 T_1 加权图像上不仅可以显示脊髓压迫的程度，T_2 加权图像也可较好地显示硬膜囊的外压性改变。在轴位像上则能较好地显示神经根袖及神经根的受压情况。

3. 肌电图的定位诊断

肌电图在神经根型颈椎病的诊断中具有重要价值，颈神经根从脊髓发出到组成干、股、束及周围神经，可受到许多解剖学结构的压迫，在椎管内有突出的椎间盘、骨化的后纵韧带及增生的小关节，在椎管外有椎间孔，颈部其他肌肉的起始纤维和斜角肌间隙因颈部肌肉收缩、瘢痕的痉挛、挛缩和纤维化等都可使神经根受到压迫，从而产生颈痛、手麻等一系列症状。肌电图通过神经肌肉电活动能够动态观察颈椎病有无根性损害，帮助受损神经定位，排除神经根型颈椎病外的周围神经病变，如腕管综合征、肘管综合征等，具有重要的临床意义。

任何一种辅助检查均有一定的局限性，在颈椎病的临床诊治中合理选用多重检查可显著提高诊断的准确率和治疗效果。

四、神经根型颈椎病的治疗

（一）保守治疗

神经根型颈椎病的患者大部分可通过保守治疗取得良好疗效。治疗方法包括：①颈椎牵引疗法，有利于已经突出的纤维组织消肿或回缩，后方小关节的嵌顿和错位也可得到纠正。②颈椎制动，包括颈围、颈托和支架三类。③理疗，主要包括中药贴敷疗法，定向透药，超短波、短波疗法，离子导入疗法，石蜡疗法等，具体方法如前文述。其中，中医针灸、推拿等发挥了重要作用。在后面的中医治疗颈椎病章节亦会详述。

（二）手术治疗

对于神经根型颈椎病患者，如有长期颈椎病病史、根性疼痛明显、保守治疗效果不佳、上肢肌肉萎缩、肌无力进行性加重等，可以考虑行手术治疗。

手术治疗方面主要有常规前路、后路手术及脊柱内镜下椎间盘摘除术等。其选择主要依据患者的临床表现、致压物来源及手术医师的习惯。具体方法参考前文中脊髓型颈椎病中描述的手术方法，能针对压迫来源进行切除、松解压迫、扩大椎管内容积等。

此外针对神经根型颈椎病的微创治疗还有神经根骨性管道，即椎间孔的松解扩容术。颈椎后路内镜下手术的开展比颈椎前路内镜下手术要普遍。内镜下经后路颈椎椎板开窗椎间盘切除术治疗单纯神经根型颈椎病，也是目前治疗神经根型颈椎病的方法之一。在显微内镜下微创行椎间孔的松解扩容，做神经根减压，避免神经根损伤，术中不切除棘突，不破坏椎板和椎间盘之间的固有结构，只是磨开椎间孔后壁，也保持了椎旁小关节的稳定，以解除其对神经的卡压刺激。因此，对于因颈椎间孔狭窄或椎间盘突出而致神经根压迫的神经根型颈椎病患者，对比开放性手术，微创镜下行手术治疗，具有损伤小、费用低的优点，同时能获得和开放性手术同样的缓解颈痛和根性疼痛的良好疗效。

五、神经根型颈椎病的预后康复

常规康复治疗可根据疾病的特点和患者的体质情况，选择相应的运动方法、安排适宜的运动量来治疗疾病和创伤。多项研究证实，运动康复能有效地消除颈椎病的症状、缩短病程并减少复发。

颈部主动抗阻运动疗法可明显缩短颈椎病的治疗时间，同时增加颈项部位的肌肉力量和耐力，消除疼痛，有效降低颈椎病的复发率。同时，提倡将悬吊牵引应用于神经根型颈椎病的康复治疗，颈部肌肉在维持颈椎稳定性方面起到核心作用。悬吊运动疗法治疗能刺激和平衡局部肌肉和周围韧带骨骼等结构，恢复正常运动生理功能及优化神经控制。研究表明悬吊疗法能显著改善颈椎病患者颈部肌群的疲劳，提高耐力。配合中医推拿手法治疗神经根型颈椎病同样能获得良好的预后。

（彭志华　潘俊曦）

第三节　交感型颈椎病

一、交感型颈椎病的流行病学

颈椎病包含多种类型，其中交感型颈椎病以自主神经功能紊乱为突出表现。交感型颈椎病作为颈椎病的一种分型，其发病人数有着逐年升高的趋势，发病率为3.8%～17.6%，在各型颈椎病中占10%～25%。交感型颈椎病以交感神经兴奋症状为主，交感神经抑制症状较为少见，临床表现复杂，交感症状可出现于多个系统。交感型颈椎病的症状复杂，病情易反复发作，体格检查及辅助检查少有特征性表现，同时，病因及病机尚不清楚，给诊断和临床治疗带来很大困难，同时流行病学的研究仍缺乏权威、多中心、大样本量的进展研究。

二、交感型颈椎病的发病机制

1926 年 Barre 和 Lieou 首次描述了该病并称之为 Barre-Lieou 综合征，认为椎动脉周围的颈椎结构组织退行性病变增生，使椎动脉受压出现椎基底动脉缺血而导致该病的发生。基于该理论，有学者提出了椎基底动脉缺血假说。由于解剖部位明确，临床工作者普遍认同该假说并建立椎动脉型颈椎病这种分型理论。然而，随着病例的积累，发现有大部分病例并不能找到椎动脉受压的确切证据来印证该假说。

事实上，现在普遍观点认为椎动脉壁上丰富的交感神经纤维受到异常刺激后会反射性引起椎动脉收缩，从而导致椎基底动脉缺血的发生。因此，学者提出了交感神经受激惹假说。解剖学研究表明，颈部的交感神经纤维呈相互交叉的网状分布，广泛分布于颈后纵韧带、颈椎关节囊表面、颈硬膜囊表面及其他椎管内和椎间孔的周围组织上，尤其在椎间盘及其周围区域分布最为密集，椎间盘病变发生时释放的炎性介质更可能刺激这些神经节后纤维并导致脑组织、虹膜、耳蜗和其他组织的血流减少，这可以解释复杂的临床症状，如头晕、头痛、视力下降和耳鸣。同时，颈椎间盘在退行性病变过程中会逐渐在盘内产生裂隙，一些交感神经末梢会顺着该裂隙长入椎间盘中，随着颈椎的运动产生机械性刺激导致交感神经末梢兴奋，导致交感神经功能过度活跃，从而出现一系列交感症状。该假说因能够合理地解释临床现象而逐渐被学术界所接受。

同时，有研究提出了椎间盘炎性因子假说。研究表明，在退行性病变的颈椎间盘内部，会产生白介素、环氧化酶等多种炎性细胞因子，当椎间盘突出或破裂时，它们会释放出来，然后迁移到椎间盘的周围组织，而大量交感神经节后纤维分布于这些组织中，受到炎性因子的影响，交感神经末梢受刺激而兴奋，从而引起各种交感症状。临床实践证实，经皮低温等离子髓核成形术是治疗交感神经型颈椎病的一种可靠疗法，其原理是通过射频刀头使得颈椎间盘组织皱缩、汽化，炎性物质得到释放，减轻椎间盘的压力，从而缓解了交感症状，这也表明炎症因素可能是引起交感神经型颈椎病的病理因素之一。

另外，颈椎的稳定平衡主要靠动力性及静力性两大平衡系统来维持，静力性平衡主要靠椎体、椎间盘及周围的韧带等结构来维持；动力性平衡在很大程度上依靠颈部肌肉来主动调节和控制，两个系统协调配合工作，共同维持了颈椎的稳定性。随着颈椎退行性病变的发生，会逐渐出现椎间盘水分减少、弹性降低，椎间高度下降，椎体及小关节周围韧带复合体松弛，造成静力性失衡；随着退行性病变的加剧，动力系统也会代偿性地遭到破坏，最终动、静力系统的平衡被打破，导致颈椎失稳。当颈椎完成屈伸、旋转动作时，出现椎体滑动或旋转，这使得分布在椎间盘周围的交感神经受到局部机械性或炎性物质的激惹，从而造成颈交感神经功能紊乱。解剖上颈神经根的交感神经节发出的节后纤维随颈神经前支而发布，颈交感神经只有节后纤维，节后纤维末梢分布很广，重新进入椎间孔达硬膜、后纵韧带、小关节突、颈椎后纵韧带，颈椎间盘纤维环后部及椎动脉管壁均有交感神经分布。

这些神经纤维激惹可引起反射性血管痉挛。控制椎动脉壁上平滑肌收缩的是交感神经纤维中主要由颈中和颈下神经节发出的节后纤维。整个椎动脉壁上的交感神经节后纤维分布是有相对节段性的，即颈下神经节主管动脉的中下段，颈中神经节主管椎动脉的中上段，颈上神经节也有少量节后纤维分布于椎动脉的上段。交感神经受激惹时，发生椎动脉分布缺血性改变。许多临床证据表明，机械压迫可能不是造成椎基底动脉缺血的根本原因，而交感神经受到激惹才是主要原因。因此，颈椎失去稳定与交感神经型颈椎病发病之间有着强相关性，恢复颈椎结构上的稳定是交感型颈椎病治疗的关键。

三、交感型颈椎病的诊断标准

1. 诊断标准

大多数人认为交感型颈椎病是致病因素刺激导致颈动脉痉挛，进而出现椎基底动脉缺血改变的一系列症状。

诊断标准如下。

① 头部症状：表现为头疼和偏头痛，疼的部位主要位于枕部和前额，性质为钝痛，常伴头晕、头脑不清、昏昏沉沉、记忆力减退，有些患者还伴有恶心，少有呕吐。眼部症状：视物模糊、眼裂增大，瞳孔散大，眼底胀痛、眼干。心血管症状：一过性心动过速和血压升高。耳部症状：耳鸣，听力下降。躯干四肢：肢体发凉怕冷，一侧肢体少汗，头部和颜面或肢体麻木等。其他症状为交感抑制症状，表现少见，如眼睑下垂、流泪、鼻塞、心动过缓、血压下降等。

② 颈椎 MRI 可显示明确的脊髓压迫。

③ 排除神经内科、心内科、耳鼻喉科及眼科等相关科室的疾病。

2. 定位诊断

有颈椎失稳以 C_3/C_4、C_4/C_5 较为常见，也有的可无任何影像学表现。临床资料显示，C_3 ～ C_4 及 C_4 ～ C_5 节段脊髓压迫的患者，头晕、头痛及耳鸣的发生率明显高于 C_5 ～ C_6 及 C_6 ～ C_7 节段脊髓压迫的患者；而 C_5 ～ C_6 及 C_6 ～ C_7 节段脊髓压迫的患者，心悸、胸闷等心脏症状的发生率明显高于 C_3 ～ C_4 及 C_4 ～ C_5 节段脊髓压迫的患者。推测其机制为：由于到达效应器官的交感神经节后纤维分为 4 组，所以可能 C_3 ～ C_4 及 C_4 ～ C_5 节段的脊髓受压后引起的反射多传到椎动脉和头部等的前 3 组，而 C_5 ～ C_6 及 C_6 ～ C_7 节段的脊髓受压引起的反射多传到第 4 组即心脏，因此其产生的症状因节段压迫的不同而有所差异。

四、交感型颈椎病的治疗

（一）保守治疗

保守治疗主要是利用各种疗法，恢复颈椎稳定，减少交感神经的激惹刺激。具体疗法如前文述。其中需要强调的是，功能锻炼及牵引等对交感型颈椎病治疗有显著功效。加强颈部肌肉力量的功能锻炼可减轻颈椎间盘、颈椎小关节所受到的应力，也就减轻了机械性和炎症刺激，对维持颈椎的稳定性是非常必要的。其高复发率的根本原因就是颈部活动的问题没有很好地解决。通过适当的运动或颈部的锻炼，可增强颈部肌肉的力量，尤其是颈背肌的力量，保持颈椎的稳定，可改善颈部血液循环，促进炎症消退，从而达到恢复颈椎内外平衡的目的。

而颈部牵引不仅可以减轻椎间盘压力，使椎间隙和钩椎关节得到扩大，同时还能稳定颈椎，使颈椎内平衡得到恢复。更重要的作用是使椎间盘、钩椎关节内的交感神经纤维减轻压迫和刺激，从而有利于功能的康复。牵引方法可以灵活多向，但牵引角度很重要，角度不适合可加重临床症状。持续性牵引带直接压迫局部肌肉、血管，时间长会反射性引起肌痉挛及血管收缩等，而间歇性牵引在间歇时使肌肉血管得以休整，弥补了持续性牵引的缺点。

还有一类颈椎硬膜外药物灌注，如星状神经节阻滞等局部注药的技术，多在国内开展，且缺少长时间病例随访追踪，疗效并不确切，并没有得到广大研究者的认可。

（二）手术治疗

交感神经型颈椎病治疗多以保守为主，手术较少，多通过减压融合等恢复颈椎稳定性，同时通过恢复椎间隙高度、生理曲度及减除韧带、椎间盘压迫等减少交感神经的激惹。具体手术方法基本同前文所述。

此外，低温等离子髓核射频消融术作为一种有限化微创手术，其基本原理是将消融术与热凝相结合以除去部分髓核组织，减轻病变椎间盘的内压，从而缓解神经根及椎间盘周围痛觉感受器的刺激，消除和缓解临床症状。射频消融技术适用于轻度到中度椎间盘突出且保守治疗 4 ～ 6 周后症状无改善的患者，具备安全、可靠、效果显著、创伤小、恢复快的特性。

五、交感型颈椎病的康复预后

交感型颈椎病的治疗并不复杂，可选方法较多，笔者认为治疗时选择综合方法为佳，内外兼顾，局部与整体治疗同时进行，可以收到不错的疗效。

本病更为重要的是平时的养护，通过改善生活、工作方式进而纠正使用颈椎的习惯，从根本上提高颈椎的稳定性，减轻症状，降低复发可能。

六、椎动脉型颈椎病的诊疗进展

在传统颈椎病分型中，除了前文提及的脊髓型、神经根型、交感型，还有椎动脉型和混合型颈椎病。混合型顾名思义就是各种类型的致病因素、症状、体征等的综合。至于椎动脉型颈椎病，笔者并没有单列展开讨论。事实上，近年来研究发现椎动脉型颈椎病中所展现的椎基底动脉缺血综合征导致的眩晕、肢体乏力、猝倒等症状，大部分的根本原因和椎动脉受压并无关联，实则是交感神经刺激导致椎基底动脉痉挛所致。研究表明，即便钩椎关节增生、韧带增厚、骨赘等导致椎动脉的实质性受压，亦并不一定会导致椎基底动脉缺血综合征的现象。动物实验也提供了同样的理论支持，研究人员将兔子的单侧椎动脉结扎对颈脊髓造成的缺血性损伤可以在 1 天内恢复正常，即便双侧椎动脉均被完全结扎，也并不一定会出现脑组织缺血性改变。

甚至有学者提出椎动脉型颈椎病和交感型颈椎病应该归为同一类病症。因为椎动脉型和交感型具有一些共性，如病因病机中致病因素为颈椎失稳、椎体周围结构退行性病变，症状均可出现眩晕、乏力等。只是椎动脉型颈椎病侧重于横突孔周围结构的退行性病变狭窄、椎动脉变异等导致椎基底动脉缺血；症状上侧重于眩晕等椎基底动脉缺血综合征。而交感型则侧重于交感神经激惹导致的颈交感神经兴奋或抑制等；症状上侧重于血压降低、肢体冰冷、心动过速或过缓、头晕头痛、腱反射亢进等。故无须展开讨论。针对椎动脉型颈椎病的治疗，临床上以保守治疗为主，多能获得良好的效果，具体方法后述。

参考文献

[1] NOURI A，TETREAULT L，SINGH A，et al. Degenerative cervical myelopathy：epidemiology，genstics，and pathogenesis. Spine（Phila Pa 1976），2015，40（12）：E675-E693.

[2] WU J C，KO C C，YEN Y S，et al. Epidemiology of cervical spondylotic myelopathy and its risk of causin g spinal cord injury：a national cohort study. Neurosurg Focus，2013，35（1）：E10.

[3] MATSUNAGA S，SAKOU T. Ossification of the posterior longitudinal ligament of the cervical spine：etiology and natural history. Spine（Phila Pa 1976），2012，37（5）：E309-E314.

[4] 贾连顺，史建刚．重视脊髓型颈椎病的诊断与严格手术指征．中华骨科杂志，2002，22（1）：58-60.

[5] SINGH A，TETREAULT L，FEHLINGS M，et al. Risk factors for development of cervical spondylotic myelopathy：results of a systematic review. Evid Based Spine Care J，2012，3（3）：35-42.

[6] MORISHITA Y，NAITO M，HYMANSON H，et al. The relationship between the cervical spinal canal diameter and the athological changes in the cervical spine. Eur Spine J，2009，18（6）：877-883.

[7] KALSI-RYAN S，KARADIMAS S K，FEHLINGS M G. Cervical spondylotic myelopathy：the

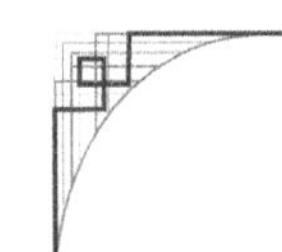

clinical phenomenon and the current pathobiology of an increasingly prevalent and devastating disorder. Neuroscientist，2013，19（4）：409-421.

[8] KUROKAWA R，MURATA H，OGINO M，et al. Altered blood flow distribution in the rat spinal cord under chronic compression. Spine（Phila Pa 1976），2011，36（13）：1006-1009.

[9] KARADIMAS S K，MOON E S，FEHLINGS M G，et al. The sodium channel/gluatamate blocker riluzole is complementary to decompression in a preclinical experimental model of cervical spondylotic myelopathy（CSM）：implications for translational clinical application. Neurosurgery，2012，71（2）：E543.

[10] 侯铁胜，傅强，鲁凯伍．脊髓型颈椎病的诊断和治疗．第二军医大学学报，1997，18（6）：587-588.

[11] BOHLMAN H H，EMERY S E，GOODFELLOW D B，et al. Robinson anterior cervical discectomy and arthrodesis for cervical radiculopathy. Long-term follow-up of one hundred and twenty-two patients. J Bone Joint Surg Am，1993，75（9）：1298-1307.

[12] LEE M J，BAZAZ R，FUREY C G，et al. Influence of anterior cervical plate design on Dysphagia：a 2-year prospective longitudinal follow-up study. J Spinal Disord Tech，2005，18（5）：406-409.

[13] ALBANESE V，CERTO F，VISOCCHI M，et al. Multilevel anterior cervical diskectomy and fusion with Zero-profile devices：analysis of safety and feasibility，with focus on sagittal alignment and impact on clinical outcome：single-institution experience and review of literature. World Neurosurg，2017，106：724-735.

[14] YANG J Y，SONG H S，LEE M，et al. Adjacent level ossification development after anterior cervical fusion without plate fixation. Spine（Philapa 1976），2009，34（1）：30-33.

[15] 王贝宇，刘浩，丁琛，等．Bryan 人工颈椎椎间盘置换术治疗颈椎病的中期临床效果及对邻近椎间盘退变的影响．脊柱外科杂志，2011，9（5）：273-278.

[16] ZHAI S，ZHAN G L，DANG S，et al. The ratio of Th-17 to Treg cells is associated with survival of patients with acute-on-chronic hepatitis B liver failure. Viral Immunol，2011，24（4）：303-310.

[17] KODE S，KALLEMEYN N A，SMUCKER J D，et al. The effect of multi-level laminoplasty and laminectomy on the biomechanics of the cervical spine：a finite element study. Iowa Orthop J，2014，34：150-157.

[18] HIRABAYASHI S，YAMADA H，MOTOSUNEYA T，et al. Comparison of enlargement of the spinal canal after cervical laminoplasty：open-door type and double-door type. Eur Spine J，2010，19（10）：1690-1694.

[19] KODE S，GANDHI A A，FREDERICKS D C，et al. Effect of multilevel open-door laminoplasty and laminectomy on flexibility of the cervical spine：an experimental investigation. Spine（Phila Pa 1976），2012，37（19）：E1165-E1170.

[20] BIRNBAUM K. Percutaneous cervical disc decompression. Surg Rad Gicanat，2009，31（5）：379-387.

[21] 陈亮，王冲，高峰，等．脊髓型颈椎病的研究进展．中国康复理论与实践，2019，25（8）：875-881.

[22] MINAMIDE A，YOSHIDA M，YAMADA H，et al. Efficacy of posterior segmental decompression surgery for pincer mechanism in cervical spondylotic myelopathy：a retrospective case-controlled study using propensity score matching. Spine（Phila Pa 1976），2015，40（23）：1807-1815.

[23] WOODS B I，HILIBRAND A S. Cervical radiculopathy：Epidemiology，etiology，diagnosis，and treatment. J Spinal Disord Tech，2015，28（5）：251-259.

[24] SCHOENFELD A J, GEORGE A A, BADER J O, et al. Incidence and epidemiology of cervical radiculopathy in the united states military: 2000 to 2009. J Spinal Disord Tech, 2012, 25 (1) : 17-22.
[25] GOLDSTEIN B. Anatomic issues related to cervical and lumbosacral radiculopathy. Physic Med Rehabilit Clin North Am, 2002, 13 (3) : 423-437.
[26] YABUKI S , I GARASHI T , KIKUCHI S. Application of nucleus pulposus to the nerve root simultaneously reduces blood flow in dorsal root ganglion and corresponding hindpaw in the rat. Spine (Phila Pa 1976) , 2000, 25 (12) : 1471-1476.
[27] GOUPILLE P, JAYSON M I, VALAT J P, et al. The role of inflammation in disk herniation-associated radiculopathy. Semin Arthritis Rheum, 1998, 28 (1) : 60-71.
[28] ROTHOERL R, WOERTGEN C, HOLZSCHUH M, et al. Macrophage tissue infiltration, clinical symptoms and signs in patients with lumbar disc herniations: a clinicopathological study on 179 patients. Acta Neurochir, 1998, 140 (12) : 1245-1248.
[29] CHOW D W, SLIPMAN C W. Therapeutic spinal corticosteroid injections for the management of radiculopathies. Physic Med Rehabilit Clin North Am, 2002, 13 (3) : 697-711.
[30] LIU J, ROUGHLEY P J, MORT J S. Identification of human intervertebral discstromelysin and its involvement in matrix degradation. J orthopaed res, 1991, 9 (4) : 568-575.
[31] 万超，王拥军，施杞 . 神经根痛的生化机理研究进展 . 中国中医骨伤科杂志，1999，7 (2) : 58.
[32] CHOTIGAVANICH C, SAWANGNATRA S. Anomalies of the lumbosacral nerve roots. An anatomic investigation. Clin Orthopaed Relat Res, 1992 (278) : 46-50.
[33] 许成君，范学玲 . 神经根型颈椎病的诊断与治疗 . 健康必读新医学导刊，2005，4 (12) : 25-26.
[34] 段乐民，郭会利，水根会，等 . 神经根型颈椎病的影像学诊断 . 中医正骨，2006，18 (8) : 28-29.
[35] 王雷，梁晓雅 . 神经根型颈椎病微创治疗进展 . 山西医药杂志，2020 (11) : 1360-1362.
[36] 吕慧，张锦明 . 神经根型颈椎病的临床治疗现状与进展 . 医学综述，2017，23 (12) : 2390-2394，2399.
[37] 中华外科杂志编辑部 . 颈椎病的分型、诊断及非手术治疗专家共识 (2018) . 中华外科杂志，2018，56 (6) : 401-402.
[38] 袁燕，章岩 . 交感型颈椎病综合治疗的临床研究 . 中国医药导报，2008，5 (29) : 39-41.
[39] FOSTER C A, JABBOUR P. Barre-Lieou syndrome and the problem of the obsolete eponym. J Laryngol Otol, 2007, 121 (7) : 680-683.
[40] 刘景臣，高忠礼，尹飞，等 . 关于颈椎病命名及分类的讨论——对椎动脉型颈椎病和交感神经型颈椎病、椎动脉缺血综合征的再认识 . 中国脊柱脊髓杂志，2003 (4) : 207-209.
[41] 袁文，梁磊，王新伟 . 对伴交感神经症状颈椎病的认识与治疗探讨 . 中国脊柱脊髓杂志，2013，23 (1) : 3-5.
[42] 胡炜，马信龙，袁建军，等 . 临床症状不同颈椎病患者颈椎间盘白细胞介素 1β 及白细胞介素 6 和环氧化酶 2 的表达 . 中国组织工程研究，2016，20 (35) : 5270-5276.
[43] 李淳德，刘宪义，马忠泰，等 . 颈椎节段不稳在交感型颈椎病中的作用 . 中华外科杂志，2002，40 (10) : 730-732.
[44] 刘方铭，刘垒，刘维菊，等 . 项痹病 (交感脉型颈椎病) 诊疗方案 . 中华中医药学会中医药防治疼痛学术年会，2015.
[45] 陈和木 . 交感型颈椎病及其研究进展 . 中国康复医学会全国康复治疗学术会议，2010.
[46] 何海龙，贾连顺，李家顺，等 . 椎动脉阻断对小脑后下叶功能影响的实验研究 . 中国脊柱脊髓杂志，2002，12 (1) : 23-26.

[47] 郭帅，黄蓝萱，贺高乐，等.兔单侧椎动脉结扎致颈髓急性缺血改变的研究.中国脊柱脊髓杂志，2018，28（6）：541-551.
[48] 佚名.安徽省颈椎病分级诊疗指南2016版.安徽医学，2017，38（9）：1087-1094.
[49] 章薇，李金香，娄必丹，等.中医康复临床实践指南 · 项痹（颈椎病）.康复学报，2020，30（5）：337-342.
[50] 中华外科杂志编辑部.颈椎病的分型、诊断及非手术治疗专家共识（2018）.中华外科杂志，2018，56（6）：401-402.
[51] 岳寿伟，魏慧，邵山.颈椎病评估与康复治疗进展.中国康复医学杂志，2019，34（11）：1273-1277.

（彭志华　潘俊曦）

第四节　中医对项痹的认识

中医学的典籍中并无颈椎病这一病名，这与中医对疾病的认识有关，中医在分析疾病时，着眼于整体，重视局部病变与整体病理的统一性，而不偏重一隅。同时，中医对疾病的命名与现代医学不同，或从症状，或从病机，或从致病因素命名。中医学里虽然没有“颈椎病”之名，但在很早以前，就对其相关症状、体征有所总结，历代医史文献中描述颈椎病症状近似的“目眩”“脑转”“耳苦鸣”“头苦倾”“项强”“颈筋急”“颈项门”“臂厥”“肩门”等，隶属于痹证、痿证、痉证、瘀证、痰证、眩晕、郁证等范畴，其中多以项痹论治。

一、项痹的病因病机

《内经》首先提出痹证，《素问•痹论》曰：“五藏皆有合，病久而不去者，内舍于其合也。故骨痹不已，复感于邪，内舍于肾……肾痹者，善胀，尻以代踵，脊以代头。”

致病病机多样，从内因来论治，主要是认识到正气不足，肝肾气血虚弱，故易本虚邪侵。《证治准绳》记载“项痛头晕非是风邪，即是气挫，亦有落枕而成痛者，……由挫闪及久坐而致颈项不可转移者，……肝虚无以养筋，故机关不利”，说明慢性劳损亦可导致本病，且与发病肝肾亏虚有关。《临证指南医案》中有“平昔操持，有劳无逸，阳气大泄”之语，即属此类疾病。劳伤不愈，则成劳损。积劳成疾的损伤，多伤及人身之气。因过度长期的劳力，逐渐使体质衰弱，元气损伤，为虚证。元气虚损，可使经脉之气不及贯串，气血养筋之功，失其常度，故易见肩背酸痛、肢疲乏力、动作无力等症。《素问•阴阳应象大论》又曰“年四十，而阴气自半也，起居衰矣”，指的是年过四十，人体肾阴渐虚，《图书编•养肾法言》有云“肾在诸脏为最下，属水藏精。盖天一生水，乃人生身之本，立命之根也”，肾中所藏之精气是滋养人体之筋骨生长发育的根本，随着生长而盈亏，肾为木之母而肝为水之子，乙癸同源，阴液互养，故肾阴虚则肝阴亦虚。《周慎斋遗书》指出“膺肿颈痛，胷满腹胀，上实下虚，气厥而逆，阳气有余郁于胷也”，《素问·长刺节论》曰“病在筋，筋挛节痛，不可以行，名曰筋痹”，表现为筋软、筋出槽、筋挛生等。《景岳全书》“痹在于骨则重，在于脉则血凝而不流，在于筋则屈不伸，在于肉则不仁，在于皮则寒”“诸痹者，皆在阴分，亦总由真阴衰弱，精血亏损，故三气得以乘之而为此诸证”，所以中医学提出正气的不足、肝肾的亏虚是本病的内因。

《灵枢·海论》中有“髓海不足，则脑转耳鸣”，《素问·上古天真论》曰“五八肾气衰”“七八肝气衰、筋不能动”，《素问·痹论》有言“五脏皆有合，病久而不去者，内舍于其合也。故骨痹不已，复感于邪，……内舍于肺”，指出痹证与五脏均有关。《杂病源流犀烛·诸痹源流》中有“痹者，闭也。三气杂至，壅蔽经络，血气不行，不能随时祛散，故久而为痹也”，《医碥》曰“闪挫，久坐，失枕，而致项强，不可转移，多由肾虚不能生肝，肝血虚，无以养筋……”，《素问·痹论》曰“风寒湿三气杂至，合而为痹也，其风气胜者为行痹，……湿气胜者为着痹也”，《素问·至真要大论》曰“诸颈项强，皆属于湿”“湿淫所胜，……病冲头痛，目似脱，项似拔”，均明确提出，本病并非只为寒邪侵袭，还与伤于风、湿等有关。概括了痹证是由于年老体弱，五脏病衰，肾气虚弱，不能濡养肝气，肝气虚弱，生血无力，气虚又可导致血行无力，复感三气（风、寒、湿），发为本病。

《灵枢·大惑论》中提出：“故邪中于项，因逢其身之虚，其入深，则随眼系以入于脑，入于脑则脑转，脑转则引目系急，目系急则目眩以转矣。”其中“脑转”“目眩”就与交感神经型颈椎病的临床表现近似，并论述了身虚邪实，邪气入深，随眼入脑的发病过程，是有关颈椎病与眩晕关系的较早论述。眩晕的病机相对复杂，《内经》中记有“上虚则眩”“髓海不足，则脑转耳鸣”，指出了眩晕因虚致病的机制。亦载有“诸风掉眩，皆属于肝”，认为头晕、目眩多责之于肝，可因情志内伤，气郁化火，肝火上炎或肝火耗伤肝阴，肝阳上亢而发为眩晕。现代中医学者从眩晕角度对该病的病因病机提出许多新观点，认为本病发病过程中瘀血和痰浊是其关键病理产物，瘀血不去，清窍不通则病情缠绵不愈，张仲景素有“无痰不作眩”的理论，认为脾失健运，痰浊困阻继而蒙蔽清窍亦可发为眩晕；以气血不足为本，痰涎风火为标，属于本虚标实之病，其可因阳虚水盛、髓海失养、阴盛阳虚、阳气外浮而为病。

另一方面，从致病病机的外因论治，则多从风、寒、湿邪入手。《素问·风论》云“风者，善行而数变”，《素问·太阴阳明论》说“伤于风者，上先受之”，风邪扇动不居，其性开泄，使腠理疏泄开张而汗出，导致颈椎病患者后项畏风怕冷。《素问·痹论》指出“风寒湿三气杂至，合而为痹”，《景岳全书》曰“风者，善行数变，故其为痹，则走注历节，无有定所，是为行痹，此阳邪也”“血气受寒则凝而留聚，聚则为痛，是为痛痹，此阴邪也”“湿气胜者为着痹。以血气受湿则濡滞，濡滞则肢体沉重而疼痛顽木，留着不移，是为着痹，亦阴邪也”，《伤寒明理论》曰“太阳之病，项背强痛而恶寒……”，《济生方·痹》所云“皆因体虚，腠理疏松”，《素问·脉要精微论》中有“推而下之，下而不上，头项痛也”“湿淫所胜”“病冲头痛，目似脱，项似拔”。颈部是诸阳汇集之处，如果颈部劳累过度，肌肉筋骨受损，遇风、寒、湿邪侵袭，就容易导致颈部气血运行不畅，经络不通，则出现疼痛不适等症状。邪气停留于关节处，固结根深，难以祛除；认为颈部感受风、寒、湿等邪气，经气运行不畅，气不通则血难行，或遇寒冷天气，寒主凝滞，阻塞气机，气血运行缓慢，颈椎失去卫气的保护，以及营气的滋润、营养作用，发为本病。

《素问·金匮真言论》曰“冬善病痹厥”“西风生于秋，病在肺，俞在肩背”，《肩门》指出“秋气者，病在肩背，寸口脉，中手促上击者，曰肩背痛”，都说明颈椎病与季节有关系。《张氏医通》曰“观书、对弈、久坐而致脊背痛”“有肾气不循故道，气逆挟脊而上，至肩背痛”，长期低头伏案致颈部筋络病变，气血凝滞，经络不通，气机受阻，血流不畅，颈椎负担过重，是导致颈椎病的原因。《医碥》曰“多由风寒邪客三阳，亦有痰滞湿停，血虚闪挫，久坐失枕所致”，例如闪挫、落枕等急性损伤时，外伤于颈部，内伤于气血，导致气滞血瘀，此为“不通则痛”；而气血瘀滞，则脉络不通，气血运行不畅，久之则筋骨失养，从而出现“不荣则痛”。《素问·长刺节论》曰“病在肌肤，肌肤尽痛，名曰肌痹，伤于寒湿”，手太阳经皆经过颈肩背部，外邪（风、寒、湿）最易伤及此阳经而致经气郁结，气血运行受阻，不能濡养颈椎，导致颈椎间盘发生退行性病变。综上所述，中医学认识到，神经根型颈椎病的本质结合内、外两个方面的病因，其本质为本虚标实。病机可概括为患者素体脏腑虚弱，气血亏乏，阳气虚衰，卫阳不固，腠理空疏，肝肾不足，痰瘀互结，郁而化热，疏通不利，筋骨失养等为内因，加之外感风、寒、湿邪或外力挫伤引发的外因，而致气滞血瘀、痰凝阻滞、肝肾不足、筋骨失养而发病。

综上所述，颈椎病病因主要为髓精不足，肝肾亏虚，劳逸不当、年老体虚、禀赋不足，气血无力推动，则瘀血不去，清窍不通则病情缠绵不愈，同时，脾失健运，痰浊困阻继而蒙蔽清窍，再加上感受风、寒、湿、热等外邪，留滞肢体，导致脏腑气血亏虚，筋骨失养，而外邪乘袭而入，使得气血闭阻，血脉不通，留滞于内而为病。病在筋骨，与肝、脾、肾等有关，病之初起以邪实为主，病程长久者，以正虚为主。“本虚标实”，肝肾亏虚，气血不足为本，风、寒、湿邪客居经脉，气血瘀滞为标。肝肾亏虚、筋骨劳损，复加风、寒、湿邪侵袭，气血运行不畅，瘀血、痰浊痹阻经络产生痛、麻、酸、重；肾精亏虚，脊髓不充，骨骼退行性病变，而发生骨赘，压迫刺激神经、血管、韧带等而发生颈僵痛诸症。外因为风、寒、湿邪侵袭，筋脉失和，经气不利，清阳受扰；久劳成损，机关不利，气血失和，清阳受阻；颈部损伤，筋骨失和，清窍受扰。内因为烦劳恼怒，肝火偏亢，上扰清窍；痰浊中阳，清阳不升，浊阴不降，气机升降失常；气血亏虚，清窍失养；肾精亏损，髓海不足。

颈项为脑髓之门户，其与督脉、太阳经有着密切的关系，正气不足，外邪入侵，经脉阻滞，使得项背挛急，气血不能上荣。邪气停留于关节处，固结根深，难以祛除；气血不通，心脉失养，则容易出现失眠、健忘、头痛、头晕；手少阴心经受阻，则会出现胸闷不安； 足阳明胃经受阻，则会出现恶心、呃逆；足厥阴肝经受阻，则会使血压上升。

二、中医辨证治疗

古代并没有详细的中医分型，多从辨证论治。现代中医将颈椎病分为5类。①落枕型：相当于西医颈型颈椎病，主要以颈部胀痛不适感为主；②痹证型：相当于神经根型颈椎病，其主要临床表现为颈、肩、臂的疼痛，手指麻木，疼痛剧烈呈放射性，亦自颈部开始，逐渐按臂、肘、手的顺序发展；③痿证型：相当于脊髓型颈椎病，早期症状为四肢乏力、行走或持物不稳、躯体束带感等；④眩晕型：相当于椎动脉型颈椎病，以眩晕、头痛、恶心、呕吐甚至猝倒为主症的一系列临床表现，头颅旋转引起眩晕发作是本病的特点；⑤五官型：相当于西医交感型颈椎病，其临床发病特点为多系统、多器官、多部位症状表现，如头痛头晕、面部麻木、耳鸣、咽部如物梗阻、恶心欲吐、腹泻或便秘、四肢酸胀、心前区疼痛、心慌胸闷、多汗或少汗等。该分型方法在临床工作者的辨证施治中亦有很好的指导意义。

（一）辨证分型及内治法用药

1. 落枕型

落枕型主要表现为颈枕部疼痛不适、肌肉僵硬、颈部活动受限或强迫体位等。针对该型颈椎病患者，医家普遍认为本病“肝肾亏虚是本，风寒湿邪是标”，并以“邪实”为主，处方上多选用疏风散寒解肌、活血化瘀止痉之剂。临床治疗本证大部分用桂枝加葛根汤加减，收效甚著。此方从机体内部调节气血经络，能达到祛风散寒、舒通经络之功效。此外有医家运用活血化瘀、舒筋活络之法，治疗气滞血瘀型颈椎病，多采用活络效灵汤、加味芍药甘草汤等方剂。还有运用归脾汤补益气血、散瘀止痛，用于气血亏虚导致血瘀的颈椎病的治疗等。

2. 痹证型

痹证型主要表现为肩臂疼痛、肢体酸痹、感觉麻木。本型证候分类多见于风寒湿型、肝肾亏虚、气滞血瘀等方面，治疗上多用温经散寒、祛湿通络、行气活血等方法。以祛风散寒、除湿止痛为法，多采用葛根汤加减。以补益气血、强壮肝肾为法，则可应用独活寄生汤或加味黄芪桂枝五物汤等。还可以应用活络效灵丹、加味逍遥散等行气活血、散瘀止痛。

3. 痿证型

痿证型主要表现为缓慢进行性双下肢麻木、发冷、疼痛、走路欠灵、无力等，晚期有下肢或四肢瘫痪、二便失禁或尿潴留等。其病位在脊髓，《素问》"肾不生则髓不能满"，《灵枢》"五谷之精液，和合而为膏者，内渗入骨空，补益脑髓"，可见，脊髓的生理功能和脾肾关系密切。现代医家在辨证分型时亦普遍注重脾肾亏虚这一机理，认为本病病机为"荣气虚卫气实"，强调以虚为主，并将本病分为气虚瘀阻、痰湿阻滞、肝肾亏虚三型施治，以益气、滋肾、祛瘀、利湿为治疗大法。按气虚瘀阻型（补阳还五汤加减）、痰湿阻滞型（平胃散加味）、肝肾亏虚型（复原活血汤合圣愈汤加减）进行辨证论治。

4. 眩晕型

眩晕型主要表现为偏头痛、迷路症状、前庭症状、记忆力减退、视力减弱、眩晕等，可见猝倒发作。中医病机上主要考虑肝肾不足、气血亏虚的基础上感受外邪，而致气滞血瘀、痰瘀互结、肝阳上亢等，在证候分型上，目前比较统一的是肝肾不足、肝阳上亢、气血亏虚、痰浊中阻等四型。以补益肝肾为治则，可用六味地黄丸合左归丸加减。肝阳上亢则可用天麻钩藤饮平肝潜阳，亦可予半夏白术天麻汤或温胆汤祛湿化痰。以益气养血为治则，可用归脾汤加减。另外，可予身痛逐瘀汤或血府逐瘀汤等活血化瘀、通络止痛。

5. 五官型

五官型主要表现有头痛或偏头痛，有时伴恶心呕吐，以及记忆力减退、视物模糊、耳鸣盗汗、心悸胸闷、情绪变化等交感神经症状，阳性体征少，症状复杂多样。多数学者认为该型患者的病因病机早期以气虚为主证，病情日久而形成气血两虚或肾气本虚。认为本病与《内经》中的"六经厥证""厥头痛"非常相似，并将其分为心肾阳虚型、肾虚气滞型、肾虚肝旺型。施杞教授则将其分为 5 型：①肝阳偏亢类，治以养阴通络、平肝潜阳，方用天麻钩藤饮加减；②血虚精亏类，治以温阳益气、养血填精，方用归脾汤或补中益气汤加减；③痰湿内阻类，治以健脾畅中、祛湿化痰，方用黄连温胆汤合香砂六君丸加减；④心阳痹阻类，治以温阳散结、行气祛痰，方用瓜蒌薤白白酒汤加减；⑤气滞血瘀类，治以疏肝行气、活血通络，方用复元活血汤加减。

（二）外治法及理疗

1. 推拿手法

颈椎病的中医发病机制普遍认为与风寒闭阻、筋脉失养、气滞血瘀、肝肾不足等有关，临床中发现大部分颈椎病患者均存在一定程度的脊柱侧弯，这是由于患者长时间不良姿势，引起一侧肌肉痉挛，牵拉椎体，久之形成脊柱侧弯，小关节紊乱，还有颈椎椎体横突增生等，压迫神经、动脉或脊髓等产生症状。中医推拿手法、点穴手法可以纠正小关节紊乱，并通过机械动能转化为热能，产生温热效应，可以温通经脉，促进气血运行，解除筋脉瘀滞，缓解肌肉痉挛，松解粘连，改善颈椎力学平衡，在经络、穴位等部位施加推拿手法治疗时产生类似针刺效应，“荣则不痛”“通则不痛”，从而达到治疗的目的。可采用定点旋转手法治疗颈椎病，采用滚、按、揉、点、拨、旋转复位、提捏等推拿手法治疗颈椎病，使患者全身似有汗出，疗效较好。亦可采用定点整脊技术（通过触诊查找颈部阳性反应点，来确定疾病的部位、性质及对应脏器，然后针对阳性点，采用定点侧扳复位法）治疗神经根型颈椎病，效果显著。在临床工作中，很多医学工作者将推拿手法与内服中药相结合，在推拿手法的基础上，通过辨证论治，配合活血化瘀、滋补肝肾、温养经脉、益气养血等药物，均取得满意疗效。

2. 针刺与灸法

颈椎病与颈部经脉感受风寒湿邪、气血瘀滞密切相关，《内经》认为“针引阳气”，针刺患处引导阳气聚集，从而疏通经络瘀滞，行气活血，气血运行正常，筋脉得养则病自痊；“血得热则行”，灸法借助火之温热，药物（最常用的艾叶）之辛香走窜，渗透经络穴位，从而达到温养经脉、行气活血的目的，临床应用时可单独应用，亦可相互配合应用。以气滞血瘀型为例，针灸治疗后椎基底动脉及大脑前、中动脉血流量均明显改善，表明针法具有祛瘀解痉活络功能；还有温针灸等手法应用，亦能显著提高疗效。

针刀疗法：颈椎病是一种慢性疾病，与颈部肌肉长期劳损、无菌性炎症粘连等密切相关。多数患者均能触及阳性结节或压痛点。针刀的创始人朱汉章对针刀的定义是“针刀是以针的方式刺入人体，在体内完成手术刀的功能的医疗器械”，根据定义可知针刀有针刺的刺激作用，有手术刀的切割作用，有针与刀的综合作用。近年来小针刀在颈椎病治疗中得到广泛应用，并取得了肯定的疗效。治疗颈型颈椎病，主要选择天柱穴、大椎穴、第 6 ～ 7 颈夹脊穴等穴位，能改善颈型颈椎病患者的症状、体征及日常活动，并随治疗时间的延长而进一步的改善。

3. 贴敷疗法

贴敷疗法是以中医基本理论为指导，应用中草药制剂，施于皮肤、孔窍、腧穴及病变局部等部位的治病方法，常见的中药临床剂型有散剂、膏剂等。药物外敷颈部时，药物可直接作用于病灶局部及穴位，充分发挥药物对局部病变组织的药理效应；同时外敷可扩张局部血管，改善微循环，从而起到消炎止痛、活血化瘀、温经通络的作用。此外，外敷还可以使由疼痛导致紧张的颈部肌肉放松，有助于颈椎关节、椎间盘位置恢复正常，从而减轻或解除神经根的压迫。因此贴敷法在临床中的使用越来越多，可将没药、川芎、花椒、羌活、透骨草、生川乌、防风、乳香、延胡索、五灵脂、当归、红花、木瓜、桑寄生等药与氯化钠、硫酸钠、硫酸镁、硫酸钙、偏硼酸等矿物质按照比例混合均匀，缝制成包治疗，用时在微波炉内加热，热敷患部，20 分钟 / 次，1 ～ 2 次 / 日，连续治疗 5 ～ 7 日为 1 疗程，共治疗 2 个疗程；还有宣痹合剂外敷颈部治疗颈椎病，药物组成主要有透骨草 20 g、苏木 15 g、干姜 15 g、花椒 10 g、红花 10 g 等，将上述药物装入一纱布包中，煎煮去汁后将药包贴于颈椎之下，温度以患者能耐受、皮肤微微发红为宜，热敷 30 分钟，1 次 / 日。

4. 其他中医外治法

采用中药外敷、颈椎牵引、中医推拿、中药内服等综合方法治疗颈椎病，在改善颈椎功能活动度方面疗效显著。除了以上方法，临床中还可采用其他中医外治法来治疗颈椎病。

中医熏蒸疗法，熏蒸药物由透骨草、伸筋草、威灵仙、艾叶、川椒、桃仁、红花等组成，每次约 35 分钟，熏蒸完毕卧床休息约 20 分钟，熏蒸 2 次 / 日，2 次间隔时间＞ 4 小时，15 日为 1 个疗程，效果显著。还有中药汽化疗法治疗椎动脉型颈椎病，将活血化瘀、温通经络类药物用 60% 酒精 100 mL 浸泡 7 日后备用，使用汽化药热疗器，使仪器上相应的治疗孔对准患者裸露颈肩部，调节药物蒸汽温度至 45 ～ 48 ℃，40 分钟 / 次，1 次 / 日。

牵引，能缓解颈肩背部肌肉痉挛，恢复颈椎生物力学平衡，扩大椎间隙，增大椎间盘内负压，促进突出髓核回纳，从而减轻对神经根的刺激，同时还可以加速颈部血液循环，加快致痛物质的吸收与排泄，增强机体免疫功能。推拿手法结合牵引治疗神经根型颈椎病具有筋骨同治、标本兼治的协同作用，能有效减轻软组织的损伤，改善颈肩部软组织的粘连，恢复颈椎的生物力学平衡。牵引下配合手法能快速甚至瞬间纠正错位的颈椎小关节，解除骨性压迫，消除神经根炎症和水肿，解除软组织粘连、痉挛的病理状态，具有立竿见影的临床效果。

练功，古称导引，《素问》《灵枢》中有记载。张介宾在《类经注解》中说“导引，谓摇筋骨，动肢节，以行气血也”“病在肢节，故行此法”。《内功图说》阐述了“首功”“肩功”等功法治疗肩颈疼痛。通过局部功能锻炼，提高肌肉的力量和耐力，改善活动度，改变颈椎局部应力，减轻病变组织压迫，平衡颈椎整体，恢复稳定性，降低复发概率。该疗法不良反应小，疗效确切。在中医原则指导下的五禽戏、八段锦、气功导引等在防治交感神经型颈椎病过程中起着积极作用。现代中医整脊法以理筋、调曲、练功为三大治疗原则，运用牵引、针灸、内外用药和功能锻炼等疗法防治脊柱劳损病。

综上所述，现代医学对于颈椎病主要采用中医保守治疗，另外针刺可以疏通经络、扶正祛邪，推拿也可行气活血、理筋散结、正骨复位等，所以在临床上可发挥各种疗法之长处，共同治疗颈椎病。

参考文献

[1] 张丽美，师彬．颈椎病中医辨证分型及中药治疗研究进展．中成药，2013，35（7）：1522-1525.

[2] 李波，卢勇．中医骨伤科学．北京：科学出版社，2013.

[3] 蓝鋆，姚敏，王晶，等．颈椎病不同中医证候分型的研究概况．中国中医骨伤科杂志，2015，23(4)：67-70.

[4] 周海华，郭少英．颈椎病的中医外治法研究进展．现代中西医结合杂志，2014，23（4）：449-451.

[5] 蒋宗菊．近5年颈椎病中医外治法概述．中国中医药现代远程教育，2015，13（2）：150-153.

（张胜　潘俊曦）

第五节　临床经验

中西医结合治疗颈椎病，能在不同症状、病因、分型的颈椎病患者上取得满意的疗效。在治疗颈椎病的学习、临床工作的探索和实践上，笔者所在科室在蔡迎峰教授带领下，逐渐摸索出具有科室特色的中西医结合的先进道路，从中医内服、练功等保守治疗到手术治疗，均能起到降低疾病风险、减少并发症及后遗症、提高患者治疗满意度等目的。

现由于篇幅有限，仅列出蔡教授日常治疗的经验节选。

一、中医辨证论治

蔡教授对颈椎病的认识，从学习经典对项痹病的论述开始。

《内经》对项痹病的相关论述，例如，《灵枢·本脏》曰：“筋脉者，所以行气血而营阴阳，濡筋骨而利关节者。”《素问·至真要大论》曰：“诸风掉眩，皆属于肝。”《灵枢·大惑论》曰：“故邪中于项，因逢其身之虚，……入于脑则脑转。脑转则引目系急，目系急则目眩以转矣。”

《伤寒杂病论》中的相关论述，例如，“太阳病，项背强几几，无汗恶风，葛根汤主之”“太阳病，项背强几几，反汗出恶风者，桂枝加葛根汤主之”是为太阳膀胱经气机不舒。“伤寒四五日，身热，恶风，颈项强，胁下满，手足温而渴者，小柴胡汤主之”，即少阳枢机不利，则气血津液输布失司，筋脉失于濡养。《金匮要略·血痹虚劳病脉证并治第六》中“血痹阴阳俱微，寸口关上微，尺中小紧，外证身体不仁，如风痹状，黄芪桂枝五物汤主之”，可认为是阳气亏虚，导致身体温煦不够，麻木不仁。

因此，蔡教授认为气机不畅、肝肾亏虚、气血不足、筋脉痹阻为主要病机。抓住其主要矛盾，再判断患者整体证候，先从整体辨证用药，结合局部或对症之法加以论治。

同时，蔡教授师从广东省名中医、岭南著名骨伤科医家蔡荣的主要传人刘金文教授。其学术思想认为颈椎病的治疗手段可以多种多样，但是中药内治法应当参与其中，是“治本”的主要手段，也是我们中医较之于西医具有优势和特色的治疗手段。而刘金文教授秉承蔡荣教授的学术思想，治疗骨关节疾病重视脾、肾。辨治颈椎病始终围绕“津液”代谢进行。

《内经》中关于津液代谢有以下描述。《灵枢·五癃津液别》“水谷入于口，输于肠胃，其液别为五……水谷皆入于口，其味有五，各注其海。津液各走其道，故三焦出气，以温肌肉，充皮肤，为其津，其留而不行者为液。……五谷之津液，和合而为膏者，内渗入于骨空，补益脑髓，而下流于阴股。”《灵枢·决气》“谷入气满，淖泽注于骨，骨属屈伸，泄泽，补益脑髓，皮肤润泽，是谓液。”故津液是濡养关节、筋脉、肌肉的重要物质。颈椎病的发生、发展均围绕津液而发生。而肾为先天之本，主骨、藏精，脾为后天之本，主运化水谷精微，经脾正常运化后对先天之本肾进行充养；同时脾可以升清降浊影响津液的推陈出新。所以治疗颈椎病应脾、肾并重，并以津液辨证为依据，从津液调摄入手，围绕津液生成、消耗、输布进行选方用药。

蔡教授沿用刘金文教授的学术思想，将颈椎病大致分为四型：眩晕型、痹痛型、血瘀型、增生型。

①眩晕型，以眩晕为主要临床表现，相当于现代医学中的椎动脉型颈椎病或交感型颈椎病。

②痹痛型，以颈肩部及上肢麻痹疼痛为主要表现，相当于现代医学中的神经根型颈椎病。

③血瘀型，以颈部酸麻胀痛、下肢沉重乏力、行走困难为主要表现，相当于现

代医学中的混合型颈椎病和脊髓型颈椎病。

④增生型，以颈部重着疼痛不适为主要表现，相当于现代医学中的颈型颈椎病。

（一）内治法的辨证论治

1. 眩晕型颈椎病

眩晕型颈椎病系津液不能补益脑髓所致，其中又分津液不足证和津液不清（痰浊）证。

（1）津液不足证

症见头晕目眩，肌肉瞤动，以体位改变时发作较为明显，舌质淡红，苔薄白，脉弦细。是为肝风内动、津液不足不能上输濡养脑髓。治以补肝肾生津、柔肝熄风，方用天麻钩藤汤加减：天麻 15 g，钩藤 6 g，杜仲 15 g，川牛膝 15 g，葛根 15 g，路路通 10 g，石决明 15 g，干地黄 15 g，地龙 15 g，茯苓 15 g。

加减：肝火盛者加龙胆草、黄芩，湿重加薏苡仁、泽泻，气虚加太子参、黄芪。

（2）津液不清（痰浊）证

症见头晕目蒙，天旋地转感，伴恶心呕吐，耳鸣，呕吐痰涎，舌质淡红，苔腻，脉滑。是为痰浊中阻津液不能正常上输清窍。治以健脾化痰、清津理气，方用半夏白术天麻汤加减：法半夏 15 g，化橘红 10 g，茯苓 15 g，白术 15 g，天麻 15 g，葛根 15 g，路路通 10 g，泽泻 15 g，生姜 6 g，蜈蚣 3 条。

加减：痰浊重加菖蒲、竹茹，目干涩加石斛、菊花，舌苔黄厚加绵茵陈、薏苡仁。

2. 痹痛型颈椎病

痹痛型颈椎病为风、寒、湿邪外侵阻遏，使津液输布过程受阻所致，“寒留于分肉之间，聚沫则为痛”，症见颈肩部及上肢麻痹疼痛，舌质淡红，苔白，脉浮。治以祛风散寒通络，方用葛根汤或黄芪桂枝五物汤加减：葛根 15 g，麻黄 6 g，桂枝 15 g，白芍 15 g，赤芍 15 g，羌活 6 g，大枣 15 g，炙甘草 15 g，生姜 6 g，蜈蚣 3 条，地龙 15 g。

加减：汗出恶风者去麻黄加黄芪，疼痛重、舌质暗淡有瘀点者加田七、细辛，湿重、舌苔黄厚加薏苡仁、绵茵陈，痹痛位于上肢肢体外侧方者加柴胡。

3. 血瘀型颈椎病

血瘀型颈椎病为瘀血阻滞、津液输布动力不足、道路不畅所致，症见颈部酸麻胀痛、下肢沉重乏力，行走困难。舌质淡暗，有瘀点，苔薄白，脉弦细涩。治以补气行气活血，方用补阳还五汤加减：黄芪 60 g，当归尾 10 g，赤芍 15 g，地龙 15 g，川芎 10 g，红花 3 g，桃仁 15 g，葛根 15 g。

加减：上肢症状为主加桂枝，下肢症状为主加桑枝，腰膝酸软者加杜仲、牛膝、巴戟天，偏寒者加熟附子，脾胃虚弱者加党参、白术。

4. 增生型颈椎病

增生型颈椎病又有津液不足、津液质量差（湿滞）、津液输布过程受阻3种情形。

（1）津液不足证

1）属肾虚者予补肾养阴，方用六味地黄汤加减：熟地30 g，山茱萸15 g，怀山药15 g，牡丹皮12 g，泽泻12 g，茯苓12 g，葛根15 g，蜈蚣3条。

2）属气血虚者治以补气养血，方用八珍汤加减：党参20 g，川芎10 g，熟地20 g，茯苓15 g，白术15 g，炙甘草6 g，当归10 g，白芍15 g，葛根15 g，乌梢蛇10 g。

3）属气血肝肾皆虚者治以补益肝肾、补养气血，方用独活寄生汤加减：独活6 g，桑寄生30 g，杜仲15 g，牛膝15 g，细辛3 g，秦艽15 g，茯苓15 g，肉桂3 g（焗），防风10 g，川芎10 g，党参20 g，炙甘草6 g，当归10 g，白芍15 g，熟地15 g。

（2）津液质量差（湿滞）

1）属实证者，方用三仁汤加减：杏仁12 g，法半夏15 g，滑石15 g，薏苡仁30 g，白通草10 g，白蔻仁8 g，葛根15 g，厚朴15 g，路路通15 g，蜈蚣3条，桂枝15 g。

2）属虚证者，方用参苓白术散加减：白扁豆10 g，白术15 g，茯苓15 g，炙甘草10 g，桔梗15 g，莲子15 g，党参20 g，砂仁8 g，山药30 g，薏苡仁30 g，葛根15 g，桂枝15 g，蜈蚣3条。

（3）津液输布过程受阻

1）属血瘀者，方用补阳还五汤加减：黄芪60 g，当归尾10 g，赤芍15 g，地龙15 g，川芎10 g，红花3 g，桃仁15 g，葛根15 g，桂枝15 g，土鳖虫10 g。

2）属气滞者，方用黄芪桂枝五物汤加减：黄芪30 g，桂枝15 g，白芍15 g，赤芍15 g，生姜6 g，大枣15 g，地龙15 g，羌活6 g。

在中药内治法的运用中，蔡教授治疗颈椎病处方用药喜欢配合使用川足、地龙、全虫、土鳖、乌梢蛇等虫类药物。概因虫类药物大多有强劲而独到的化瘀、通络的功效，配合使用可以疏通津液运行输布之通道，使颈项的筋骨得到正常津液的濡养。

同时，蔡教授受到刘金文教授中医临床思维的启发，认为颈椎病常夹湿邪为病，湿为阴邪趋下，又病在筋骨属里。所以祛除湿邪当“引而竭之”（利小便），这是借鉴叶天士“通阳不在温，而在利小便”的理论，使有形之水湿之邪从小便出，受遏之阳气得以通利，同时津液得以推陈出新、输布正常，筋骨得其所养。故常在颈椎病处方时使用薏苡仁、路路通、绵茵陈、泽泻、大腹皮等利湿通络药物。

蔡教授治疗颈椎病时亦通常会配合使用葛根、桂枝、羌活等引经药，使药达病所、增强疗效；疼痛严重的患者会加全虫、田七等活血通络止痛，细辛温通止痛。

而部分患者服药后会出现唇红舌燥、牙龈肿痛甚至口舌生疮、睡眠不安等虚火上炎证候，影响继续服药。可配合使用石斛、知母、玉竹、牡丹皮、地骨皮等药物以清虚火、增津液。

（二）中医外治法

颈椎病早、中期，蔡教授运用痛点穴位注射灯盏细辛注射液和利多卡因联合治疗，取得满意效果。他认为穴位注射集针刺和药物治疗为一体，其使用主要通过针刺及穴位内药物长时间刺激和药物药理多种作用三个方面，可改善颈部肌肉紧张状态，纠正颈部小关节紊乱，改善局部组织血液循环与缺氧状态，减轻脊髓压迫，缓解临床症状。穴位注射的优点有：注射方法简单易行，临床长期实践中未发现明显不良反应；穴位刺激同时配合活血化瘀、通络止痛的药物注射，可直接作用于颈椎局部，直接发挥药物功效，增强穴位刺激效果。灯盏细辛注射液具有活血祛瘀、通络止痛的功效，临床主要用于治疗肢体麻木、中风偏瘫、口眼歪斜等。通过穴位刺激及穴位注药，一方面针刺穴位疏通经络，使气血运行正常；另一方面引药入穴，增强针刺效果。其严重不良反应少，疗效满意。

具体方法为：选择相应病变节段颈椎夹脊穴及痛点阿是穴，低头暴露颈部，予穴位及周围进行常规消毒后，用 5 mL 一次性无菌注射器抽取灯盏细辛注射液 2 mL 及利多卡因 2 mL，快速刺入选中穴位，回抽无血，注入药物，每穴注入药物约 2 mL。每周注射 1 次，3 周为 1 个疗程，治疗 2 个疗程。

（三）生活调理

处于颈椎病急性发作期或初次发作的患者，要注意适当休息，病情严重者需要佩戴颈托，甚至卧床休息 2 ～ 3 周。睡眠占据人生命中最多的时间，影响着生长发育和脊柱的健康状态。日常中应该选择有利于病情稳定和保持脊柱平衡的床铺。枕头的位置、形状与材料要有所选择。也需要一个良好的睡眠体位，做到既要维持整个脊柱的生理曲度，又能使患者感到舒适，达到使全身肌肉松弛、调整关节生理状态的作用。

同时，无论患病与否，颈肩部的功能锻炼至关重要，可以每日早、晚进行数次缓慢屈、伸、左右侧屈及旋转颈部之类米字操的运动，增加悬吊单杠、游泳、跑步等体育锻炼，增加颈部肌肉力量，改善肌肉筋膜粘连、小关节紊乱等。吸烟也是颈椎病的一大危险因素，应尽量避免。更重要的是，人们应当避免长期低头姿势，如长时间低头玩手机、伏案工作、床上阅读、看电视等不良习惯，这种体位使颈部肌肉、韧带长时间受到牵拉而劳损，促使颈椎椎间盘发生退行性病变。因此要注意工作 1 小时左右后改变一下体位，改变不良的工作和生活习惯。

最后，要避免风寒、潮湿。夏天注意避免风扇、空调直接吹向颈部，出汗后，不要直接吹冷风或用冷水冲洗头颈部或在凉枕上睡觉。青少年颈椎健康尤其值得关注。随着青少年学业竞争压力的加剧，长时间看书学习对他们的颈椎健康造成了极大危害，故而出现颈椎病发病低龄化的趋势。因此，要从小树立保护颈椎的意识，重视颈椎的功能锻炼和保健。

二、手术经验

（一）经皮低温等离子射频消融髓核成形术

1. 技术优势

神经根型颈椎病的经典手术方式为前路椎间盘切除、神经根减压、植骨融合内固定术，但术后并发症较多，影响远期疗效。内镜技术在 20 世纪 90 年代已被引入脊柱外科治疗领域，已受到诸多业内专家的认可，但被用于神经根型颈椎病的治疗时间较短。目前文献报道的颈椎内镜手术入路主要有 2 种，一种是直接经后路到达椎板 – 椎间孔区域，另一种是经前路到达椎间隙。目前国内开展前路颈椎全内镜下髓核摘除术较少。该手术方式手术视野较好，能进行有效减压，不破坏颈椎骨性结构和颈椎后纵韧带，完整保留了颈椎运动节段，基本上不损伤颈椎的生物力学性能，术后无明显手术瘢痕，患者满意度高。从国外文献报道的颈椎前路内镜手术来看，该手术方式疗效较好，而且安全性较高。前路颈椎全内镜手术能用 25° 全内镜提供相对较大的手术视野，能为术者提供较好的手术操作环境，但扩大手术范围相对困难，无法修补硬脑膜，无法重建塌陷的椎间隙。前路颈椎全内镜下髓核摘除射频消融术通过颈椎内脏鞘及血管鞘之间的间隙穿刺到达椎间盘突出的部位。该手术方式最大的风险被认为是可能损伤硬膜囊和神经根。除此之外，笔者认为该手术还存在发生硬膜囊破裂、终板损伤、椎间隙感染、椎间隙高度丢失等并发症的风险。因此需要术者具有丰富的脊柱内镜手术经验，而且手术时需要配备神经电生理监测设备。该手术方式目前尚未普及，而且存在较多争议。蔡教授认为，开展脊柱外科微创技术的临床医师，不仅要有丰富的开放手术临床经验，更要掌握微创技术的相关知识。对于颈椎病的治疗，蔡教授倡导“能保守不手术，能微创不开放”的治疗原则。

经皮低温等离子射频消融髓核成形术（percutaneous cerviacl disc nucleoplasty，PCDN）的作用原理是利用等离子刀产生的等离子体能量，打断髓核组织的分子键，引起低温下（40 ℃）髓核的分解、汽化、消融，形成数个消融孔道；同时利用等离子刀的冷凝固作用，在低温下（70 ℃）使髓核组织的胶原收缩、固化，迅速有效地减少椎间盘的体积，降低椎间盘内的压力，使突出髓核部分还纳，解除对神经根的压迫，此外工作头加热至 90 ℃，可破坏纤维环内的痛觉神经末梢，达到椎间盘重建的治疗目的。等离子体是一个薄层，其所产生的热凝和切割消融的作用距离仅 1 mm，刀头表面 1 mm 以外温度低于 40 ℃，因而它所产生的热凝和切割是安全精确的。

2. 适应证选择

颈椎间盘突出症的临床症状主要由突出组织直接压迫神经根及脊髓引起，同时突出的椎间盘组织产生的炎症介质刺激神经根而导致一系列的临床症状，因此治疗的目的是解除压迫和消除炎症介质对神经根的刺激。基于 PCDN 的原理特点，仅对单纯椎间盘突出而无其他致压物存在时有效。其适应证：①患者年龄在 45 岁以内，病程在 2 年以内；②临床表现以颈肩痛伴放射性疼痛症状为主的外侧型突出患者；③无上肢痛觉减退或程度较轻者，CT 或 MRI 显示 1 ～ 2 个间隙颈椎间盘膨出或包容性突出，颈椎骨质增生退行性病变较轻者。而有颈椎管骨性狭窄、后纵韧带或椎间盘钙化、非包容性颈椎间盘突出或脱出、脊髓受压变性、出现锥体束征，椎间隙明显变窄、宽度小于相邻正常间隙一半，颈椎明显失稳、椎间孔有骨刺形成的患者则应视为禁忌。为了确定适应证，有文献建议患者术前最好能做过伸、中立、过屈的动态位 MRI 或 CT 检查，若过伸位脊髓压迹加重，而过屈位压迹减轻，则 PCDN 能取得确切而良好的效果；若过屈位脊髓压迹无明显减轻，说明其纤维环已破裂，后纵韧带的弹性也差，而且已引起一定程度的脊髓变性，行 PCDN 将效果不佳。另外 PCDN 降低椎间盘内压力的效果和脊柱的退行性病变程度有密切关系，髓核成形术能明显降低无退行性病变的椎间盘内压力，而对高度退行性病变的椎间盘则无减压作用。

3. 手术方法

患者取仰卧位，头颈取过伸位，双肩下垂，常规消毒铺巾，在 C 臂机正侧位透视下确定穿刺的椎间隙，进针点在相应的颈椎节段病变侧颈前，在颈动脉鞘与气管食管间隙进针，与颈中矢状面夹角呈 45° ～ 55°，穿刺时用左手指分开颈动脉鞘与气管食管间隙，在 1% 利多卡因局部麻醉下置入颈椎等离子刀穿刺针直达颈椎前侧，在前纵韧带旁突破纤维环，平行上下终板进入间隙，拔出内心，插入颈椎等离子刀至椎间隙前 3/4 与后 1/4 交接处。确定消融深度后，将等离子设备调至 2 档功率，踩下热凝踏板 1 秒，如无神经刺激症状，可缓慢来回移动并同时旋转等离子刀 1 周，注意来回移动不超过 1 cm，以免等离子刀头与外套针管接触导致异常放电。根据颈椎间盘突出位置情况，适当调整等离子刀头侧重进行消融成形处理。同法将等离子刀反转 1 周，拔除等离子刀及外套针，无菌敷料包扎穿刺点，术毕。消融过程中要注意患者有无不适。术后处理：术后用颈托制动 1 周，根据情况给予抗生素及相应对症治疗，避免颈部过早剧烈活动。

手术操作过程中应注意，眩晕为主的病例不需追求太大的消融范围，以免引起颈椎失稳；上肢疼痛为主的病例应注意将等离子刀头尽量靠近椎间盘后缘，热凝时间可适当延长。手术过程中，有部分病例会出现触电样反应，不能耐受而要求终止手术，笔者体会乃是穿刺套管接触椎体上下终板所致，此时应重新调整穿刺的方向和位置，触电样反应便可消失。

（二）颈前路“零切迹”融合

1. 技术优势

颈前路钢板的应用已经逐步弥补了单纯椎间减压植骨融合术的缺点，具有很多优点：①融合率较高，特别是在多节段病例中；②更好地恢复颈椎前凸的生理曲线；③防止椎间植入骨块或融合器的错位或下陷。虽然颈前路钢板的应用减少了单纯使用椎间融合器引起的不良反应，但可能发生其他的不良反应，包括食管气管的损伤、吞咽困难和相邻节段的退行性改变。而零切迹颈椎前路椎间融合固定系统的设计恰恰就是为了避免上述不良反应的发生，以达到颈椎前路减压植骨融合术的理想效果，例如减压后提供即时的稳定性、抵抗轴向位移、减轻颈部疼痛、维持脊髓的序列和椎间孔的高度等。

白从 Elder 等在 1955 年率先报道颈椎前路手术结合自体骨移植的方法开始，前路椎间盘切除减压融合术在脊柱外科不断地发展。目前，前路椎间盘切除减压融合术联合颈椎前路钢板固定系统的疗效已经得到大部分脊柱外科医生的认可。但是随着长期临床疗效研究的开展发现，虽然结合了前路钢板、钛板固定，但因其需要显露的范围较大，尤其是在处理多节段固定时，因此增加了血管、神经等组织损伤风险。另外，经前路置入的不同厚度和长度的钢板、钛板容易损伤食管或喉部神经，常引起患者出现吞咽困难、声音嘶哑等并发症。除此之外，有报道称部分患者因为术后植骨吸收或出现骨不连，导致前路钛板的疲劳折断、螺钉松动等情况发生。故如何在保证减压充分、固定牢固、植骨融合的前提下减少术后并发症一直是脊柱外科手术治疗颈椎病的重要研究。

采用颈前路钢板和钛网联合 Cage 治疗多节段颈椎病的研究发现，该术式在减压充分的同时可保留部分颈椎结构，是治疗多节段颈椎病的有效方法，但是 Cage 和钛网的放置位置必须十分精确以防止内植物对脊髓的压迫。零切迹颈椎前路融合固定系统相比传统的前路钢板、钛板固定具有以下优势：①降低术后咽部不适及其他并发症的发生率。在多节段颈椎病患者的手术处理上，其前路钢板通常长度较长。已有的研究发现颈椎前路术后吞咽困难程度与钛板位置和术中对食管牵拉有关，且若移除术后严重吞咽困难患者的前路钛板，发现可改善其吞咽困难症状。而零切迹颈椎前路融合固定系统无前路钛板，椎间融合器固定于椎间隙内，需显露椎体部分小，可减少因放置钛板对软组织及食管气管的处理和牵拉，同时椎间融合器置于椎间隙不突出于椎体前缘，从而减少对食管刺激，最终降低术后吞咽困难发生率。②出血少，损伤小。零切迹颈椎前路融合固定系统手术不需要切除责任节段椎体，也无须对颈长肌进行广泛剥离，出血主要发生在刮除骨赘时少量的渗出，该部位出血但可通过明胶海绵、骨蜡等迅速止血。③促进植骨融合。零切迹颈椎前路融合固定系统无须置入前路钢板、钛板，在多节段颈椎病治疗中，对相邻节段刺激较小，术后植入的自体骨可与上下椎体充分接触，提高植骨融合率。有研究表明，零切迹颈椎前路融合固定系统弹性与正常人体更为接近，在促进骨骼愈合、增大融合性的同时，还能有效避免融合器下沉。除此之外，零切迹颈椎前路融合固定系统还具有手术时间短、可有效恢复椎间高度及颈椎曲度等优点。而且，Zero-P 选用生物相容性和机械特性得到全球广泛公认的 Peek-Optima 透光材料，更符合人体的生物学特性。该材料兼具金属合金的强度和良好的成像特性，可与 MRI 兼容，由于该复合材料允许射线通过，因而可采用 CT 和 X 线等方法进行清晰成像，不会产生伪影，可以在术中准确定位及术后观察其间的骨性融合情况。

采用 Zero-P 颈椎前路融合固定系统修复多节段脊髓型颈椎病可有效缓解患者症状，改善患者生活质量。同时相对传统的经颈椎前路椎间盘切除减压融合手术创伤更小，并发症发生率低，可有效恢复颈椎正常椎间生理高度和生理曲度，与人体颈椎具有良好的生物相容性。

2. 手术方法

插管全身麻醉后，取仰卧位，肩下垫薄枕，使颈部轻度后伸，颈部两侧固定，在 C 臂机下体表定位相应责任椎间隙，由同组医师常规消毒铺巾，取颈部右前侧横切口，长 3 ～ 4 cm。依次切开皮肤及皮下各层肌肉筋膜，暴露手术椎间隙，术中再次在 C 臂机下透视确认手术椎间隙后，向外侧拉开颈动脉鞘，向内侧拉开气管食管鞘并保护相应组织器官，行颈椎间盘切除，充分减压，解除脊髓及神经根压迫，充分处理上下终板，先用试模选择相应型号的颈前路零切迹融合器系统，融合器为 PEEK 材料，当中填充同种异体松质骨，置入椎间隙以恢复相应椎间隙的高度及生理弧度，C 臂机下透视确认 Zero-P 位置满意后，上下两端各置入 2 枚相应长度的锁定螺钉。充分止血，检查术野无活动性出血后，冲洗切口，放置引流片，缝合切口。所有患者术前 30 分钟及术后 24 ～ 48 小时使用 1 次抗生素预防感染，术后 24 小时内拔除引流并佩戴颈围行床边活动，指导患者进行相关功能锻炼，术后定期复查，3 个月后去除颈围。

（蔡迎峰　潘俊曦　赖伯勇）

第六节 病例拾粹

一、保守治疗

【典型病例 1】

患者信息：患者，男，43 岁。

主诉：颈肩部伴左上肢麻木 3 月余。

现病史：患者 3 个月前无明显诱因出现颈肩部不适伴左上肢麻木，至当地医院行针灸等治疗后，症状无明显好转，左侧指掌麻木呈进行性加重，影响作息。

症见：偶有头晕，无天旋地转感，偶有双上肢无力感，无胸闷、心悸，无恶寒发热等症状。纳眠一般，二便调。

专科检查：颈部活动度可，颈椎生理曲度正常，无明显侧弯，局部压痛，压顶试验（–），拔伸试验（–），左侧臂丛神经牵拉实验（+），双上肢肌力、肌张力正常，双侧霍夫曼征（–），肢体远端血运、运动良好。

中医四诊：舌淡胖，苔薄，脉弦滑。

辅助检查：颈椎 MRI 提示 C_4/C_5 椎间盘突出。

辨证：痰饮内动。

治法：温阳化饮、通络止痛。

方药：法半夏 15 g，化橘红 10 g，茯苓 15 g，白术 15 g，天麻 15 g，葛根 15 g，路路通 10 g，泽泻 15 g，生姜 6 g，蜈蚣 3 条。

中医特色疗法：予雷火灸舒经活络治疗。

按语

蔡教授认为颈椎病大致分为四型：眩晕型、痹痛型、血瘀型、增生型，其中眩晕型以眩晕为主要临床表现，相当于现代医学中的椎动脉型颈椎病或交感型颈椎病。眩晕型颈椎病系津液不能补益脑髓所致，其中又分津液不足证和津液不清（痰浊）证。津液不足证见头晕目眩，肌肉瞤动，以体位改变时发作较为明显，舌质淡红，苔薄白，脉弦细。是为肝风内动津液不足不能上输濡养脑髓，治当补肝肾生津、柔肝熄风，方用天麻钩藤汤加减，肝火盛者加龙胆草、黄芩，湿重加薏苡仁、泽泻，气虚加太子参、黄芪。津液不清（痰浊）证见头晕目蒙，天旋地转感，伴恶心呕吐，耳鸣，呕吐痰涎，舌质淡红，苔腻，脉滑。是为痰浊中阻津液不能正常上输清窍，治以健脾化痰、清津理气，方用半夏白术天麻汤加减，痰浊重加菖蒲、竹茹，目干涩加石斛、菊花，舌苔黄厚加绵茵陈、薏苡仁。蔡教授常常在颈椎病处方时使用薏苡仁、路路通、绵茵陈、泽泻、大腹皮等利湿通络药物。蔡教授指出，颈椎病常夹湿邪为病，湿为阴邪趋下，又病在筋骨属里。所以祛除湿邪当“引而竭之”（利小便）。这是借鉴叶天士“通阳不在温，而在利小便”的理论，使有形之水湿之邪从小便出，受遏之阳气得以通利，同时津液得以推陈出新、输布正常，筋骨得其所养。

【典型病例 2】

患者信息：患者，女，43 岁。

主诉：反复颈部疼痛伴左上肢麻木 5 年，加重 1 周。

现病史：患者 5 年前无明显诱因出现颈部酸痛，无明显放射性疼痛，未予系统诊疗。其后颈部酸疼逐渐加重，伴左上肢麻木感，1 周前颈部疼痛伴左上肢麻木明显加重，影响休息，患者为求进一步治疗来我院就诊。

症见：患者颈部酸痛不适，伴颈部活动稍受限，左上肢麻木感，偶有头晕，无天旋地转感，无头疼等不适。舌淡红，苔白腻，脉弦。

专科检查：颈椎生理曲度变直，未见明显侧弯，颈部压痛，压顶试验（–），拔伸试验（–），左侧臂丛神经牵拉试验（+），左手指屈肌力 4+ 级，右上肢未见明显异常。生理反射存在，病理反射未引出。

中医四诊：舌淡暗，有瘀点，苔白腻，脉弦。

辅助检查：颈椎 MRI 提示 C_4/C_5、C_5/C_6 椎间盘突出。

辨证：气滞血瘀。

治法：温通经脉、活血通络。

方药：方用补阳还五汤加减，黄芪 60 g，当归尾 10 g，赤芍 15 g，地龙 15 g，川芎 10 g，红花 3 g，桃仁 15 g，葛根 15 g，桂枝 15 g。

治疗经过：西医口服甲钴胺分散片营养神经，配合理疗等治疗。

中医特色疗法：予雷火灸、中医定向透药等舒经活络治疗。

按语

血瘀型颈椎病为瘀血阻滞、津液输布动力不足、道路不畅所致，症见颈部酸麻胀痛、下肢沉重乏力，行走困难。舌质淡暗，有瘀点，苔薄白，脉弦细涩。治当补气行气活血，方用补阳还五汤加减，上肢症状为主加桂枝，下肢症状为主加桑枝，腰膝酸软者加杜仲、牛膝、巴戟天，偏寒者加熟附子，脾胃虚弱者加党参、白术。

二、手术治疗

【典型病例 1】

患者信息：患者，女，54 岁。

主诉：反复颈肩部酸痛 2 年，加重伴头晕 1 月余。

现病史：患者 2 年前无明显诱因出现肩部酸痛不适，至当地医院行针灸、理疗等治疗，症状稍缓解。1 月余前颈肩部酸痛逐渐加重，伴头晕，偶有天旋地转感，至当地医院予针灸、理疗、外用药物等治疗，症状无明显好转。

症见：偶有右上肢无力，无头痛，无胸闷心悸，纳眠一般，二便调。舌淡，苔白，脉弦。

专科检查：颈部活动稍受限，颈肩部压痛，压顶试验（–），右侧臂丛神经牵拉试验（+），左侧臂丛神经牵拉试验（–），双上肢远端运动、血运、感觉良好。

中医四诊：舌淡，苔白，脉弦。

辅助检查：颈椎 MRI 提示 C_4/C_5 椎间盘突出。

辨证：风痰眩晕。

治法：祛风化痰，活血通络。

治疗经过：患者入院后排除手术禁忌证，在全身麻醉下行经后路 C_4/C_5 椎间盘等离子消融术，术程顺利，术后患者颈部术口轻度疼痛，颈部活动受限。中药以祛风化痰、活血通络为法。拟半夏白术天麻汤加减。组方：姜半夏 12 g，天麻 15 g，茯苓 12 g，陈皮 6 g，白术 12 g，甘草 6 g，大枣 20 g，石菖蒲 12 g，桑枝 20 g。头痛加川芎 9 g；恶心、呕吐加生竹茹 9 g；有痰热之象加胆南星 9 g；失眠多梦加夜交藤 20 g；上肢疼痛严重加土鳖虫 10 g，蜈蚣 3 条，两面针 10 g。将以上药物用 400 mL 水煎至 100 mL，早晚温服，4 周为 1 个疗程，共治疗 2 个疗程。经治疗，患者颈肩部不适明显缓解，无头晕复发。

按语

颈椎间盘突出症的临床症状主要由突出组织直接压迫神经根及脊髓引起，同时突出的椎间盘组织产生的炎症介质刺激神经根而导致一系列的临床症状，因此治疗的目的是解除压迫和消除炎症介质对神经根的刺激。基于 PCDN 的原理特点，仅对于单纯椎间盘突出而不伴其他致压物存在时有效。中医将本病归于“痹证”范畴。半夏白术天麻汤出自《医学心悟》，本方为治疗风痰眩晕的常用方剂，其由二陈汤加味而成，在原方燥湿化痰的基础上，加入健脾燥湿之白术、平肝熄风之天麻而组成化痰熄风之剂。本方以半夏、天麻为君，白术为臣，与半夏、天麻配伍，祛湿化痰，止眩之功益佳；佐以茯苓健脾燥湿，与白术相伍，尤能治生痰之本；陈皮理气化痰，以使气顺则痰消；使以甘草调药和中，煎加姜枣以调和脾胃。诸药合用，共奏化痰熄风之效。现代研究表明，半夏具有降低全血黏度、明显抑制红细胞聚集和提高红细胞变形能力的作用；天麻主要成分天麻素具有改善脑循环、解痉、扩张脑血管的作用。PCDN 术后，椎间盘髓核部分消融、变性皱缩，颈脊髓、神经根受到一定程度的刺激，恢复过程中必定有充血、水肿、吸收、修复的过程，中医辨证当属“湿”“痰”“瘀”，所以施予半夏白术天麻汤加减，燥湿化痰消瘀，切中病机。

【典型病例 2】

患者信息：患者，男，62 岁。

主诉：反复颈部疼痛 1 年，加重伴颈部活动受限 1 周余。

现病史：患者 1 年前无明显诱因出现颈部疼痛，至当地医院行保守治疗后，症状稍缓解。1 周前无明显诱因颈部疼痛加重，伴颈部活动受限，予消炎止痛等治疗后症状无明显缓解。

症见：偶有双上肢无力伴指尖麻痹感，无头晕、头痛，无恶寒、发热，纳眠一般，二便调。

专科检查：颈部活动受限，颈肩部广泛压痛，压顶试验（–），右侧臂丛神经牵拉试验（–），左侧臂丛神经牵拉试验（–），双上肢远端运动、血运、感觉良好。

辅助检查：MRI 提示颈椎生理曲度存在，顺列尚可，颈椎各椎体边缘可见骨质增生，未见明显骨质破坏或骨折征象。各椎间盘 T_2WI 信号普遍降低，C_2/C_3 ～ C_5/C_6 椎间盘向后方局限性突出，相应水平硬膜囊受压变形，相应水平椎管变窄，前后径约 7.4 mm。黄韧带未见增厚。颈髓信号未见异常。所见鼻咽顶后壁黏膜稍增厚，约 5.5 mm。结论为颈椎退行性改变，C_2/C_3 ～ C_5/C_6 椎间盘突出，相应水平椎管狭窄。X 线检查：颈椎生理曲度存在，序列尚整齐。C_3 ～ C_7 椎体边缘骨质增生呈唇样改变，各椎间隙未见明显变窄，部分上关节突及钩椎关节骨质增生致相应椎间孔稍变窄。局部前纵韧带及项韧带钙化。余椎体、附件及椎间隙未见异常。结论为颈椎退行性骨关节病。

中医四诊：舌淡，苔薄，脉弦细。

辨证：气虚血瘀。

治疗经过：患者入院后排除手术禁忌证，在全身麻醉下行经颈前路零切迹融合术，术程顺利，术后患者颈部术口轻度疼痛，颈部维持颈围外固定。中药以活血化瘀、温通经络为法。拟黄芪桂枝五物汤加减。经治疗，术后 7 天，颈部无明显疼痛。相关影像学资料见图 6-6-1、图 6-6-2。

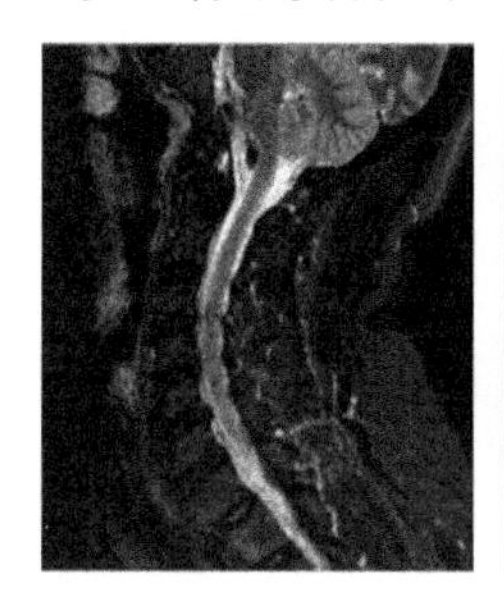
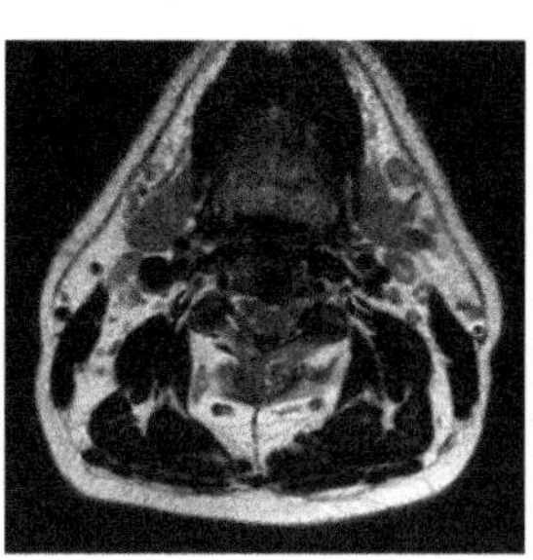
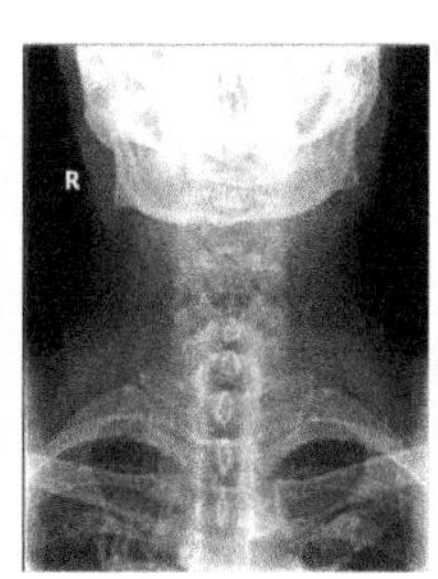

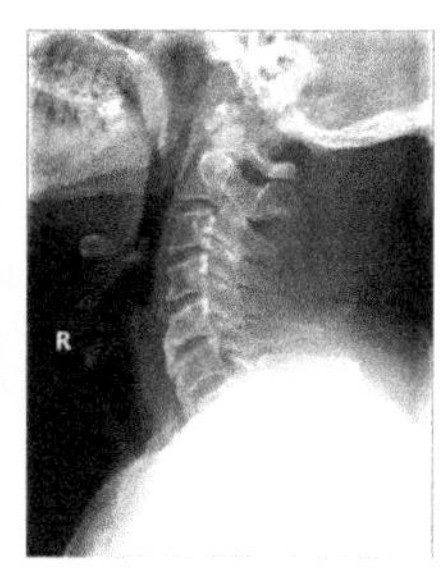

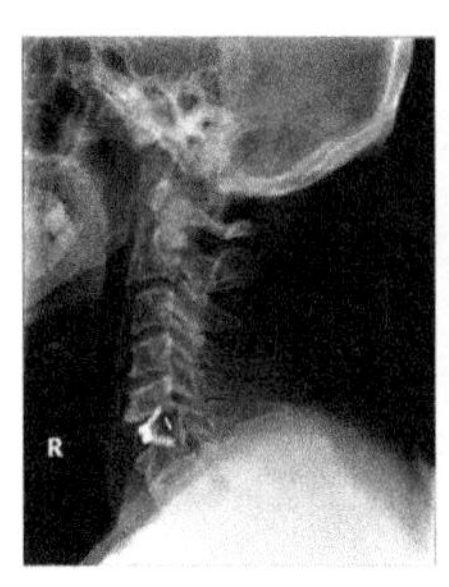
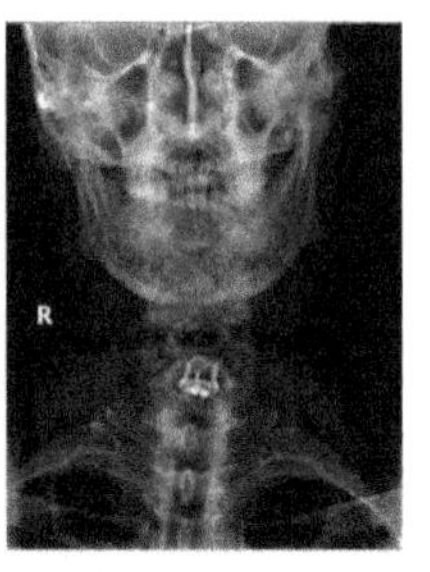

图 6-6-1　术后影像学结果

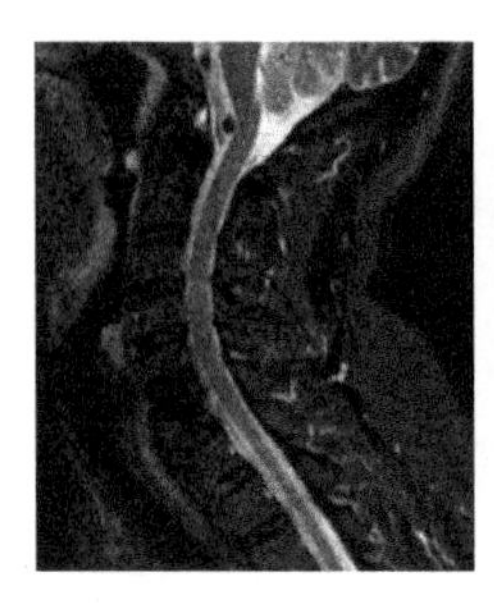
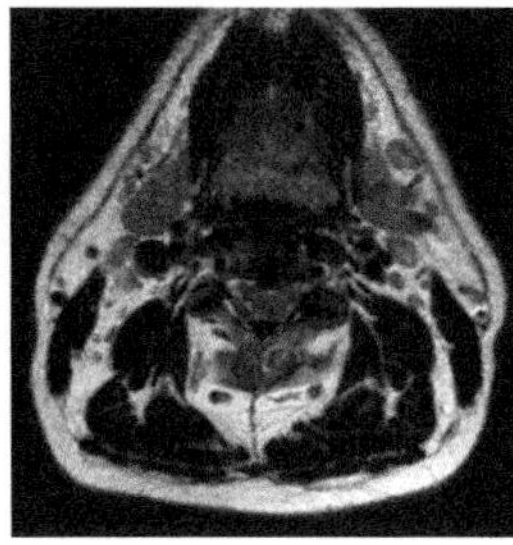
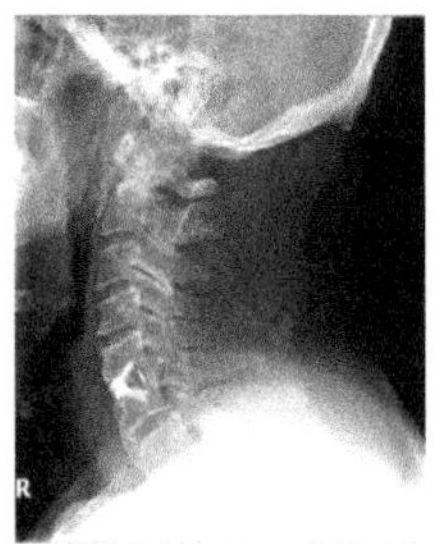
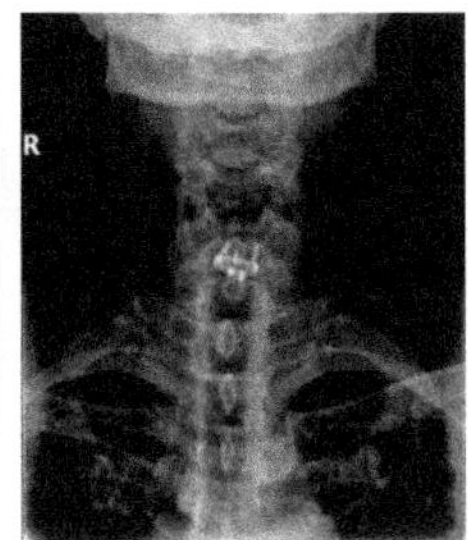

图 6-6-2　术后 1 年影像学结果

按语

Zero-P 系统采用融合器 - 固定螺钉结构，融合器空隙可填充植骨材料，表面有呈阵列排布的菱形倒齿结构，完全置入椎间隙后上下椎体各拧入 2 枚固定螺钉，能减轻相邻节段退行性病变和减少术后吞咽困难等并发症的发生，同时可以提供临时稳定，防止融合器移位，提高置入精度。融合器为 PEEK 材料，可透 X 线，术后可行 X 线、CT、MRI 检查，具有良好的生物相容性、抗腐蚀性及力学效能，可明显减少应力遮挡及融合器下沉，避免椎间隙高度丢失。在 ACDF 手术时使用 Zero-P 系统，可减少手术暴露范围及对相邻组织结构的剥离，减轻对邻近椎间隙周围神经、血管等软组织及血运的破坏，融合器可完全置入椎间隙，这样能有效降低相邻椎间隙退行性病变的发生率，同时减少术野出血、术野暴露更清晰，安装融合器系统操作更简便，置入精准，螺钉锁定固定后，融合器即可获得即刻稳定性，阻止螺钉发生移位松动，在融合器中填充同种异体松质骨，不需取自体骨，避免术后供骨区的疼痛。综合以上几点，ACDF 手术时使用 Zero-P 系统可明显缩短手术时间，并可以简化手术操作过程，有效提高手术安全性。

（彭志华　赖伯勇）

第七章

腰痹——腰椎间盘突出症

第一节　腰椎间盘突出症微创诊疗新进展

一、流行病学

腰椎间盘突出症（lumbar disc herniation，LDH）在骨科门诊属常见病、多发病，发病趋势越来越年轻化，发病率为 4% ～ 7%，占门诊腰腿痛的 15%。其中 L_4/L_5、L_5/S_1 节段的突出占 90% 以上。

二、病因病机

腰椎间盘突出症是腰椎间盘发生退行性改变以后，在外力作用下，纤维环部分或全部破裂，单独或连同髓核、软骨终板向外突出，刺激和压迫窦椎神经和神经根引起的以腰腿痛为主要症状的一种病变。常见病因：①退行性改变。腰椎间盘退行性改变是 LDH 发生的基本因素，包括纤维环和髓核含水量减少，髓核失去弹性，纤维环向心性裂隙。②损伤。体力劳动、久坐久蹲、驾驶、体育运动等造成的积累性损伤是 LDH 发生的重要因素。③腰骶先天异常。腰椎骶化、骶椎腰化、半椎体畸形、小关节畸形、关节突不对称等先天异常，可使腰椎承受的应力发生改变，从而导致椎间盘内压升高，易发生退行性病变和损伤。④遗传因素。有色人种发病率较低。编码结构蛋白、基质金属蛋白酶、凋亡因子、生长因子、维生素 D 受体等因素与 LDH 患病风险增加相关。⑤其他因素。妊娠、肥胖、糖尿病、高脂血症、吸烟、感染等是发生 LDH 的危险因素。根据突出的部位，LDH 常分为椎间盘膨出、椎间盘突出、椎间盘脱出、游离型椎间盘。通过产生机械性、化学性神经炎和自身免疫等综合因素引起疼痛。

三、发病机制

（一）椎间盘退行性病变

椎间盘主要由髓核、纤维环和软骨板构成。随着年龄增大等因素导致椎间盘退行性病变时，Ⅱ型胶原减少而Ⅰ型胶原增多，椎间盘弹性下降，缓冲外力的能力下降，因而更容易受到损伤。椎间盘本身缺乏血液供应，一旦变性、损伤，很难自我修复。

（二）机械应力损伤

久坐、久蹲、长期弯腰、体力劳动等使脊柱处于过度负荷时，椎间盘内的压力增加，出现细胞凋亡或免疫反应，加速椎间盘退行性改变，最终发展为LDH。

（三）免疫炎症

突出的椎间盘可引起各种炎性免疫反应，导致椎间盘发生变化，加重椎间盘突出，并产生相应的临床症状。髓核可作为一种自身抗原，诱导自身免疫反应，促进LDH的发生发展。

（四）细胞外基质代谢失衡

正常椎间盘中，基质金属蛋白酶/金属蛋白酶组织抑制剂的表达处于一个动态平衡，一旦失衡会影响细胞外基质的降解，导致椎间盘弹性下降，加速椎间盘退行性病变。LDH发病过程及机制非常复杂，每个病变阶段都可能是一个或几个因素共同作用的结果，而且不同因素在不同阶段也可能会相互恶化，加重LDH。

四、诊断

（一）症状

基于患者年龄和病程、突出椎间盘的位置和大小、对神经的压迫及神经的炎症反应程度不同，腰椎间盘突出症常见的症状：①有放射性神经根性痛，相应神经分布区域感觉异常或麻木。大部分LDH发生在L_4/L_5和L_5/S_1，可导致坐骨神经痛，出现下肢后外侧放射性疼痛。少数高位LDH，使L_2～L_4神经根受累，引起股神经痛，出现腹股沟区或下肢前内侧疼痛。放射痛的肢体多为一侧，极少数患者可表现为双下肢症状。②受累神经根支配的肌肉无力和（或）神经支配区感觉异常。③可伴急性或慢性腰背部疼痛，腰部活动受限或代偿性侧凸。④儿童及青少年腰椎间盘突出症患者常表现为腘绳肌紧张。⑤马尾综合征：中央型椎间盘巨大突出、脱垂或游离椎间盘组织可压迫马尾神经，出现双下肢及会阴部疼痛、感觉减退或麻木，甚至大小便功能障碍。

（二）体征

1）受累神经根支配的运动和（或）感觉障碍，腱反射减弱。

①感觉障碍：受累脊神经根会出现相应支配区感觉异常。早期多表现为皮肤感觉过敏，继而出现麻木、刺痛及感觉减退。

②肌力下降：受累神经根支配的肌肉可有不同程度的肌力减退，病程长者可出现肌萎缩。L_5神经根受累时，踝及趾背伸肌力下降。S_1神经根受累时，趾及足跖屈力下降。

③反射异常：患侧腱反射减弱或消失。膝腱反射异常多见于 L_4 神经根受压，跟腱反射减弱或消失常见于 S_1 神经根受压。提睾反射和肛门反射减弱及肛门括约肌张力下降常见于马尾神经受累。

2）神经牵拉试验阳性，主要包括股神经牵拉试验、直腿抬高试验、对侧直腿抬高试验（Lasègue 征）。

①股神经牵拉试验：患者俯卧位，健侧下肢自然伸直，患侧膝关节屈膝 90°，一手固定着患者的骨盆，另一手握住患者小腿下端往上提，使髋关节处于过伸位。出现大腿前疼痛则为阳性，提示 L_3 或 L_4 神经根受压。

②直腿抬高试验（Lasègue 征）：检查时患者仰卧，检查者一手握住患者踝部，另一手置于膝关节上方，使膝关节保持伸直位，抬高到一定角度，患者感到下肢出现放射性疼痛或麻木，或原有的疼痛或麻木加重时为阳性。以抬高 70° 以上为正常。在一定意义上可以反映坐骨神经痛、腰椎间盘突出症病情轻重和神经根受压程度。

3）腰椎局部压痛，腰部活动受限，椎旁肌紧张或痉挛。

4）马尾综合征可出现会阴部感觉障碍、肛门括约肌无力及松弛。

（三）辅助检查

1. X 线

X 线片在判断脊柱骨结构及序列变化上较其他影像学方法有诸多优势，提示椎间盘突出方面的间接征象有局部不稳、椎间隙变窄、代偿性侧凸、牵张性骨赘等，但不能直接显示腰椎间盘突出，因此无直接诊断意义，不能作为确诊腰椎间盘突出症的方法。

2. CT

CT 及三维重建方法可提高腰椎间盘突出症的检出率。CT 较 X 线片可以更好地观察骨性结构，但对神经、椎间盘等软组织的分辨率较差，较难分辨椎间盘与神经根的关系。

3. MRI

MRI 为腰椎间盘突出症首选的影像学检查手段。与 CT 相比具有以下优势：无放射性损害，可评估椎间盘退行性病变情况，更好地观察突出椎间盘与神经根的关系。但对骨性结构压迫的分辨能力较低。

4. 腰椎间盘突出症的区域定位

根据椎间盘突出的病理和程度（CT 或 MRI），突出椎间盘组织在矢状面、水平面和冠状面均有相应的位置。

1）矢状面：Ⅰ层面，椎间盘层面；Ⅱ层面，椎间盘上层面即上一椎体椎弓根下切迹椎体平面至椎间盘上界；Ⅲ层面，椎间盘下层面即椎间盘下界至下一椎体的椎弓根下切迹椎体平面（图 7-1-1）。其中Ⅲ层面 3 区被椎弓根所占，为无实际区域的空间区。

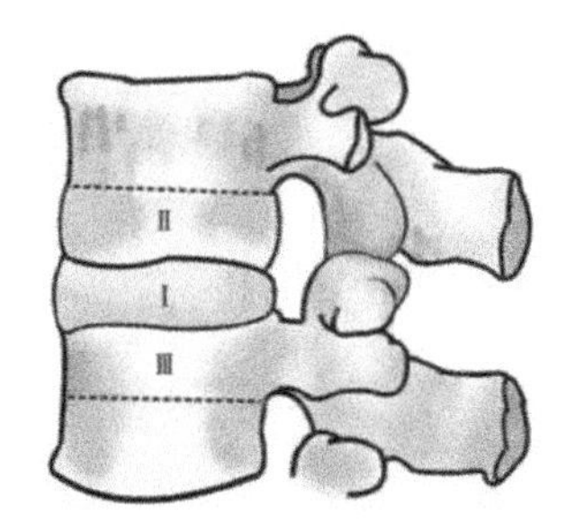

图 7-1-1　突出椎间盘组织矢状面（彩图见彩插 1）

2）水平面：以椎体后缘为界分 1 ～ 4 区，两侧椎弓根内界为 1、2 区，中 1/3 为 1 区（中央区），左右 1/3 为左右侧 2 区（旁中央区），椎弓根内外侧之间为 3 区（外侧区），椎弓根外侧以外为 4 区（极外侧区）（图 7-1-2）。

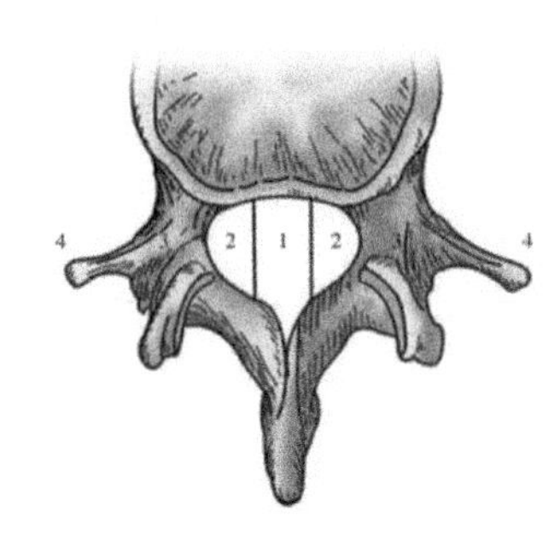

图 7-1-2　突出椎间盘组织水平面（彩图见彩插 2）

3）冠状面：将骨性椎管矢状径分为四等份，从前至后分别命名为 a 域、b 域、c 域、d 域（图 7-1-3）。

对腰椎矢状面结构，MRI 区域定位较 CT 区域定位更具优势。普通 CT 扫描多局限于椎间盘层面，可遗漏在椎间盘层面以外椎管内椎间盘组织的图像（如Ⅱ层面或Ⅲ层面），此时应行腰椎 MRI 或 CT 三维重建检查。区域定位可反映不同病理类型、不同严重程度的椎间盘突出的精确定位诊断，为治疗方法的选择和手术的实施提供参考。

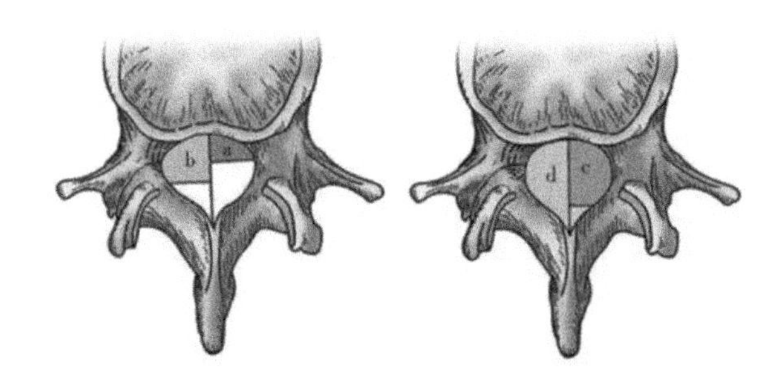

图 7-1-3　突出椎间盘组织冠状面（彩图见彩插 3）

图 7-1-1 至图 7-1-3 来源：中华医学会骨科学分会脊柱外科学组，中华医学会骨科学分会骨康复学组．腰椎间盘突出症诊疗指南．中华骨科杂志，2020，40（8）：477-487.

5. 脊髓造影、椎间盘造影

对体内有特殊金属内植物（如心脏起搏器）无法行 MRI 检查的患者，可行脊髓造影、CT 脊髓造影间接观察神经受压情况。脊髓造影、CTM 对有腰椎手术史的患者更有优势。在诊断腰椎椎间盘源性腰痛、症状体征与影像学不符合的病例及制订腰椎间盘突出症再手术的术前计划时，可行椎间盘造影、CT 椎间盘造影辅助诊断和手术策略制定。

6. 选择性神经根造影、神经根阻滞

选择性神经根造影、神经根阻滞可用于诊断及治疗。在诊断方面常用于以下情况：不典型的坐骨神经痛、影像学与症状体征不相符、多节段椎间盘突出明确责任间隙、腰椎手术失败后治疗计划的制订等。

7. 神经电生理检查

神经电生理检查时腰椎间盘突出症的诊断具有实用价值，可以在影像学证据的基础上进一步证实神经根损害的存在。H 反射可以辅助诊断 S_1 神经根受压的腰椎间盘突出症；肌电图的神经传导和 F 波检查在腰椎间盘突出症的诊断中价值有限。体感诱发电位可作为辅助手段诊断神经根受压，但是不能独立诊断腰椎间盘突出症及神经根受压的节段。目前运动诱发电位在腰椎间盘突出症诊断中的价值尚不明确。

（四）腰椎间盘突出症的诊断标准

在诊断中必须明确腰椎间盘突出与腰椎间盘突出症的区别。腰椎间盘突出为形态学或影像学定义，指髓核、纤维环或终板组织超越了相邻椎体边缘造成的椎间盘局部外形异常。仅凭 MRI 或 CT 即可诊断，不作为疾病的临床诊断。而腰椎间盘突出症为临床诊断名词，是在腰椎间盘退行性病变、损伤的病理基础上发生椎间盘局限性突出、刺激和（或）压迫神经根、马尾而表现出腰痛、神经根性疼痛、下肢麻木无力、大小便功能障碍等；患者具有腰椎间盘突出症相应的病史、症状、体征及影像学表现，且影像学表现与神经定位相符，可诊断为腰椎间盘突出症。

五、鉴别诊断

LDH 需要与存在腰腿痛表现的梨状肌综合征、腰椎管狭窄症、腰椎肿瘤、腰椎感染、马尾神经瘤、腰椎滑脱症、强直性脊柱炎、带状疱疹等疾病相鉴别。

（一）中央型椎管狭窄

主要原因是椎间盘退行性病变，纤维环弥漫性向后膨出，使椎间隙变小，椎板向后重叠，黄韧带产生皱褶，再加上关节突退行性病变性增生，内聚侵向中线，使椎管的中矢径缩小，椎管内马尾神经遭受卡压。临床表现多有长期下腰背部、臀部及大腿后侧疼痛，症状逐渐加重，站立和伸腰时症状加重，后逐渐出现间歇性跛行。疼痛范围逐渐扩大，并出现感觉异常，足趾背伸力弱，跟腱反射减弱或消失，甚至可出现鞍区感觉缺失和括约肌功能障碍。

（二）神经根型椎管狭窄（侧隐窝狭窄）

腰神经根管是指神经根自硬膜囊发出后斜向外下直至椎间孔外口，此段神经根通过的路程称神经根管，内含神经根袖和神经根及神经的动静脉。神经根在管内活

动余地小，因此在下腰椎三叶形椎管极易发生神经根受压，出现下腰痛及坐骨神经痛症状，与腰椎间盘突出症极为相似。但根性痛症状一般不如腰椎间盘突出症发作突然和剧烈，而且病史较长，发病年龄较大，腰后伸可诱发症状加重，直腿抬高受限较轻。

（三）混合型椎管狭窄

中央管和神经根管均狭窄。临床表现既有间歇性跛行，又有神经根痛症状，此型多见于年龄较大的患者，有长期慢性腰腿痛病史。

六、分型

（一）椎间盘与神经根的关系

L_3 及 L_4 神经根皆自相应的椎体上 1/3 或中 1/3 水平出硬膜囊，紧贴椎弓根入椎间孔，在椎管内走行过程中不与同序数椎间盘相接触。L_5 神经根自 L_4/L_5 椎间盘水平或其上缘出硬膜囊，向外下走行越过 L_5 椎体后上部绕椎弓根入 L_5/S_1 椎间孔。S_1 神经根发自 L_5/S_1 椎间盘的上缘或 L_5 椎体下 1/3 水平，向下外走行越过 L_5/S_1 椎间盘的外 1/3，绕 S_1 椎弓根入椎孔（图 7-1-4）。

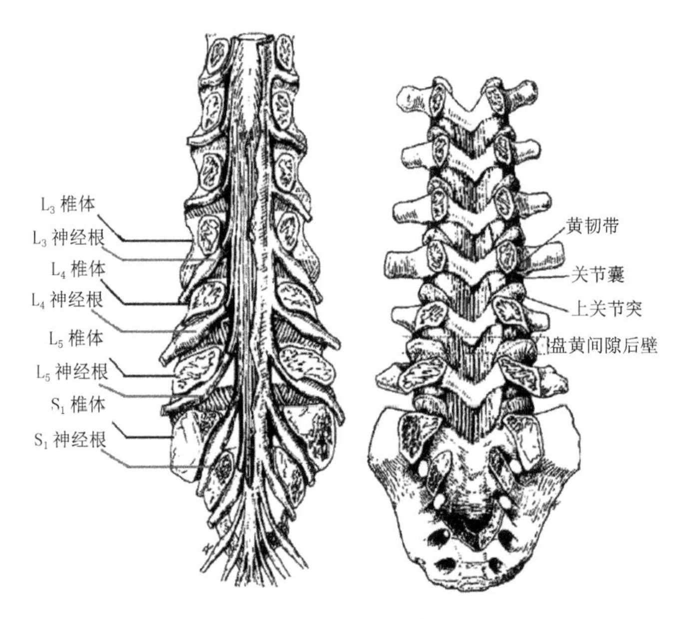

图 7-1-4　腰椎

因为处于脊柱与骨盆的交界，腰椎间盘突出症以 L_4/L_5 和 L_5/S_1 层面的椎间盘突出发病率最高，且突出部位多在椎间盘的后部后纵韧带外侧，椎间盘的突出物主要压迫在此处或即将传出硬膜囊的下一节段的神经根。如突出物较大或突出偏内时，也可压迫硬膜囊内的再下一条神经根，使两条神经根同时受压。不同节段的腰椎椎间盘突出症患者临床表现也各不相同，具体如表 7-1-1 所示。

表 7-1-1　不同部位腰椎间盘突出症的临床表现

椎间盘突出部位	T_{12}/L_1	L_1/L_2	L_2/L_3	L_3/L_4	L_4/L_5	L_5/S_1
受累神经	L_1 神经根	L_2 神经根	L_3 神经根	L_4 神经根	L_5 神经根	S_1 神经根
疼痛部位	下腹部、腹股沟	大腿前外侧	大腿前内侧	骶髂部、髋部、大腿前外侧、小腿前内侧	骶髂部、髋部大腿和小腿后外侧	骶髂部、髋部大腿、小腿及足跟外侧
麻木部位	腹股沟区	大腿外侧	膝内侧	小腿前内侧	小腿外侧或足背，包括拇趾	小腿及足外侧，包括外侧 3 个足趾
肌力改变	无明显改变	屈髋无力	大腿内收无力	伸膝无力	拇趾背伸无力	偶有足跖屈及屈拇无力
反射改变	下腹壁反射或提睾反射减弱或消失	内收肌反射减弱	膝反射减弱或消失	膝反射减弱或消失	无改变	踝反射减弱或消失

（二）根据突出的方向和部位分类

不同突出方向及其临床表现见表 7-1-2。

表 7-1-2　不同突出方向及其临床表现

分型	特点	临床表现
旁侧型突出		
根肩型（图 7-1-5）	髓核突出位于神经根的外前方	根性放射痛，脊柱多向健侧弯，向患侧突
根腋型（图 7-1-6）	髓核突出位于神经根的内前方	根性放射痛，脊柱多向患侧弯，向健侧突
根前型	髓核突出位于神经根的前方	根性放射痛严重，脊柱生理前凸消失，前后活动均受限，多无侧弯畸形
极外侧型（图 7-1-7）	髓核突出位于椎间孔部及其外侧	腿痛大于腰痛，与腹压关系不大，多有明显间歇性跛行，无马尾神经损害表现，上一节段的神经根或脊神经所支配的运动和感觉发生障碍

（续表）

分型	特点	临床表现
中央型突出		
偏中央型	髓核突出位于椎间盘后方中央偏于一侧，主要压迫一侧神经根及马尾神经，或两侧均受压，但一侧轻而另一侧较重	
正中央型	髓核突出位于椎间盘后方正中央，一般突出范围较大，或纤维环完全破裂，髓核和纤维环碎块脱出聚集在后纵韧带下或进入硬膜外间隙，甚至破入硬膜囊内，致使两侧神经根和马尾神经广泛受压	广泛瘫痪和大小便功能障碍

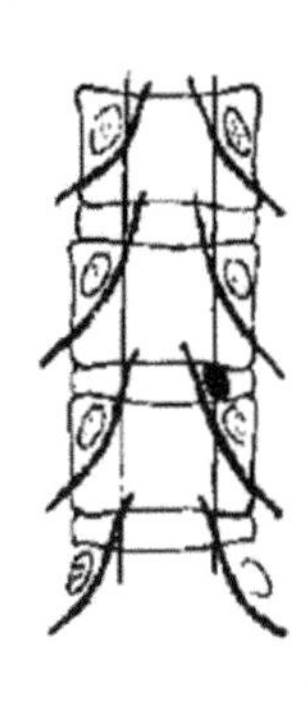
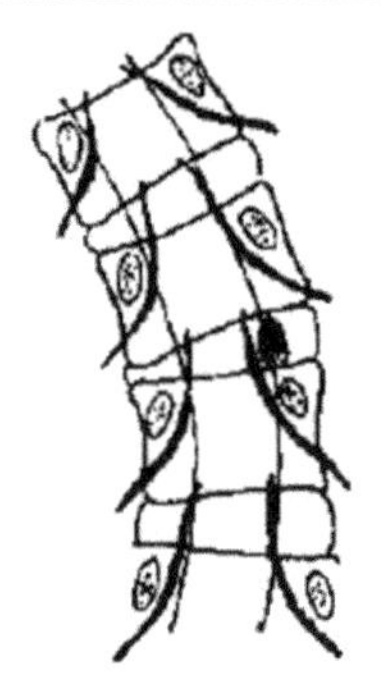

图 7-1-5　根腋型

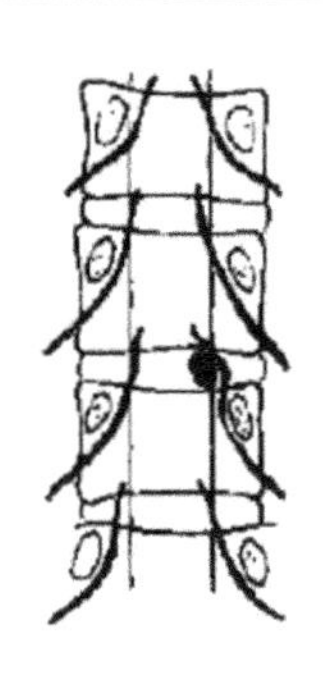
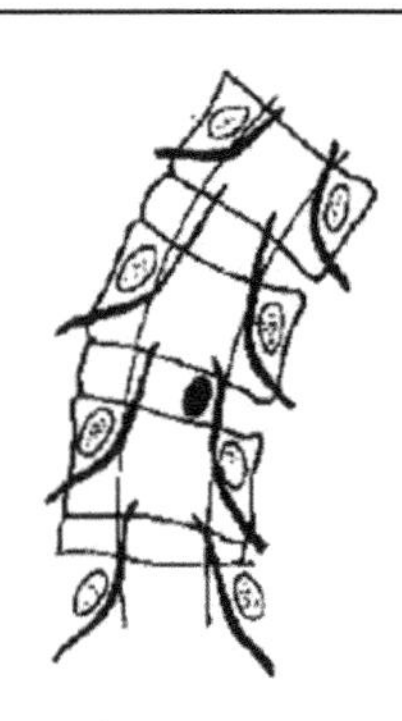

图 7-1-6　根肩型

图 7-1-4 至图 7-1-6 来源：孙树春，赵文梅．中医骨伤科学．北京：中国中医药出版社，2005.

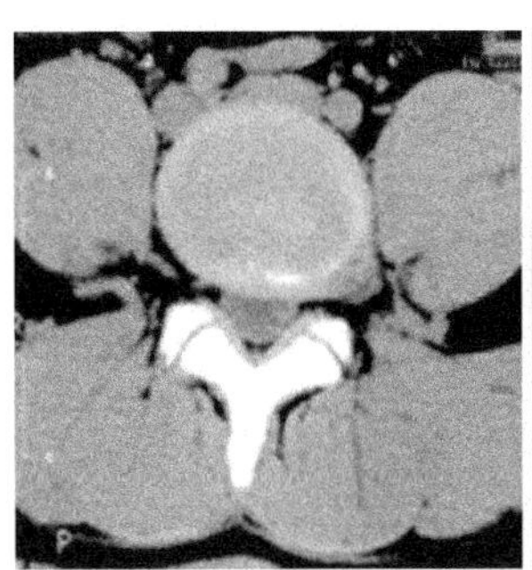
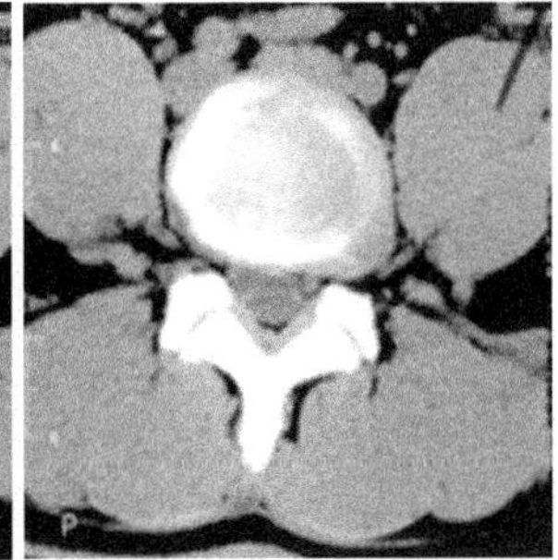

图 7-1-7　极外侧型

（三）根据突出物的情况分类

1）椎间盘膨出，是指髓核突出于纤维环内，使之膨隆，但纤维环没有破裂，一般椎管间隙未变窄，与周围韧带组织粘连少。膨出导致神经纤维和脊神经根产生机械性压迫，尚可引起局部组织的无菌性炎症与粘连，还有髓核膨胀致脊柱不稳等均可刺激窦椎神经和神经根而引起腰腿痛。

2）椎间盘突出，是髓核已经突破纤维环压迫神经根，其纤维骨性突出，与周围组织粘连，间隙变窄。

3）椎间盘脱出也叫椎间盘游离，是指髓核完全脱离纤维环，脱离椎间隙进入椎管内，成为游离组织，并与周围组织有粘连。

（四）终板炎 Modic 分型（图 7-1-8）

Ⅰ型为纤维环有破坏和裂隙，随着血管肉芽组织的长入，在 MRI 上终板呈现 T_1 低信号 T_2 高信号，表明骨髓水肿；

Ⅱ型为脂肪组织所替代，T_1、T_2 序列均表现为高信号；

Ⅲ型为终板软骨的硬化，T_1、T_2 序列均表现为低信号。

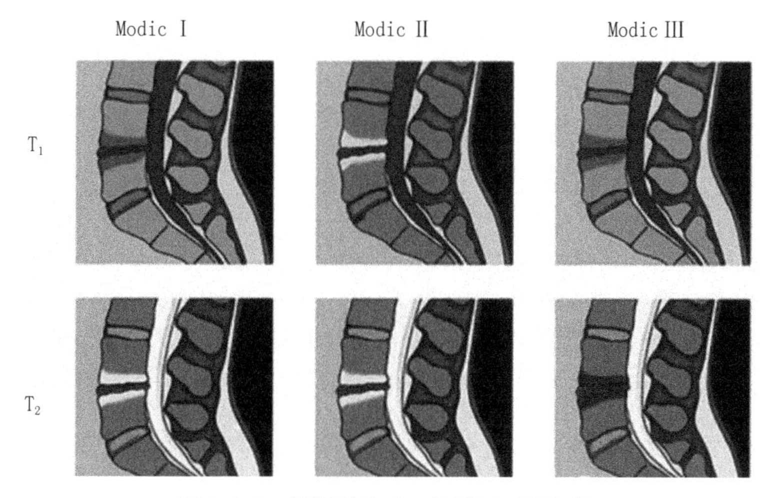

图 7-1-8　终版炎 Modic 分型 MRI 下改变

七、治疗

（一）腰椎间盘突出症的保守治疗

腰椎间盘突出症有良性的自然病程，大部分腰椎间盘突出症的患者经保守治疗症状均能得到改善。因此，非手术治疗应作为不伴显著神经损害的腰椎间盘突出症患者的首选治疗方法。突出的椎间盘随时间推移通常会出现不同程度的萎缩，临床功能得到改善。非手术治疗的成功率为 80% ～ 90%，但临床症状复发率达 25%。具体方法如下。

1. 卧床休息

卧床休息一直被认为是腰椎间盘突出症保守治疗重要的方式之一。但越来越多的循证医学证据表明，与正常的日常活动相比，卧床休息并不能降低患者的疼痛程度及促进患者功能恢复。对于疼痛严重需卧床休息的患者，应尽量缩短卧床时间，且在症状缓解后鼓励其尽早恢复适度的正常活动，同时需注意日常活动姿势，避免扭转、屈曲及过量负重。

2. 药物治疗

①非甾体抗炎药（nonsteroidal anti-inflammatory drugs，NSAIDs）：是治疗腰背痛的一线药物。NSAIDs 可缓解慢性腰痛并改善功能状态，但对坐骨神经痛的改善效果并不明确，不同种类 NSAIDs 之间效果也未发现明显差异。②阿片类止痛药：在减轻腰痛方面短期有益。在坐骨神经痛患者的症状改善和功能恢复方面，阿片类药物的效果仍不明确，同时应关注药物长期使用的不良反应及药物依赖。③糖皮质激素：全身应用可短期缓解疼痛，但缺乏长期随访的数据；考虑到激素全身使用带来的不良反应，不推荐长期使用。④肌肉松弛剂：可用于急性期和亚急性期腰痛患者的药物治疗。

3. 运动疗法

运动疗法包括核心肌群肌力训练、方向特异性训练、腰痛学校方案等。应在康复医学专业人员的指导下进行针对性、个体化的运动治疗。

4. 硬膜外注射

硬膜外类固醇激素注射（epidural steroid injection，ESI）可用于腰椎间盘突出症的诊断和治疗。对根性症状明显的腰椎间盘突出症患者，ESI 短期内可改善症状，但长期作用并不显著。

5. 腰椎牵引

腰椎牵引是治疗腰椎间盘突出症的传统手段，牵引治疗应在康复科专业医生的指导下进行，避免大重量、长时间牵引。

6. 手法治疗

手法治疗可改善腰背部疼痛和功能状态。对没有手术指征的轻中度腰骶神经痛患者可改善腰椎间盘突出所致的根性症状，但应注意手法治疗有加重腰椎间盘突出的风险。

7. 其他

热敷、针灸、按摩、中药等对缓解腰椎间盘突出症的症状均有一定的效果。

（二）手术治疗

与非手术治疗相比，手术治疗通常能更快及更大程度地改善症状。手术治疗方式是安全的，并发症的发生率也较低，但手术不能改善患者恢复工作的比例。

1. 手术适应证

手术适应证：①腰椎间盘突出症病史超过 12 周，经系统保守治疗无效；或保守治疗过程中症状加重或反复发作；②腰椎间盘突出症疼痛剧烈，或患者处于强迫体位，影响工作或生活；③腰椎间盘突出症出现单根神经麻痹或马尾神经麻痹，表现为肌肉瘫痪或出现直肠、膀胱症状。

（1）胶原酶注射术

胶原蛋白水解酶（简称胶原酶）是作用于胶原组织的高度特异性蛋白水解酶。1968 年美国学者 Sussman 首次使用胶原酶对椎间盘组织进行体外溶解试验，证实了胶原酶是具有专一水解胶原蛋白的溶解酶，并提出可用其治疗 LDH。胶原酶化学溶解术治疗腰椎间盘突出症已在临床上应用 40 余年。胶原酶注射治疗术也称为化学消融术，主要分为盘内和盘外注射法，盘内注射是指把胶原酶注射到椎间盘内部，从内部直接溶解胶原组织。盘外注射是指把胶原酶注射到突出的椎间盘外即硬膜外腔，通过药物表面渗透浸润突出物而从外到内溶解胶原组织，也有将二者联合应用的报道。Wu 等通过对 108 例腰椎间盘突出症患者进行 1 年的随访发现，臭氧联合胶原酶治疗腰椎间盘突出 3 个月和 12 个月时疼痛明显减轻，功能改善，可作为治疗腰椎间盘突出症的一种选择。胶原酶在治疗 LDH 上疗效确切，但如果操作者对基本理论掌握不足或技术不熟练，可导致胶原酶注入蛛网膜下隙造成严重后果，因此制约了该技术的广泛应用。

（2）臭氧消融术

向椎间盘内注射臭氧，可促使髓核胶原纤维、原纤维基质脱水、衰退，使其“木乃伊化”，从而减小椎间盘容量，缓解盘内外压力，解除突出物对动脉、脊髓及神经根的压迫，改善患者的临床体征及症状，达到治愈目的。1998 年 Muto 等首次报道医用臭氧治疗 LDH，2008 年 Muto 发布 2900 例患者的臭氧治疗报告，LDH 单节段椎间盘病变有效率 75%，多节段椎间盘病变有效率 70%。Murphy 等对臭氧治疗 LDH 的机制进行了研究。其团队采用 3 种方法研究臭氧的作用机制，观察椎间盘空间的数学模型，探讨椎间盘压力与体积的关系，认为臭氧治疗可维持椎间盘渗透压、使髓核脱水并减少椎间盘体积的蛋白聚糖，这是臭氧减轻神经根受压和减轻椎间盘相关疼痛的主要机制。Bonetti 等团队进行回顾性研究，评估了过去的 15 年里在其中心使用臭氧疗法治疗的 LDH 患者。其团队治疗了 96 例患者，84 例（87.5%）表现为腰痛或慢性坐骨神经痛。在 84 例患者中，77 例症状减轻，治疗效果立竿见影，没有不良反应的报道，然而通过放射学的随访显示，96 例患者所有突出的椎间盘多年来都没有改变。这说明臭氧治疗 LDH 可能主要是通过其引起的化学反应缓解疼痛改善症状，但关于不同浓度剂量的臭氧对椎间盘组织及症状的改善研究相对较少。

（3）等离子射频热凝术

低温等离子射频消融髓核成形术是应用等离子体消融技术，将热凝与消融相结合以去除部分髓核，利用等离子体消融技术汽化椎间盘的部分髓核组织，降低椎间盘内的压力，减小髓核体积，以达到减压治疗目的。Bokov 等报道该治疗的疗效与椎间盘突出大小没有直接关系，而纤维环是否完整能影响疗效。Wu 等将 97 例 LDH 患者随机分为 CT 引导下射频消融术组、CT 引导下神经根注射联合射频消融术组及 CT 引导下经椎间孔腰椎硬膜外注射组。在治疗前和治疗后 1 周、1 个月、3 个月和 12 个月应用数字评定量表测得患者的疼痛评分和 Oswestry 功能障碍指数值，发现治疗后所有时点的疼痛评分和功能障碍评分均明显降低，而 CT 引导下神经根注射联合射频消融术组效果更明显，表明 CT 引导下射频能量成形术是一种治疗神经根性下肢痛相对有效和安全的技术。该技术目前临床应用广泛，对包容性椎间盘突出疗效确切，但在巨大突出或椎间盘脱出应用上存在局限性。

（4）后路椎间盘镜手术

后路椎间盘镜下椎间盘摘除术（microsurgery endoscopic discectomy，MED）于 1997 年由 Smith 和 Foley 首先报道应用于临床。最早应用 MED 主要是针对单一节段的椎间盘突出，术后采用视觉疼痛模拟评分、JOA 评分和 Oswestry 功能障碍指数进行术后定期随访，并测量患者腰椎曲度、椎间隙高度、椎间水平位移和角位移评估患者腰椎稳定性，发现 MED 与传统手术治疗单节段椎间盘病变均可取得良好的临床疗效，而 MED 手术时间短、创伤小、对腰椎稳定性影响小，是理想的微创手术。Hou 等团队研究行内镜下切除椎间盘手术治疗复发性 LDH，并提供可行的标准和技术说明，尽量避免并发症的发生。其纳入 25 例复发性 LDH 患者行后路镜下椎间盘切除术，得出结论为在这些病例中，显微内镜下椎间盘切除术能够取得满意的临床效果，由于其切口较小、出血少、恢复效率高，因此优于其他方法。

（5）经皮椎间孔镜手术

经皮椎间孔镜技术（percutaneous endoscopic lumbar discectomy，PELD）是由 Kambin 最早发明并应用在临床，1993 年他报道了关节镜下显微椎间盘切除术后复发率极低，具有可视化的优势。1999 年 Yeung 等研制出第三代经皮椎间孔镜系统（Yeung endoscopy spine system，YESS），通过“安全三角”入路，将工作套管置于椎间盘内，直视下将椎间盘髓核摘除。随着临床应用逐渐增多，这种技术无法摘除脱出或游离到椎管内的髓核。2003 年 Hoogland 等在其基础上设计出另一种经椎间孔内镜脊柱手术系统（transforaminal endoscopic spine system，TESSYS），该技术主要采用骨钻系统行椎间孔成形术，将脊柱内镜置在突出髓核处将其摘除。这两种技术是目前最常使用的，PELD、YESS 技术主要是盘内减压，对包容性椎间盘突出效果较好，而 TESSYS 技术属于直接减压技术，能处理椎管内的病变。Qin 等通过对纳入 1585 例患者的 9 项研究进行系统评价，将其分为椎间孔镜组与后路开放式显微镜组，两组在手术时间、复杂率和复发率上没有显著差异，术后视觉疼痛模拟评分和 Oswestry 功能障碍指数评分没有显著差异，在住院天数和恢复工作时间方面 PELD 组更具有优势。Kim 等对 2015 年 10 月—2016 年 5 月接受 PELD 手术治疗的 98 例患者的电子病历进行回顾性分析，发现 PELD 手术成功率超过 96%，包括严重和极其困难的 LDH 病例，也可通过 PELD 手术取得良好的效果，其认为 PELD 是治疗各种 LDH 的微创手术方法。PELD 属于脊柱微创手术，具有安全性高、创伤小、出血少、并发症少等优点。随着 PELD 手术器械的快速发展，操作技术水平的提高，PELD 下椎间盘摘除术将成为腰椎间盘突出症治疗的核心技术，该技术的适应证也在逐渐增加。

（6）腰椎融合术

腰椎融合术不作为腰椎间盘突出症首选的手术方案，但以下情况可选择腰椎融合术：腰椎间盘突出症伴明显的慢性轴性腰背痛；巨大椎间盘突出、腰椎不稳；复发性腰椎间盘突出，尤其是合并畸形、腰椎不稳或慢性腰背痛的情况。内镜外科化理念逐渐为业内所认知，改变了 PELD 由单一减压模式向减压融合进展的脚步，催生了现如今经皮 TLIF 的雏形。临床实践表明，开放的 TLIF 手术仍需要广泛的组织剥离及长时间的牵引，手术创伤大，易致软组织和椎旁肌肉损伤。椎旁肌肉的损伤及病理改变是腰椎手术后腰部力量减弱及慢性腰痛发生的主要原因。随着脊柱内镜及影像技术的不断发展，微创脊柱外科已越来越受到患者的欢迎和医生的青睐。通过使用内镜系统，内镜下小切口完成腰椎椎体间融合已应用于临床，Schwender 等对 49 例患者施行该手术，结果显示该手术减少了失血量，减轻了术后疼痛并缩短了住院时间，根据最少 18 个月的随访，所有病例放射学检查椎间均融合。他认为，相对于开放手术，内镜下经椎间孔入路椎体间融合术是一种安全有效的方法。

2. 手术并发症

（1）脊髓反应性水肿

脊髓反应性水肿，是最常见的腰椎术后并发症，尤其是术后 24 小时易发生水肿。患者可出现双下肢麻木、肌力减弱或运动障碍。严重时出现双下肢感觉和运动丧失。预防措施：

①术后严密观察患者双下肢的感觉和运动功能，特别是远端足趾的伸屈，发现问题后，及时采取相应措施，以减轻其反应程度；

②术后早期应用大剂量甲泼尼龙进行冲击疗法，可预防由于手术造成的脊髓反

应性水肿，患者常规术后 1 小时内给甲泼尼龙按（每公斤体重 30 mg 计算）加入 0.9% 生理盐水 250 mL，60 分钟内静脉滴注完毕，以后 23 小时按 5.4 mg/kg 静脉滴注，维持治疗 23 小时；

③采取轴位翻身，可避免脊髓的损伤。

（2）脑脊液漏

脊柱手术后脑脊液漏的发生率为 2.31% ～ 9.37%。预防措施：

①术中避免损伤硬脊膜，术后经切口椎旁肌放置引流管，并严密缝合腰背脊膜；

②术后返回病房，护士应向医生了解术中情况，了解有无硬脊膜损伤及硬脊膜缝合情况，放置患者于正确体位，防止脊柱扭曲；

③正确放置引流袋位置，并严密观察引流量及性状，如 24 小时后还有血性液体流出，引流液多且清亮，患者主诉头晕、头痛，应考虑脑脊液漏的可能，及时采取补救措施；

④术中已发生硬脊膜损伤或疑有脑脊液流出者，手术后取头低脚高位，切口加压包扎，并严密观察引流液量及性状，应用抗生素预防感染，补充白蛋白及少量血浆，防止咳嗽、咳痰，大便时勿用力，以免增加腹压、增加脑脊液流出。

（3）下肢深静脉血栓

腰椎术后下肢深静脉血栓发生率为 1.2% ～ 3.6%，其中 50% ～ 70% 可能发生肺栓塞，可造成患者死亡。预防措施：

①术后督促患者行双下肢股四头肌静止性等长收缩及趾踝关节的主动伸屈活动，并辅以向心性按摩，以消除静脉血的瘀滞；

②术后严密观察双下肢感觉、运动情况，做到早发现、早诊断、早治疗；

③鼓励患者多饮水，适量补液，改善血液高凝状态；

④必要时使用药物预防。

（4）肺部感染

术后患者长时间卧床、术后伤口疼痛，不敢咳嗽，导致气管分泌物坠积，易引起肺炎。预防措施：

①术前、术后鼓励患者多做咳嗽运动，必要时雾化吸入化痰药物，促进痰液排出，防止肺部感染；

②术后定时翻身、叩背，加强血氧监测；

③一旦出现肺部感染，要及早予以抗生素应用、吸氧、积极的支持治疗。

（5）尿潴留

由于手术麻醉、术后疼痛及不习惯床上排尿，加上脊柱需保持直线制动体位等原因，患者易发生尿潴留。预防措施：

①术前训练患者床上排尿。

②术后指导患者做腹肌收缩运动，以增加腹内压，促使膀胱肌收缩，一般每分钟 8 ～ 10 次，2 小时重复 1 次。

③拔除尿管后 2 ～ 3 小时，督促患者小便，排尿困难者可下腹部热敷，让患者听流水声，或用温水冲洗外阴。

（6）便秘

由于术后卧床时间过长，缺少运动，患者易发生便秘。术后应鼓励患者多饮水，多吃水果和高纤维膳食，必要时可指导患者做腹部按摩，促进结肠蠕动，以利粪便排出。

（7）应激性溃疡

应激性溃疡常见于腰椎内固定手术，由于手术大，内置物的置入可加重机体的创伤和出血，加上抗凝药的应用，要注意应激性溃疡的发生。一旦发现患者呕吐咖啡色液体或大便隐血试验阳性，要及时给予抗酸、止血、保护胃黏膜等治疗。

（8）压疮

患者术后因疼痛不愿多动等，全身骨突出部位极易发生压疮。预防措施：

①睡硬海绵垫，保持床单整洁，减少对皮肤的不良刺激；

②定时按轴线位翻身，按摩受压部位，翻身时避免拖、拉、推等动作；

③加强营养，以提高抵抗力；

④保持皮肤清洁。

八、手术疗效评估

腰椎间盘突出症手术疗效评估指标分为两类，即较简单的评定标准和量化评定标准。较简单的评定标准包括中华医学会骨科学分会脊柱学组腰背痛手术评定标准、Macnab 标准、视觉模拟评分（Visual Analogue Scale，VAS）等。量化评定标准多以问卷形式评定，包括日本骨科学会（Japanese Orthopaedic Association，JOA）腰背痛手术评分标准、Oswestry 功能障碍指数（Oswestry Disability Index，ODI）、健康调查评分表 SF-12（Short Form-12 Health Survey）、SF-36、EuroQol 健康指数量表 EQ-5D、Roland-Morris 功能障碍问卷调查等。常用的手术疗效评价指标包括 VAS 评分、ODI 指数及 SF-36 等。

九、康复

对于腰椎间盘突出症患者，给予正确的健康教育，对预防复发、防止加重、缓解症状都具有一定作用。所有的患者均应掌握这方面的知识。

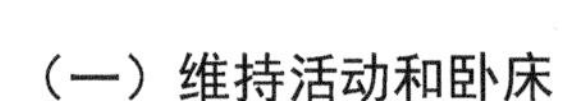

（一）维持活动和卧床

应向患者强调在耐受范围内维持规律的日常活动并进行一定强度锻炼的重要性。适当运动可以帮助缓解肌肉痉挛，防止肌力下降。

（二）活动方式的调整

活动的调整对急性腰骶神经根病患者十分重要，目的是减轻对神经根的进一步损伤，避免疼痛的加剧。患者应避免进行会增加脊柱应力的高冲击性运动，避免反复旋转和弯腰的运动。理想的运动方案应结合可以改善心血管功能的规律锻炼及针对躯干和臀部的肌力训练，其中腹肌的训练尤为重要。步行、游泳、低冲击性的有氧运动都是较好的体育锻炼方式。

（三）回归工作及工作场所的改造

回归工作的建议应针对患者的实际情况进行个体化考虑。早期回归工作岗位并进行正常的日常工作对患者是有益的。如果可以避免久坐及久站，避免搬动重物，避免旋转腰部动作，则可以继续工作。办公室工作的白领，如果可以控制其工作时长、节奏及工作时的体位，则可以推荐其尽早回归工作，如原有的工作强度患者暂时无法完成，在条件允许的情况下，应建议其选择强度更轻的工作岗位。对繁重工作任务的工作场合进行符合人体工学设计的改造，这对预防疾病的复发是有效的。

（四）正确的姿势

久坐，腰部长时间呈微屈体位，频繁弯腰的活动均是不利的。不正确的搬动重物方式，频繁搬动重物或搬动过重的物体都可能导致腰痛的加重。患者应学会正确的弯腰和搬动重物的技巧。搬动重物时，应下蹲，膝关节屈曲，将物体尽量靠近身体，并使腹肌维持紧张，以保护腰部较弱的肌肉，防止其拉伤。使用符合人体工学设计的腰垫和坐垫以辅助维持正确的坐姿。

（五）床垫的选择

中等硬度的床垫应是首选。

（六）护具的使用

腰部的护具可通过限制脊柱活动而起到缓解疼痛、预防急性加重的作用。然而其使用可能会强化患者对腰部问题的心理负担，从而产生躲避行为及活动限制，阻碍患者参与运动。因此，通常不作为常规推荐，而对于那些可以积极保持运动的亚急性腰痛患者，护具的使用仍是有益的。

（七）其他

建议患者避免过长时间开车，建议 BMI 超标患者进行适当减重，建议吸烟患者戒烟。

（八）运动疗法

LDH 患者应积极配合运动疗法，以提高腰背肌肉张力，改变和纠正异常力线，增强韧带弹性，活动椎间关节，维持脊柱正常形态。不推荐急性加重期的患者在发病最初的 1 ～ 2 周内进行运动疗法治疗，如症状不再随时间加重，将治疗推迟至症状持续 3 周时开始是较合理的安排，尤其是针对腰部的运动和牵伸，不应在发病初期即刻进行。而对于亚急性或慢性病程的患者，如果没有危险信号，应鼓励尽早开始运动治疗。运动疗法既可以预防腰痛的初次发生，也可以防止复发。

1. 核心肌力训练

核心肌力训练可通过协调的方式训练核心肌群以促进腰椎稳定性。

2. 方向特异性训练与麦肯基疗法

所谓方向特异性训练，是指根据患者的个体情况，在特定方向的关节活动范围末端进行反复地屈伸牵拉，其中最常见的就是麦肯基疗法。

3. 身心训练

身心训练可促进患者肌力、柔韧性及平衡能力的改善，还包含大量的放松技术，符合多个腰痛康复目标。常见的身心训练方法包括：①瑜伽，瑜伽训练包含特殊体位训练、呼吸技术及精神集中训练。②普拉提，普拉提技术侧重于核心的稳定训练。③太极，太极主要包括缓慢动作、呼吸技术及冥想。

4. 腰痛学校方案

通常以小组的方式进行授课，在职业机构内进行的高强度方案（基于原始瑞典腰痛学校方案）可获得更好的效果，这类方案为患者提供解剖学、生物力学、最佳姿势及人体工学的相关信息，并进行连续超过 2 周的腰部运动训练。

对于慢性疼痛患者，应针对其存在的抑郁、焦虑问题进行心理辅导及康复知识教育，促使其心理状况改善，有助于疼痛的缓解。

术后康复应在康复评定后，根据评定结果合理进行。术后康复的开始时间与手术方式有关，其中微创手术患者的康复可相对早期进行。引起腰椎屈伸或旋转的运动开始时间应相对后置，而呼吸训练、上下肢训练则可以早期进行。术后早期，应在保证手术部位稳定及不影响愈合的前提下，进行维持性康复训练。

十、预防

LDH 预防可以参照慢性疾病三级预防体系来进行，即初次 LDH 的预防、LDH 神经根病症状复发的预防及 LDH 术后症状性突出复发的预防。

1. 初次 LDH 的预防

增强自我职业保护意识、避免腰部不正确持重姿势，适当的腰背肌功能训练可能对急性 LDH 有一定预防作用。

2. LDH 神经根病症状复发的预防

控制体重、规律的腰背肌功能锻炼和纠正不良姿势。

3. LDH 术后症状性复发的预防

术后可通过佩戴腰围、加强腰背肌功能锻炼等来预防复发。

（周剑鹏　陈立业　周沛）

第二节　中医对腰痹的认识

一、病因病机

腰椎间盘突出症属中医学的“腰痛”“腰脊痛”“痹证”的范畴。如《论病因》说“所谓痹者，各以其时，重感于风寒湿之气也。”《素问•痹论》曰：“风寒湿三气杂至，合而为痹。”《类证治裁•痹症》：“诸痹……良有营卫先虚，腠理不密，风寒湿乘虚内袭，正气为邪阻，不能宣行，因而留滞，气血凝涩，久而成痹。”张仕年等认为该病是风、寒、湿邪闭阻经脉、营卫之气滞逆、血行瘀滞所致，风、寒、湿是主要病因，经脉闭塞、气血阻滞为基本病机。《素问•阴阳应象大论》：“地之湿气，感则害皮肉筋脉。”《金匮要略》首篇云：“清邪在上，浊邪居下。”近代医者也认为：“凡有水湿，必侵腰脐，但有轻重之分耳。湿为六淫之一，湿为阴邪，易伤阳气，湿性重浊、趋下，故其伤人亦如风寒之先伤在太阳。湿易流关节，湿邪痹着，阳气不通，关节疼痛。可见腰椎间盘突出症的特点是合邪为病，其中湿邪为重要致病因素，也是腰椎间盘突出症迁延难治的原因。无论夹邪为风湿、寒湿，甚至合并瘀血，治湿当为关键。”《金匮要略》云：“湿痹之候，小便不利，大便反快，但当利其小便。”《金匮要略》：“师曰：诸有水者，腰以下肿，当利小便。”所以，湿邪聚结在里、在下，“在下者，引而竭之”，故当利小便，使水湿从下而去。小便得利，里湿去，阳气通，太阳膀胱经气自盛，湿痹亦除。《金匮要略》云：“治湿不利小便，非其治也。”

二、辨证分型、内服外治

（一）关于痹证的治疗

《内经》中未具体论及药物的内治疗法，主要记载了针刺和药熨等外治疗法。《灵枢·官针》云："毛刺者，刺浮痹于皮肤也……短刺者，刺骨痹。"根据病邪在何处，而分别采用不同的针刺方法。《灵枢·寿夭刚柔》云："刺布衣者，以火焠之。刺大人者，以药熨之……用淳酒二十升，蜀椒一升，干姜一斤，桂心一斤……用绵絮一斤，细白布四丈，并内酒中。置酒马矢煴中……以熨寒痹所刺之处，令热入至于病所，寒复炙巾以熨之，三十遍而止。"采用了淳酒、蜀椒、干姜、桂心等辛温之品外用治疗痹证。但治疗方法基本是以辛温散寒为主。

汉代张仲景详细论述了痹证的治疗，既有具体治法，又有具体方药，在《内经》的基础上有了较大发挥。他提出了利小便、发汗以治湿痹的具体治法，如《金匮要略·痉湿暍病脉证治第二》中有"湿痹之候，小便不利，大便反快，但当利其小便""若治风湿者，发其汗，但微微似欲出汗者，风湿俱去也"。在治疗中常用五苓散、麻黄加术汤等方剂。在《金匮要略·中风历节病脉证并治第五》中提出"诸肢节疼痛，身体魁羸，脚肿如脱，头眩短气，温温欲吐，桂枝芍药知母汤主之""病历节不可屈伸疼痛，乌头汤主之"，以调和营卫、温阳祛瘀、祛风除湿。张仲景还继承了《内经》的针刺之法，对于血痹轻证，用针法引动阳气，令阳气通行，血行通畅，风邪得解，而对于素体阴阳不足又感邪较重者，治宜温经通阳、和营行痹，方用黄芪桂枝五物汤。此外，白术附子汤、甘草附子汤、白虎加桂枝汤、藜芦甘草汤、甘姜苓术汤等诸多方剂，也都是治疗痹证的经典成方，这些方剂被后世统称为治痹经方。隋、唐、宋时期，对痹证的治疗又有新的发展。

隋代巢元方《诸病源候论》中有关痹证的论述，既以《内经》为圭臬，又有所创新，对发展痹证的治法起到了承前启后的作用。《诸病源候论》中提及了以汤、熨、针、石等法治疗痹证，虽未阐述具体方药，但详细描述了按导疗法（包括气功、自我按摩、关节运动操等），治疗痹证的按导方法有30多条，其认为按导疗法具有疏通经络、行气活血、祛风散寒、化瘀消肿等作用。

唐代孙思邈《备急千金要方·诸风》云"夫腰背痛者，皆由肾气虚弱，卧冷湿地当风所得也，不时速治，喜流入脚膝，为偏枯冷痹缓弱疼重，或腰痛挛脚重痹"，提出了痹证日久，则气血不足，肝肾亏虚，治疗以祛风散寒除湿为主，同时兼用补益气血、滋养肝肾之品，方选独活寄生汤。此方为后代直至今世医家广为运用。

宋代《普济本事方》用麝香丸治疗本病："麝香丸，治白虎历节诸风疼痛，游走无定，状如虫啮，昼静夜剧，及一切手足疼痛……如绿豆大，每服七丸，甚者十丸，夜卧令膈空，温酒下，微出冷汗一身便瘥。予得此方，凡是历节及不测疼痛，一二服便瘥。”《太平惠民和剂局方》中，则用五痹汤来“治风寒湿邪，客留肌体，手足缓弱，麻痹不仁；或气血失顺，痹滞不仁，并皆治之”。南宋严用和创拟的蠲痹汤，主要治疗“身体烦痛，项背拘急，或痛或重，举动艰难，及手足冷痹，腰腿沉重，筋脉无力”，一直被后人所沿用，被认为是通用的基本方。宋代《圣济总录》把诸痹分为痛痹、着痹、行痹、风冷痹、风湿痹等，指出寒邪甚者为痛痹，“治宜通引营卫，温润经络，血气得温则宣流，自无壅瘀也”，拟方有茯苓汤方、天雄丸方、去毒丸方、当归摩膏方、茵芋浸酒方；湿气胜者为着痹，“治宜除寒湿，通行经络则瘥”，拟方有石斛散方、侧子汤方、附子丸方、天雄浸酒方、白花蛇丸方、茯苓汤方、干蝎散方、摩风膏摩之方、龙虎膏方；风气胜者为行痹，“治法虽通行血气，宜多以治风之剂”，方有防风汤方、羚羊角丸方、萆薢丸方、山茱萸丸方、干地黄丸方、附子酒方；寒气多者，谓之冷痹，方有巴戟天汤方、牛膝散方、虎骨散方、菖蒲散方、萆薢丸方、白蔹散方、羌活饮方、楮实丸方；而“风湿痹者，以风湿之气，伤人经络而为痹也”，用防己汤方、海桐皮汤方、白花蛇丸方、苍耳饮方等方药。

中医内治腰椎间盘突出症的方药众多，有应用基本方化裁、有辨证施治、有分期治疗，其用药特点主要针对腰椎间盘突出症的病因病机使用祛风湿、活血化瘀、止痛、补肝肾、强筋骨的药物，均不同程度缓解了患者的疼痛和下肢麻木等症状。近年来，随着中医对该病的认识不断深入，对该病的分型亦日益趋向统一，根据国家中医药管理局1995年实施的《中医病证诊断疗效标准》，把腰椎间盘突出症分为4型，即血瘀型、寒湿型、湿热型、肝肾亏虚型。同时不少医家还根据临床实际情况，进行相应的辨证论治，也取得了良好的疗效。宋家宪中医辨证本病分为4型：①风寒痹阻，以细辛乌头汤加减；②气滞血瘀，以桃仁四物汤加减；③湿热内阻，以四妙散合五藤逐痹汤（忍冬藤、鸡血藤、络石藤、海风藤、红藤）加减；④脾肾阳虚，以右归丸合独活寄生汤加减。取得较好效果。付志辉等辨证治疗腰椎间盘突出症分为7型：①寒凝血脉型：方用当归四逆汤加味或附子理中汤加味；②阳虚寒凝型：方用右归丸或肾气丸加味；③寒湿阻络型：方用羌活胜湿汤加味；④肝脾不和型：方用逍遥散或丹栀逍遥散加味；⑤肝肾阴虚型：方用六味地黄丸、左归丸、大补阴丸加味；⑥瘀血阻滞型：方用身痛逐瘀汤、血府逐瘀汤加味或桃红四物汤；⑦气虚型：方用补中益气汤、参苓白术散或四君子汤加味。均配合骨盆牵引，有效率达93.11%。徐阳平用“下法”治疗本病，其中气滞血瘀型用寒下法，选用大黄牡丹汤，风寒湿型用温下法，选用大黄附子汤加减。肾虚型用润下法，选用麻子仁丸加减，优良率占78.16%。在辨证基础上，侧重于患者主观症状的疼痛、酸胀、麻木选方用药，疼痛为主症的，治宜祛瘀通络，药用当归、乳香、制南星、炙全蝎、炙蜈蚣、制香附、葛根、淡附片、茯苓、甘草；酸胀为主症的，方选阳和汤加味，药用熟地、当归、鹿角胶、生麻黄、白芥子、干姜、肉桂、木瓜、苍术、甘草；麻木为主症的，药用牛膝、乳香、丹参、白僵蚕、炙全蝎、炙蜂房、乌梢蛇、净蝉衣、鸡血藤、茯苓、甘草。

分期选方中尚忠麟分初、中、后 3 期进行治疗。①初期：为病后 7 天以内，治疗宜活血止痛、利水消肿；②中期：为病后 7 ～ 20 天，治疗宜活血舒筋通络；③后期：为病后 20 ～ 60 天，经急性期综合治疗后，病程较久，体质偏虚，故治疗宜补养肝肾、宣痹通络。根据中医辨证分为急性期、缓解期、恢复期，分别选用身痛逐瘀汤、独活寄生汤、金匮肾气丸治疗，配合腰椎牵引加针灸，总有效率为 87.19%。韦坚义认为急性疼痛期宜清热利湿、祛风通络佐安神之剂，整复期宜祛瘀活血止痛佐续筋之剂，缓解期宜通经活络佐调理气血，后期宜益肝肾、补气血、柔筋。治疗机制可能与中药在抗炎、保护神经、促进退行性变椎间盘再生和胶原合成、血管增生和突出椎间盘髓核组织再吸收方面的作用有关。上述常用方药研究亦提示，中药内服能显著地镇痛，改善因腰椎间盘突出而造成的局部软组织压迫及神经根血供减少，加强组织的有氧代谢，减轻突出物压迫神经根而造成的无菌性炎症及粘连，甚至可以使突出的椎间盘髓核组织再吸收。

（二）推拿手法治疗

推拿手法治疗 LDH 作为非手术疗法之一，主要有推拿、按揉、滚动、斜扳、牵抖、扳提、屈髋、旋转复位等综合手法，有活血化瘀、舒筋通络、改善微循环、松解组织粘连、改变突出的髓核与神经根的位置关系而达到恢复脊柱的内外平衡的作用。王文彪采用放松、压拉、斜扳、旋腰综合手法治疗 LDH 取得较好效果，采用手法点穴（腰阳关、肾俞、大肠俞、关元俞、环跳、承扶、委中等结合循膀胱经手法）治疗本病取得良好疗效。杜双庆等采用中医正骨手法治疗腰椎间盘突出症也取得较佳效果。但行推拿手法过程中容易引起副损伤如骨折等，且治疗方法标准难规范，疗效也难确定。

正骨手法配合中药外敷。《医宗金鉴·正骨心法要旨》曰："夫手法者，谓以两手安置所伤之筋骨，使乃复于旧也。"正骨手法通过在腧穴、筋肉及骨骼不同层面上的治疗，以松动病变部位的上下关节，纠正椎间关节的紊乱，使关节间对合关系得到恢复；同时使病变椎间盘及神经根产生移位，减轻对神经根的机械压迫，降低张力，从而调整椎间盘在空间力学上的平衡状态和脊柱顺应性，恢复脊柱生理功能的平衡。正骨手法具有复位筋骨、疏通经络、减轻压迫、松解粘连的作用。湿热敷通过活血化瘀、温经散寒祛湿之中药直接作用于局部，可扩张血管，加快血液循环，使药物有效成分通过皮肤渗入相应关节周围的组织，促进其新陈代谢，使肌肉、肌腱、韧带松弛，起到内病外治、由表透里、疏经通络的作用。刘彦璐等采用正骨手法结合中药外敷治疗腰椎间盘突出症取得了很好的临床疗效。赵道洲等设治疗组采用正脊调曲手法联合熥敷合剂（院内制剂）外敷患处，对照组给予腺苷钴胺肌内注射配合腰部牵引及中低频治疗仪理疗，2 周后，治疗组有效率 87.5%，优于对照组的 73.0%，差异有统计学意义（$P < 0.05$）。顾罗加等采用中医推拿联合中药外敷治疗腰椎间盘突出症 145 例，结果显示治疗组 JOA 评分及临床症状评分均较对照组显著升高。

（三）针灸疗法

针灸疗法是传统的中医学外治方法之一，历史悠久。针灸治疗腰椎间盘突出症的机制主要在于其通过促进神经新陈代谢、调整脊柱生物力学、改善神经周围微循环、消除神经炎症反应、影响镇痛的神经通路及递质等而达到治疗效果。针灸治疗 LDH，取穴一般按照局部取穴、循经取穴和对症取穴相结合的原则，涉及的经脉主要是督脉、足太阳膀胱经和足少阳胆经。

根据所依据的经络腧穴理论的不同分类：①透达阳气法。“阳气者，精则养神，柔则养筋”。当肝肾亏虚时，腰府失其濡养温煦，出现腰骶部酸困不适等症状，治疗当采用烧山火手法助阳补肾，温化阳气，通络止痛。②调神通督法。“督脉为病，脊强反折”“诸痛痒疮皆属于心”理论，采用督脉腧穴水沟、百会及八脉交会穴后溪治疗腰椎间盘突出症，可取得显著疗效。③刺经筋法。在经筋理论的指导下治疗腰椎间盘突出症，在足太阳经筋、足少阳经筋等循行部位，根据“以痛为腧”的原则选取针刺点，采用分刺、关刺或排刺法进行治疗，并指导患者活动相关部位，以达到松筋活血行气之效。④腹背阴阳配穴法。卢群文等认为“阴阳经络，气相交贯，脏腑腹背，气相通应”。阴平阳秘，精神乃至；阴阳偏衰，疾病乃生；经络阴阳失衡是导致腰椎间盘突出症的重要原因之一；故在治疗时阴阳同调，达到“从阳引阴、从阴引阳”的目的。⑤针刺特定穴。冯立来等采用“冯氏一针”经络辨证，找出不同时期、不同部位的腰椎间盘突出症的最主要的矛盾，选取最为恰当的 1 个穴位进行针刺，达到四两拨千斤的效果。⑥泻阳补阴法。中医学阴阳平衡原理及西医学主动肌与拮抗肌的关系认为：腰椎间盘突出症腰臀部等后外侧因疼痛而肌肉痉挛，肌张力增高，而腹部肌肉、大腿前内侧等部位则相对弛缓，属于阳急阴缓，痉挛属实，弛缓属虚，针刺治疗当阴阳经兼顾，即泻阳补阴。⑦原络配穴法：中老年性腰椎骨关节病内因责之于肝肾不足、脾肾阳虚，外因归咎于感受风寒湿邪。在治疗时应从调理脏腑功能入手，根据“经络滞，而求原、别、交、会之道”理论，采用原络配穴法治疗该病，疗效显著。

根据针刺方法的不同分类：①毫针刺法。郑灿磊等对治疗组 30 例患者选取腰夹脊穴采用徐疾补泻手法，环跳、委中等穴采用常规针刺，平补平泻；对照组30例选穴同治疗组，均施以常规针刺，平补平泻。结果显示治疗组总有效率96.67%，优于对照组的83.33%。②电针。邓启龙等观察了在选穴相同的情况下，不同体位电针改善腰椎间盘突出症患者疼痛等症状效应的不同，发现改良侧卧体位电针疗法较俯卧位电针疗法临床疗效更优。对腰椎间盘突出症急性期患者选取气海俞、大肠俞、委中等穴位行电针断续波治疗，与口服塞来昔布胶囊、甲钴胺片的对照组进行对比，结果显示电针组总有效率为93.3%，优于口服药物组的86.7%。③头皮针。有研究表明在推拿治疗基础上选取顶中线、顶颞后斜线上1/5、顶旁1线行头皮针治疗，取得了较显著的疗效。④平衡针。平衡针以中医学心神调控学说和西医学的神经调控学说为理论基础，以人体内固有的自我平衡系统——大脑高级指挥系统为其核心思想，通过针刺来激发人体自身能量体系，促进机体状态的良性转归。平衡针治疗能很好地缓解腰椎间盘突出症的疼痛，临床疗效显著。⑤梅花针扣刺。梅花针疗法是古代“毛刺”“扬刺”“半刺”等传统刺法的发展，是根据经络学说的皮部理论，叩刺内脏疾病反映于体表的阳性部位、相关经络循行部位等，使针感随着刺激部位的不同而驱动，促使相应区域的经脉之气循行，从而调节经络气血。⑥耳穴透刺法。耳穴是耳郭表面与人体脏腑经络、组织器官、四肢躯干相互沟通的部位。耳朵形似倒置在子宫内的胎儿，与全身存在着投影式的联系。耳穴沿皮透刺时对耳软骨骨膜的刺激量较直刺时更大，且刺激的范围更广，在减轻患者疼痛方面疗效更显著。⑦腹针疗法。腹针疗法以神阙调控系统理论为核心，以脏腑、经络学说和中医学基础理论为基础，通过刺激腹部穴位来调节脏腑失衡，从而治疗全身疾病。⑧浮针。浮针治疗能在短时间内有效缓解腰腿痛症状，起到活血行气、疏通经络、消炎止痛的作用。⑨针刀治疗。针刀“非针非刀，亦针亦刀”，具有鲜明的独特性。黄承军等利用针刀的刺、剥、割等作用，采用“压敏点定位法”治疗不同证型的腰椎间盘突出症，结果显示针刀疗法对寒湿瘀热病邪所致的实证性腰椎间盘突出症即时镇痛效果较肝肾亏虚型腰椎间盘突出症疗效更显著。⑩穴位埋线。穴位埋线源于针刺疗法，是将羊肠线埋植于体内，对穴位进行持久而柔和的刺激以起到疏通经络、调节阴阳、扶正祛邪的作用。⑪瑢瑢火针。根据“燔针劫刺，以知为数，以痛为输”“诸阳经气皆浊，诸阴经气皆清……刺阳者，深而留之；刺阴者，浅而疾之”理论，采用火针齐刺留针治疗腰椎间盘突出症，能明显提高患者JOA评分，降低VAS评分，临床疗效显著。⑫腕踝针。腕踝针疗法治疗腰椎间盘突出症能达到即时止痛效应，且其刺激小，易被患者接受。⑬水针。

（蔡迎峰　陈立业）

第三节　名医经验

一、阶梯治疗

蔡教授治疗腰椎间盘突出症讲究阶梯治疗。腰椎间盘突出症的临床治疗需要分期治疗，而且每期的治疗方案需要遵从治疗技术最佳适应证首选化原则，中西医治疗技术联合，由简单到复杂，并且按照腰椎间盘突出症的病程发展及症状体征改善程度进行调整，体现出治疗方案的阶梯化与一体化。而且腰椎间盘突出症的治疗过程不是简单的“中病即止”，而是治疗与预防序贯化的过程，即通过药物或治疗技术使得患者症状体征得到缓解后，临床对患者的治疗需要转归为心理辅导与躯体功能锻炼指导及生活工作方式健康指导，从而达到对腰椎间盘突出症的序贯化防治。以下将进行详细叙述。

LDH 的治疗方案，包括手术及保守治疗，手术治疗主要为椎间盘切除术，保守治疗的方案主要包括卧床休息、运动疗法、药物外敷、针灸推拿等，治疗主要目的集中在缓解疼痛和神经压迫症状。手术治疗 LDH 疗效确切，腰椎间盘切除术是对于此类患者的标准外科手术；微创外科手术具有创伤小、恢复快的特点。对于大多数患者而言，椎间盘组织自然退行性病变是不可避免的，国外学者的研究指出，60% ～ 90% 的 LDH 患者可以采用保守治疗策略，且文献报道突出的椎间盘组织可在一定时间内自行吸收。因此，LDH 的保守治疗应得到足够重视。

二、临证验方

中医对腰椎间盘突出症具有独特理论，《医林改错》：“凡肩痛、臂痛、腰疼、腿疼或周身疼痛，总名曰痹症。”《证治准绳·腰痛》中曰：“腰痛有风、有湿、有寒、有热、有挫闪、有瘀血、有滞气、有痰积，皆标也。肾虚，其本也。”腰痹总因肾虚，腰府失养，兼劳伤筋骨，跌仆闪挫，感受风寒湿邪等。国内关于中医中药治疗 LDH 的报道也较多，其疗效良好，辨证中药内服具有较好的疗效。研究证实中药内服、外治法能显著镇痛，改善因腰椎间盘突出而引起的局部软组织压迫及神经根血供减少，加强组织的有氧代谢，减轻突出物压迫神经根而造成的无菌性炎症及粘连，甚至可以使突出的椎间盘髓核组织再吸收。

椎间盘方、温通膏是在继承岭南骨伤名医蔡忠、省名老中医刘金文教授治疗 LDH 的经验与基础上不断总结，由广州医科大学附属中医医院骨伤科专家、广州市名中医蔡迎峰教授拟定。其认为腰痹病因病机为肾阳亏虚，寒湿闭阻，经脉凝涩，痰瘀闭阻不通。阳气亏虚在本病中起主导作用。腰椎间盘突出的髓核等组织，符合中医学“痰”，此为有形实邪，多因督脉空虚，脊柱失于温养，以至筋柔骨弱，髓核膨出，督脉经气不利；气即不行，血行瘀阻，虚瘀内生，血不利为水。瘀血为本病重要的病理产物，结合岭南气候特点，湿邪为重要致病因素，湿邪痹着，阳气不通，津液气化不利为湿，日久聚湿生痰；血脉失于温煦推动，也是腰椎间盘突出症迁延难治的原因。治疗应以补肾通阳为则。湿邪聚结在里在下，“在下者，引而竭之”，故当利小便，使水湿从下而去。小便得利，里湿去，阳气通，太阳膀胱经气自盛，湿痹亦除。因此，通阳不在温，而在利小便。椎间盘方是治疗 LDH 的传统验方，是以肾气丸为基础，结合岭南地区气候特点、人群的体质及疾病的发病因素化裁而成，以达温阳化气之效。经过多年的临床实践，不断地改进、创新、研制而成。《素问•痹论》所言：“痹在于骨则重，在于脉则血凝而不流，在于筋则屈不伸，在于肉则不仁。”治当温经散寒、活血通络、祛风消肿止痛。

温通膏具有温经止痛、活血化瘀之功，主治筋骨痿软无力或感受风、寒、湿邪，损伤日久致颈肩腰腿痛、关节痹痛、形寒肢冷者，用于腰部痛处，可加强督脉阳气运行，温煦推动腰部血脉。

1）“椎间盘方”组成：杜仲，巴戟天，淫羊藿，薏苡仁，路路通，桑枝，蜈蚣等。

用法用量：加水 600 mL 左右煎煮，去渣取药汁约 150 mL，分 2 次服。

方解：本方为治疗久痹而肝肾两虚，气滞血瘀之验方。其证乃感受风、寒、湿邪而患痹证，日久不愈，累及肝肾，耗伤气血所致。风、寒、湿邪客于肢体关节，气血运行不畅，故见腰膝疼痛，久则肢节屈伸不利，或麻木不仁，正如《素问•痹论》所言：“痹在于骨则重，在于脉则血凝而不流，在于筋则屈不伸，在于肉则不仁。”肾主骨，肝主筋，邪客筋骨，日久必致损伤肝肾，耗伤气血。又腰为肾之府，膝为筋之府，肝肾不足，则见腰膝痿软；气血耗伤，故心悸气短。《素问•逆调论》云：“营气虚则不仁，卫气虚则不用，营卫俱虚则不仁且不用。”其证属正虚邪实，治宜扶正与祛邪兼顾，既应祛散风、寒、湿邪，又当补益肝肾气血。方中杜仲、巴戟天、淫羊藿为君，辛苦微温，补益肝肾。臣以薏苡仁健脾利水渗湿，除湿浊之痹；路路通、桑枝祛风湿，舒筋络而利关节；蜈蚣性温，擅治顽疾，可搜风通络止痛，攻毒散结。君臣相伍，共祛风、寒、湿邪。

功能：补肝肾、益气血，通利筋脉。

主治：痹证日久而见肝肾两虚，气血不足，气滞血瘀的腰痛、下肢放射痛。

2）“温通膏”组成：丁香，肉桂，白芷，姜黄，乳香，没药，桃仁，红花等。

剂型：外用膏剂。

方解：风寒湿邪客于肢体关节，气血运行不畅，故见腰膝疼痛，久则肢节屈伸不利，或麻木不仁，正如《素问•痹论》所言：“痹在于骨则重，在于脉则血凝而不流，在于筋则屈不伸，在于肉则不仁。”治当温经散寒、活血通络、祛风消肿止痛。

方中丁香味辛，性温，具有温中降逆、补肾助阳的功效；肉桂有补火助阳，引火归元，散寒止痛，温通经脉的功效，《日华子本草》曰："治一切风气，补五劳七伤，通九窍，利关节，暖腰膝，消瘀血，治风痹骨节挛缩，续筋骨，生肌肉。"姜黄破血行气，通经止痛，常用于风湿肩臂疼痛及跌扑肿痛者。白芷具有解表散寒，祛风止痛，通鼻窍，燥湿止带，消肿排脓，祛风止痒之效，与诸药合用，可加强消肿之效，且具有止痒之功，预防外用药所带来皮肤瘙痒的不良反应；乳香、没药、桃仁、红花合用，可活血散瘀定痛，消肿生肌，治疗风湿痹痛、跌打损伤；花椒味辛，性温。《神农本草经》："主邪气咳逆，温中，逐骨节皮肤死肌，寒湿痹痛，下气。"

功用：温经止痛，活血化瘀。

主治：筋骨痿软无力或感受风寒湿外邪，损伤日久致颈肩腰腿痛、关节痹痛、形寒肢冷者。

用法用量：取制作好的药膏，于微波炉加热至 40 ℃左右，1 ～ 2 贴 / 次，外敷腰痛最甚处，敷贴时间为 4 ～ 6 小时。

三、理筋手法

腰椎牵引能够使腰部肌肉痉挛缓解，增大椎体间隙，对小关节倾斜进行纠正，利于突出椎间盘回纳，并对腰椎活动进行限制，降低对受压脊髓与神经根的反复摩擦刺激，促进神经根、脊髓、肌肉和关节囊等组织水肿与炎症消退。于俯卧位牵引过程中，配合双掌于腰部痛处抖法，可有效放松腰背部肌肉，从而降低腰椎间盘内压，膨出椎间盘会因为负压虹吸作用缩回或部分缩回到椎间隙中，缓解椎间盘朝向四周的压力，牵开小关节间隙，解除滑膜嵌顿，使椎间盘正常序列与关系恢复。推拿对于腰椎间盘突出症的治疗重点就是消除无菌性炎症、解除压迫，利用手法治疗提高局部组织痛阈，改善腰肌高张力，缓解肌肉痉挛。使椎间盘内压力降低，盘外压力增加，促进突出物的还纳，为纤维环修复创造条件。肾俞穴、大肠俞、志室穴，归足太阳膀胱经，主治腰痛；腰眼穴强腰健肾；次髎穴，归足太阳膀胱经，主治腰骶神经痛；腰俞，属督脉，主治腰脊痛；命门，属督脉，主治虚损腰痛；委中穴是足太阳膀胱经的腧穴，主治腰及下肢病证。牵抖整脊理筋法是在继承岭南传统蔡氏整脊手法的基础上改良而成，理筋整复可有助于腰痹的病理产物瘀血的消除，对于闪挫致瘀、风寒湿邪侵袭日久致瘀者，配合穴位点按及斜扳法，疗效显著。

四、针刀治疗

针刀是中西医结合的特殊产物，既符合中医针法疏通经络、通利气血理论，可达到经络气血通畅、化瘀止痛的效果，又符合西医手术理论，对颈肩等部位粘连的软组织进行切割，使局部肌肉痉挛得以缓解，减轻神经根卡压状况，以维持颈椎生物力学平衡。针刀疗法可直达病灶，适用于软组织损伤性病变和部分骨关节病变，定位以痛点为多，治疗以缓解症状为主，是常用的保守治疗手段，目前多用于软组织及关节相关疾病的治疗，应用广泛且效果较好。小针刀疗法能够一定程度地切割、剥离、松解病变深处因炎症、渗出、长时间痉挛僵直等而粘连的软组织，解除软组织挛缩与粘连，松解韧带、肌肉，打破病理性应力状态，畅通局部血液循环，促进炎症物质代谢、吸收，加速关节软骨及其他软组织恢复。单一疗法可在一定程度上缓解 LDH 根性痛，如许多报道表明针刀治疗 LDH 均取得了一定的临床疗效，但往往不能标本兼顾；此外，也有针刀配合中药，运用针刀松解术配合手法等方法联合治疗 LDH 根性痛亦获得一定疗效。联合疗法集中了直达病灶、标本同治、安全便捷、中西医结合等多种优势，能够快速减轻 LDH 患者的疼痛麻木不适、改善腰部及肢体功能受限、缓解肌肉韧带痉挛、解除软组织粘连等，有助于提高患者生活及工作质量，对疾病的康复有促进作用。此外，与其他传统疗法相比，联合疗法还具有创伤小、器材简单、操作方便、治疗时间短、价格低廉等优点。

辨证论治是中医学取得最佳治疗方案和最佳疗效的基础。针刀医学的发展只有短短几十年，系统的辨证论治体系远未形成，然而与其他传统中医疗法相比，针刀“非针非刀，亦针亦刀”，具有非常鲜明的独特性，如果只是简单地套用脏腑辨证理论和方法，等于摒弃了针刀理论的独特性，也不利于针刀疗效最大限度的发挥。针刀等外治疗法在治疗理念和方法上与中医内科的药物治疗截然不同，因此其所辨的“证”与传统的辨证也应不同，应建立符合针刀疗法自身特色的辨证论治体系。

针刀的疗效与治疗点的选择有密切关系。对治疗点的精确选择是针刀辨证论治的主要内容之一。针刀治疗点应具备两个基本要素，一是局部病理改变；二是与临床症状直接相关。《灵枢·经筋》中多次提到针刺治疗经筋病的原则：“治在燔针劫刺，以知为数，以痛为输。”“以知为数”可理解为“以患者出现针感为准”，“以痛为输”即“以患者疼痛的部位取穴”，前后文联系起来可以认为，针刺治疗经筋病应以能复制患者疼痛症状的部位为定穴标准。刘保新教授经长期临床观察及摸索，总结出“压敏点”定位法应用于临床，总有效率可达到 100%。尽管压敏点的发生机制尚不明确，但从中医基本理论上分析，压敏点不仅是腰椎间盘突出在体表形成的病理反应，也是“内在改变”（椎间盘突出）与“外在症状”（根性痛）之间的关键，具有“证”的基本特征，因此压敏点是针刀疗法所辨的证之一。刘保新教授在临床上重视通过仔细的体格检查查找压敏点，“见压敏点则针刀”，无压敏点的患者则不适宜针刀治疗，而压敏点病灶所处的部位和深度决定了针刀操作手法的不同，这一诊疗过程充分体现了针刀疗法的“理、法、方、术”思维过程，是针刀辨证论治的新形式。

五、手术经验

（一）椎间孔镜

1. 适应证选择

手术适应证：①腰椎间盘突出症病史超过 12 周，经系统保守治疗无效；或保守治疗过程中症状加重或反复发作；②腰椎间盘突出症疼痛剧烈，或患者处于强迫体位，影响工作或生活；③腰椎间盘突出症出现单根神经麻痹或马尾神经麻痹，表现为肌肉瘫痪或出现直肠、膀胱症状。

2. 技术优势

作为脊柱外科的常见疾病，腰椎间盘突出症的手术治疗方式一直备受关注。手术治疗目的在于解除突出的椎间盘组织对脊髓神经的压迫，并且重建腰椎脊柱的稳定性。传统手术方法通常为开放式后入路手术摘除突出的椎间盘髓核部分，再根据患者的椎体稳定性及退行性病变程度选择性的实施椎体融合术或黄韧带扩大开窗术。这种术式解剖结构清晰，手术效果较好，但开放性伤口较大，对于软组织剥离较多，对患者造成的创伤较大且恢复时间较长，患者接受程度较低。为了改善传统开放手术的不足之处，脊柱微创技术这些年得到了长足的发展与进步，伴随微创脊柱内镜和手术器械的不断发展，Yeung 研制出 YESS 技术，开创了脊柱微创技术的新纪元，Hoogland 等提出改良的 TESSYS 技术使得脊柱微创技术得到改善和广泛应用。TESSYS 技术仅需 10 mm 以内的切口便可完成椎间孔的减压、髓核摘除、椎间孔扩大等复杂手术操作，极大程度地减少了脊柱外科手术的创伤，随着配套设备的改良和理论技术的完善，该技术得到越来越多的脊柱外科临床医师的认可和使用。相较于传统开放性手术，TESSYS 技术是一种精确直达病灶的完全微创的手术方式，通过外侧椎间孔入路，该技术极大地避免了对椎旁肌肉、椎板、棘突及脊柱后方肌肉韧带复合体等结构不必要的破坏，对脊柱稳定性影响小，术中出血极少，术后早期即可下床进行功能锻炼，相当程度地缩短住院时间，同时该手术可在局部麻醉下进行，手术全程患者处于清醒状态，能够清楚地诉说身体感觉，从而避免误伤神经等严重并发症的发生。同时通过水介质可对病变部位进行持续灌洗抗炎。运用射频电极修补纤维环，消融神经致敏组织，阻断环状神经分支，解除患者软组织的疼痛。临床研究表明，TESSYS 技术与传统开放手术相比在手术创伤、住院时间、患者经济负担、手术并发症等方面具有明显优势。

椎间孔镜是为单纯椎间盘切除设计的，适应于单节段椎间盘突出偏向一侧、无椎管狭窄的病例，特别适用于髓核游离型。其最佳适应证是单节段突出，突出大小不超过椎管的 50%，或无明显移位的脱出，既往无手术史。随着这项技术的广泛应用和器械的改进，目前这项技术的使用范围有所扩展，大多数学者认为，单节段的各种椎间盘突出症（各种程度和类型），伴或不伴侧隐窝狭窄，均可采用椎间孔镜技术。但是下列情况应慎用或不宜采用：①中央型及极外侧型突出，因手术视野限制操作困难。②患者年龄偏大，小关节增生严重，椎板间隙狭窄明显。③中央型椎管狭窄或神经根出口狭窄。④椎间盘突出已完全钙化。

选择椎间孔镜手术方式时应该尊重其原始设计，不应盲目扩大椎间盘镜的手术适应证，对中央型巨大突出、复发和钙化型突出或伴椎管狭窄者不宜选用椎间孔镜方法。对于影像学检查发现多节段突出者，术前根据临床症状、体征定位，确定手术节段，如需单节段间盘切除，选用椎间孔镜手术；如需多节段手术，选用传统手术方式。对于手术前症状、体征与影像学检查不符，有探查可能者，不宜选用椎间孔镜手术。对于合并马尾神经受损症状者，突出椎间盘与神经均有粘连，镜下不易分离，且容易出现神经损伤，建议选择切开直视手术。椎间盘完全钙化患者，镜下利用窄骨凿剔除钙化块不如切开开窗直视下剔除；椎间盘部分钙化患者，多是合并疝出块压迫神经根而出现症状、体征，椎间孔镜手术能够完全解除神经压迫。

3. 椎间孔镜手术适应证

1）腰椎间盘突出：压迫神经，导致腰痛、腰腿痛，行走受限，间歇性跛行等。

2）腰椎椎间盘源性腰痛：即椎间盘突出不明显，但是腰痛明显，反复发作，保守治疗无效，此时，椎间盘已经出现结构损害并导致疼痛。

3）腰椎椎间孔狭窄：中老年腰腿痛患者，因椎间孔骨刺或韧带肥厚等可形成椎间孔狭窄，而导致神经通道受阻，扩大椎间孔可以做到神经减压。

4）腰椎间盘突出症诊断明确、经正规非手术治疗 6 个月无效者。

5）反复发作、症状严重者。

6）腰椎间盘突出、脱出和椎管内游离。

7）剧烈疼痛无法缓解，并持续加剧者。

8）腰椎间盘中央型突出伴马尾神经受压损伤。

9）腰椎间盘突出症合并侧隐窝狭窄、局限性椎管狭窄。

4. 椎间孔镜手术禁忌证

1）椎间盘突出合并椎管狭窄。

2）椎间盘突出合并节段不稳。

3）伴有明显的多节段退行性病变。

4）合并其他内科疾病不能耐受手术者。

5. 手术技巧

取俯卧或侧卧位，首先于 C 臂机正位透视下标定棘突中线及经过椎间盘上缘的平行线，侧位透视下标定一条经过下位椎体后上缘至上关节突的侧位线，此线与椎间盘上缘的平行线的交点为穿刺点。或者于 $L_2 \sim L_3$、$L_3 \sim L_4$ 棘突旁开 8 ～ 10 cm，于 $L_4 \sim L_5$ 节段旁开 11 ～ 14 cm，L_5/S_1 节段由于髂骨及 L_5 椎体横突的阻挡旁开 12 ～ 16 cm，对于肥胖或椎间孔狭窄的患者，旁开距离应该相应增大。用 18 G 穿刺针穿刺方向与水平面成 15° ～ 20° 外倾角，面向患侧椎间孔穿刺进针，穿刺至下位椎体上关节突的前下缘，并于关节突周围注射 0.5% 的利多卡因 2 ～ 3 mL。用 22 G 穿刺针通过 18 G 穿刺针内腔插入椎间盘内，应用碘海醇 + 亚甲蓝对椎间盘进行造影（图 7-3-1）。去除 22 G 穿刺针，经 18 G 穿刺针腔插入导丝（图 7-3-2），拔除穿刺针，以导丝为中心取皮肤 7 ～ 8 mm 切口（图 7-3-3），应用不同型号的软组织扩张导管逐级扩张手术通道，用锯齿状绞刀咬出下位椎体上关节突前外侧部分骨质，进而扩大椎间孔（图 7-3-4）。最后放入直径 7 mm 工作套管，经工作套管放置椎间孔镜（图 7-3-5、图 7-3-6），应用不同型号的髓核钳、髓核剪去除突出的椎间盘组织进行减压并深入椎间盘间隙内去除松散游离的髓核组织，探查并松解神经根，应用射频消融辅助止血并对破裂的纤维环进行皱缩成形。术中实时监测患者症状的改善情况，若术中看到硬膜囊搏动和神经根松弛等症状改善，说明减压充分，术毕经工作套管注射 2 mL 曲安奈德。

手术优势在于不破坏脊柱稳定性，关节突关节成形时只需要对部分关节突进行切除（<50%），保留其完整性，对脊柱的稳定性影响甚微，但也需注意关节突成形关系到能否完成对背侧的有效减压，切除过少导致对硬膜囊背侧减压不足或无法减压，难以达到手术目的，需要再次行关节突关节成形。在治疗椎间盘突出伴侧隐窝狭窄时需要具备丰富的镜下操作经验，对手术医师的技术水平要求较高，准确的穿刺定位和通道置入是有效减压的前提，也是操作难点，穿刺针定位于上关节突尖部，使用环锯切除部分关节突关节腹侧，操作过程中注意感觉骨质硬度，异常坚硬时需透视检测环锯位置是否准确，另外及时取出切下的骨质，以免残留。充分扩大椎间孔后方能对后方有效减压，当硬膜囊背侧有明显的间隙后，旋转工作通道至腹侧，对后纵韧带和椎间盘组织进行咬除，后纵韧带去除与否要根据减压后的神经根松弛度来决定，切除后纵韧带使神经根松弛度更大一些，减压更加充分，但椎间盘突出容易复发。手术操作范围为整个椎管，最终实现硬膜囊及神经根的全程减压，相对于减压侧而言，对侧的减压并不充分，尤其是很难做到对侧的侧隐窝和后方，但术后两侧的下肢症状均得以明显改善，这可能是因为在减压侧对硬膜囊的背侧、侧方、腹侧、头侧、尾侧的有效减压使受压平面的椎管容积增加，降低了椎管内压力，从而使对侧受压所引起的下肢症状得以改善。

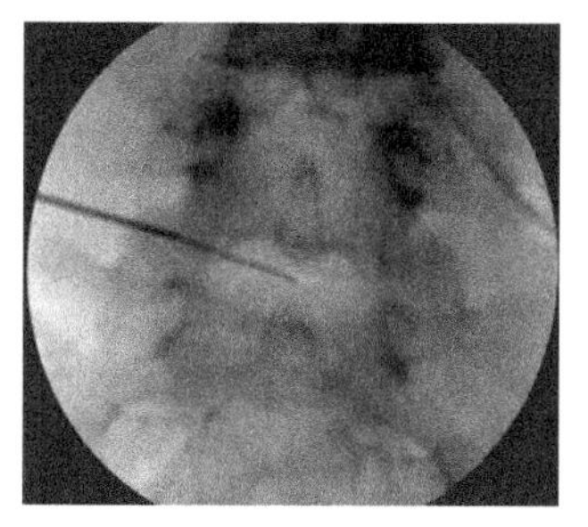
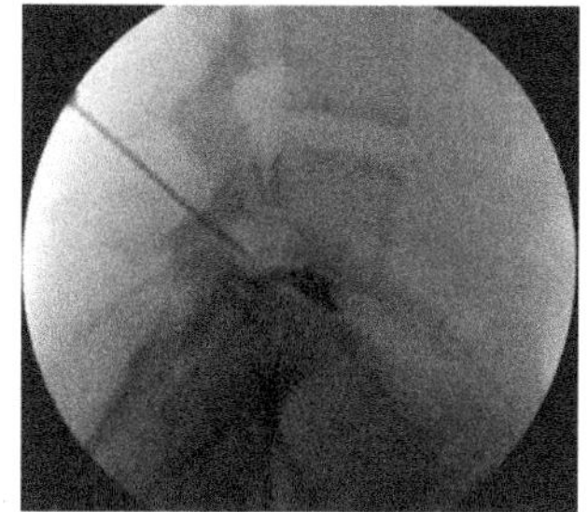
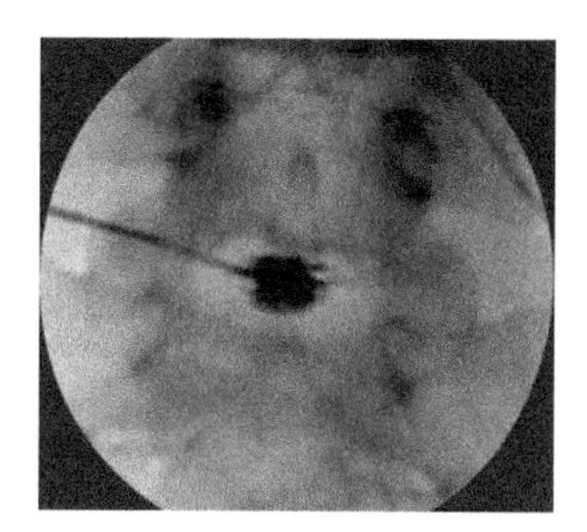

图 7-3-1　椎间盘造影

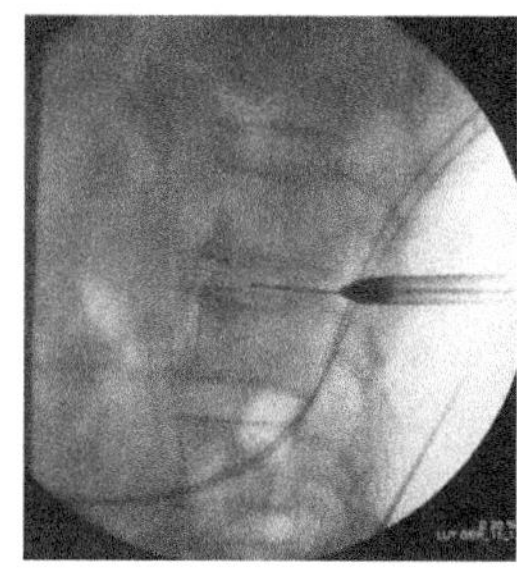
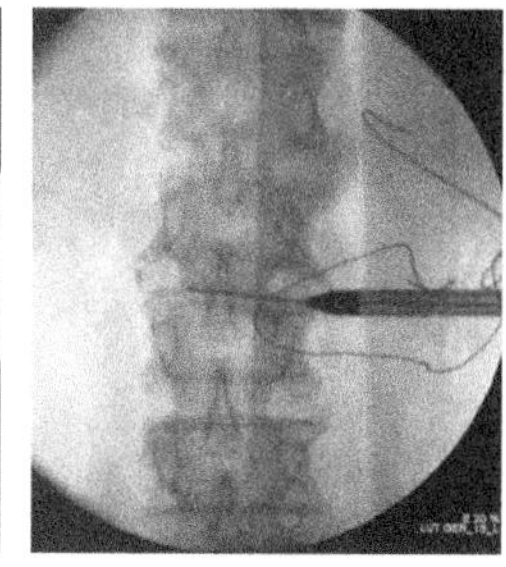

图 7-3-2　放置导丝（扩张软组织）

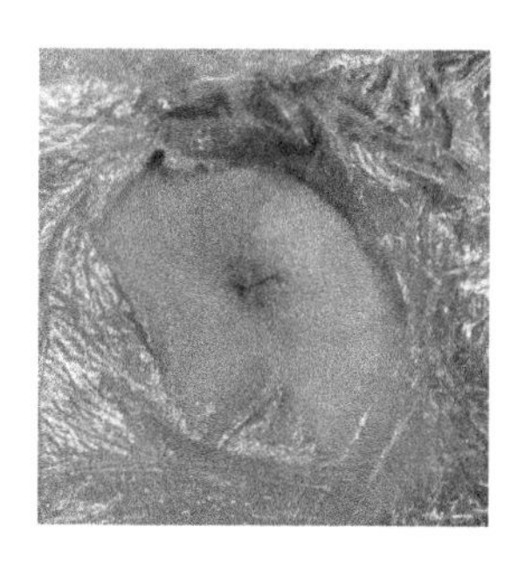

图 7-3-3　手术切口
（彩图见彩插 4）

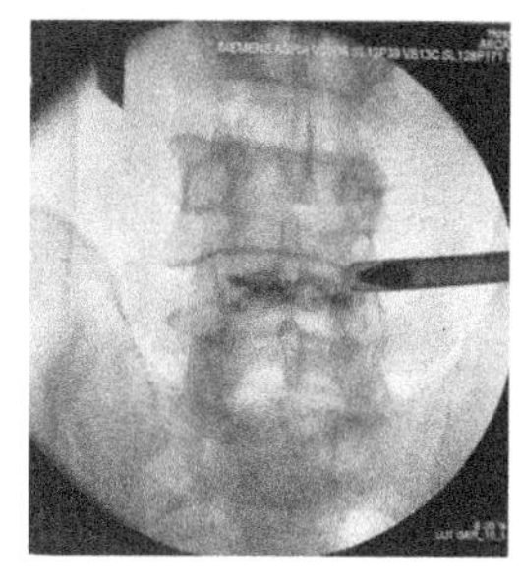
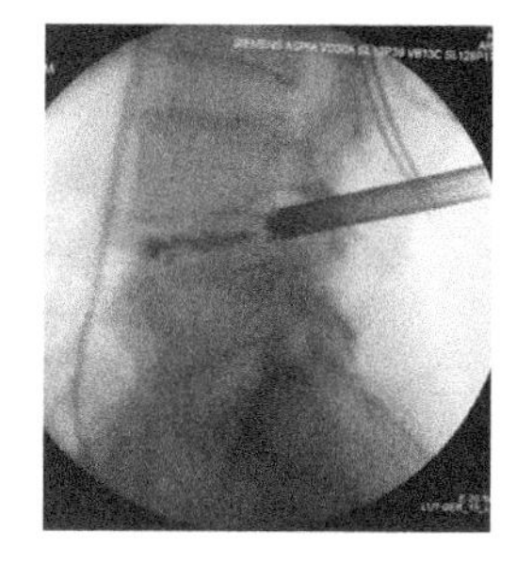

使用骨钻时，用 C 臂机从前后和侧面确定器械和骨钻顶端的位置。
骨钻的最前端不能超过中线，以避免刺激或损伤神经。

图 7-3-4　上关节突成形

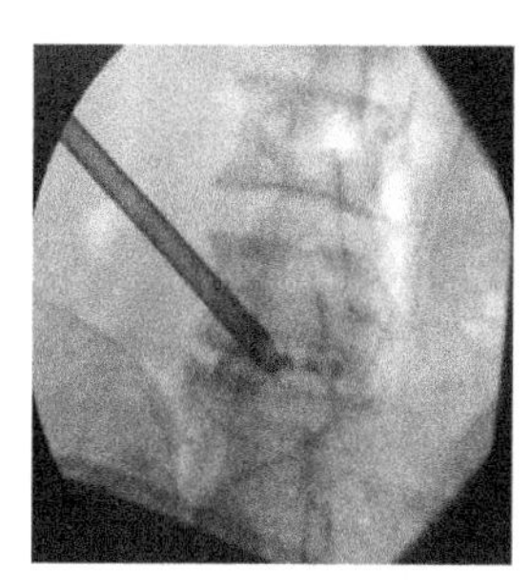
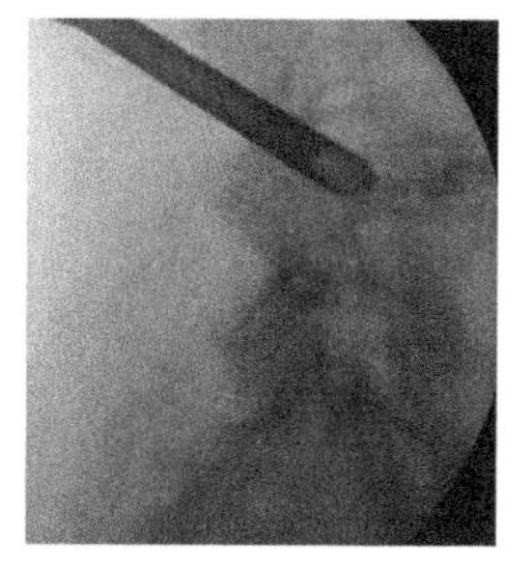

用 C 臂机确定工作套管放置的位置。正确的位置应该是放在神经根下方，
椎间盘水平，顶端正好在中线，开口朝向突出的髓核。

图 7-3-5　放置工作套管

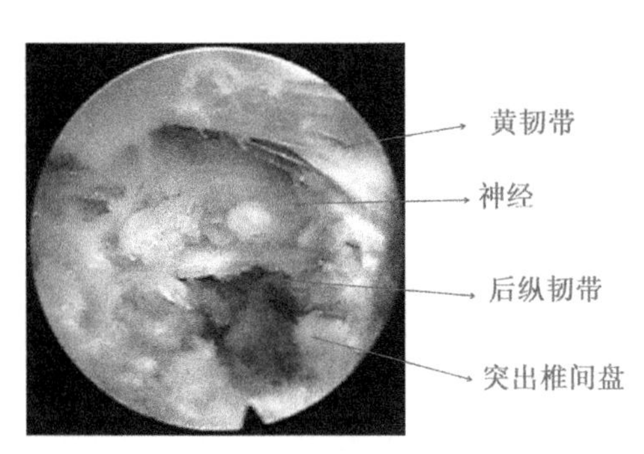

图 7-3-6 放置工作套管
（彩图见彩插 5）

（二）等离子射频消融

1. 适应证选择

射频消融髓核成形术对其适应证要求较为严格，主要针对包容性椎间盘突出（突出椎间盘组织位于外层纤维环以内）。

2. 技术优势

射频消融采用低温等离子冷融切割技术，利用射频电场产生的等离子薄层，获得足够动能的离了，使其具有切割和消融效果。冷融切过程是在低温（40 ～ 70 ℃）状态下使细胞分子链断裂，形成切割、紧缩、止血、焊接作用。治疗腰椎间盘突出症时，运用低温等离子射频能量使在椎间盘髓核内的胶原纤维汽化、收缩和固化，椎间盘内髓核组织因重塑而致体积缩小，椎间盘内的压力降低，椎间盘组织对神经根的刺激减轻，从而使症状缓解。该方法仅适用于椎间盘退行性病变程度较轻的腰椎间盘突出患者。等离子低温消融术疗效较好，但延长消融时间并不能增强疗效，反而会损伤软骨终板。

3. 手术并发症

等离子射频消融术治疗椎间盘突出症操作比较简单，并发症少，主要有：①术后椎间隙炎。主要原因为环境污染，如机房消毒不严格或未消毒，穿刺器械消毒不彻底，手术无菌操作不严格，穿刺点和穿刺途径选择不当，盲目穿刺次数太多，术后抗生素使用不足，术后休息不当等。②神经根刺激或损伤。这是穿刺时引起的下肢一过性放射，可通过改变进针方向与角度继续完成操作。③术中刀头断裂。等离子射频消融术治疗椎间盘突出症技术优点在于它维持了脊柱结构的完整性，避免了常规手术加速脊柱退行性变的可能，对椎管内结构无侵扰，等离子体热效应弱，对周围组织损伤极小、手术简便、创伤小、安全性好、恢复快。临床应用上严格筛选适应证及禁忌证，规范操作下可取得良好疗效。

4. 手术技巧

患者采取俯卧位，腹部用软垫垫起，在移动式大型 C 臂机透视监视下操作。首先确定病变椎间盘间隙并做标记，局部常规消毒铺巾。患侧腰椎间隙棘突旁开 8 ～ 10 cm 作为穿刺点，穿刺点局部麻醉，穿刺针经椎间孔外侧与皮肤成 40° ～ 50° 夹角，与脊柱正中矢状线成 45° 夹角进针。如为 L_5/S_1 椎间隙需使针身向头侧斜 20° ～ 25°，穿刺针从髂后嵴的前侧进入。穿刺针穿过腰部肌肉，经关节突前方，穿入纤维环时有轻微阻力，在进入椎间隙纤维环内层时有落空感。正确的靶点应在椎间盘后 1/3，透视无误后，拔除针芯，将等离子刀头通过外套管进入椎间隙髓核之中，踏下消融键半秒（消融强度指示为 2），观察患者无不适，将消融强度调为 3 即可进行消融和热皱缩操作。同样方法将等离子刀头分别于 2、4、6、8、10 点的另外 5 个方向消融。每个方向消融时间约 15 秒。消融结束后拔出汽化棒，拔出穿刺针穿刺处覆盖敷料，手术结束。

（三）微创经椎间孔腰椎椎体间融合术

1. 技术优势

1）操作方便。

2）出血少，视野清晰。

3）手术时间短，恢复快，术后并发症少。

4）避免了侧方大幅度牵拉、剥离椎旁肌而损伤该肌，保持张力带的完整性。

5）不易损伤腰神经后支和腰动脉背侧支，防止骶棘肌失神经性萎缩。

6）可为椎弓根螺钉的置入提供足够的手术视野。

2. 局限性

虽然微创经椎间孔腰椎椎体间融合术（minimally invasive transforaminal lumbar interbody fusion，MIS-TLIF）具有诸多微创优势，但对于多节段、严重椎管狭窄及Ⅱ度以上腰椎滑脱的手术治疗，尚存在较大的技术难度与手术风险，因此，目前 MIS-TLIF 还不可能完全取代传统开放手术。另外，微创手术术中定位和内固定置入，很大程度上要依赖 X 线机透视辅助完成手术操作，透视次数明显多于传统开放手术。MIS-TLIF 技术需要较长的学习曲线，术者必须具备一定的开放手术经验，熟悉局部解剖，并经过严格训练掌握狭小空间操作的技能。

3. 适应证

1）腰椎滑脱症（Ⅰ度 / Ⅱ度）。

2）腰椎管狭窄症。

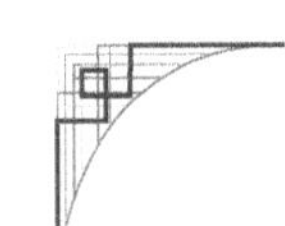

3）复发性椎间盘突出症伴腰痛。

4）椎间盘切除术后椎间隙塌陷导致椎间孔狭窄伴神经根致压。

5）假关节形成。

6）椎板切除术后腰椎后凸。

7）椎间盘源性腰痛。

4. 目前对于 MIS-TLIF 本身而言尚无明确的绝对禁忌证

相对禁忌证有：

1）多节段（通常大于 3 个节段）的椎间盘退行性疾病。

2）双侧硬膜周围纤维化。

3）椎间孔内出现联合神经根，因为联合神经根恰好位于手术入点部位，试图牵拉该神经结构可能会造成永久性的神经损伤。

5. 手术技巧

目前 MIS-TLIF 通常在通道辅助下完成，通道器械包括可扩张和固定通道。可扩张通道显露视野大，但由于肌肉挤入通道，常需要切除部分肌肉组织。固定通道对肌肉损伤小，但操作难度相对较大，并发症发生率相对较高。

通道下 MIS-TLIF 通过肌间隙入路进行减压，对于中央椎管狭窄的病例在中线区域进行减压时存在困难，尤其是对侧需要减压时，需要倾斜通道，切除棘突下椎板结构进行减压和显露。这时需要将多裂肌从棘突根部进行剥离，但会对其造成一定程度的损伤。

由于国人解剖特点，上位神经根在融合器置入时容易受到激惹甚至损伤，因此有学者建议将 TLIF 减压范围内移，对 TLIF 手术进行改良，切除部分椎板，以减少上位神经根损伤可能。这时通过肌间隙入路的通道下手术就很难完成，往往需要牺牲部分多裂肌。

由于标准 MIS-TLIF 只切除关节突，这样椎间隙的植骨量往往不够，需要加用异体骨或人工骨进行植骨，从而增加手术费用。

蔡教授临床上通过和通道辅助下 MIS-TLIF 类似的切口，打开筋膜层后使用椎板拉钩，在多裂肌内侧常规入路进行减压，通过肌间隙入路置入螺钉。这样既能有效地对中央管甚至对侧减压，又保证足够的植骨量。此法易于学习，同时由于无须购置特殊器械，容易推广。

与常规手术类似，此法有足够空间使用超声骨刀等器械。虽然此法同样需要将多裂肌进行剥离，但对于一些严重椎管狭窄，需要行中央管和对侧减压时，与通道下手术相比不增加肌肉的损伤，并可以提供足够植骨量，尤其在没有购置通道时，可以作为一种 MIS-TLIF 的选择方案。

（四）胶原酶注射术

笔者所在科室临床应用胶原酶注射术治疗腰椎间盘突出症患者多年，现总结经验如下。腰椎间盘突出症是骨科常见病，大多数患者通过非手术治疗可以缓解或痊愈，其中少数患者需行手术治疗，手术后仍存在一小部分复发者。对于患者复发的治疗问题，临床骨科医生往往都感到棘手，原因是再次手术有诸多困难，可能损伤神经根，术野组织广泛粘连，术中出血较多，加大手术损伤，手术效果也不十分满意。所以在采用手术治疗术后复发的患者时，都采取慎重态度。应用胶原酶注射，另辟途径来治疗腰椎间盘突出症术后复发的患者，具有特殊意义。其一，方法简便、安全，不会加重病情；其二，如经胶原酶注射效果不佳时，该疗法不影响开放手术的再次施行。

在治疗腰椎间盘突出摘除术术后复发病例时，要想取得显著疗效，应对患者进行全面的分析。一般来讲，造成腰椎间盘突出症术后复发的因素大致有以下几种：①椎间盘再次突出；②神经根的粘连；③神经出口狭窄；④新的间隙突出等。胶原酶注射对再次突出的患者效果较好，对神经根粘连的患者效果较差，其原因是胶原酶对椎间盘中的胶原蛋白有较好的溶解作用，而对瘢痕组织没有明显的效果。通过胶原酶注射治疗腰椎间盘突出症，我们体会到准确的诊断与定位，是取得优良效果的条件。穿刺的过程均需在 C 臂机的监视下进行，除在俯卧位观察外，也要结合斜位观察。在确定针尖是否进入硬脊膜外腔时，要从手感、负压、造影、腰麻试验这 4 个方面判断。因为椎间盘摘除术术后，椎间孔周围组织都有不同程度的瘢痕形成，神经根与这些组织紧密粘连在一起，所以在穿刺过程中手法要轻柔。针尖进入硬膜外腔时有一定的落空感，有针尖到位感，需要做负压试验。证实位置正确后，再进行造影以确定位置，如造影剂呈条形显影，说明针尖在硬外腔，如造影剂呈团状显影，则说明需重新调整位置。用 2% 的利多卡因 3 mL 注入椎管内，进行腰麻试验，如未出现腰麻现象，即可往椎管内注射胶原酶。

六、围手术期中药治疗

腰椎手术后，椎骨及其附属组织受损，血溢脉外，离经之血阻滞气机，瘀阻经络，气行不利，瘀久化热，故而腰椎术后腰痛属“顽痹”范畴。而 MIS-TLIF 术后腰痛从临床症状来说，多属气滞血瘀型，正虚邪实，治宜活血化瘀、行气通络、止痛及扶正与祛邪兼顾，既应祛散风寒湿邪，又当补益肝肾气血，活血化瘀。椎间盘方中杜仲、巴戟天、淫羊藿为君，辛苦微温，补益肝肾。臣以薏苡仁健脾利水渗湿，除湿浊之痹，路路通、桑枝祛风湿，舒筋络而利关节；蜈蚣、土鳖虫性温，擅治顽疾，可搜风通络止痛，攻毒散结；丹皮、地骨皮两者合用，活血凉血化瘀；两面针、王不留行活血化瘀，行气止痛，祛风通络，擅治风湿痹痛。佐以宽筋藤舒筋活络，熟附子温里散寒止痛，独活擅治伏风，除久痹，且性善下行，以祛下焦与筋骨间的风寒湿邪。君臣相伍，共祛风寒湿邪。

叶天士在《临证指南医案》中指出“风湿客于经络，且数十年之久，岂区区汤散可效”“邪留经络，须以搜剔动药”“借虫蚁搜剔以攻通邪结”。因此，笔者所在科室在朱良春先生经典方益肾蠲痹丸的基础上根据岭南气候特点及地方草药化裁而成益肾通痹汤，改原方乌梢蛇、鹿衔草为两广常见中药材水蛭、透骨草，加入并重用牛大力。原方是朱老经过50年临床探索而研制成的治疗“顽痹”的名方，全方使用多种虫类药物共奏祛风通络止痉的功效，辅以壮肾补虚、益血祛风、温寒除湿、通络散结，组方科学严谨，是治疗再发性腰椎间盘突出症的有效方剂。笔者认为久病多虚，再发性腰椎间盘突出症患者，由于长期被疾病拖累，且经过手术创伤，往往夹虚，因此加入两广道地药材牛大力，起补虚、强筋活络之功效。现代药理学认为，牛大力具有增强免疫力、抗疲劳、抗氧化、抗感染的作用。其主要药理机制是通过干扰NF-κB p65途径，减少IL-6、TNF-α mRNA的表达，从而抑制IL-6和TNF-α炎症介质的生成。遵朱老原方，大量使用虫类药，虫类药药性彪悍，可游走于肌肤筋骨之间，具有搜风剔邪、散结止痛、推陈致新的特点，现代药理学证明其具有广泛的镇痛及抗炎作用。牛大力与虫类药配伍一补一攻，相得益彰，攻邪而不伤正。

七、术后康复

在中医病因病机的基础上，腰椎间盘突出症主要以气滞血瘀型和肝肾亏虚型为多见。气滞血瘀型主要表现为近期腰部有外伤史，腰腿痛剧烈，痛有定处，刺痛，腰部板硬，俯仰活动艰难，痛处拒按，舌质暗紫或有瘀斑，舌苔薄白或薄黄，脉沉涩。肝肾亏虚型主要表现为腰腿痛缠绵日久，反复发作，不耐劳，劳则加重，卧则减轻，齿松，小便频，舌质淡胖或舌红少津，脉沉无力。椎间盘方中杜仲、巴戟天补益肝肾强筋骨，路路通、桑枝、两面针、宽筋藤、威灵仙、王不留行活血化瘀通络，牡丹皮、地骨皮滋阴养血，血行痹自通。独活祛风胜湿，散寒止痛。薏苡仁、山药健脾益气，蜈蚣、土鳖虫活血疗伤，熟附子温经通络。药物配伍达到行气活血化瘀、补益肝肾的疗效。腰椎间盘突出症患者术后，在辨证基础上应用椎间盘方能取得良好疗效。

腰椎间盘突出症术后的注意事项及功能锻炼。若在这方面不注重，则治疗很难取得良效。如术后3个月内不能同房，改正不良劳动姿势，提重物时应屈髋屈膝，直腰提物，在行走中应收腹挺胸，双肩尽量放平，以适应脊柱生理弯曲，腰痛患者应睡硬板床。

坚持五点支撑及仰卧挺腹锻炼，增强腰背肌功能。腰背肌功能锻炼可巩固本病的治疗效果和预防复发，腰椎周围的肌肉在维持其外源性稳定方面发挥重要作用。腰椎间盘突出破坏了腰椎内在稳定因素，腰腿痛发生后，腰椎活动受限及佩带腰围等可使腰部肌肉萎缩无力，而降低了腰椎的外在稳定性。腰腿痛的发生与脊柱的动态不稳定密切关联，通过腰背肌训练，以增强骶棘肌力量，改善局部微循环，减轻炎性致痛物质的刺激，纠正腰椎畸形，缓解肌肉紧张痉挛，以加强脊柱的内、外在稳定性，从而减轻腰腿痛。

八段锦是中国传统导引功法，其名最早出自南宋洪迈所著《夷坚志》，明清时期得以盛行，具有“柔和缓慢，圆活连贯；松紧结合，动静相兼；神与形合，气寓其中”等特点。现在研究认为，八段锦“两手攀足固肾腰”一式，可通过主动进行腰部屈曲伸展，可增大椎间盘与神经根之间的间隙，缓解椎间盘的机械性压迫；另一方面可使腰腹部肌肉挛缩缓解，促使椎体周围肌肉应力平衡；同时增加局部血运，减轻炎症反应，使神经根粘连松解，达到椎间盘“无毒化”的目的。同时八段锦是全身舒缓的运动，可激活内源性镇痛物质，如内源性阿片样物质和生长因子的释放来缓解疼痛。

当然，锻炼的方法要具有科学性、合理性，应循序渐进，持之以恒。

参考文献

[1] ZHU H，ZHOU X Z，CHENG M H，et al. The efficacy of coblation nucleoplasty for protrusion of lumbar intervertebral disc at a two-year follow-up. Int Orthop，2011，35（11）：1677-1682.

[2] MARTIROSYAN N L，PATEL A A，CAROTENUTO A，et al. Genetic alterations in intervertebral disc disease. Front Surg，2016，3：59.

[3] BRAYDA-BRUNO M，TIBILETTI M，ITO K，et al. Advances in the diagnosis of degenerated lumbar discs and their possible clinical application. Eur Spine J，2014，23 Suppl 3：S315-S323.

[4] DEYO R A，MIRZA S K. Clinical practice. Herniated lumbar intervertebral disk. N Engl J Med，2016，374（18）：1763-1772.

[5] PINTO R Z，MAHER C G，FERREIRA M L，et al. Drugs for relief of pain in patients with sciatica：systematic review and meta-analysis. BMJ，2012，344：e497.

[6] ENTHOVEN W T，ROELOFS P D，DEYO R A，et al. Non-steroidal anti-inflammatory drugs for chronic low back pain. Cochrane Database Syst Rev，2016，2（2）：CD12087.

[7] CHAPARRO L E，FURLAN A D，DESHPANDE A，et al. Opioids compared to placebo or other treatments for chronic low-back pain. Cochrane Database Syst Rev，2013（8）：CD004959.

[8] BALAKRISHNAMOORTHY R，HORGAN I，PEREZ S，et al. Does a single dose of intravenous dexamethasone reduce symptoms in Emergency department patients with low back pain and radiculopathy（SEBRA）？A double-blind randomised controlled trial. Emerg Med J，2015，32（7）：

525-530.

[9] QASEEM A，WILT T J，MCLEAN R M，et al. Noninvasive treatments for acute，subacute，and chronic low back pain：a clinical practice guideline from the American college of physicians. Ann Intern Med，2017，166（7）：514-530.

[10] 周谋望，岳寿伟，何成奇，等 ."腰椎间盘突出症的康复治疗"中国专家共识 . 中国康复医学杂志，2017，32（2）：129-135.

[11] DARKO D F. Epidural corticosteroid injections for radiculopathy and spinal stenosis. Ann Intern Med，2016，164（9）：635.

[12] SANTILLI V，BEGHI E，FINUCCI S. Chiropractic manipulation in the treatment of acute back pain and sciatica with disc protrusion：a randomized double-blind clinical trial of active and simulated spinal manipulations. Spine J，2006，6（2）：131-137.

[13] CHEN B L，GUO J B，ZHANG H W，et al. Surgical versus non-operative treatment for lumbar disc herniation：a systematic review and meta-analysis. Clin Rehabil，2018，32（2）：146-160.

[14] GIBSON J N，WADDELL G. Surgical interventions for lumbar disc prolapse. Cochrane Database Syst Rev，2007（2）：CD001350.

[15] SUSSMAN B J. Intervertebral discolysis with collagenase. J Natl Med Assoc，1968，60（3）：184-187.

[16] WU Z Q，WEI L X，LI J，et al. Percutaneous treatment of non-contained lumbar disc herniation by injection of oxygen-ozone combined with collagenase. Eur J Radiol，2009，72（3）：499-504.

[17] MUTO M，AVELLA F. Percutaneous treatment of herniated lumbar disc by intradiscal oxygen-ozone injection. Interv Neuroradiol，1998，4（4）：279-286.

[18] MUTO M，AMBROSANIO G，GUARNIERI G，et al. Low back pain and sciatica：treatment with intradiscal-intraforaminal O（2）-O（3）injection. Our experience. Radiol Med，2008，113（5）：695-706.

[19] MURPHY K，ELIAS G，STEPPAN J，et al. Percutaneous treatment of herniated lumbar discs with ozone：investigation of the mechanisms of action. J Vasc Interv Radiol，2016，27（8）：1242-1250.

[20] BONETTI M，ZAMBELLO A，LEONARDI M，et al. Herniated disks unchanged over time：size reduced after oxy gen-ozone therapy. Interv Neuroradiol，2016，22（4）：466-472.

[21] HOU T Y，ZHOU Q，DAI F，et al. Repeated microendoscopic discectomy for recurrent lumbar disk herniation. Clinics（Sao Paulo），2015，70（2）：120-125.

[22] KAMBIN P，ZHOU L. Arthroscopic discectomy of the lumbar spine. Clin Orthop Relat Res，1997（337）：49-57.

[23] 刘雄文 . 腰椎间盘突出症椎间孔镜手术入路的选择与应用进展 . 微创医学，2019，14（1）：65-68.

[24] QIN R，LIU B，HAO J，et al. Percutaneous endoscopic lumbar discectomy versus posterior open lumbar microdiscectomy for the treatment of symptomatic lumbar disc herniation：a systemic review and meta-analysis. World Neurosurg，2018，120：352-362.

[25] KIM H S，PAUDEL B，JANG J S，et al. Percutaneous endoscopic lumbar discectomy for all types of lumbar disc herniations（LDH）including severely difficult and extremely difficult LDH cases. Pain Physician，2018，21（4）：E401-E408.

[26] TANAVALEE C，LIMTHONGKUL W，YINGSAKMONGKOL W，et al. A comparison between repeat discectomy versus fusion for the treatment of recurrent lumbar disc herniation：systematic review and meta-analysis. J Clin Neurosci，2019，66：202-208.

[27] 付海龙 . 防己黄芪汤加减治疗腰椎间盘突出症 60 例 . 实用中西医结合临床，2007，7（3）：26-27.
[28] 宋家宪 . 中医药治疗腰椎间盘突出症 80 例临床分析 . 成都中医药大学学报，2005，28（3）：42-43.
[29] 付志辉，孙绍裘 . 辨证治疗腰椎间盘突出症 58 例 . 湖南中医杂志，2003，19（1）：29-30.
[30] 徐阳平 .“下法”治疗腰椎间盘突出症的临床研究 . 中国骨伤，2005，18（3）：144-145.
[31] 尚忠麟 . 综合疗法结合中药分期辨治腰椎间盘突出症 60 例 . 四川中医，2002，20（12）：56-57.
[32] 韦坚义 . 中药在保守治疗腰椎间盘突出症不同阶段的应用浅析 . 中医药学刊，2005，23（3）：552.
[33] 施晓琳 . 手法治疗不同类型腰椎间盘突出症临床及 MR 分析 . 上海：上海中医药大学，2009.
[34] 钟家春，刘宇平，唐小波 . 中医正骨手法对保守治疗腰椎间盘突出症的临床疗效观察 . 双足与保健，2018（14）：14-15.
[35] 刘彦璐，林耐球，李绍旦，等 . 正骨手法结合中药外敷治疗腰椎间盘突出症 . 中医正骨，2015，27（2）：26-27，30.
[36] 赵道洲，王国玉，宋敏 . 正脊调曲法配合中药外敷治疗腰椎间盘突出症临床观察 . 中国中医骨伤科杂志，2014，22（6）：43-44.
[37] 顾罗加，孙文里，潘浩 . 中医推拿联合中药外敷治疗腰椎间盘突出症临床疗效 . 辽宁中医杂志，2015，42（1）：100-102.
[38] 卢群文，苏程果，刘华辉，等 . 腹背阴阳配穴论治腰痛 . 中国针灸，2018，38（12）：1335-1339.
[39] 冯立来，徐艳艳 .“冯氏一针”经络辨证治疗腰椎间盘突出症 49 例 . 中国针灸，2015，35（4）：405-406.
[40] 郑灿磊，焦杨，郑桂芝 . 徐疾补泻手法针刺腰夹脊穴治疗腰椎间盘突出症的临床研究 . 针刺研究，2015，40（3）：242-246.
[41] 邓启龙，吴耀持，何承敏，等 . 不同体位电针治疗腰椎间盘突出症疗效差异研究 . 中国针灸，2016，36（7）：689-693.
[42] 黄承军，梁冬波，刘保新 . 针刀对不同证型腰椎间盘突出症疗效的对比分析 . 中华中医药杂志，2011，26（11）：2752-2754.
[43] OVERLEY S C，MCANANY S J，ANDELMAN S，et al. Return to play in elite athletes after lumbar microdiscectomy：a meta-analysis. Spine（Phila Pa 1976），2016，41（8）：713-718.
[44] LATKA D，MIEKISIAK G，JARMUZEK P，et al. Treatment of lumbar disc herniation with radiculopathy. Clinical practice guidelines endorsed by The Polish Society of Spinal Surgery. Neurol Neurochir Pol，2016，50（2）：101-108.
[45] CHIU C C，CHUANG T Y，CHANG K H，et al. The probability of spontaneous regression of lumbar herniated disc：a systematic review. Clin Rehabil，2015，29（2）：184-195.
[46] LI R，JIN L，HONG P，et al. The effect of baduanjin on promoting the physical fitness and health of adults. Evid Based Complement Alternat Med，2014，2014：784059.
[47] 赵道洲，王国玉 . 四维牵引调曲法配合熥敷合剂治疗腰椎间盘突出症 126 例临床疗效观察 . 第十一次全国整脊学术交流大会，台州：中华中医药学会，2015.
[48] 区俊，姚玉葵，彭雪林 . 针灸推拿配合中药熏蒸治疗腰椎间盘突出症的治疗效果分析及对患者生活质量影响 . 中国医药科学，2018，8（5）：68-71.

[49] 周照辉．用中药外敷联合中医推拿的方法治疗腰椎间盘突出症的效果观察．当代医药论丛，2016，14（6）：121-122.
[50] GORDON R，BLOXHAM S. A systematic review of the effects of exercise and physical activity on non-specific chronic low back pain. Healthcare（Basel），2016，4（2）：22.
[51] NIJS J，KOSEK E，Van OOSTERWIJCK J，et al. Dysfunctional endogenous analgesia during exercise in patients with chronic pain：to exercise or not to exercise？Pain Physician，2012，15（3 Suppl）：S205-S213.
[52] 中华医学会骨科学分会脊柱外科学组，中华医学会骨科学分会科康复学组．腰椎间盘突出症诊疗指南．中华骨科杂志，2020，40（8）：477-487.
[53] 张超，王平．腰椎间盘突出症的介入微创治疗研究进展．中国中西医结合外科学杂志，2020，26（1）：201-204.

（蔡迎峰　周剑鹏）

第四节　病例拾粹

一、保守治疗

【典型病例 1】

患者信息：患者，女，68 岁，2019 年 12 月 1 日初诊。

主诉：反复腰痛伴左大腿麻木 1 年余。

现病史：患者自诉 1 年余前无明显诱因出现腰部疼痛伴左大腿外侧部麻木不适，左大腿麻木时犹如开水烫伤状。曾多次到外院就诊，诊断为腰椎间盘突出症，予止痛、理疗等处理，症状有好转，但容易反复。遂就诊于我科。既往有左肩部疼痛多年，痛势缠绵，反复发作。平素多形寒肢冷，手足冰冷，肢体绵绵，胃纳一般，入睡困难，大便多不成形，小便清长。

专科检查：左肩部存在广泛压痛，肩关节活动稍受限，腰椎生理曲度向左侧弯，腰椎棘突及旁开广泛压痛，左大腿外侧部感觉稍有减退，双侧直腿抬高试验（±），舌苔红，苔稍黄，脉沉细。

中医诊断：腰痹；肩痹。

证型诊断：肝肾不足，脾肾阳虚，风寒湿痹。

西医诊断：腰椎间盘突出症；左肩关节周围炎。

处方：椎间盘方加减。

巴戟天 15 g，杜仲 15 g，淫羊藿 15 g，王不留行 15 g，薏苡仁 40 g，蜈蚣 3 条，广东络石藤 15 g，桂枝 15 g，赤芍 15 g，白芍 15 g，炙甘草 10 g，生姜 6 g，黄芪 30 g，土鳖虫 10 g。

二诊：初服 7 剂，腰腿痛及肩痛感明显减轻，自觉身体轻快，口淡改善，烂便减少，黄苔变薄。原方除土鳖虫，加补骨脂。续服 7 剂。

按语

患者腰痛亦为肾亏体虚所致，其病理变化常表现出以肾虚为本，湿困脾阳，寒湿凝聚而出现腰痛、大腿麻木、肩痛等症状，治疗宜标本兼顾，表里同治。原方以杜仲、巴戟天、淫羊藿补益肝肾、强筋骨，重用薏苡仁等利水渗湿、通利小便，佐桂枝、生姜等温阳而通阳，广东络石藤、赤芍、白芍、蜈蚣通痹止痛。

【典型病例 2】

患者信息：患者，男，22 岁，2019 年 12 月 8 日初诊。

主诉：反复腰痛 5 个月，加重 1 周。

现病史：患者自诉 5 个月前无明显诱因出现腰部疼痛，久坐久立症状加重，卧床休息后症状可稍缓解，无肢体麻木及活动障碍等不适。自行予药膏外敷及按摩等处理后，症状仍有反复，遂就诊于我科。平素易身疲体倦，怕冷多汗，手足冷，喜热饮，纳眠一般，大便多不成形，小便清长。

查体：腰椎生理曲度存在，局部未见固定压痛，得按痛减，腰椎活动可，双侧直腿抬高试验（–）。舌淡，苔薄，脉弦细。

中医诊断：腰痹。

证型诊断：风寒湿痹，肝肾不足，脾肾阳虚。

西医诊断：腰椎间盘突出症。

处方：椎间盘方加减。

巴戟天 15 g，杜仲 15 g，淫羊藿 15 g，薏苡仁 40 g，路路通 15 g，王不留行 15 g，广东络石藤 15 g，蜈蚣 3 条，续断 10 g，桑枝 15 g，土鳖虫 10 g，威灵仙 15 g，两面针 10 g。

按语

依据“损诸内形诸外”的中医理念，治病必求于本，仔细辨别患者体质，患者腰痛为肾亏体虚所致，其病理变化常表现出以肾虚为本，湿困脾阳，寒湿凝聚而出现腰痛及行走不利等症状，治疗宜标本兼顾，表里同治。原方以杜仲、巴戟天、淫羊藿补益肝肾强筋骨，佐以健脾渗湿，加薏苡仁等利水渗湿升提之药。并加减痛痹止痛等药物。

【典型病例 3】

患者信息：患者，女，43 岁。

主诉：腰痛伴左下肢疼痛无力 3 年。

现病史：患者 3 年前无明显诱因出现腰痛伴左下肢后外侧放射性疼痛，不能久行久坐，遇劳加剧，卧床休息可缓解，经外院门诊治疗后左下肢疼痛缓解，近日出现腰痛伴左下肢放射性麻木，伴夜间盗汗，影响夜间睡眠，白天行走无力，行数十米需要休息，2016 年 1 月于外院行腰椎 MRI 提示 L_1/L_2 至 L_4/L_5 腰椎间盘突出；现患者为求进一步诊治，遂就诊于我科。

既往史：否认高血压、糖尿病、心脏病、肾病等内科疾病史；否认肝炎、结核等传染病病史；否认手术史、输血史及重大外伤史。

过敏史：否认药物、食物及接触过敏史。

专科检查：脊柱生理曲度存在，腰部前屈、侧弯活动可，后伸疼痛受限，压痛、叩击痛（–），直腿抬高试验（–），左下肢后外侧麻木感，放射至小腿，肌力 4– 级，肌张力可，余四肢感觉、肌力肌张力正常。舌红少苔，脉弦细。

辅助检查：2016 年 1 月于外院行腰椎 MRI 提示 L_1/L_2 至 L_4/L_5 腰椎间盘突出。

中医诊断：痹证。

证候诊断：肝肾阴虚。

西医诊断：腰椎间盘突出症（L_1/L_2 至 L_4/L_5）。

治法：滋阴补肾健腰。

处方：养阴通络汤加减。

熟地 20 g，何首乌 15 g，女贞子 15 g，白芍 15 g，丹皮 10 g，知母 10 g，木瓜 15 g，牛膝 20 g，乌梢蛇 5 g，全蝎 5 g，五灵脂 5 g，地骨皮 10 g。

复诊：服 7 剂后复诊时，腰痛症状缓解，又服 7 剂后，放射性麻木症状基本消失，原方去乌梢蛇、全蝎，加山茱萸 15 g，7 剂后左下肢活动可。

按语

患者 MRI 提示多节段腰椎间盘突出，考虑责任节段为 L_4/L_5 椎间盘突出，引起腰椎椎管狭窄，患者左下肢放射性疼痛多年，后出现麻木无力，考虑为神经受损症状，病史较长，结合一派虚象，中医诊断为肝肾阴虚，故予养阴清热、通络止痛为治则，知母、熟地属知柏地黄丸药对，女贞子、丹皮、地骨皮为凉血清热之药，滋养肾阴同时活络止痛，加乌梢蛇、全蝎破血行血，则腰痛症状得以解除，加牛膝、山茱萸强肾健骨，故见腰腿有力。

二、手术治疗

（一）经皮椎间孔镜髓核摘除术

【典型病例】

患者信息：患者，女，41 岁，于 2020 年 6 月入院。

主诉：反复右下肢麻木 3 月余，加重伴腰痛 2 周。

现病史：患者 3 月余前因久站后出现右下肢麻木，后侧为主，放射至趾端，间断伴有抽搐性疼痛，腰骶部疼痛，弯腰及转侧等活动受限，无间歇性跛行，无会阴区麻木，于外院经穴位注射、针灸等理疗及规范药物消炎止痛、营养神经等治疗后，症状改善不明显。2 周前，患者上述症状加重，遂前来我院就诊。

专科检查：腰椎生理曲度稍变直，腰椎前屈活动受限，余活动未见明显异常。腰肌紧张，L_5 棘突及右侧椎旁压痛（+），叩击痛（–），右侧直腿抬高试验 50°（+），加强试验（+），左侧直腿抬高试验 70°（–），加强试验（–），双侧股神经牵拉试验（–），双侧 4 字试验（–），髋、膝活动可。

肌力：右足拇背伸肌肌力 4– 级，余肌力及肌张力正常。

感觉：右侧足底皮肤感觉减退。

反射：双下肢生理反射存在，病理征未引出。

JOA 17 分，VAS 7 分。

辅助检查见图 7-4-1。

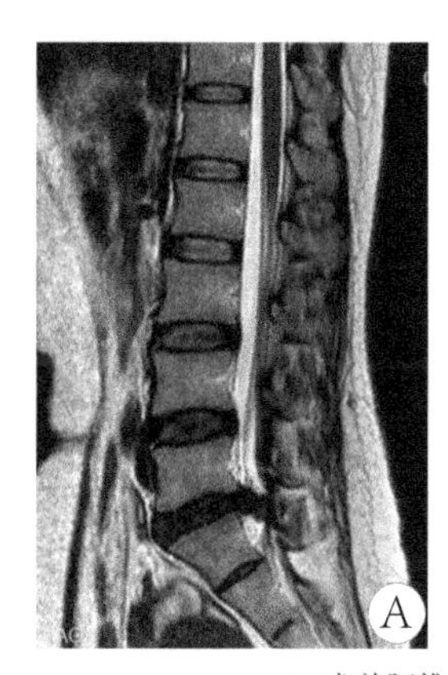

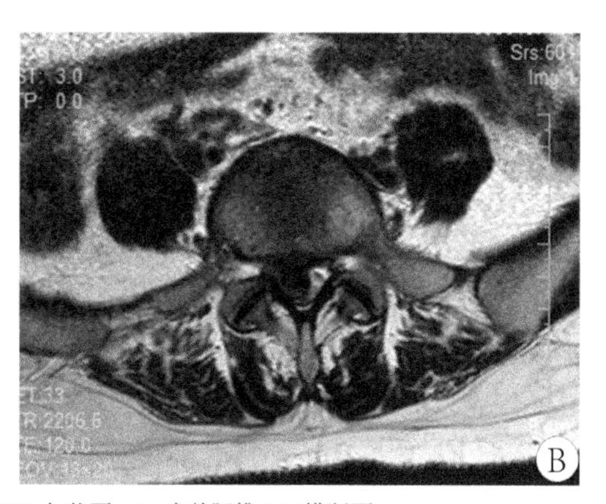

A. 术前腰椎 MRI 矢状面；B. 术前腰椎 MRI 横断面。

图 7-4-1　辅助检查

手术指征明确，排除手术禁忌证后，行 L_5/S_1 右侧经皮椎间孔镜下突出髓核摘除术（图 7-4-2）。

术后患者右下肢麻木症状较前减轻，查体见右侧直腿抬高试验（–）。JOA 22 分，VAS 4 分。

术后复查：突出椎间盘已被摘除（图 7-4-3）。

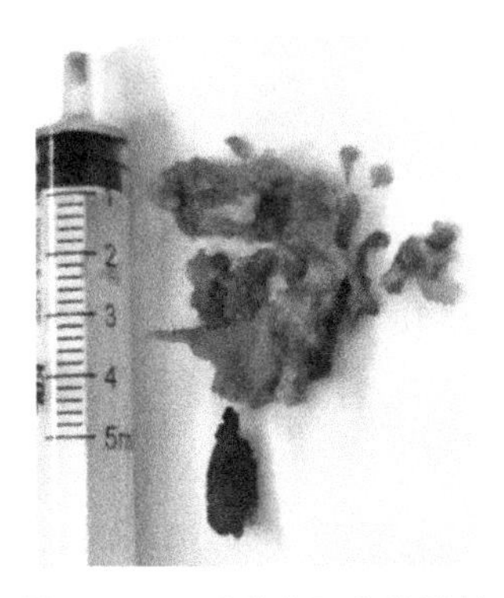

图 7-4-2　手术中取出的髓核
（彩图见彩插 6）

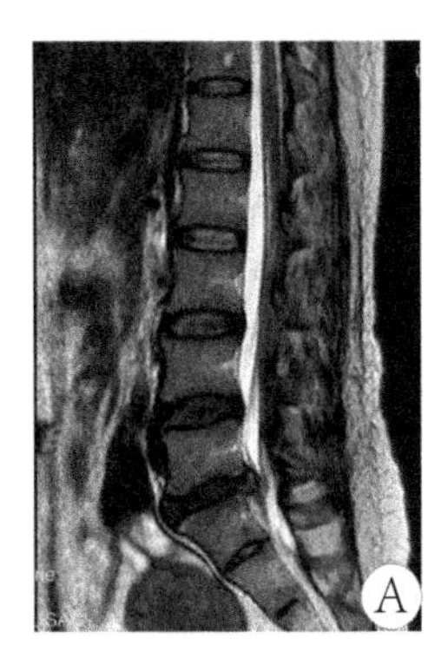

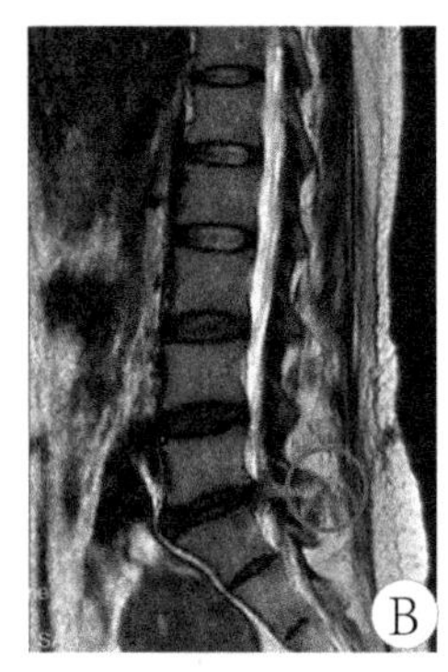

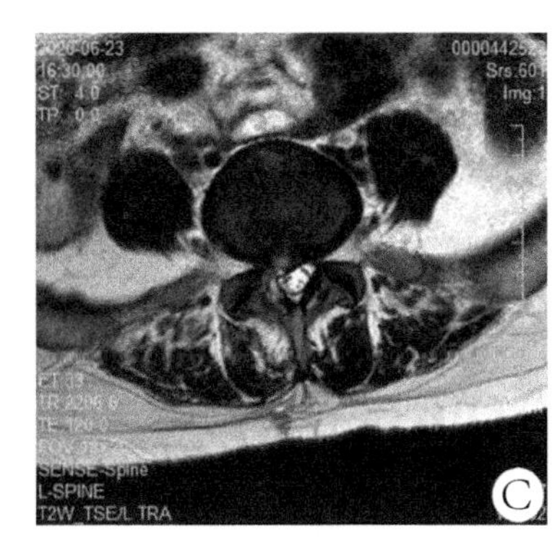

A. 腰椎 MRI 矢状面；B. 术中去除部分上关节突；C. 腰椎 MRI 横断面。

图 7-4-3　术后复查

按语

经皮椎间孔镜具有创伤小、对脊柱的稳定性影响小、在可视下去除椎间盘组织等特点，与早期的经皮椎间盘切吸术、化学髓核溶解术、经皮激光髓核消融、等离子等介入性微创治疗相比，这一新的微创脊柱外科手术技术在技术层面上将间接减压变为直接减压，并将内镜技术和射频、激光技术完美结合，极大地降低了手术并发症的发生率及术后复发率；同时，又扩大了脊柱手术的适应证，能处理大部分类型椎间盘突出、复发性椎间盘突出症，以及 CLDP、腰椎感染、部分椎管狭窄、椎间孔狭窄、钙化等骨性病变及椎管内囊肿等软组织病变。

优点：①直接从椎间孔下方安全三角入路，配有专有的 3 种型号环钻，可以适度扩大椎间孔工作通道，便于内镜到达椎间盘及患侧椎管内的大部分位置，摘除突出组织，完全克服了早期椎间孔镜术后减压不彻底的弊端，不仅可以彻底摘除退行性病变髓核，而且能够直接切除椎管突出部位，达到了真正意义上的脊髓和神经根的直接减压。②局部组织损伤微小，可以保持腰椎自身解剖结构和生物力学的稳定性，而且也极大地减少了患者的痛苦。③术中结合低温射频止血、开窗纤维环成形术，大大减轻术后神经根周围炎症和瘢痕化，封闭工作通道，防止残余髓核及后期退行性病变组织的再突出，椎间盘消融去神经化，也改善了术后腰痛症状。纤维环的完整保留，避免了术后椎间隙的高度丢失，保证了椎间孔的原有空间。

（二）微创经椎间孔腰椎椎体间融合术

【典型病例】

患者信息：患者，女，61岁，2019年12月入院。

主诉：腰痛伴左下肢疼痛1个月。

现病史：患者1个月前无明显诱因出现腰部疼痛，可连及臀部，以左侧为主，伴有左下肢牵扯样疼痛，行走时加重，经休息可缓解。外院经中药汤剂口服治疗后，症状未见明显改善。现前来我院就诊。

专科检查：腰椎生理曲度变直，腰椎后伸时疼痛加重，余活动未见明显异常。腰肌紧张，L_4棘突压痛（+），叩击痛（–），右下肢直腿抬高试验60°（+），加强试验（+），左侧直腿抬高试验70°（–），加强试验（–），双侧股神经牵拉试验（–），双侧4字试验（–），髋、膝活动可。

肌力：双下肢肌力及肌张力正常。

感觉：双下肢皮肤感觉未见减退。

反射：双下肢生理反射存在，病理征未引出。

JOA 16分，VAS 6分。

辅助检查：见图7-4-4。

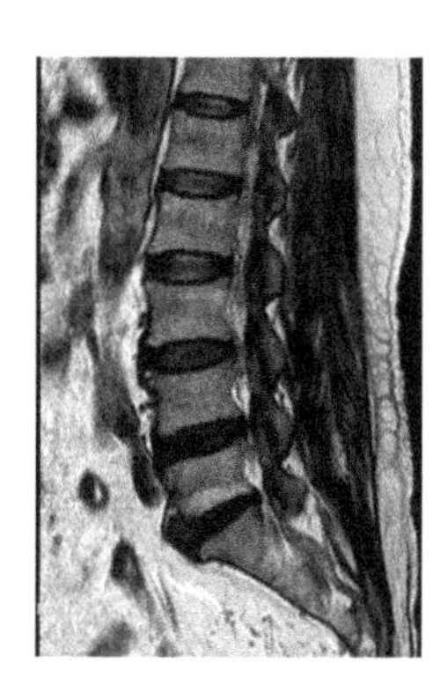

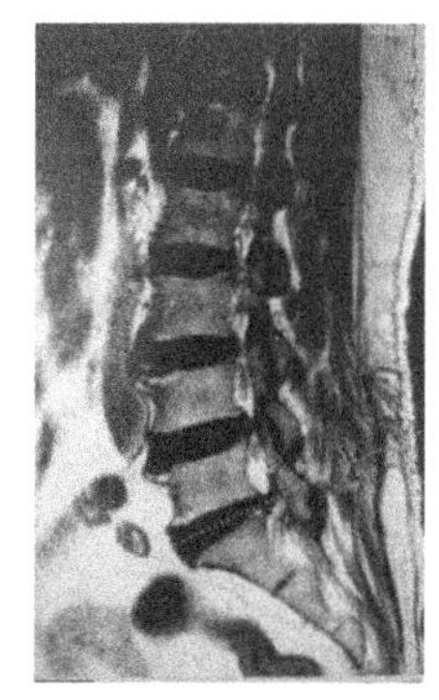

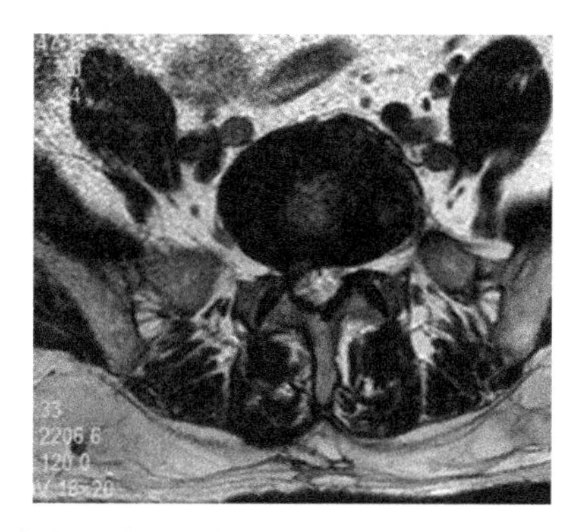

图7-4-4　L_5/S_1椎间盘突出合并终板炎

手术指征明确，排除手术禁忌证后，行L_5/S_1微创经椎间孔腰椎椎体间融合术。

术后复查：术后复查见图7-4-5。

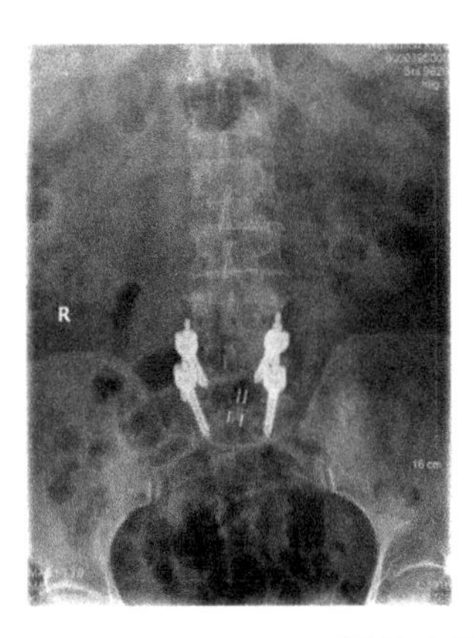

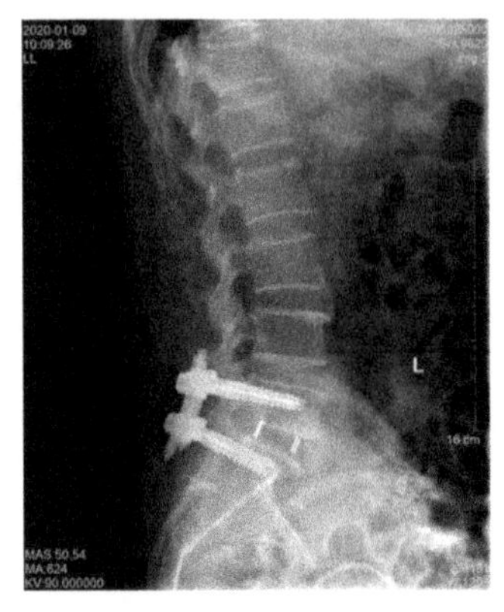

图 7-4-5　术后复查

按语

MIS-TLIF 手术有其自身特点和优势。①减压效果上，MIS-TLIF 入路通过切除关节突关节，暴露椎间孔，咬除椎管内神经根致压物（增生骨赘、肥厚钙化的黄韧带、突出的椎间盘），可以将神经根走行的盘黄间隙、侧椎间管及椎间孔出口完全减压，可以有效游离受压的神经根；②在手术安全性上，MIS-TLIF 通过切除关节突关节，暴露椎间孔，位于上位神经根的下方，纵行的下位神经根和硬脊膜外侧，无须用力牵拉神经根及硬膜囊，减少了术后神经相关并发症；③在椎体结构保护上，MIS-TLIF 技术通过椎间孔入路，保留了棘突、棘间韧带、肌肉附着点，适量保持中线结构的张力带作用，增加了脊柱力学稳定性，减少了术后腰背痛；④在融合稳定性上，MIS-TLIF 技术通过单枚融合器斜向放入椎间隙，在椎弓根螺钉辅助下，经生物力学和临床验证，能消除有害剪切力的影响，且 TLIF 技术仅切除一侧小关节，对椎骨破坏相对较少，增加了植骨面积，从而提高植骨融合率。TLIF 技术主要适用于合并或不合并单侧神经症状的Ⅰ～Ⅱ度腰椎滑脱、有盘源性腰痛的腰椎退行性疾病、合并腰椎不稳或复杂性的椎管狭窄、反复的椎间盘突出合并根性症状等。

（周剑鹏　周沛）

第八章

膝痹——膝骨关节炎

第一节　膝骨关节炎的阶梯治疗新进展

膝骨关节炎（knee osteoarthritis，KOA）指由多种因素引起关节软骨纤维化、皲裂、溃疡、脱失而导致的以关节疼痛为主要症状的退行性疾病。

KOA是发病率最高、临床最常见、对个体和社会损害最大的骨关节炎（osteoarthritis，OA）。相对而言，KOA是OA的发生发展阶段性最清晰、相应治疗方法和原则最明确、最适合阶梯性分级治疗的类型。

KOA病因尚不明确，其发生与年龄、肥胖、炎症、创伤及遗传因素等有关。病理特点为关节软骨变性破坏、软骨下骨硬化或囊性变、关节边缘骨质增生、滑膜病变、关节囊挛缩、韧带松弛或挛缩、肌肉萎缩无力等。KOA分为原发性和继发性两种。原发性KOA多发生于中老年人群，无明确的全身或局部诱因，与遗传和体质因素有一定的关系。继发性KOA可发生于青壮年，继发于创伤、炎症、关节不稳定、积累性劳损或先天性疾病等。

此病阶梯治疗进展参考中华医学会《骨关节炎诊疗指南（2018年版）》《膝骨关节炎阶梯治疗专家共识（2018年版）》《AAOS手术治疗膝骨关节炎临床实践指南（2016年版）》等综合阐述。

一、KOA的流行病学

据WHO数据统计，50岁以上人群中OA发病率为50%，膝关节是最常见的发病部位。中国健康与养老追踪调查数据库显示，我国症状性KOA的患病率为8.1%，患病人数约为1.134亿。OA可导致关节疼痛、畸形与功能障碍，进而增加心血管风险的发生率及全因死亡率，尤其是症状性KOA，可导致全因死亡率增加近1倍。随着我国人口老龄化的进展，OA的患病率逐渐升高，这将造成巨大的经济负担和社会负担。国内KOA发病率呈现明显的地域差异，即西南地区及西北地区明显高于华北地区和东部沿海地区。从区域特征来看，农村地区症状性KOA患病率高于城市地区。这一流行病学特点也充分反映了地域、性别与活动对KOA发病率的重要影响。因此，有效预防和治疗 OA 已经成为我国亟待解决的重大社会问题。

二、KOA 诊断和分期

（一）诊断标准

KOA 是发生于膝关节的 OA，它符合 OA 的共同特点，同时具有发生于膝关节这一特殊部位的特点。疼痛、年龄、影像学改变，以及关节内弹响或摩擦感是其诊断要点，晨僵时间是其区别于类风湿性关节炎和强直性脊柱炎的重要一点。影像学改变主要从关节间隙、软骨下骨硬化和关节边缘骨赘三点着眼。参考中华医学会《骨关节炎诊疗指南（2018 年版）》（表 8-1-1）。

表 8-1-1　膝骨关节炎的诊断标准

序号	症状或体征
1	近 1 个月内反复的膝关节疼痛
2	X 线片（站立位或负重位）示关节间隙变窄、软骨下骨硬化和（或）囊性变、关节边缘骨赘形成
3	年龄≥ 50 岁
4	晨僵时间≤ 30 分钟
5	活动时有骨摩擦音（感）

注：满足诊断标准 1 和 2 ～ 5 条中的任意 2 条可诊断膝骨关节炎。

（二）分期标准

参考中华医学会《骨关节炎诊疗指南（2018 年版）》提出的 KOA 分期标准。标准中的临床症状和体征包括膝关节疼痛、活动、肿胀和畸形 4 个方面，其中以患者的主观疼痛为主要标准。《膝骨关节炎阶梯治疗专家共识（2018 年版）》推荐使用视觉模拟评分法（visual analogue scale，VAS）评价疼痛严重程度。VAS 是一种主观疼痛评分方法，能够较好体现患者主观感受，能够比较直观地让患者表述其疼痛程度，如果进行间隔相同时间的多次测量后取平均值，结果会更加客观。但应注意对感知直线和准确标定能力差或对描述词理解力差的老年人不宜使用该方法。0 分表示无痛；1 ～ 3 分表示轻度疼痛；4 ～ 6 分表示中度疼痛；7 ～ 10 分表示重度疼痛。同时将客观影像学检查作为确诊标准，其中 X 线片表现为基本标准，MRI 为补充标准。以目前临床上应用最广泛的 Kellgren-Lawrence（K-L）分级作为 X 线片表现的分级标准（表 8-1-2）。膝关节 MRI 表现以 Recht 分级作为标准（表 8-1-3）。

表 8-1-2　KOA Kellgren-Lawrence 分级

分级	表现
0	正常
Ⅰ	关节间隙可疑变窄，可能有骨赘
Ⅱ	有明显骨赘，关节间隙可疑变窄
Ⅲ	中等量骨赘，关节间隙变窄较明显，有硬化性改变
Ⅳ	大量骨赘，关节间隙明显变窄，严重硬化性病变及明显畸形

表 8-1-3　KOA MRI 检查的 Recht 分级标准

分级	表现
0	正常软骨，软骨弥漫性均匀变薄但表面光滑
Ⅰ	软骨分层结构消失，软骨内出现局灶性低信号区，软骨表面光滑
Ⅱ	软骨表面轮廓轻至中度不规则，软骨缺损深度未及全层厚度的 50%
Ⅲ	软骨表面轮廓中至重度不规则，软骨缺损深度达全层厚度的 50% 以上，但未完全脱落
Ⅳ	软骨全层缺损、剥脱，软骨下骨骨质暴露，有或无软骨下骨骨质信号改变

KOA 分为以下 4 期，主要从疼痛、活动、肿胀、畸形及影像学变化综合考虑（表 8-1-4）。

表 8-1-4　KOA 分期标准

阶段	疼痛	活动	肿胀	畸形	影像学改变	K-L 分级
初期	偶发疼痛	可正常进行日常活动	无	无明显畸形（或原有畸形）	关节间隙可疑变窄，可能出现骨赘	Ⅰ
早期	经常出现疼痛	日常活动基本不影响，少数患者平路行走偶有影响，常于起立、下蹲或上下楼梯时疼痛，活动轻微受限	偶发	无明显畸形（或原有畸形）	关节间隙轻度狭窄，有明显的小骨赘	Ⅱ
中期	经常出现严重疼痛	日常活动因为疼痛而受限	复发性肿胀	可能出现明显膝关节轻度内翻或外翻畸形	明确的关节间隙狭窄，有中等量骨赘，软骨下骨骨质轻度硬化，可能出现膝关节骨性畸形（内翻畸形、外翻畸形、屈曲畸形）	Ⅲ

（续表）

阶段	疼痛	活动	肿胀	畸形	影像学改变	K-L 分级
晚期	疼痛非常严重	日常活动严重受限	可能经常出现肿胀	可能出现严重的内翻、外翻畸形或屈曲挛缩畸形	严重的关节间隙狭窄，大量骨赘形成，明显的软骨下骨硬化，明显的膝关节骨性畸形	Ⅳ

首先我们从患者主观疼痛程度可以对 KOA 四期分型有一个大概印象，如果 VAS 评分属于轻到中度（0～4 分），那么分级就应当属于初期到中期，如果 VAS 评分属于中到重度（4～10 分），那么分级就当属于中期到晚期。然后根据 X 线 K-L 分级，进一步判断，再细分四个分期。第一个分期就是，VAS 评分 0～4 分，K-L 分级为Ⅰ～Ⅱ级，就是症状轻，影像学表现也轻，则属于初期 KOA。第四个分期是，VAS 评分 4～10 分，K-L 分级为Ⅲ～Ⅳ级，就是症状重，影像学表现也重，则属于晚期 KOA。这里需要引入 MRI 评估的就是第二、第三分期，也就是症状跟影像学检查表现不一致的时候。分两种情况，第一种就是 VAS 评分 0～4 分，K-L 分级为Ⅲ～Ⅳ级，为症状轻，影像学表现重，属于 KOA 早期；第二种情况就是 VAS 评分 4～10 分，K-L 分级为Ⅰ～Ⅱ级，为症状重，影像学表现轻，此时需要根据膝关节 MRI 进一步评估，如果 Recht 分级为Ⅰ～Ⅱ级，那么仍可以归为 KOA 早期，Recht 分级为Ⅲ～Ⅳ级，则归为中期 KOA。由此可见，患者症状、疼痛程度是 KOA 分期最重要的依据。图 8-1-1 为膝骨关节炎诊断分期。

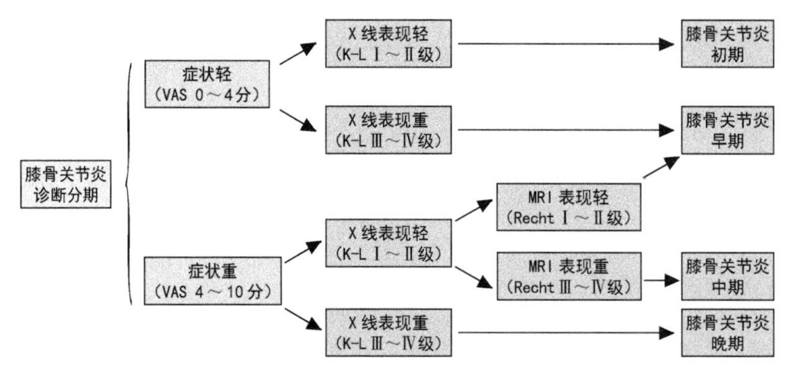

图 8-1-1　膝骨关节炎诊断分期

（三）膝关节下肢力线分析

在所有的 KOA 治疗方法提出之前，有必要对下肢力线进行说明，因为对 KOA 的治疗，很大一部分就是对下肢力线的矫正。这里我们参考高士濂《实用解剖图谱（下肢分册）》做一概述。膝关节是人体最大和最复杂的关节，拥有最长的杠杆臂。关节将肌肉的收缩力转化为下肢运动原动力。然而，轴向负荷加上关节屈曲引起膝关节高机械应力。平地行走时膝关节的机械负荷约为体重的 3.4 倍，而在上楼梯时则为体重的 4.3 倍。

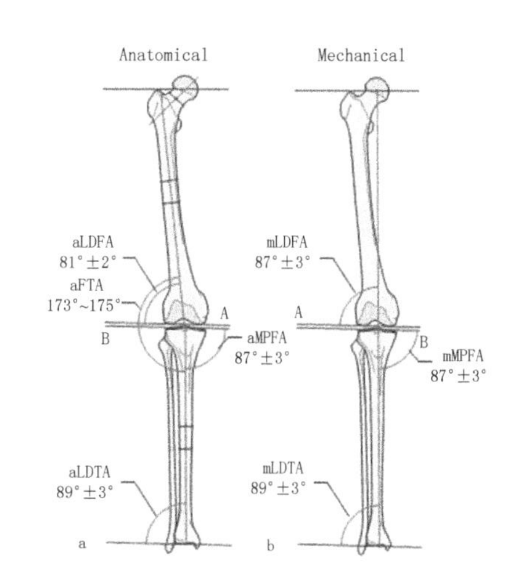

a. 解剖轴和关节角的标准值：aFTA=173°～ 175°，aLDFA=81° ±2°，aMPTA=87° ±3°，aLDTA=89° ±3°；b. 机械轴和关节角的标准值：mLDFA=87° ±3°，mMPTA=87° ±3°，mLDTA=89° ±3°。
A：股骨髁的切线（膝关节基线）；
B：胫骨平台的切线。

图 8-1-2　冠状面的下肢轴线和关节角

1. 下肢的生理轴线

当考虑下肢轴线时有必要区分解剖轴和机械轴线。股骨和胫骨的解剖轴与其骨干的中线一致。由于股骨颈干角的存在，股骨的骨干轴线并非如胫骨般是一条直线。股骨和胫骨的解剖轴线构成一个向外侧张开的 173° ～175° 生理性外翻角（anatomy femorotibial angle，aFTA）（图 8-1-2）。

2. 轴线畸形的系统分析

KOA 往往是下肢力线异常造成的，而下肢力线的异常又会加重 KOA，两者造成了恶性循环。分析 KOA 的原因，都是从下肢力线的异常开始。最常见的下肢畸形发生于冠状面（内外翻畸形）。冠状面的对线异常通过应用“对线异常检验”进行分析（图 8-1-3）。机械轴的偏移（mechanical axis deviation，MAD）即膝关节中心至下肢机械轴力线的距离，表现为对线异常。冠状面上若下肢力线轴经过膝关节中心内侧超过 15 mm（内翻）或外侧超过 10 mm（外翻）则为显著偏移。为区分对线异常来源于股骨侧还是胫骨侧，必须要分析机械股骨远端外侧角（mechanical lateral distal femoral angle，mLDFA，标准值 87° ±3° ）和机械胫骨近端内侧角（mechanical medial proximal tibia angle，mMPTA，标准值 87° ±3° ）。如果 mLDFA 小于标准值，外翻畸形则来源于股骨侧；如果 mMPTA 大于标准值，外翻畸形则来源于胫骨侧。相反，如果 mLDFA 增大，内翻畸形来源于股骨侧；mMPTA 减小，则内翻畸形来源于胫骨侧。进一步再分析关节线会聚角（joint line convergence angle，JLCA）。在生理状态下，膝关节的基线（股骨髁的切线）和胫骨平台的切线几乎相互平行（0° ～1° 内侧会聚角）。JLCA 内侧增加可能是因为内侧韧带关节囊的松弛，韧带不稳定或外侧间室的软骨丢失，而 JLCA 外侧增加可能是因为内侧间室软骨丢失，关节面破坏或外侧韧带关节囊结构松弛。

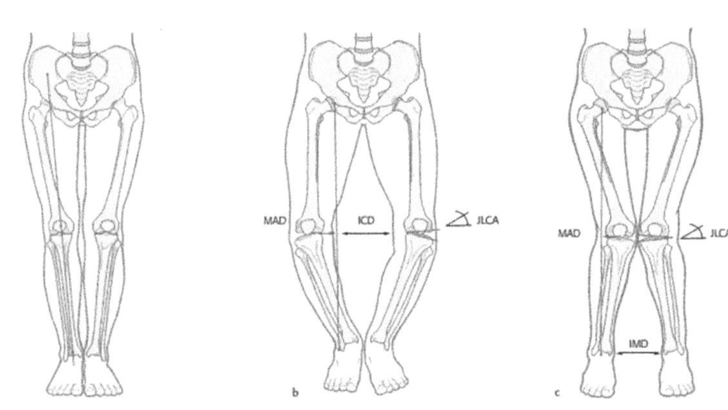

a. 下肢的生理轴线：机械轴胫骨膝关节中心偏内（4±2）mm。

b. 膝内翻时解剖股胫角增加（aFTA ＞ 173° ～ 175° ），下肢机械轴力线经过膝关节中心偏内超过 4 mm（严重内翻，内侧 MAD ＞ 15 mm），ICD 增加，JLCA 向外侧张开。

c. 膝外翻时解剖股胫角减小（aFTA ＜ 173° ～ 175° ）。下肢机械轴力线经过膝关节中心偏外超过 4 mm（严重外翻，外侧 MAD ＞ 10 mm），IMD 增加，JLCA 向内侧张开。

图 8-1-3　冠状面下肢畸形

图片来源：SIKORSKI J M. Alignment in total knee replacement. J Bone Joint Surg Br，2008，90（9）：1121-1127.

三、KOA 分期对应的阶梯治疗方法及临床路径

OA 的最终治疗目的是缓解或消除疼痛，改善关节功能，提高患者生活质量。中华医学会《骨关节炎诊疗指南（2018 年版）》提出基础治疗、药物治疗、修复性治疗和重建治疗四个层次的金字塔形的阶梯治疗策略（图 8-1-4）。

针对 KOA 发生发展的不同分期特点及四种阶梯治疗策略，进行合理匹配，并最终在临床应用中取得满意效果，使患者得到最合适的治疗方案，一直是我们临床工作者追求的目标。

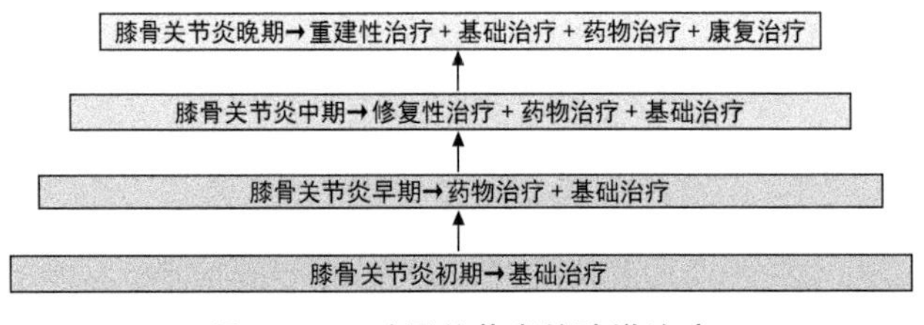

图 8-1-4　膝骨关节炎的阶梯治疗

图片来源：中华医学会骨科分会关节外科学组，吴阶平医学基金会骨科学专家委员会．膝骨关节炎阶梯治疗专家共识（2018 年版）．中华关节外科杂志（电子版），2019，13（1）：124-130.

在正确判断病情的基础上，KOA 的治疗应严格掌握适应证，遵循阶梯治疗方案，即初期为非手术基础治疗，包括患者教育、行动支持、物理治疗和中西药物等；早期为基础治疗结合药物治疗；中期为微创保膝手术，包括关节镜、软骨修复和关节

周围截骨矫形等；晚期为重建性治疗，为人工关节置换手术，包括髌股关节置换术、单间室置换术和全膝关节置换术等。基础治疗是所有阶梯的基础，可以贯穿 KOA 治疗的全过程。

《骨关节炎诊疗指南（2018 年版）》将 OA 治疗分为基础治疗、药物治疗、修复性治疗和重建治疗四个层次。因此，我们也制定了相应的治疗措施。

（一）KOA 的基础治疗

KOA 的基础治疗包括预防保健和治疗康复两个方面，贯穿于 KOA 治疗的整个过程，不论保守治疗还是各类手术治疗，都以基础治疗为基石，可以说是 KOA 治疗满意程度的落脚点。它包括对患者进行科学的相关 KOA 科普教育基础、中医健康巩固、辅助支具过渡、下肢核心肌肉加强和适宜活动锻炼。

1. 患者教育

①医患配合是 KOA 治疗提高疗效的关键，提高患者依从性，可以帮助患者减少就医历程，并取得满意效果；②使患者了解 KOA 的发生、发展过程，充分阐释绝大多数 KOA 现代医学治疗的预后良好，消除其思想负担；③家庭和社会的支持与帮助对患者的治疗起积极作用；④了解所用药品的用法和不良反应，在医生指导下规范用药，切勿自行任意改变。

2. 运动和生活指导

①建议患者尽量避免长跑、跳、蹲、闪、下楼梯或爬山等，提倡低强度有氧运动如游泳、平地行走、骑自行车等，指导患者进行膝关节无负重功能及肌肉训练。适度进行太极拳、八段锦运动。膝关节功能及肌肉训练可以保持膝关节最大活动度，防止关节粘连，方法包括被动活动、牵引、机械辅助运动和主动运动。肌肉训练包括股四头肌等长舒缩和直腿抬高训练，大腿外展肌群、内收肌训练和肌肉抗阻力训练等。②减轻体重可改善膝关节负重、恢复功能，减轻疼痛和提高生活质量，推荐 KOA 患者将体重指数控制在 25 kg/m^2 以下。③可戴保护关节的弹性套，如护膝等；避免穿高跟鞋，应穿软、有弹性的运动鞋。④手杖适用于单侧 KOA 患者，手杖或拐杖应当拄在健侧，而框架助行器或轮式助行器适用于双侧 KOA 患者。根据 KOA 伴发内翻或外翻畸形情况，可采用相应的生物力学干预措施，如膝支具、护膝、足矫形器以平衡各关节面的负荷，有效减少疼痛、关节僵硬和药物剂量。

3. 中医和物理治疗

急性期物理治疗的主要目的是止痛、消肿和改善关节功能，可以冷疗，针灸轻柔放松肌肉关节，冷疗能够减轻局部炎症反应，抑制神经冲动信号传导速度而减轻疼痛，尤其适用于急性期治疗；慢性期物理治疗的目的是以增强局部血液循环和改善关节功能为主。中医治疗可以减轻疼痛症状和缓解关节僵直，包括按摩、热疗、水疗、电针、推拿等。热疗能够改善膝关节血液循环，通过增加胶原纤维扩展性改善关节功能，提高痛阈并影响肌肉代谢而达到镇痛作用。但是在治疗过程中，应注意保护患者皮肤，切勿损伤皮肤、过分有创治疗，以防止造成局部软组织及关节感染，进而造成医源性损伤，为患者进一步治疗制造困难。

（二）KOA 的药物治疗

根据OA患者病变的部位及病变程度，内外结合，进行个体化、阶梯化的药物治疗。按药物使用途径分为外用药物、口服药物、肛门栓剂、静脉滴注、关节腔内注射药物。药物作用范围分为局部用药和全身用药。根据药理作用分为糖皮质激素、非甾体抗炎药（non-steroids anti-inflammation drugs，NSAIDs）、慢作用抗炎药物、镇痛药、抗焦虑药、中成药，以及玻璃酸钠、几丁糖、富血小板血浆（platelet-rich plasma，PRP）等关节腔内注射药物。应当注意，虽然口服 NSAIDs 最常用，但 NSAIDs 类药物具有封顶效应，过量使用不能增强疗效，反而可能增加毒副作用。对中重度症状可联合不同方式使用不同药物。患者在接受药物治疗时应继续基础治疗。

1. 局部外用药物治疗

外用药物直接作用于病变部位，通过皮肤吸收，局部药物浓度较高，药物的全身性不良反应相对较轻。建议早期膝骨关节炎患者，尤其是高龄患者或基础疾病较多的患者，先选择局部外用药物治疗（如氟比洛芬巴布膏、吡罗昔康贴片、双氯芬酸二乙胺乳胶剂、中药膏剂等）。但应当注意，外用药物容易造成皮肤过敏，应防止出现皮肤红肿溃疡，若有皮肤过敏，要及时停用。

2. 口服药物

局部外用药物吸收较少、较慢，因此全身性药理作用也相对较弱，药物起效较慢。口服药物由胃肠道吸收，可以达到较高的血药浓度，作用强于外用药物，同时不良反应也相对较大。① NSAIDs 是治疗 KOA 的一线药物，用于减轻疼痛、僵硬，改善膝关节功能。口服 NSAIDs 应以最低有效剂量、短疗程使用，注意其引发胃肠道症状、肾功能损害、影响血小板功能和增加心血管不良事件的风险。环氧化酶 -1（cyclooxygenase-1，COX-1）抑制剂，具有扩血管作用，可防止血小板聚集，如阿司匹林。塞来昔布、美洛昔康等是特异性的环氧化酶 -2（cyclooxygenase-2，COX-2）抑制剂，与阿司匹林相反，其具有收缩血管、促进血小板聚集的作用。所以这类药物所致的消化道出血少，适合具有胃肠道风险的患者选用，或选用非选择性 NSAIDs 加 H_2 受体拮抗剂、质子泵抑制剂或米索前列醇等胃黏膜保护剂。此外，不建议慢性肾病患者选用 NSAIDs，Ⅲ期患者使用 NSAIDs 需评估。另外，心血管高危人群也要谨慎使用，因为NSAIDs促血小板集聚，还能引起水钠潴留，加重心力衰竭，进而增加心血管意外风险。因此，选用NSAIDs前要先评估患者心脏功能。②缓解关节疼痛、炎症性肿胀的慢作用药物，如地奥司明、氨基葡萄糖、双醋瑞因等。③阿片类镇痛药物，包括弱阿片类镇痛药及强阿片类镇痛药；对NSAIDs治疗无效或存在禁忌证的患者，单独使用或联合使用阿片类镇痛药，但应注意其不良反应及成瘾性。④抗焦虑药，可改善患者的抑郁和焦虑等精神状态，不仅可缓解由慢性疼痛导致的忧郁状态，还可增加中枢神经的下行性疼痛抑制系统功能，尤其对于关节置换术后慢性疼痛的患者可考虑使用抗焦虑药物，如合用多塞平与阿米替林，或者单独使用乐瑞卡等。但应用时需注意药物不良反应。⑤中成药，部分重要中药可通过各种途径改善关节功能、减轻疼痛，但其具体机制仍需高等级证据研究。

3. 肛门栓剂

具有吸收快、起效快的特点。常用的是NSAIDs，用于不便口服药物的患者，吲哚美辛栓剂还特别适用于合并癌痛患者。

4. 静脉滴注

具有起效快、调整剂量方便的优点，用于不便口服药物的患者，多用于围手术期。常用的有NSAIDs（如帕瑞昔布钠）、氟比洛芬酯、阿片类药物等。一般仅限于医院门诊或住院使用。

5. 关节腔内注射药物

常用的注射药物包括糖皮质激素、几丁糖、玻璃酸钠等，可有效缓解疼痛，改善关节功能。但该方法是侵入性治疗，可能会增加感染的风险，必须严格无菌及规范操作。同一关节注射间隔不应短于4个月，每年不超过3次。PRP是最新的研究和探索，其安全性和有效性尚需要进一步研究检验，需要更高等级的循证医学证据证明。

（三）KOA的手术治疗

1. 关节软骨修复术及生物治疗

采用干细胞、软骨移植、微骨折技术、PRP等多种组织工程及外科手段修复KOA病损的透明软骨，其疗效尚需进一步研究探索。

2. 关节镜清理术

关节镜清理主要针对伴机械交锁或半月板撕裂等症状的患者，通过关节镜游离体清理、半月板成型等，能减轻部分早中期患者的症状。改善膝关节腔内微环境在一定程度上有助于膝关节自我修复。对已出现力线异常、明显骨赘增生的晚期患者，单纯关节镜冲洗或清理手术效果差。

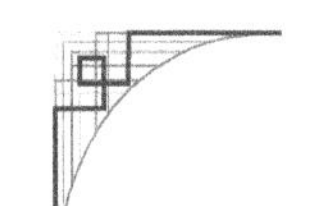

3. 膝关节周围截骨术

适合膝关节力线不佳的单间室骨关节炎患者，包括胫骨结节截骨（纠正髌股关节轨迹不良）、股骨髁上截骨（股骨侧力线不良，多为膝外翻）、胫骨高位截骨（胫骨力线不良，多为膝内翻）。选择股骨、胫骨或腓骨截骨术，开放截骨或闭合截骨，要根据肢体长度、韧带肌腱止点是否受干扰、骨折能否愈合等因素进行个体化选择。

股骨远端截骨（distal femur osteotomy，DFO），主要用于矫正膝外翻畸形合并膝关节外侧间室 OA 的患者。适用于股胫外翻较轻、关节线倾斜不重、胫骨外侧平台塌陷 < 0.5 cm 的患者。

胫骨高位截骨术（high tibial osteotomy，HTO），应用于 KOA 的治疗已经有超过 50 年的历史。回顾整个发展历史，不难发现，HTO 的成功至少包含 3 个要素：适当的患者选择，安全准确的手术技术和可靠的内固定。开放楔形胫骨高位截骨加锁定钢板固定这一新的技术组合，目前已发展成为一种固定术式，被广泛地应用到临床。

正常力线的膝关节，内侧负重多（60%），而外侧负重少。如果胫骨还存在一定程度的内翻畸形，就会显著增加作用在内侧间室软骨上的压强，超过软骨承受的范围，引发一系列软骨磨损和炎症的恶性循环，形成内侧骨关节炎。HTO 的初衷是通过胫骨近端截骨，把力线从发生炎症和磨损的膝关节内侧间室，转移到相对正常的外侧间室，从而达到缓解关节炎症状并延长膝关节的寿命的目的。在骨关节炎没有发展到外侧之前，HTO 通过纠正胫骨内翻畸形，把下肢力线适当转移到正常的外侧间室，从而明显地减小内侧间室的压强，将其恢复到软骨能够承受的正常范围内，可以有效地阻止软骨的磨损，缓解疼痛症状，甚至使已磨损的软骨和受伤的半月板有条件得以自我修复。

Insall 等所著的《膝关节外科学》（*Insall & Scott*）一书中有这样一段话："从长期随访来看，如果以转行全膝关节置换术（total knee arthroplasty，TKA）作为 HTO 失败的终末点的话，截骨术的失败率并不高，一般在 20% 以下。"

目前认为 HTO 的最佳适应证是：男性患者年龄 < 65 岁（女性 < 60 岁）；膝关节活动度基本正常，屈曲畸形应 < 10°；胫骨内翻畸形 > 5°，内侧胫骨近端角（medial proximal tibial angle，MPTA）< 85°，外侧软骨和半月板功能正常。或者简单概括为：HTO 适合于相对年轻活跃，伴有一定程度胫骨内翻的膝关节内侧骨关节炎患者。单纯从纠正畸形的角度上来看，开放式楔形胫骨高位截骨术主要在纠正单纯冠状位畸形或合并轻微矢状位畸形方面，具有一定的优势。但当碰到严重畸形或复合畸形时，比如胫骨内翻畸形非常大，或内翻的同时合并旋转畸形时，闭合楔形截骨可能更为有效。

4. KOA 的重建治疗

（1）膝关节部分置换术

膝关节单间室骨关节炎，如果不伴有严重力线异常，且交叉韧带功能良好，可以实施单间室人工关节置换术治疗，预后良好。包括：①单髁置换术，适用于单个胫股关节骨关节炎；②髌股关节置换术，适用于髌股关节炎。

单髁置换术（unicondylar knee arthroplasty，UKA）是治疗膝关节单间室骨关节炎的重要手术，现代 UKA 于 1964 年首先由 Macinto 提出，当时称为“胫骨半关节成型植入假体”。研究显示，KOA 患者中约 80% 的患者为膝关节内侧间室受累，外侧间室和髌股关节间隙相对完整，此时只需要对退行性病变的软骨进行部分修复，便可以缓解疼痛。根据 Nuffiled 骨科中心的数据，膝关节 UKA 后 15 ～ 20 年的生存率为 85% ～ 90%，临床疗效显著。UKA 的适应证主要为膝关节前内侧骨关节炎、膝关节特发性骨坏死、膝关节剥脱性骨软骨炎。此外，膝关节要处于稳定状态，没有前、后交叉韧带和内、外侧副韧带断裂或功能不全，膝关节活动度＞ 90°，屈曲挛缩畸形＜ 10°，内翻畸形＜ 15°，且在应力位下畸形可矫正。外侧关节软骨和股骨后髁关节可出现纤维化，但要保留全层厚度。

（2）人工膝关节置换术

TKA 适用于膝关节双间室以上严重 OA，尤其适合各种关节内严重畸形，如骨缺损、半月板、软骨严重受损，是重度 KOA 的最终手段，远期疗效确切。全膝关节置换术后 20 年以上假体生存率超过 90%。TKA 的关键技术是精确截骨和软组织平衡，稳定是其核心。假体类型包括后稳定型（posterieor stabilized，PS）、后交叉韧带保留型（cruciate retaining，CR）、髁限制型（condylar constrained knee，CCK）和旋转铰链型（rotating hinged knee，RHK）。PS 和 CR 假体是最基本的常用假体，PS 假体只要求内侧副韧带（medial collateral ligament，MCL）和外侧副韧带（lateral collateral ligament，LCL）完好，CR 假体还需要后交叉韧带完好；CCK 假体一般在 MCL、LCL 不完整时使用，可以配合植骨、垫块或延长杆等以达到稳定；MCL、LCL 完全丧失时应当选用 RHK 假体。我们应当根据术前检查，尽量完备手术器械，以充分应对术中可能出现的各种情况，但能用初级置换假体完成的，尽量使用初级置换假体，既可以减少治疗费用，也可以为可能出现的翻修留下生机。

（3）其他术式

极少数 KOA 晚期患者由于同时伴发的其他疾病而预期无法通过人工膝关节置换术得到理想疗效时，不适宜进行重建治疗，而可以选择膝关节融合术甚至截肢术。

5. KOA 的影像学评估

截骨术是关节修复性手术，旨在将最大负荷区域从内侧间室向中间和外侧转移。

内侧间室少量软骨缺失行截骨术可获得良好效果，随着骨关节炎进展，截骨术的效果也随之下降。应告知患者如果为严重内侧间室关节炎，并有内侧相对不稳定，截骨术后的疼痛缓解有限。HTO 不适用于内侧严重骨缺损、外侧间室关节面倾斜的“宝塔”形胫骨平台，在这种情况下，很难选择合适的矫正角，矫正不足或过度矫正导致的失败很常见，因而建议行 UKA。HTO 也不适用于外侧半月板大部切除和严重外侧间室关节炎的病例。MRI 扫描对软骨缺损的敏感性和特异性低，不应作为选择 HTO 的依据。关节镜检查常高估外侧间室的软骨病变。胫骨软骨面的软化是成人的常见表现，不应作为 HTO 的禁忌证，而股骨侧软骨的表面磨损则与 HTO 适应证相关性不大，可以忽略不计，重要的是胫骨负重区的缺损区域及外侧半月板情况。对有疑问的病例，我们更依赖于应力位 X 线片，外翻应力位外侧关节间隙明显变窄，是 HTO 和 UKA 的排除标准。

因此，在术前影像学检查中，我们可以从 X 线、MRI、CT 等检查中获取下肢畸形来源、膝关节软骨、半月板、韧带等重要信息，以帮助我们做出最佳的治疗选择。

（1）X 线检查

术前评估下肢轴线和解剖，有必要行膝关节 3 个平面（正侧位及髌骨轴线位）的 X 线检查和下肢负重全长 X 线检查。负重位片对手术指征评估和膝关节周围截骨术前计划至关重要。检查方法是患者双下肢负重站立，X 线球管行后前位投照，检查时患者髌骨应位于股骨髁中心的正前方，以避免出现下肢旋转。

下肢正侧位全长片，可以说是诊断 KOA 疾病来源的最重要的影像学检查，我们可以在全长片中获悉下肢力线信息，判断是原发性 KOA 还是继发性 KOA，如髋或踝关节畸形继发而来，KOA 来源是关节内还是关节外，如果来源于关节外，那么是来源于股骨还是胫骨。这些我们通过下肢全长片测量就可以得到一个大体的印象。然而，合格的膝关节正位片很重要，简单来说我们可以通过观察正位片腓骨小头内侧 1/3 是否与胫骨重叠，髌骨是否位于股骨髁正中来确定。

膝关节屈曲 45° 负重位 X 线片（Rosenburg 位片）能够提供膝关节受累间室关节间隙狭窄和侧副韧带之间的关系，但非绝对必要。

膝关节内外翻应力位片可以帮助显示内外侧副韧带的稳定性。尤其是内翻 KOA 外侧副韧带松弛的情况下，术前计划时正确识别韧带松弛将避免截骨的过度矫正。

UKA 良好的功能依赖于前交叉韧带（anterior cruciate ligaments，ACL）完整。ACL 缺陷的膝关节行 UKA 翻修率很高。为此必须理解 ACL 完整和 ACL 缺陷内侧间室 OA 的形态学差别。ACL 完好时，胫骨和股骨的相对位置恒定，骨关节炎局限于生理负荷最高的胫骨平台前方和股骨远端关节面。ACL 缺陷时，胫骨相对股骨前移，接触点移向胫骨平台后方，KOA 发生于胫骨平台后内侧，常导致胫骨平台后内侧碟形缺损，在这一期，胫骨的前方半脱位变得固定，不再能复位，虽然ACL完全缺损，临床不稳定反而变得不明显。这些表现我们可以在膝关节侧位片了解。

由于股骨和胫骨的后方仍存在软骨面，所以内翻畸形仅限于膝关节伸直和轻度屈曲时，而屈曲位时畸形完全得到纠正。膝关节伸直时内侧副韧带由于前内侧间室磨损而松弛，膝关节屈曲时完整的软骨面恢复韧带张力而使得内侧副韧带紧张。这些信息我们可以在Rosenburg位片获得。

（2）MRI检查

MRI检查可以准确评估半月板韧带病变和软骨破坏，显示受累间室改变程度，对患者病情分期有重要作用，但对于选择治疗并非必要。MRI目前多用于OA的鉴别诊断或临床研究。因此，我们推荐对拟行HTO的患者，需常规先行关节镜探查半月板、软骨及交叉韧带的情况之后再最终决定是否行HTO，也推荐常规备UKA工具，以供手术中选择最佳术式。

（3）CT扫描

CT扫描很少应用于膝关节周围截骨的术前计划。然而，对于创伤后骨缺损或骨病变，CT扫描能够更加准确形象地显示畸形。对于下肢复合骨性结构畸形的患者来说，CT扫描是术前检查的金标准。

（四）KOA阶梯治疗的临床路径

综合来说，我们参照KOA简明标准划分的4期，结合KOA的基础治疗、药物治疗、修复性治疗和重建治疗4级阶梯治疗，目前形成以下KOA阶梯治疗的临床路径规范。

基础治疗和药物治疗贯穿于KOA的各期，根据KOA各期患者的特点，及时、科学、合理、积极地进行基础治疗和药物治疗。

1. KOA初期

以基础治疗为主，辅以药物治疗。

2. KOA早期

以药物治疗为主，辅以基础治疗。

3. KOA中期

以修复性治疗为主，辅以基础治疗和药物治疗。

4. KOA晚期

以重建治疗为主，辅以基础治疗和药物治疗。

膝关节是最复杂的关节，但也是最适合阶梯治疗的关节。我们可以通过对膝关节病理、生理变化进行分类，并对KOA病程与治疗方法归并，以求找到KOA阶梯治疗的最有效方法，这也是KOA治疗的新理念。对每例KOA患者进行个性化治疗，同时也符合治疗的规范及标准，并使患者取得最大益处，是KOA阶梯治疗的最终目标。

参考文献

[1] 中华医学会骨科学分会.骨关节炎诊治指南（2018年版）.中华骨科杂志，2017，27（10）：793-796.

[2] 中华医学会骨科分会关节外科学组，吴阶平医学基金会骨科学专家委员会.膝骨关节炎阶梯治疗专家共识（2018年版）.中华关节外科杂志（电子版），2019，13（1）：124-130.

[3] MCGRORY B，WEBER K，LYNOTT J A，et al. The American academy of orthopaedic surgeons evidence-based clinical practice guideline on surgical management of osteoarthritis of the knee. J Bone Joint Surg Am，2016，98（8）：688-692.

[4] LASLETT L L，PELLETIER J P，CICUTTINI F M，et al. Measuring disease progression in osteoarthritis. Curr Treatm Opt Rheumatol，2016，2（2）：97-110.

[5] TANG X，WANG S F，ZHAN S Y，et al. The prevalence of symptomatic knee osteoarthritis in China: results from the China Health and Retirement Longitudinal Study. Arthritis Rheum，2016，68（3）：648-653.

[6] LIU Q，NIU J，HUANG J，et al. Knee osteoarthritis and all-cause mortality：the Wuchuan osteoarthritis study. Osteoarthritis & Cartilage，2015，23（7）：1154-1157

[7] 王亮，陈祁青，童培建，等.膝关节骨关节炎早期诊断的临床特征分析.中国骨与关节损伤杂志，2015，30（2）：161-163.

[8] KIRAZLI Y. Current approach to the guidelines for the diagnosis and treatment of osteoarthritis. Turk J Geriatr，2011，14（2）：119-125.

[9] 詹红生.膝骨关节炎的多角度临床评估与防治策略.中国骨伤，2012，25（5）：357-359.

[10] Osteoporosis group of Chinese Orthopaedic Association. Guideline for diagnosis and treatment of osteoarthritis .Chin J Orthop，2007，27（10）：793-796.

[11] ALTMAN R，ALARCON G，APPELROUTH D，et al. The American College of Rheumatology criteria for the classification and reporting of osteoarthritis of the hand. Arthritis Rheum，1990，33（11）：1601-1610.

[12] KELLGREN J H，LAWRENCE J S. Radiological assessment of osteoarthrosis. Ann Rheum Dis，1957，16（4）：494-502.

[13] RECHTM P，RESNICK D. MR imaging of articular cartilage：current status and future directions. AJR Am J Roentgenol，1994，163（2）：283-290.

[14] 高士濂.实用解剖图谱：下肢分册.上海：上海科学技术出版社，2004.

[15] NELSON A E，ALLEN K D，GOLI GHTLY Y M，et al. A systematic review of recommendations and guidelines for the management of osteoarthritis：the chronic osteoarthritis management initiative of the US bone and joint initiative. Semin Arthritis Rheum，2014，43（6）：701-712.

[16] LARMER P J，REAY N D，AUBERT E R，et al. Systematic review of guidelines for the physical management of osteoarthritis. Arch Phys Med Rehabil，2014，95（2）：375-389.

[17] GINCKEL A V，HALL M，DOBSON F，et al. Effects of long-term exercise therapy on knee joint

structure in people with knee osteoarthritis: a systematic review and meta-analysis. Semin Arthritis Rheum, 2019, 48 (6) : 941-949.

[18] VLIET VLIELAND T P, FERNANDES L, BIJLSMA J W, et al. Response to Dr Forestier's eLetter on EULAR recommendations for the non-pharmacological core management of hip and knee osteoarthritis. Ann Rheum Dis, 2014, 73 (2) : e7.

[19] 中国中西医结合学会骨伤科专业委员会 . 膝骨关节炎中西医结合诊疗指南 . 中华医学杂志, 2018, 98 (45) : 3653-3657.

[20] 周谋望, 岳寿伟, 何成奇, 等 .《骨关节炎的康复治疗》专家共识 . 中华物理医学与康复杂志, 2012, 34 (12) : 951-953.

[21] SUAREZ-ALMAZOR M E, LOONEY C, LIU Y, et al. A randomized controlled trial of acupuncture for osteoarthritis of the knee: effects of patient-provider communication. Arthritis Care & Research, 2010, 62 (9) : 1229-1236.

[22] ANTONELLI M, DONELLI D, FIORAVANTI A. Effects of balneotherapy and spa therapy on quality of life of patients with knee osteoarthritis: a systematic review and meta-analysis. Rheumatol Int, 2018, 38 (10) : 1807-1824.

[23] OSIRI M, WELCH V, BROSSEAU L, et al. Transcutaneous electrical nerve stimulation for knee osteoarthritis (Review) . Cochrane Database Sys Rev, 2000 (4) : CD002823.

[24] 辛鹏, 张国强, 柴伟, 等 . 吡罗昔康贴片在膝关节置换术后镇痛效果研究 . 中华保健医学杂志, 2016, 18 (1) : 41-44.

[25] 中华医学会风湿病学分会 . 骨关节炎诊断及治疗指南 . 中华风湿病学杂志, 2010, 14 (6) : 416-419.

[26] PONGPARADEE C, PENSERGA E, LEE J S, et al. Current considerations for the management of musculoskeletal pain in Asian countries: a special focus on cyclooxy genase-2 inhibitors and non-steroid anti-inflammation drugs. Int J Rheum Dis, 2012, 15 (4) : 341-347.

[27] RISSER R C, HOCHBERG M C, GAYNOR P J, et al. Responsiveness of the intermittent and constant osteoarthritis pain (ICOAP) scale in a trial of duloxetine for treatment of osteoarthritis knee pain. Osteoarthritis cartilage, 2013, 21 (5) : 691-694.

[28] CHEN B, ZHAN H S, MARSZALEK J, et al. Traditional Chinese medications for knee osteoarthritis pain: a meta-analysis of randomized controlled trials. Am J Chin Med, 2016, 44 (4) : 677-703.

[29] 邢丹, 余楠生, 张长青 .《关节腔注射富血小板血浆治疗膝骨关节炎的临床实践指南 (2018 年版)》推荐意见解读及方法学评价 . 中华关节外科杂志 (电子版) , 2018, 12 (4) : 449-453.

[30] CAMPBELL M K, SKEA Z C, SUTHERLAND A G, et al. Effectiveness and cost-effectiveness of arthroscopic lavage in the treatment of osteoarthritis of the knee: a mixed methods study of the feasibility of conducting a surgical placebo-controlled trial (the KORAL study) . Health Technol Assess, 2010, 14 (5) : 1-180.

[31] 孙栋, 马建军, 胡全文 . 基质诱导自体软骨细胞移植修复膝关节软骨损伤的早期疗效 . 临床骨科杂志, 2019 (3) : 302-303, 306.

[32] 黄野 . 胫骨高位截骨术治疗膝关节骨关节炎的现状 . 中华关节外科杂志 (电子版) , 2016, 10 (5) : 1-4.

[33] SCOTT W N. Insall & Scott Surgery of the Knee. 2nd ed. New York: Elsevier-Churchill Livin gstone, 1993, 2: 635-676.

[34] KIM Y M, JOO Y B. Patellofemoral osteoarthritis. Knee Surg Relat Res, 2012, 24 (4) : 193-200.

[35] 陶可，林剑浩，李虎 . 单髁关节置换术治疗膝骨关节炎的研究进展 . 中华骨与关节外科杂志，2019，12（2）：150-155.
[36] 彭侃，姚舒馨，马建兵，等 . 人工单髁膝关节置换术治疗膝骨关节炎 . 实用骨科杂志，2013，19（2）：106-108.
[37] KERENS B，SCHOTANUS M G M，BOONEN B，et al. Cementless versus cemented Oxford unicompartmental knee arthroplasty：early results of a non-designer user group. Knee Surg Sports Traumatol Arthrosc，2017，25（3）：703-709.
[38] LEWIS P L，DAVIDSON D C，GRAVES S E，et al. Unicompartmental knee arthroplasty revision to TKA：are tibial stems and augments associated with improved survivorship. Clin Orthop Relat Res，2018，476（4）：854-862.

（周伟君　田天照）

第二节　中医对膝痹的认识

膝骨关节炎属于中医“痹证”的范畴，在中医历代文献中多见于许多以关节疼痛为主要特征症状的疾病当中，与“骨痹”“膝痹”“筋痹”“鹤膝风”“历节”相似。《素问•痹论》首提“五痹论”，为中医痹证理论的根源，成为后世进一步研究退行性膝关节炎的理论基础。张仲景《金匮要略•中风历节》有“湿痹”“血痹”“历节”之名。巢元方《诸病源候论•风诸病下》又称“历节风”。王焘《外台秘要》称“白虎风”。王肯堂《证治准绳》将膝关节肿大称为“鹤膝风”。

一、病因病机

（一）病因

痹证所以起病，不外乎外因或内因所致，或二者互结，中医讲究“天人相应”，认为人与自然为一整体，外邪侵袭人体起病，如人体正气不足或七情郁结也容易受外邪影响，因此，二者是密不可分的。

六淫是首要的致病原因。如《中藏经》曰：“痹者，闭也。五脏六腑感于邪气，乱于真气，闭而不仁，故曰痹。”说明痹证的发生与六淫之邪有密切关系。当然应当指出“六淫”不应片面理解为“风、寒、暑、湿、燥、火”六者，而应广义理解为超过人体正常接受能力的一切环境因素，如现代社会的噪音、空气污染、光污染、多种辐射等一切不利于健康的环境因素。另一方面，外伤也是痹证发生的原因之一，薛己《正体类要•序》曰：“肢体损于外，则气血伤于内，营卫有所不贯，脏腑由之不和。”而气机不利、脏腑不和等是痹证发生的重要病理机制。

人的精神因素、饮食偏嗜、年龄、遗传、体质等因素与痹证的发生发展和预后关系密切，对膝痹也是如此。《内经•素问•阴阳应象大论》曰“怒伤肝”“喜伤心”“思伤脾”“忧伤肺”“恐伤肾”，说明情绪的异常变化可使机体脏腑功能失调、气血逆乱、经络瘀阻，从而诱发痹证的产生。《内经》对于痹证已有明确的记载，认为痹证的病因，不外“虚邪”“恶气”“结气”“卫气”及“寒气”等；朱丹溪认为痹证是由于“怒岔所逆”；王肯堂认为痹证是由于“肝气横逆”。《内经》曰“年四十，而阴气自半也”，而临床上老年人的痹证发病率也远较其他年龄组高出许多。《医学入门•卷五》曰：“川肾主骨，劳伤肾水，不能荣骨而为肿，曰骨痹。”这说明劳欲过度，损伤肾水，也是骨关节痹证发生的重要因素。

此外，若先天禀赋不足，或后天失调，正气不足，也是痹证的发病原因之一，正如前人所说“正气存内，邪不可干”“邪之所凑，其气必虚”。

（二）病机

《内经》是最早论述痹证病因的中医经典，认为本病的病机是以正虚、外感、痰瘀为主。近代医家对膝骨关节炎的病因病机进行了广泛的研究及深入的探讨。多数医家认为膝骨关节炎是一种本虚标实的病证。肝肾亏虚为膝痹之本，风寒湿邪入侵机体、痰浊内蕴、瘀血阻滞经络为标。其病机的基本特征，当属本虚标实、虚实夹杂。

1. 肝肾亏虚是膝痹之本

膝是肝、肾二经重要的枢纽，肝、肾二脏相互作用，维系和滋养着筋和骨。“膝为筋之府”，本病病位在筋、在骨，筋失肝血滋养，则无以柔韧；骨失肾精所养，则无以强骨。肝肾的虚损与本病关系密切，故肝肾亏虚是本病的发病之本。

肝主筋，肝其充在筋，肝藏血。筋正常的生理功能的维持，有赖于肝血的充实滋养，肝血蓄藏丰富才能滋润筋脉，肢体、关节才能活动有力。《素问•五藏生成》称肝为“罢极之本”，指出机体关节运动的能量来源，是肝主筋而调节筋骨，以及肝蓄藏血量正常运行的结果。肝血不足，筋失于濡养，则筋脉节痛，关节屈伸不灵活，四肢麻木，故发为本病。肾中精气能促进正常机体生长发育的功能。肾藏之精气，化生骨髓，促进骨的生长与健壮。肾虚不能充骨养髓，骨弱髓空，筋骨失养，致关节不利而引发本病。《素问•上古天真论》云：“七八肝气衰，筋不能动，天癸竭，精少，肾脏衰，形体皆极。”肝藏血而滋养筋脉，肾藏精而化髓壮骨，慢性久虚劳损，而耗髓损精，伤筋动骨。《临证指南医案•卷八》亦云：“老年腰膝久痛，牵引少腹两足，不堪步履，奇经之脉，隶于肝肾为多。”《外科枢要》说“骨痹”是“劳伤肾水，不能荣骨而为肿也”。《外科正宗》亦指出：“房欲劳伤，忧恐损肾，致肾气弱而骨无荣养。”

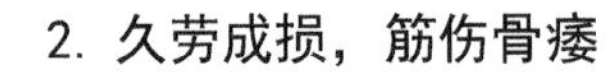

2. 久劳成损，筋伤骨痿

《素问·宣明五气》云："五劳所伤……久坐伤肉，久立伤骨，久行伤筋。"人体的肌肉、筋骨与关节等形体组织，长时间保持某种姿势或从事某种躯体活动，积劳成疾，久劳成损，也是引起膝骨关节退行性病变的重要因素之一。《类经·藏象》指出"人之运动，由乎筋力，运动过劳，筋必罢极""多劳则伤筋"。《难经·十四难》中有"三损损于肌肉，肌肉消瘦……四损损于筋，筋缓不能自收持……五损损于骨，骨痿不能起于床"。说明肌肉、筋、骨劳损是膝病起病重要缘由。明代王肯堂《证治准绳》云："若劳力辛苦，伤其四肢，则根本竭矣。"劳力过度伤其四肢，亦耗伤脾气，气血逆乱，疲阻经络，造成肌肉、筋骨与关节结构的损伤，逐渐出现退行性病变。

3. 气滞、血瘀、痰凝为标

《类证治裁·痹症》曰："痹久必有瘀血。"清代王清任在《医林改错》中也提出"瘀血致痹"的观点。气为血之帅，肝肾亏虚，气虚而行血无力，引起膝关节及周围组织失于滋养，不荣则痛；久劳伤筋，引起膝关节及周围组织劳损，经脉不通，而气滞血瘀，不通则痛。肝失疏泄，气滞水停，产生痰、湿等病理产物。肾司气化，蒸化水液，若肾阳气化失常，则产生水液代谢障碍，水液亦可聚积成痰；瘀血、痰湿作为致病因子和病理产物，二者常共同致病，相互影响，相互转化。瘀血不去，新血难生，津液积聚，久而化痰；痰湿阻滞经络，脉道不通，则气血运行不畅，加重瘀血。正如朱丹溪所云："痰夹瘀血，遂成窠囊。"痰瘀互结，痹阻膝关节处经络，阻塞气血运行，膝关节处筋、肌肉失于滋润濡养，因而发为本病。故气滞血瘀，痰凝阻络，亦是本病发病的重要环节。

4. 风寒湿外邪侵袭，合而为痹

《素问·痹论》曰："所谓痹者，各以其时重感于风寒湿之气也。"由于风、寒、湿邪侵袭机体，外邪内蕴，营卫气血不和，导致痹证。《素问·痹论》中又说："风寒湿三气杂至，合而为痹也。其风气胜者为行痹；寒气胜者为痛痹；湿气胜者为着痹也。"明确指出本病的病因为风、寒、湿三气侵袭人体，并根据外邪偏盛分为行痹、痛痹和着痹。《景岳全书·风痹》说："盖痹者闭也，以气血为邪所闭，不得通行而病也。"《诸病源候论·风四肢拘挛不得屈伸候》曰："由体虚，腠理开，风邪在于筋故也。"提出本病在肝肾气血亏虚和慢性劳损基础上，更易感受风、寒、湿外邪乘虚而入，痹阻经络所致。《杂病源流犀烛·诸痹源流》云："痹者，闭也。三气乘虚杂至，壅闭经络，血气不行，不能祛散，故久而为痹。"久居寒湿之地，易感受风、寒、湿之邪，凝滞膝部血脉，痹阻经络，导致疼痛，屈伸不利，酸困乏力，迁延日久而难愈。

因而风、寒、湿外邪侵袭，痹阻经络是本病发病的重要因素。

因此，祖国医学认为随着年龄渐长，一般在40岁以后，肝肾渐亏，筋骨失养，不荣则痛；加之风、寒、湿邪乘虚侵袭留驻关节，或跌仆扭伤或长期劳损，导致经络痹阻，骨脉瘀滞，不通则痛。肝肾亏虚是本病发病基础，风、寒、湿邪侵袭及跌仆扭伤为发病诱因。正如《张氏医通·诸痛门》载“膝者，筋之府，无有不因肝肾虚者，虚者风寒湿气袭之。”其病因病机为本虚标实，肝肾不足、正气亏虚是本病发生的根本原因，风寒湿邪入侵、痰浊内蕴、瘀血阻滞经络为标，即“本痿标痹”。

二、中医辨证论治

（一）内治法

中医对痹证的治疗以整体与局部并重，兼顾标本。现代中医名家众多，各有独到经验，对于本病病因病机认识的侧重各有不同，就其现状而言，缺乏统一的中医证候标准，或分型论治，或分期论治，或辨病专方主治，或主方随症加减论治。具体来说我们在临床中辨证主要分为以下四型。

1. 风寒湿痹证

治法：祛风散寒，除湿止痛。

推荐方药：防己黄芪汤合防风汤加减。防风、防己、黄芪、羌活、独活、桂枝、秦艽、当归、川芎、木香、乳香、甘草。

2. 风湿热痹证

治法：清热疏风，除湿止痛。

推荐方药：大秦艽汤加减。秦艽、当归、甘草、羌活、防风、白芷、熟地、茯苓、石膏、川芎、白芍、独活、黄芩、生地、白术、细辛等。

3. 瘀血闭阻证

治法：活血化瘀，舒筋止痛。

推荐方药：身痛逐瘀汤加减。桃仁、红花、当归、五灵脂、地龙、川芎、没药、香附、羌活、秦艽、牛膝、甘草。

4. 肝肾亏虚证

治法：滋补肝肾，强壮筋骨。

推荐方药：独活寄生汤加减。独活、防风、川芎、牛膝、桑寄生、秦艽、杜仲、当归、茯苓、党参、熟地、白芍、细辛、甘草、肉桂（焗服）。

近现代中西医骨伤名家对膝骨关节炎诊治均有丰富经验，撷取一二以供参考。

邓晋丰教授临床主张先辨病后辨证，病证结合诊断。辨病就是辨明引起膝痹的西医疾病种类，确定致痹的性质、病变部位和程度，探明解剖结构或形态上的病理变化，为临床确立治疗方法和疾病预后提供正确指导。肝肾不足型，根据患者具体情况，或用轻剂，或用重剂，或阴阳双补，目的在于温补肾阳，鼓舞肾气，令气血流行，则经络痹阻自通。常以养肾滋肝方加减，处方：熟地、巴戟天、淫羊藿、金樱子、丹参、覆盆子、锁阳各 10 g，川芎 12 g，益智仁、钩藤、何首乌、阿胶等各 15 g。风寒湿阻型，常选用全蝎、蜈蚣、土鳖虫、乌梢蛇、蕲蛇等虫蛇类药 1 ～ 2 味，增强通利经络功效。方拟二乌汤加减，处方：制川乌（先煎）、制草乌（先煎）、茯苓、苍术、白芥子、羌活各 10 g，甘草、麻黄、桂枝各 6 g，威灵仙、五加皮各 15 g，细辛 3 g。临证需分寒湿主次，辨证用药。气滞血瘀型，以桃红四物汤加减，处方：桃仁、当归、川芎各 6 g，红花、赤芍、熟地、茯苓各 10 g，葛根 20 g，天花粉 15 g，三七末（冲服）3 g。气虚血弱、经络阻滞型，方用人参养荣汤加减，处方：党参、茯苓、白术、熟地各 10 g，远志、当归、陈皮、甘草、桂枝各 6 g，黄芪 20 g，白芍、五味子、大枣各 15 g。

姚新苗教授认为，膝痹诊治关键在于分期、分型治疗，关注治疗时间窗，标本兼治，防治骨关节炎的进一步发展。未病先防，早用补肾活血，自拟方益骨汤，处方：补骨脂、骨碎补、生地、仙灵脾、山药、丹参，加减治疗。既病防变，以气滞血瘀为主的，姚教授多采用身痛逐瘀汤加减；对于气虚血瘀的患者，在补益气血的基础上予活血化瘀，采用当归补血汤加减；愈后防复，予外洗方以山柰、艾叶、红花、路路通、海桐皮、威灵仙、豨莶草、甘松、紫苏叶、透骨草、花椒目、王不留行等为主。

宋欣伟教授认为膝痹具有“虚、邪、瘀”的特点，运用四神煎加减，生黄芪 60 ～ 120 g，牛膝、金银花各 30 g，川石斛 24 g，特优二级石斛 12 g，制半夏 30 g，制南星 20 g。具体运用时，适当加减：痹久瘀甚，关节肿胀变形，屈伸受限，加蕲蛇、蜈蚣、全蝎、蜂房等虫类药以搜剔窜透之性化瘀去浊；疼痛明显者，予西药消炎止痛，或酌加乳香、没药；疼痛伴肿胀者，则治以宋教授发挥创新之仲景利尿除痹法，不必拘泥于舌脉，有是症，便用是药。

（二）外治法

1. 中药外用法

《理瀹骈文》曰：“外治之理，即内治之理；外治之药，即内治之药，所异者法耳。”中医药外治法是通过中药煎煮配合熏、洗、熨、透，或中药煎膏调配外敷等方法作用于机体局部，使药物能穿过表层皮肤进入人体而从中起到治疗作用的。

常用的外用法包括局部贴敷法和熏蒸法，大量临床报道证实，中药外用制剂的药用成分可透皮吸收，渗透性能良好，能很好地发挥功效。刘琼等通过对膝骨关节炎患者进行辨证分型（风寒湿型、瘀滞型、气血不足型）而采用不同的中药方进行雾化熏洗治疗，治疗 20 天后，观察 90 例患者的治疗效果，痊愈 56 例，显效 25 例，有效 8 例，总有效率为 98.9%。他们认为通过各种中药外用疗法的治疗，达到了补益肝肾、祛风除湿、活血止痛的目的，可以缓解不同分型的膝骨关节炎患者的各种症状。赵晓等用中药外敷，黄柏、黄芩、大黄各 100 g，研粉，先将凡士林膏煮熟化为液体状作为溶剂和黏合剂，而后加入熟石膏粉，搅拌成膏药，并加入中药粉，继续搅拌均匀，将膏药平摊于无纺纱布上再敷于患处，固定，每日 1 换，均连续治疗 1 周。治疗后总有效率为 95.65%，高于口服双氯芬酸钠肠溶片的观察组。结果显示 Lysholm 评分提高，且观察组高于对照组，差异有统计学意义（$P < 0.05$）。吕振军使用药物蜡疗治疗膝骨关节炎，关节疼痛较明显者用二活镇痛散（以羌活、独活、制乳没、细辛、川乌、土元、红花、胆南星、雷公藤、桂枝、络石藤、白花蛇、乌梢蛇等药物组成）；疼痛较缓，以酸痛为主者用蠲痹复康散（以透骨草、寄生、川断、羌活、独活、蜈蚣、全蝎、淫羊藿、威灵仙、伸筋草、白芥子、制乳没、姜黄、白花蛇、乌梢蛇等药物组成）。将药物溶于适量的优质医用石蜡中制成药蜡，加热融化后倒入铺好纱布的盘中，其厚度为 2 ～ 3 cm，待表层药蜡冷却凝结之后（表层蜡温为 50 ～ 53 ℃，内层高 2 ～ 3 ℃），连同纱布一起取出放在治疗侧膝关节部。治疗时间为 30 ～ 60 分钟，每日 1 次，每个疗程 10 ～ 15 日。60 例患者中，痊愈 11 例，占 18.33%；显效 29 例，占 48.33%；好转 17 例，占 28.33%；总有效率为 95%。

2. 针灸疗法

（1）传统针刺疗法

传统的针刺疗法是使用针具刺入穴位，并通过一定的手法操作，达到疏通气血、调整阴阳的目的，从而达到改善患者症状的效果。张宾在对照组运用塞来昔布、盐酸氨基葡萄糖胶囊，4 周为 1 个疗程。治疗组在对照组治疗的基础上，配合靳氏膝三针（双膝眼、梁丘、血海）；配穴：瘀血证加膈俞、阳陵泉；湿盛者加足三里、阴陵泉；寒盛者加肾俞、关元；热痹者加大椎、曲池。膝眼穴向内侧针刺，刺 1.2 ～ 1.5 寸深，得气为度；梁丘、血海直刺 1.2 寸，得气为度；余穴位采用常规针刺，虚补实泻。双膝眼及梁丘、血海加电针，选用连续波，电流强度以患者能耐受为度，留针 20 ～ 30 分钟。每周治疗 5 次，共治疗 20 次。治疗组有效率 100%，对照组 87.5%，两组患者治疗后及治疗后 2 个月症状积分及疼痛评分均显著下降，且治疗组患者症状及疼痛的改善情况明显优于对照组，差异有统计学意义（$P < 0.05$）。说明靳氏膝三针三穴合用，力专效宏，可缓解膝骨关节炎的临床症状，在止痛方面尤为突出。

（2）电针疗法

在针刺“得气”的基础上，通过针体向人体传导微量电流用以防治疾病的方法，即为电针疗法，电针疗法结合了电和传统针刺的两种刺激的优点。Sandee 等对 186 例膝骨关节炎患者进行了一项随机、单盲的对照研究，其中电针组取内外膝眼、阿是穴与曲泉连接，频率为 2 Hz，每次 20 分钟，每周 3 次，连续治疗 4 周，该研究显示，相比双氯芬酸药物治疗组、空白组、电针 + 药物组，单独电针治疗组相关参数的改善最好，而且患者也最倾向接受电针治疗。相对空白组，单独电针组在 Lequesne 功能指数及 VAS 评分方面改善明显，而电针 + 药物组在改善患者临床症状方面相比单独电针组没有明显的优势。他认为电针疗法安全而没有不良反应，电针及电针结合药物疗法值得我们进行深入的研究。

（3）温针疗法

又称“温针灸”，通过在普通针灸针柄上放置艾炷或撑上艾绒，艾绒燃烧后，产生的热量可通过针身直达病所，艾绒燃烧产生的温热效应可透过皮肤吸收，作用于人体，温针灸具有温经散寒、活血通络的作用特点，并且其作用持久。针对膝骨关节炎，温针灸疗法能通过直接激发经气，使气血凝滞、闭塞的经脉得以温通畅行，关节、筋骨、肌肉被气血温煦滋养，使患者病痛减轻、疲劳症状解除。温针灸具有光疗、热疗、特定穴和药物的刺激于一体的综合作用。王明明等采用温针灸治疗阳虚寒凝型 KOA 患者，6 个疗程后，温针组的总有效率为 93.75%，明显高于单纯针刺组的 84.38%，且治疗后温针组患者的疼痛、晨僵等症状改善更明显，VAS 评分下降更显著，差异均具有统计学意义（$P < 0.05$）。

（4）火针疗法

火针古称“燔针”，火针刺法又称为“焠刺”，即将特制金属针用火烧红后刺入一定的部位以治病的一种方法。《灵枢•官针》曰：“焠刺者，刺燔针则取痹也。”火针法具有温经散寒、通经活络的作用，常用于治疗痹证。李萍运用火针治疗退行性膝关节炎 41 例，均取患侧穴位，主穴：梁丘、内膝眼、外膝眼、犊鼻。配穴：阴陵泉、足三里、阳陵泉、膝阳关。主穴每次必用，配穴每次选用 2 ～ 3 个，采用火针疾刺法，不留针。3 天治疗 1 次，5 次为 1 个疗程，总有效率为 97.6%。

（5）针刀疗法

针刀是源于古代“九针”中的“锋针、铍针”，并与手术刀、软组织松解术相结合而形成的一种兼具西医“刀”和中医“针”双重治疗作用的针灸工具。可以松解局部的粘连组织、肌肉，可以有效地恢复膝关节的力学平衡，松解神经血管卡压，促进组织恢复，解除疼痛的局部诱因。劳积毅在膝关节注射玻璃酸钠治疗的基础上，运用针刀松解治疗，选择 3 个反应最为明显的阳性反应点进行治疗，每周开展 1 次，连续治疗 4 ～ 5 次作为 1 个疗程，治疗总有效率为 81.40%。

（6）水针

水针又称“穴位注射法”，是在针刺穴位治病的基础上结合了注射药物的作用，可同时发挥“针”“药”对穴位的双重刺激作用以提高疗效，临床适用范围非常广泛。水针疗法治疗 KOA 的选穴可分局部取穴、循经取穴、经外奇穴或阿是穴，选穴数量或单穴，或双穴、多穴，注射药物多选择活血化瘀类、补益类、改善骨代谢类、激素类等，或单种药物注射，或两种、多种注射。王学兴对 64 例骨性膝关节炎患者给予穴位注射治疗，具体方法为：在患者坐位屈膝 90° 时，采用碘伏对血海、梁丘、阳陵泉、阴陵泉四穴进行消毒，之后，通过 10 mL 一次性注射器将 4 mL 复方当归注射液注入穴位当中，每个穴位药量为 0.5 ～ 1.0 mL。每隔 1 日治疗 1 次，持续治疗 1 周。穴位注射总有效率为 100%，明显高于单纯使用针灸治疗的总有效率 84.3%，差异有统计学意义（$P < 0.05$）。

（7）推拿疗法

《素问•血气形志》中“形数惊恐，经络不通，病生于不仁，治之以按摩、醪药”的记载，彰显了我国推拿手法的悠久历史，通过手法舒筋通脉、松解粘连、通利关节改善膝关节功能。运用经筋推拿手法作用于膝部，按经筋在膝部的循行方向梳理周围筋肉，旨在通过外力机械刺激，宣通经脉，促使局部血管扩张，改善局部血运，促进膝部组织及软骨营养吸收，解除肌肉、韧带、关节囊、肌腱等组织间的粘连、瘢痕挛缩，从而达到疏筋利经、滑利关节的功效，使筋肉系统与骨关节达成一种相对的动态平衡状态。卓士雄在正时中医思想指导下，施以推拿手法，针对未病级、无创级膝关节痛病症进行治疗。患病膝关节局部得到放松后，根据病情和部位，针对其相应的膝关节肌群进行手法力度由浅层肌肉逐渐渗透至中层，及至深层肌肉的治疗，以患者感觉酸痛、痛快为度，而并非痛苦。在手法过程中随时观察患者的表情，询问其自我感觉，随时调整温度及强度。观察组总有效率为 93.75%，明显高于对照组（口服塞来昔布组）的 81.25%，治疗 6 周后，观察组的社会功能、生理功能、心理功能、物质生活得分均明显优于对照组，差异有统计学意义（t=3.657、3.587、3.789、3.658，$P < 0.05$），且随访 1 年的数据也显示，观察组生活质量各维度值也优于对照组，差异有统计学意义（t=4.826、4.536、4.955、4.789，$P < 0.05$）。正时中医与推拿的治疗原则是早期发现和早期治疗，他们认为在疾病早期采用西关正骨学术流派系列疗法是有效的，并且可以有效改善患者的疼痛，控制疾病的进展，以及改善患者的生活质量。

（8）综合疗法

目前大部分的治疗方案都是倾向于采用综合治疗方法对膝骨关节炎进行治疗，

临床应用中取得了很好的疗效。冀来喜教授在治疗膝痹时，推崇组合疗法共奏效，先查体，从腰至膝，然后采用针刀、火针、放血疗法、普通针刺与特定电磁波谱疗法。针灸优势技术组合，疗效显著。针刀操作一般用于腰部痛点，火针操作定位膝部阿是穴，腘静脉及其浅表属支有迂曲怒张者，可行火针刺络放血以促进膝关节周围循环。出血量 2 ～ 3 mL 为宜，每周 1 次。毫针操作，刺入“膝痹方”基础穴（患侧犊鼻、阴陵泉、阳陵泉、梁丘、血海、膝下穴、阿是穴，配穴：风著者加风池、膈俞；寒著者，加关元；湿著者，加足三里；热著者，加曲池；痰瘀著者，加丰隆、三阴交；肝肾亏虚，加肝俞、肾俞）。毫针留针期间，使用特定电磁波谱治疗仪照射膝关节，至皮肤潮红为度。针刀刺激量较大，治疗频次为每 2 周 1 次；对于膝痹患者，如果腰部触及阿是穴，针刀松解 1 次，腰部阿是穴敏感反应即可解除；若 2 周后腰部仍能触及敏感点，可再行针刀治疗。火针、毫针及特定电磁波谱疗法一般每周治疗 2 次，1 周为 1 个疗程。初发膝痹者，一般治疗 2 ～ 3 个疗程即愈；反复或久病者，需坚持治疗 4 ～ 5 个疗程。腘静脉属支刺络放血疗法后，次诊时静脉属支无迂曲怒张即可终止。

（9）中频脉冲电疗法

中频脉冲电疗法能增强局部组织膜和细胞膜的通透性，直流电存在着电解、电泳、电渗现象，因此这两者都被用于中药汤剂、泼尼松龙等西药的药物透入，使药物在局部靶点发挥直接治疗作用。卢心宇将 105 例患者随机分为 3 组，分别使用中频脉冲电导入（抗骨质增生液）、醋离子导入与双氯芬酸外用，治疗 3 个疗程后观察 3 组膝评分与功能评分，结果提示 3 组治疗膝痹均有效，而中频脉冲电导入疗效更佳。

3. 功能锻炼

中医传统功能锻炼源远流长，大多发源于古代养生导引术，如五禽戏、易筋经、八段锦、太极拳等，其功效明显，被历代医家所认可和推崇。梅凯通过对 90 例退行性膝关节炎肝肾亏虚证患者进行易筋经锻炼观察，每天习练 1 次，注意心率控制在患者最大心率的 50% 左右，以不出现明显疲劳为度，发现易筋经锻炼能改善膝骨关节炎肝肾亏虚证患者的膝关节功能，尤其是改善膝关节屈伸不利症状，提高生活质量。易筋经锻炼还能降低退行性膝关节炎肝肾亏虚证患者 C 反应蛋白、IL-1 水平。易筋经锻炼和艾灸改善退行性膝关节炎作用具有协同性，可以在临床上联合应用于治疗膝骨关节炎肝肾亏虚证。An 等招募 22 例（29 膝）膝骨关节炎患者在社区娱乐中心练习八段锦。每周 5 次，每次 30 分钟。进行 1 年的观察研究，发现 1 年后 WOMAC 量表（132.0±69.6 *VS.* 56.2±67.6，*P*=0.000）、僵硬（64.7±54.8 *VS.* 22.3±34.6，*P*=0.000）和身体功能量表（386.1±275.8 *VS.* 182.0±235.7，*P*=0.003）、SF-36 生活治疗量表（45.7±20.0 *VS.* 57.4±17.9，*P*=0.005）、总体健康（50.5±20.0 *VS.*62.1±16.1，*P*=0.004）、角色情感（64.4±26.1 *VS.* 73.5±21.3，*P*=0.047）和健康过渡（3.3±1.0 *VS.* 2.6±1.0，*P*=0.008）、BMI（25.0±2.9 *VS.* 24.4±2.9，*P*=0.032）、6分钟步行测试（565.7±94.6 *VS.* 610.5±66.7，*P*=0.036）、膝屈伸等速肌力测试（伸肌：60.5±25.5 *VS.* 76.8±31.0，*P*=0.000；屈肌：29.3±15.9 *VS.* 37.1±15.8，*P*=0.001）等均有明显改善。认为长期的八段锦运动可能是膝骨关节炎的一种可行且安全的运动选择。

综合来说，中医认为膝痹为本虚标实证，责于肝肾亏虚，多夹风、寒、湿三气，治疗从中药内服到外用、针灸、推拿等综合疗法，并注重练功，均起到治病及巩固疗效的作用。膝痹的诊治是中医的千年瑰宝，此处只略举一二，我们需要更深一步的发掘，也希望能对膝骨关节炎治疗起到更大作用。

参考文献

[1] 杨武斌．分筋恢刺配合中药离子导入治疗原发性膝关节炎的研究．广州：广州中医药大学，2015.

[2] 陈志成，张贵锋，黄泳，等．基于SF-MPQ评价温针灸合用中药外洗对膝关节炎疼痛干预的研究．长春中医药大学学报，2011，27（2）：173-174.

[3] 裘敏蕾，戴琪萍，车涛，等．电针膝眼穴治疗膝骨关节炎的临床研究．中医正骨，2006，18（3）：15-16.

[4] 罗力．加味芍药甘草汤联合膝三针治疗老年膝骨关节炎临床研究．广州：广州中医药大学，2015.

[5] 范广岩，毛刚，张志刚．中医药综合疗法治疗膝关节骨关节炎的临床观察．中国医药指南，2012，10（24）：241-242.

[6] 郭群生，韩跃波，薛宝才．祛湿化瘀解毒定痛汤辅助关节镜手术介入治疗急性痛风性膝关节炎的疗效观察．实用中医内科杂志，2019，33（12）：23-25.

[7] 杨仁轩．邓晋丰教授诊治膝痹经验．时珍国医国药，2007，18（7）：1642-1643.

[8] 李桂锦，陈智能，姚新苗．姚新苗运用“治未病”思想防治膝痹经验．浙江中医杂志，2018，53（8）：562-563.

[9] 鲍宝生，宋欣伟．宋欣伟运用四神煎治疗膝痹经验．浙江中西医结合杂志，2013（1）：1-3.

[10] 刘琼，韩春华．中药熏蒸治疗增生性膝关节炎90例．河北中医，2004，26（8）：590.

[11] 赵晓，黄飞麒，陈扬声，等．中药外敷治疗退行性膝关节炎临床观察．实用中医药杂志，2019，35（6）：742-743.

[12] 吕振军，张月珍．药蜡外敷治疗膝关节炎60例．中医外治杂志，1998，7（1）：12.

[13] 张宾，王澍欣，徐展琼，等．靳氏膝三针为主治疗膝骨关节炎40例．中国中医药现代远程教育，2014，12（11）：67-68.

[14] SAN GDEE C，TEEKACHUNHATEAN S，SANANPANICH K，et al. Electroacupuncture versus Diclofenac in symptomatic treatment of Osteoarthritis of the knee：a randomized controlled trial. BMC Complement Altern Med，2002，2（3）：1-9.

[15] 王明明，蔡圣朝．温针灸治疗阳虚寒凝型膝骨关节炎 32 例临床观察．甘肃中医药大学学报，2017，34（1）：58-61.
[16] 李萍，王黎明．火针治疗退行性膝关节炎 41 例．辽宁中医杂志，2002，29（10）：614.
[17] 劳积毅．针刀松解法治疗膝关节炎的应用优势分析．中外医学研究，2017，15（18）：118-119.
[18] 叶国柱，刘文刚．穴位注射治疗膝骨关节炎的研究进展．按摩与康复医学，2018，9（7）：3-6.
[19] 王学兴．穴位注射治疗骨性膝关节炎的临床疗效观察．中国医药指南，2019，17（14）：225-226.
[20] 包德明．膝关节骨关节炎的治疗进展．中医正骨，2014，26（12）：52-55.
[21] 王立军，丁全茂，包银兰，等．推拿疗法治疗膝关节骨关节炎临床研究进展．中国中医药信息杂志，2013，20（4）：110-112.
[22] 卓士雄，孙振全．正时中医与推拿治疗膝骨关节炎疗效评价．中华关节外科杂志（电子版），2019，13（4）：509-513.
[23] 李上庆，董爱爱，胡芷君，等．冀来喜针灸优势技术组合治疗膝痹经验举隅．中国针灸，2018，38（1）：71-74.
[24] 卢心宇．中药离子导入治疗膝骨关节炎 33 例临床观察．福建中医药大学学报，2013，23（6）：51-53.
[25] 梅凯．易筋经锻炼改善退行性膝关节炎肝肾亏虚证的机理研究．长沙：湖南中医药大学，2015.
[26] AN C B，WANG Y，JIANG X，et al. Effects of Baduanjin exercise on knee osteoarthritis：a one-year study. Chin J Integr Med，2013，19（2），143-148.

（田天照　周伟君）

第三节　名医经验

中西医结合阶梯治疗 KOA，必将为 KOA 的治疗发挥更大的作用，特别是对于初期、早期及中期或不能进行手术治疗的患者，会得到更大收益。蔡教授对 KOA 阶梯治疗有独到经验，从保守治疗到手术治疗，都体现中西医结合思想，以达到疗效，减少并发症，在此展现蔡教授有关 KOA 治疗的经验节选。

一、中医辨证论治

蔡教授认为，骨关节疾病虽是局部疾病，但总体是机体老化之后身体功能下降，于局部的表现。故在诊治之时，辨证首先要考虑到患者的全身或整体情况，论治总要以全身调整之法为主，结合局部或对症之法。因此，在治疗时也要整体辨证用药，加上局部治疗效果更佳。

痹病在辨证施治时，必须抓住三个环节——辨证与辨病、扶正与逐邪、温通与散结，重点解决膝骨关节炎四大主症——疼痛、肿胀、畸形、活动受限，充分发挥中医药多层次、多环节、多途径、多维度作用于机体的优势。痹证病因有二，①内因：

肾阳亏虚，气血不足；②外因：风、寒、湿热。外邪袭踞经络，气血为邪所阻，壅滞经脉，留滞于内，痹痛乃作，或病程日久，肝肾亏虚，尤以肾阳虚为主。痹证所致，多由外邪侵袭，或年老体弱，或创伤日久，造成肾阳亏虚，机体温煦无力，病邪瘀滞机体，不能驱邪外出，故蔡教授认为温阳补肾应该治疗痹证之根本，其他症状可以随证加减。

（一）三个环节

1. 辨证与辨病

蔡教授在中医诊治中注重辨证与辨病相结合，认为在中医辨证的基础上考虑辨病，有针对“病”的用药，其结果必能提高疗效。也就是说，要将中医传统辨证论治和现代医学有关病的认识结合起来，这样更有针对性。

对于增生性关节炎，由于前期以骨破坏为主，后期以骨增生修复为主，常用药物为骨碎补、补骨脂、牛大力、威灵仙，可起到双向调节作用，早期抑制骨破坏，延缓关节软骨退行性病变，后期抑制新骨增生。对于病程日久、畸形、活动受限明显者，加用虫蛇类药物，方可起到搜筋剔络之功，如水蛭、全蝎、蜈蚣、乌梢蛇等。

2. 扶正与逐邪

痹病的治疗原则，不外“寒者温之，热者清之，留者去之，虚者补之”。如初起或病程不长，风寒湿痹自以温散、温通为正治，湿热痹则以清热利湿为主。久病则邪未去而正已伤，故其证多错综复杂。久病多虚，久痛入络，而久病亦多痰瘀、寒湿、湿热互结，如此则邪正混淆，胶着难解，不易取效。当以攻不伤正、补不碍邪为基本指导思想。痹证之形成，与正气亏虚密切相关，即其初起，也要充分顾护正气。

蔡教授自拟膝关节炎汤，取独活寄生汤温阳补肾、祛风散结之意：威灵仙、熟地、牛大力、川桂枝、地龙、僵蚕、熟附子、甘草、独活、桑寄生、牛膝、肉桂、杜仲、党参、防风。风胜者加宽筋藤、寻骨风；湿胜者加苍术、生薏苡仁、半夏；关节肿胀明显者加白芥子、胆南星、泽泻；寒胜者加制川乌、细辛；痛剧者加炙全蝎或炙蜈蚣、炙蜂房；刺痛者加土鳖虫、水蛭、延胡索；体虚者增牛大力剂量至 30 ～ 40 g；气血两亏者加黄芪、党参、当归。

若病久失治，阴阳气血亏损，病邪深入经髓骨骱，正气既已不足，诸邪混杂，更难剔除，筋骨损害，疼痛持续，此际应当扶正与逐邪并重，扶正不仅应着眼于气血，更要考虑督脉与肾。常用黄芪、当归补气血，阿胶烊服；狗脊、鹿筋、红参片温阳益气补肾；逐邪则多用僵蚕、全蝎、蜈蚣、水蛭、土鳖虫之类虫蚁搜剔之品，配合熟附子、桂枝之温经散寒；苍术、薏苡仁、泽泻健脾除湿。阳气正气充足，邪无容身之所，则阳得以运，气得以煦，血得以行，而顽疾斯愈矣。

全方以熟附子、牛大力为君药，起温阳扶正、温通气血、鼓舞正气的作用，余药兼顾气血、行气祛湿、止痛散结。蔡教授认为治痹须以温阳，散结须以走蹿，即使有阴虚辨证，也应当阴阳双补。

3. 温通与散结

痹病日久，元气损耗严重，气虚不能养血，致使血运无力，痰湿败血瘀滞经络。年老或久病患者气血不足、肝肾亏虚明显，正气亏虚，津液输布、运行、排泄发生障碍，聚而为痰。痰瘀既是病因又是痹证的病理产物，胶着黏腻，互结于筋络关节间，会加重病情使之缠绵难愈，临床多见病情日久不愈、关节肿痛时轻时重、关节屈伸不利、强直畸形、舌质青暗或有瘀斑、脉弦涩等。辨为瘀血闭阻证者，用身痛逐瘀汤加减。处方如下：桃仁、红花、当归、五灵脂、地龙、川芎、没药、香附、羌活、秦艽、牛膝、甘草。

外因风寒湿热之邪阻遏，症见关节疼痛、肿胀、重着、屈伸不利。所以视其征象，寒者热之，热者寒之，是为正治，此间还须突出一个“通”字，即疏通气血经脉使邪气自消。

风寒湿痹，祛风、散寒、逐湿，必温而通之，选方一般为防己黄芪汤合防风汤加减，处方如下：防风、防己、黄芪、羌活、独活、桂枝、秦艽、当归、川芎、木香、乳香、甘草。

风湿热痹虽以“热者寒之”为基本原则，但痹证的病理特点是“闭”，虽为热邪入侵，亦须致气血痹阻始能发病，如仅用寒凉清热，则不能流通气血，开其痹闭。故治热痹，多用苦辛寒方，辛即辛通也。热痹常用大秦艽汤加减，处方如下：秦艽、当归、甘草、羌活、防风、白芷、熟地、茯苓、石膏、川芎、白芍、独活、黄芩、生地、白术、细辛等。

至于温热药与清热药之药量比例，应因证制宜。如风、寒、湿、痰、瘀阻络，郁久有化热之势，症见除关节疼痛、肿胀的局部症状外，主要鉴别点为舌红、口干、苔燥或苔薄黄。见上述任一表现，可用白虎加桂枝汤加减，其中调整桂枝、知母用量，以防郁热萌起，桂枝用 6 g，知母用 15 g。寒、湿、痰、瘀郁久化热时，除关节症状外，主要鉴别点为口干而苦、口干欲饮、舌红、苔黄。若上述症状中任何两点可见，即以此汤变通，予肉桂配知母或僵蚕、地龙、土茯苓，视寒热进退而增减剂量。对寒象重而热象轻的，关节虽灼热，但仍以温为适者，一般肉桂用 10 g，川桂枝用 15 g。

清热药选用石藤、忍冬藤、伸筋藤。如寒热并重，温药用量同前，清热药选石藤 20 g，忍冬藤 20 g，伸筋藤 30 g。对寒象轻、热象重者，肉桂用 6 g，川桂枝用 8 g。清热药除甘寒清热外，还加用黄柏以苦寒直折。热痹兼见脾虚者，加用鸡血藤、红藤补虚和血通络；兼见发热，可加虎杖、青风藤；大便秘结，疼痛明显，加用路路通 30 g。

蔡教授非常重视西医学对疾病的认识和诊断方法，常常结合现代医学影像、化验及疾病诊断标准，如关节 X 线、CT、MRI，以及 ESR、CRP、HLA-B27 等有关指标的检测，以此来明确诊断和判断预后，因而往往能够切中要害，为患者释疑，疗效更进。对于部分用药不规范、使用激素者，蔡教授认为常用的激素如泼尼松，如用量较少，可直接停用，如用量较大，可逐渐减少用量，并在中药方中加用淫羊藿、杜仲、狗脊、肉苁蓉等温热类的药物，可以起到激素的替代治疗作用。

（二）中医外治法

1. 穴位注射

膝骨关节炎早中期，蔡教授运用穴位注射联合独活寄生汤治疗，取得满意效果。蔡教授认为穴位注射集针刺和药物治疗为一体，其使用主要通过针刺及穴位内药物长时间刺激和药物药理多种作用三个方面。其严重不良反应低，疗效满意，值得临床进一步探讨。

独活寄生汤联合穴位注射灯盏细辛注射液治疗膝骨关节炎。取独活寄生汤原方加减，痛剧者加乳香 10 g，没药 12 g；有积液者加薏苡仁 20 g，苍术 10 g；瘀滞者加桃仁 10 g，丹参 10 g。取以上药物加入 400 mL 水煎至 100 mL，早晚温服，4 周为 1 个疗程，治疗 2 个疗程。穴位注射取阿是穴为主，寒湿偏重型加阳陵泉、足三里、膝眼；肝肾不足型加阴陵泉、血海、足三里。穴位进行常规消毒后，用 5 mL 一次性无菌注射器以 1 ∶ 1 的配比抽取灯盏细辛注射液 2 mL，加入利多卡因 2 mL，痛点回抽无血，即注入药物，每穴 2 mL。每周注射 1 次，5 周为 1 个疗程，治疗 2 个疗程。结果显示，治疗总有效率为 95.2%，Lequesne 指数显著低于治疗前。利多卡因起到即时止痛作用，灯盏细辛可以起到长期穴位刺激的作用，中西医结合加强了疗效。

2. 贴敷疗法

膏药外敷在 KOA 的治疗中起到非常重要的作用，可贯穿膝关节治疗全期。蔡教授指导笔者所在科室对多年治疗 KOA 的经验进行总结与改良，研制出温通膏，主治筋骨痿软无力或受风寒湿外邪、损伤日久致关节痹痛、形寒肢冷者。风寒湿邪客于肢体关节，气血运行不畅，故见腰膝疼痛，久则肢节屈伸不利，或麻木不仁，正如《素问•痹论》所言：“痹在于骨则重，在于脉则不仁。”治当温经散寒、活血通络、祛风消肿止痛。方中丁香味辛，性温，具有温中降逆、补肾助阳的功效；肉桂有补火助阳、引火归元、散寒止痛、温通经脉的功效，《日华子本草》曰：“治一切风气，补五劳七伤，通九窍，利关节，暖腰膝，消瘀血，治风痹骨节挛缩，续筋骨，生肌肉。”冰片清香宣散，具有开窍醒神、清热止痛消肿之功；姜黄破血行气，通经止痛，常用于风湿肩臂疼痛及跌扑肿痛者；白芷具有解表散寒、祛风止痛、通鼻窍、燥湿止带、消肿排脓、祛风止痒之效，与诸药合用，可加强消肿，且具有止痒之功，预防外用药所带来皮肤瘙痒的不良反应；乳香、没药合用，可活血散瘀定痛，消肿生肌，用于风湿痹痛，跌打损伤；花椒味辛，性温，《神农本草经》："主邪气咳逆，温中，逐骨节皮肤死肌，寒湿痹痛，下气。"以上诸药合用，具有温经散寒、活血化瘀之效。

穴位贴敷在膝关节炎的治疗中也有相当重要的地位。"汤药不足尽病……用膏药贴之，闭塞其气，使药性从毛孔而入其腠理，通经活络，或提而出之，或攻而散之，较服药尤为有力"。贴敷药物直接作用于体表穴位或表面病灶，使局部血管扩张，血液循环加速，起到活血化瘀、消肿止痛、改善周围组织营养的作用。还可使药物透过皮毛腠理由表入里，通过经络的贯通运行，联络脏腑，沟通表里，发挥较强的药效作用。内、外膝眼为经外奇穴，主治膝痛、腿痛。足少阳胆经穴位膝阳关可利膝、舒筋。督脉上的腰阳关穴具有祛寒除湿、舒筋活络之功。张胜研究表明利用复方息痛膜穴位贴敷治疗阳虚寒凝证KOA 30例临床观察，对照组予双氯芬酸二乙胺乳外擦，结果发现复方息痛膜穴位贴敷治疗阳虚寒凝证KOA是一种有效的治疗方法。

（三）生活调护

KOA是一种要长期治疗的疾病，服药、手术只是其中的一些治疗方法，在日常生活中加强调护，才能起到事半功倍的作用，并取得满意的效果。

心理治疗：KOA患者就医多由于膝关节疼痛较甚、活动受限，甚至久病不愈，多数患者情绪低落，此时，医生应该视患者病情、性格、文化程度、接受能力、家庭环境的不同，分别采用口头讲解、现场示范等方式，因人施教，向患者介绍疾病的发生、发展、转归及进行健康教育，注意情志变化。嘱患者急性期应注意休息，减少活动，安慰、鼓励患者，树立其战胜疾病的信心。对行走困难的患者，家属和医护人员应主动关心，生活上给予满足，使其安心治疗，尽量减轻心理负担，促使病情尽快康复。

根据中医分型对患者配合辨证生活指导：①风、寒、湿痹证：肢体关节酸楚疼痛，痛处固定，痛如刀割，或有重着感，或患处表现肿胀感，畏寒，舌淡、苔白腻，脉紧。告知患者注意防寒保暖，减少关节活动，观察膝关节肿胀、疼痛的变化。饮食宜多食高热量、高蛋白、高维生素、低脂食物，如羊肉，多食坚果、豆制品、牛奶、新鲜水果等。②气滞血瘀证：肢体关节刺痛，痛处固定，局部僵硬或麻木，舌紫暗、苔白而干涩。嘱患者及家属应缓解紧张的情绪，遵医嘱口服镇痛剂控制疼痛，并指导患者进行患肢功能活动，以改善微循环，促进关节积液吸收。多食高蛋白、高维生素、高钙的食物，如各种坚果、牛奶、豆制品、水果等。③肝肾亏虚证：关节隐痛，腰膝酸软无力，遇劳加重，舌红少苔，脉沉细无力。此类患者多病期较长，畸形疼痛日久，应指导患者在床上进行功能锻炼，饮食宜用补肝益肾、强筋壮骨之品，如猪筋宽筋藤汤、续断杜仲煲猪脊骨、黄芪猪尾巴汤等，忌生冷肥腻之品。

二、手术经验

（一）PRP 注射

膝关节注射 PRP 在临床应用的效果良好，可明显缓解疼痛，改善关节功能，提高患者的满意度。PRP 注射既可以局部穴位注射，也可以关节腔注射，穴位注射时适用于局部痛点显著、肌肉肌腱止点劳损炎症。PRP 关节腔注射不会增加膝关节红肿、关节感染等不良事件的发生，适用年轻、严重程度较轻的患者；为提高疗效，可多次行 PRP 关节注射以减轻疼痛、改善功能，且不会增加不良事件的发生率，建议注射的间隔大于 1 周，次数不少于 2 次。伴有关节积液的患者亦可进行 PRP 注射，但建议先行关节积液抽吸。针刺是中医治疗膝骨关节炎的措施中见效快、效果好、痛苦小、患者耐受度较高的一种。对于膝关节保守治疗患者，可配合针刺治疗，取穴主要以患膝局部取穴为主，根据辨证配合其他穴位进行治疗，或配合使用平衡针、循环针法、董氏奇穴等方法进行治疗。

（二）关节镜

膝骨关节炎是骨质增生断裂，或者是关节软骨或者半月板的碎块引起的。如果反复出现膝关节的卡压、疼痛、弹响，说明游离体已经导致膝关节的交锁，一般是在关节间隙内，容易导致关节软骨和半月板磨损加重，也会使膝关节退行性关节炎加重，这是膝关节镜治疗膝骨关节炎的最佳适应证。

总的来说，关节镜手术是治疗膝骨关节炎非常重要的修复性手术之一，但其适应证的选择非常重要，包括患者的年龄、合并症、严重程度等，以下是适合做关节镜手术的适应证：①以半月板撕裂为主的骨关节炎患者；②有游离体并有别卡症状的骨关节炎患者；③关节负重区关节软骨磨损小于Ⅲ度的患者；④下肢力线正常的患者；⑤年龄小于 65 岁的患者。对于中重度的骨关节炎患者，如果仅仅是关节疼痛，而不伴功能障碍，一般可以采用药物治疗、理疗、支具等方法，如果患者在疼痛的同时，伴有交锁等功能障碍，或有关节内结构异常或病变，比如半月板损伤、软骨剥脱或髌股关节位置异常等，可以选择关节镜治疗。直白地说，有机械性症状的患者，采取机械性的手段治疗，往往会给患者带来立竿见影的效果，这是适合的手术适应证，如果患者没有上述症状，只是单纯期望关节镜治疗来消除疼痛，往往达不到患者的预期效果。还有一种情况，就是患者有绝对的关节置换指征，但由于各种原因暂时不接受手术，也可以通过关节镜手术来缓解急性疼痛，只是术前要与患者本人及家属充分沟通，降低治疗的期望值。

（三）膝关节单髁置换手术

蔡教授对于 Oxford phase- Ⅲ的使用建议如下。

单髁置换手术的疗效如何很大程度取决于病例的选择标准，如果病例选择合适，那么手术效果就满意，将很大概率上避免患者进行二次翻修手术，以及再次进行 TKA 手术，如果手术适应证选择不佳，那么进行 TKA 翻修将是大概率事件。蔡教授认为 UKA 手术的适应证应考虑如下方面：①内侧间室的骨关节炎或骨坏死；②术前膝关节屈曲挛缩、内翻畸形小于 15°，并且内翻畸形是可复位性的；③交叉韧带、侧副韧带功能性完整，膝关节稳定性正常；④对于行 UKA 有疑问的患者，最好同时备好 TKA 工具，以便可以根据患者关节具体情况随时决定最好的治疗方案；⑤髌骨关节炎不应作为 UKA 的手术禁忌证，但手术过程中应该充分处理好髌股关节面，避免造成髌骨填塞或松弛，影响术后功能。骨关节炎症状发展到全膝关节、感染性关节炎和免疫性关节炎，为该术式的绝对禁忌证。患者的年龄、体重和活动水平，均不作为 Oxford 膝关节单髁置换术的手术禁忌证。

蔡教授认为做好单髁置换手术除了需要掌握基本手术技巧外，还有以下几点需要注意。

1. 关于下肢力线

UKA 保证良好的手术效果和长期假体生存率的另一重要因素是良好的假体力线。由于术中将股骨髁处理为球形，具有非常大的接触面积，所以即使假体力线稍有不佳，也仅导致股骨假体对聚乙烯衬垫接触面部分无覆盖，并不会引起很高的接触压力和很快速的磨损。一般认为将股骨假体力线控制在 ±10° 内旋 / 外旋和 ±10° 屈曲 / 伸直范围的病例其疗效不受影响。

2. 关于软组织松紧度

蔡教授认为单髁应“宁松勿紧”，过紧可能存在内侧压力过大，力线转移到外侧，即外翻，造成矫枉过正的情况，这样就会导致内侧疼痛，外侧磨损加速，最终需要翻修全膝。适当松一点，内侧韧带张力适中，遵循下肢本身的力线，患者舒适度明显提升，假体生存率也会相应提高。UKA 严格来说是关节内手术，对于松解关节周围韧带及软组织作用有限，但我们需要尽量清除胫骨内侧平台前侧骨赘及部分内侧副韧带下骨赘，还有髁间骨赘。需要的话可以适当延长切口，那么就可以更彻底地清除髁间骨赘，清除完骨赘后再进行截骨，可以更真实有效地测量假体大小，调节关节松紧度。截骨时，股骨侧截骨量可调节度较小，我们主要调节胫骨侧截骨量，但需特别注意开始截骨量要少，有个小技巧，一般一个摆锯高度为 9 mm，大约是需要截骨的最小量，可以从一个摆锯的高度开始截骨，但下摆锯时需稳定，一次破坏髁间内侧软骨面，否则容易打滑。测量假体松紧度，需要在膝关节屈曲 90° 、145° 及完全伸直时分别测量交叉韧带及侧副韧带的松紧度，就能做出一个松紧度比较满意的单髁关节。

3. 关于术中假体选择

UKA 最大的不足在于，其病例选择标准较为严格，但目前术前检查很难完全确切判断，诸如交叉韧带是否完整、外侧间室是否受累等。需与患者充分沟通术中更换全膝置换的可能，术者也需具有丰富的全膝置换手术经验。

（四）全膝关节置换术

蔡教授认为，TKA 置换后需将机械力线偏差控制在 ±3° 范围内。影响力线的因素很多，其中骨水泥技术的正确使用是不可忽视的因素。根据所使用的骨水泥特性，通过正确调控骨水泥在面团期的可塑性，矫正已经发现的微小力线偏差。

蔡教授认为，TKA 手术应该系统性、规范化进行。整体和规范化操作将对预防 TKA 手术并发症起到良好的促进作用。TKA 技术要逐渐得到规范，术中，特别是围手术期须严格管控每个细节，为此，蔡教授在院内进行了 TKA 消毒铺单规范化设计，包括：①消毒时下肢悬吊，应用碘酒浸泡消毒后的绷带，消毒顺序应为双足部开始，向大腿部消毒，最后术区加消一次，酒精脱碘方法亦相同。②手术贴膜应覆盖下肢所有部位，贴膜之后再进行电刀、吸引等器械的放置，可以有效避免术区污染。③手术助手站位分工亦明确，主刀斜对面的助手拿电动吸引头，可以减少手术视野的遮蔽，提高效率。如此规范化操作，TKA 手术相关并发症必定会被控制在最低限度。

在长期手术过程中，蔡教授总结 TKA 需要注意以下 3 点。

1. 关于是否保留后交叉韧带（posterior cruciate ligament，PCL）

后稳定型假体和 PCL 保留型假体各有所长，膝关节置换中保留和不保留后交叉假体 TKA 的临床疗效差别无明显的统计学意义。但是这两种假体在设计理念、手术技巧方面都有很大的差异，如果用后稳定型假体的理念进行保留 PCL 假体的操作，将不会发挥出后者的设计优点。保留 PCL 型假体手术操作的难度较大，然而对经过训练和有丰富 TKA 手术经验的医师来说没有什么问题。保留 PCL 型假体有很广泛的适应证，对髌骨功能不良者有一定的优势。它适用于晚期膝关节炎，但是最好是术中见到 PCL 结构和功能完整者。不保留 PCL 型假体适用范围也很广，适于各种晚期病变，尤其是合并关节强直、膝关节严重屈曲挛缩者。这种类型的假体手术操作相对简便，对软组织平衡的容忍度相对较低。手术医师经验不足时，建议最好使用 PCL 替代型假体。不论使用何种假体，TKA 的目的都是获得无痛、稳定的关节。根

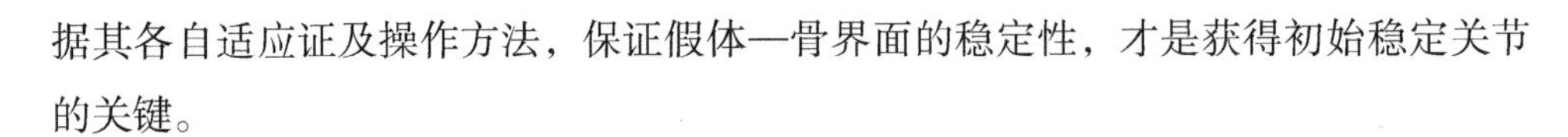

据其各自适应证及操作方法，保证假体—骨界面的稳定性，才是获得初始稳定关节的关键。

2. 关于股骨切迹

股骨切迹是指 TKA 术中前髁截骨不良导致股骨前方皮质受累，于股骨假体滑车近端出现骨质缺损，临床一般认为这是 TKA 术后股骨髁上骨折的医源性因素。蔡教授认为，TKA 股骨切迹的避免从股骨开髓即应开始注意，我国患者行 TKA 手术时通常年龄大，往往伴有严重关节退行性病变、髁间窝骨赘增生甚至封闭，影响开髓点判断，Wangroongsub 等对 TKA 术中股骨开髓点研究后指出最佳位置平均为股骨髁间切迹顶部内侧（1.5±2.0）mm，上方（12.0±2.7）mm，由此插入髓内杆至股骨峡部最接近于股骨侧位机械轴。如开髓点偏后，髓内杆屈曲位进入会造成股骨前方屈曲位切迹，进而导致假体屈曲位安置。

国人股骨前弓较大，股骨远端屈曲＞6° 采用长髓内杆定位，股骨远端开口较大时会出现尾端上移，提示髓内杆自动纠正股骨远端屈曲角度，如果按照常规定位会导致股骨前方皮质切入（过伸位切迹）。对于屈曲＞12° 患者术中宜采用短髓内杆，插入时尽量勿超过股骨远端 1/3，虽然这会导致术后假体屈曲位安置，但屈曲角度介于 ±10° 对功能恢复并无显著影响。

TKA 股骨远端截骨后参考系统在确定股骨假体型号时为了避免前髁切迹，一般推荐采用大一号假体，但 TKA 术中通常以屈伸间隙平衡为主要矛盾，如大一号假体导致屈曲间隙紧张或髌股关节填充，临床往往更改为小一号假体或同号截骨模块后移或微调股骨假体内外旋达到屈伸间隙平衡。

总之详细的术前设计、精湛的手术操作可有效避免股骨切迹，同时根据国人解剖参数特点设计的膝关节假体可以避免假体选择源性的股骨切迹。

3. 关于 TKA 中软组织平衡

TKA 软组织平衡也是遵守“宁松勿紧”的原则，主要包括内外侧副韧带的平衡、后房室的松解、髌骨外侧支持带的松解和伸膝装置的松解等。内、外侧副韧带的松解与平衡，需彻底清除胫骨平台周围尤其内、外侧骨赘；MCL 松解向下可达鹅足，LCL 松解向上达股骨外髁 LCL 起点，均行骨膜下钝性剥离；如仍不能达到松解与平衡，即行 MCL、LCL 附丽点移位或挛缩体部纤维离断。后房室结构的松解，需彻底摘除游离体甚至籽骨，切除后关节囊内纤维组织和 PCL，松解后关节囊和腘肌腱等。内外翻多数为软组织性的，即使严重至半脱位，常规截骨后，也可以通过软组织平衡来矫正。轻度的内、外翻畸形在彻底清除胫骨平台周围尤其内外侧骨赘后，即可以达到 MCL、LCL 的松解与平衡。

在行 TKA 术时，关于假体安装的松紧度还有一点需要注意，就是术中麻醉状态下，软组织张力较小，假体试模及安装后可能暂时较松，但麻醉清醒后软组织松紧度可能就会合适，因此，术中不能追求过分松解软组织，做出一个松紧度过小的关节。另外，软组织松解与平衡固然重要，但亦应与正确截骨相结合。尤其在膝内外翻或屈曲挛缩畸形中，软组织彻底松解与平衡可以避免过量截骨以求良好的活动。最后，强直膝患者需适当降低预期，术后很难完全恢复其活动度，往往都会遗留一定的屈伸受限。

（五）康复指导

术后康复训练的目的是使患者早日适应人工关节，恢复功能，提高生活质量，因此，有时间顺序目标的康复训练非常重要，我们一般的康复训练包括以下几个进程。

1）膝关节置换术前，患者大都有膝关节疼痛及活动受限，为使患者在术后能更好地进行康复训练，我们需控制患者疼痛，保持关节活动，以便于对患者进行术前的康复宣教，包括患者术后需进行的肌力及关节活动度的练习。

2）术后当天至第 3 天：此阶段除了要缓解肿胀疼痛，还需要调动患者进行肌肉主动收缩，恢复患膝周围肌肉收缩能力，逆转术后出现的肌肉抑制、肌肉收缩滞后状态。同时，通过肌肉主动收缩放松，促进物质代谢更替，缓解肿胀疼痛。除基本的肌力练习，此阶段可进行适当屈曲及伸直练习，目标为屈曲 60° ～ 90°，最好达 90° 以上，伸直可保持 0° 。此阶段由于患者长时间卧床，故需预防并发症，包括下肢静脉血栓、坠积性肺炎、手术切口感染等。并在条件允许下，进行下地负重步行训练。上述康复训练均可在术后当天开始进行。

3）术后第 4 ～ 7 天：除以上康复治疗处理，逐渐开始增加膝关节屈伸活动度训练。此时康复重点在缓解肿痛及恢复膝屈伸活动度，膝关节屈曲活动度可达 90° ～ 100°。

4）术后第 7 天至第 2 周：此阶段康复重点在膝关节活动的恢复及逐渐进行患肢负重行走训练，屈膝在第 2 周时可达 110°，伸直可保持 0° 。

5）术后第 3 ～ 4 周：继续增加关节活动度，屈曲可达 120°，伸直可保持 0°，并继续保持肌力训练，负重行走训练。

6）术后第 5 ～ 6 周：继续增加关节活动度，活动度＞ 120°，患者可自如行走，可上下楼梯。

7）术后第 7 ～ 8 周：巩固关节活动度接近基本正常的角度 135°，继续保持下肢肌力的练习。

8）术后第 3 个月：回归家庭，回归社会，适当进行体育锻炼，例如步行、固定单车、游泳、舞蹈等相对较好的体育锻炼。

三、团队经验

刘保新教授擅长运用中医传统疗法结合现代医学理念，并用针刀治疗，这样可取得满意的疗效。对膝骨关节炎患者予盐酸氨基葡萄糖口服，玻璃酸钠关节腔注射与运动锻炼，在此基础上，治疗根据患者疼痛的轻重及膝关节活动障碍的程度分为急性期与缓解期，急性期给予针刀治疗，缓解期给予中药热熨治疗。

1. 急性期

膝关节疼痛比较厉害，关节活动受限严重，故给予小针刀疗法、运动锻炼疗法（主、被动运动）、玻璃酸钠关节腔注射。①小针刀疗法：治疗前对患侧膝关节周围仔细查体，寻找针刀治疗点。常见治疗点为内外侧副韧带起止点、髌骨四角、髌腱止点、腘肌腱起点、鹅足、后籽骨点等，一般选择压痛、条索状比较明显的点。方法为曲安奈德注射液 40 mg + 加利多卡因注射液 5 mL + 生理盐水 5 mL，每次选择 3 ～ 5 个治疗点进行注射 + 针刀剥离松解治疗。针刀术后做粘连韧带、关节囊相反方向的关节被动运动，并根据关节屈伸障碍方向做被动加大的屈伸运动以撕开关节内的粘连，有时可听到关节内的“撕布”音，患者可出现短暂的剧烈疼痛，但疼痛之后感觉关节症状明显减轻。术后关节内注射玻璃酸钠 1 支。②主动运动：先取平卧位或双下肢抬高坐位（小腿远端下垫板凳），勾起脚尖，用力收缩股四头肌，并配合向下压膝关节，使膝关节伸直，坚持 8 ～ 10 秒，放松 5 秒左右，3 次 / 日，每次 100 下；每次运动完毕后，双手用力抱紧踝部，使膝关节尽可能屈曲达到最大范围，每次 5 下；再取坐位（凳子比患者小腿稍高），交替摆动两小腿或伸直双下肢膝关节，并可配合在双踝关节前分别绑 1 ～ 3 kg（逐渐加重）的沙袋进行练习，3 次 / 日，每次 50 下。

2. 缓解期

给予运动锻炼疗法、玻璃酸钠关节注射与中药盐热熨。①运动锻炼疗法主要同上述的主动运动。②玻璃酸钠关节注射疗法同上，1 次 / 日，注射点一般选择髌骨外上角与双膝眼，若出现磨髌试验阳性多选择髌骨外上角，将药液注射到髌上囊。③中药盐热熨：辨证时根据关节冷热疼痛的性质，分为冷热 2 型。基本方为生川乌 30 g，生草乌 30 g，大黄 20 g，泽兰 30 g，苏木 30 g，牛膝 30 g，青蒿 30 g，土茯苓 50 g，海风藤 50 g，海桐皮 50 g。关节畏寒怕冷、肤温较健侧低者加桂枝 30 g，肉桂 30 g；关节红肿、肤温偏高者将川乌、草乌减量，并加用生石膏 50 g，知母 30 g；关节疼痛冷热性质不明显者采用原方。取中药后打粗粉备用，每剂药配合 1 kg 粗盐使用。使用方法为先将粗盐在锅内炒热、炒微黄后加入 1 剂中药粉拌均匀，稍凉后装入棉布袋即可用于关节局部热熨，下次使用时放在微波炉中加热 5 分钟左右即可使用。一般每剂药可使用 15 次左右。

经过大量病例观察发现，治疗 3 日后，2 组膝关节功能评分的大部分项目均明显改善（$P < 0.05$ 或 $P < 0.01$），治疗 3 周后，2 组膝关节功能评分与治疗前、治疗 3 日后比较差异均有统计学意义（均 $P < 0.01$）。2 组治疗后血清 IL-1β、IL-6 与 TNF-α 水平均较治疗前显著下降（$P < 0.05$ 或 $P < 0.01$），说明中西医结合治疗 KOA 疗效显著，可改善关节功能，并可降低患者血清 IL-1β、IL-6 与 TNF-α 水平。

周剑鹏副主任中医师运用益肾舒筋汤联合骨化三醇治疗膝骨关节炎滑膜炎症疗效更优，可改善患者功能，预防畸形发生，改善骨质结构，降低关节液炎症指标 MMP-3、IL-1β 水平。依据经验，软骨下骨质量对于预防骨关节炎的进展意义重大，即使关节软骨退行性破坏严重，假如软骨下骨足够坚硬，也会对预防关节进一步破坏起重要作用，延长膝关节使用寿命。骨化三醇主要应用于抗骨质疏松治疗，其作用途径包括直接促进骨形成，增加骨量；间接抑制骨吸收，缓解症状，提高肌力，改善神经肌肉协调性。骨化三醇能抑制软骨下骨吸收，使与骨吸收相耦联的继发性骨质增生和硬化均减缓，间接保护了关节软骨。有体外实验表明，骨化三醇能下调骨关节炎软骨细胞合成前列腺素和基质金属蛋白酶，减少其对关节软骨的损伤，防止骨关节病变。实验还表明骨化三醇通过某种机制抑制了 MMP-13 的表达，从而减少了Ⅱ型胶原的降解。长期的临床用药过程中，我们发现骨化三醇可以缓解滑膜炎的症状，且比单纯服用钙片有效，因此，我们推测是与骨化三醇参与对抗骨吸收的作用、预防了滑膜的侵蚀有关系，有助于膝关节内环境的稳定，具体的病理变化还需进一步实验研究。

彭志华副主任中医师运用中医综合疗法治疗膝骨关节炎。①内服中药：自拟“蠲痹寄生汤”，处方为威灵仙 15 g，桑寄生 15 g，独活 15 g，千斤拔 15 g，薏苡仁 15 g，怀牛膝 15 g，土鳖虫 12 g，苍术 12 g，淫羊藿 15 g，苏木 20 g，制半夏 12 g，细辛 3 g，陈皮 9 g，甘草 3 g。每日 1 剂，于早晚 2 次温服，10 日为 1 个疗程，连续治疗 3 个疗程。②熏蒸中药：在上述药方煎煮后的药渣中加入红花、桂枝、川乌、草乌各 15 g，羌活、宽筋藤、艾叶、白芷各 20 g，威灵仙 30 g，全部放入熏蒸床中煮制 15 分钟，并加入 300 mL 醋，引导患者取俯卧位把患肢放于熏蒸床上，覆盖上浴巾熏蒸约 30 分钟，1 次 / 日，10 日为 1 疗程，连续治疗 3 个疗程。③中医针灸推拿：针灸以阿是穴为主，若伴有关节内侧痛，配以内膝眼、血海与阳陵泉穴，若伴有关节外侧痛，则配以梁丘、阳陵泉与外膝眼、膝阳关穴，用温针、快针、灸或电针治疗 15 ～ 20 分钟，1 次 / 日；而推拿则应用郑怀贤教授的“抚摸、揉、揉捏、推、搬、搓、叩击”等伤科推拿手法，每次推拿 10 分钟，1 次 / 日，10 次为 1 个疗程，连续治疗 3 个疗程。结果，治疗总有效率为 93.33%，WOMAC 评分显著低于治疗前。

对于治疗规范性的问题，施敏医生通过研究 2016 年笔者所在医院骨伤科门诊处方，共筛选出了膝骨关节炎处方 1198 个，对比中华医学会骨科学分会于 2007 年初制定的我国的《骨关节炎诊治指南（2007 年版）》（以下简称《指南》）的规定，做了如下统计。笔者所在科室将骨关节炎处方中药物共分为局部用药、镇痛药、口服中成药、抗骨质疏松药、关节润滑剂、糖皮质激素、软骨保护剂及中药饮片 8 大类。局部用药使用方法均为外用贴敷，骨伤科局部外用药占比为 51.4%，《指南》明确指出，对于手和膝骨关节炎，在采用口服药前，建议首先选择局部药物治疗，笔者所在科室把所有镇痛类口服药，分为 NSAIDS 和阿片类，NSAIDS 类药物于骨伤科占比为 92.4%；《指南》提出全身用药需关注潜在内科疾病风险，并强调，如果患者胃肠道不良反应的危险性较高，可选用非选择性 NSAIDS 加用 H 受体拮抗剂、质子泵抑制剂或胃黏膜保护剂，或选择性 COX-2 抑制剂。NSAIDS 中选择性 COX-2 抑制剂于骨伤科占比 88.6%，骨伤科 NSAIDs 用量前五依次为塞来昔布胶囊、布洛芬缓释及依托考昔片、尼美舒利片、洛索洛芬钠，说明骨科医生能根据患者内科情况出发，选用合适的 NSAIDS；《指南》指出，对 NSAIDS 治疗无效的严重膝骨关节炎或不能耐受 NSAIDS 治疗的患者，可行关节腔内注射糖皮质激素。但不主张随意选用关节腔内注射糖皮质激素，更反对多次反复使用，骨伤科处方中其占比为 2%（24/1198），说明笔者所在科室对膝骨关节炎关节腔内激素注射选择谨慎。骨伤科中药饮片用量前十依次为泽泻、威灵仙、牛膝、延胡索、三七、甘草、桑枝、木瓜、地骨皮、宽筋藤，说明中药使用倾向为利湿除痹、舒筋通络、化瘀止痛。从总的用药情况来看，骨伤科治疗膝骨关节炎能基本按照《指南》的治疗方法进行用药治疗，并能取得比较满意的效果。

参考文献

[1] 施敏，蔡迎峰，田天照 . 基于门诊治疗探索膝骨关节炎诊疗指南的意义 . 深圳中西医结合杂志，2020，30（12）：35-37.

[2] WANGROONGSUB Y，CHERDTAWEESUP S. Proper entry point for femoral intramedullary guide in total knee arthroplasty. J Med Assoc Thai，2009，92 Suppl 6：S1-S5.

[3] 周剑鹏，田天照，蔡迎峰，等 . 益肾舒筋汤联合骨化三醇对膝骨关节炎滑膜炎症的影响观察 . 黑龙江中医药，2020，49（3）：214-215.

[4] 彭志华，张胜，蔡迎峰，等 . 中医综合疗法治疗膝骨关节炎 60 例临床观察 . 中国民族民间医药，2015，24（20）：48-49.

[5] 刘保新，王力平，张斌，等 . 中西医结合治疗膝关节骨关节炎的研究 . 现代中西医结合杂志，2015，24（7）：702-705.

[6] 张胜，彭志华，关俊辉，等 . 复方息痛膜穴位贴敷治疗阳虚寒凝证膝关节骨关节炎 30 例临床观察 . 新中医，2011，43（10）：88-89.

（田天照　周伟君）

第四节　病例拾粹

一、保守治疗

【典型病例 1】

患者信息：患者，女，76 岁，2005 年 7 月 1 日初诊。

主诉：反复双膝关节疼痛 20 年。

现病史：患者 20 年前无明显诱因出现双膝疼痛，左侧明显，可以正常负重行走，上下楼梯及下蹲时症状明显。休息后症状可稍缓解，久行或久站时症状明显，门诊多次就诊，予药物口服、外敷等，但疼痛症状反复。现症见双膝疼痛、重着感，屈伸不利，疼痛固定在膝关节内侧间隙及髌骨上方，双膝畏风，遇阴雨或寒冷天疼痛加重，热敷症状可缓解。半夜偶有双侧小腿抽搐，夜间无明显疼痛，小便清长，夜尿 2 ～ 3 次，大便调。

专科检查：双侧膝关节轻度肿胀，双膝关节内侧间隙压痛，双侧膝关节过伸，过屈试验（+），双浮髌试验（+），双侧髌骨研磨试验（+），左侧半月板研磨试验（+），膝关节活动度为左侧屈曲 100°，伸直 0°，右侧屈曲 110°，伸直 0° ，双侧小腿不肿，足趾末梢血运可，活动可。HSS 评分左侧 56 分，右侧 64 分。

中医四诊：舌瘀暗，苔薄白、微腻，脉沉迟。

辅助检查：左膝内、外侧间隙轻度增生，关节间隙狭窄，髌骨关节面退行性病变严重（图 8-4-1）。

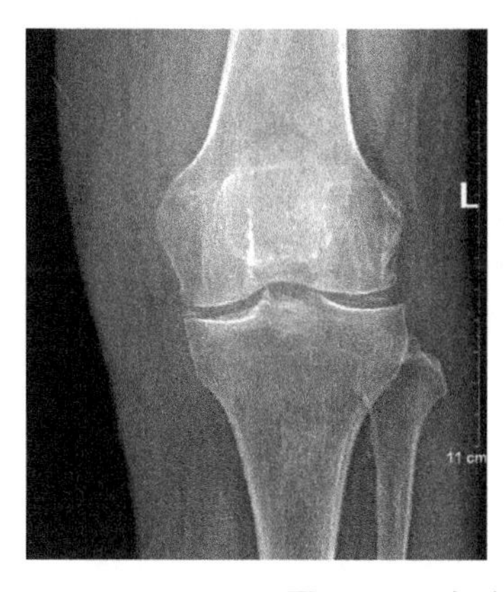

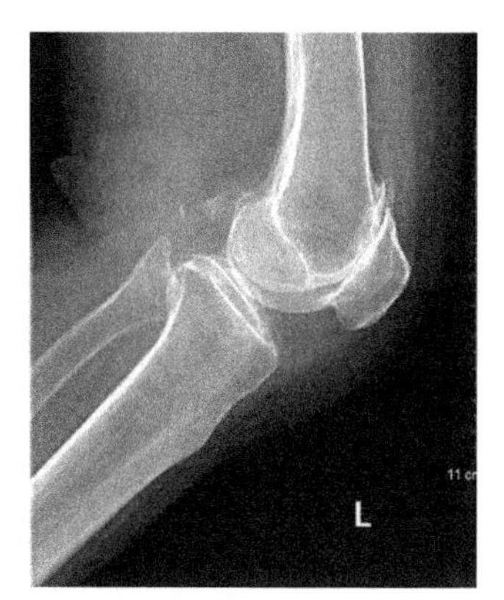

图 8-4-1　左膝关节辅助检查

辨证：肝肾亏虚，寒湿闭阻。

治法：补益肝肾，活血散寒祛湿。

方药：予椎间盘方加减。巴戟天 15 g，杜仲 15 g，淫羊藿 15 g，薏苡仁 40 g，路路通 15 g，王不留行 15 g，络石藤 15 g，全蝎 1 只，蜈蚣 3 条，桑枝 15 g，川牛膝 15 g，补骨脂 15 g，地骨皮 15 g，石斛 20 g，土鳖虫 10 g，以上药物 400 mL 水煎至 100 mL，早晚温服；每日 1 剂，共 7 剂。

其他治疗：骨化三醇胶丸（规格：0.25 μg），每次 1 粒，每天 2 次。连续服用 1 个月。外用了复方息痛膜治疗，处方为当归、伸筋草、川牛膝、制川乌、制草乌、艾叶、五加皮、红花、花椒、乳香、独活等。上述药物经过处理制成膜剂，使每平方厘米含原药材 1 g，将其大小约 2 cm × 2 cm 贴敷于患侧内外膝眼、膝阳关、腰阳关。每次 6 小时，每天 1 次，连续 3 周。

1 个月后随访：双膝疼痛、重着感缓解，膝关节内侧间隙及髌骨上方轻度疼痛，仍有屈伸不利，双膝稍畏风寒。夜间小腿抽搐，小便清长，夜尿 2 ～ 3 次，大便调。舌暗，苔薄白，脉弦细。原方去石斛加砂仁 10 g，肉桂 10 g，伸筋草 15 g，继续服用 2 周，共 14 剂，配合复方息痛膜外用贴于内外膝眼、膝阳关、腰阳关 2 周。HSS 评分左侧 72 分，右侧 76 分。

2 个月后随访：上方续服 7 剂，诸证缓解，活动自如，纳眠可，二便调，舌淡红，苔薄白，脉细弱，上方去砂仁，加淫羊藿加强补益肝肾。

1 年后随访：双膝轻度疼痛，无明显重着感，膝关节内侧间隙及髌骨上方轻度疼痛，屈伸稍不利，上楼梯时稍乏力，双膝喜暖。夜尿 1 ～ 2 次，大便调。舌淡暗，苔薄白，脉弦。HSS 评分左侧 70 分，右侧 72 分。未继续服药，嘱疼痛明显时外用复方息痛膜贴敷于膝阳关、腰阳关。加强股四头肌、股二头肌肌力及膝关节屈曲功能锻炼。

5 年后随访：双膝偶有疼痛，遇冷及下雨天少许重着感，膝关节内外侧间隙轻度疼痛，屈伸稍不利，久站及久行后膝关节轻度疼痛，双膝喜暖。夜尿 1 ～ 2 次，大便调。舌淡暗，苔薄白，脉弦。HSS 评分左侧 70 分，右侧 70 分。嘱继续加强股四头肌、股二头肌肌力及膝关节屈曲功能锻炼。

辅助检查：左膝内、外侧间隙轻度增生，关节间隙狭窄程度较前未见明显变化（图 8-4-2）。

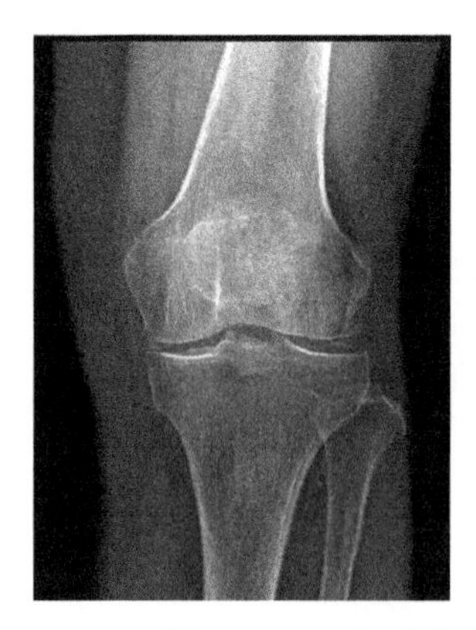

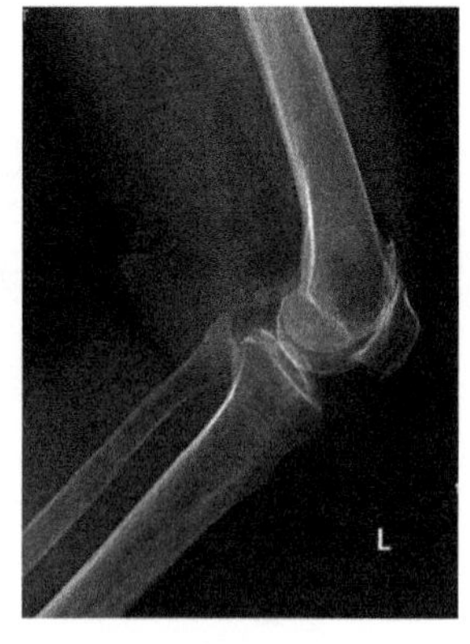

图 8-4-2　5 年后随访左膝关节辅助检查

按语

本例患者，初次就诊时可见双膝冷痛，重着感，痛有定处，伴畏风寒，屈伸不利，小便清长，为肾阳虚的表现；疼痛日久顽固，舌瘀暗为血瘀脉络之象；久居寒冷潮湿之处，或露膝而眠，或冒雨涉水，为风、寒、湿三气杂至，内客筋脉，脉络痹阻。症见膝部重着，痹痛不适，活动不利，遇阴雨或寒冷天加重，得温则舒，病久则可见肝肾亏虚。如痹证初始，病邪轻浅，则外邪较易祛除；着痹证日久，外邪久羁，步步深入，蛰伏于筋骨之间，则邪难祛除。此时，单纯温里散寒则邪无出路，单纯开表宣痹则里寒不除。表里不通，经络阻隔，则难以取效。虫蛇类药物性走窜，善行而数变，膝痛发病经年累月，植物类药物通利作用不及虫类药，处方中配合使用全蝎、蜈蚣、土鳖虫、乌梢蛇、蕲蛇等虫蛇类药 1 ～ 2 味，可增强通利经络的功效。《医宗必读》曰：“有寒湿，有风热，有挫闪，有瘀血，有滞气，有痰积，皆标也。肾虚，其本也。”四诊合参，治宜补益肝肾、活血散寒祛湿。穴位贴敷可使药物透过皮毛腠理由表入里，通过经络的贯通运行，联络脏腑，沟通表里，发挥较强的药效作用。内外膝眼为经外奇穴，主治膝痛、腿痛。足少阳胆经穴位膝阳关可利膝、舒筋。督脉上的腰阳关穴具有祛寒除湿、舒筋活络之功。复方息痛膜临床上适用于阳虚寒凝的 KOA 患者，其用于穴位贴敷治疗，可加强温阳及局部散寒活血之效。二诊时患者疼痛症状缓解，舌脉见湿邪稍减，仍遗留膝关节重着、冷痛、屈伸不利等寒湿邪闭阻之象，伴小腿夜间抽搐，小便清长且夜尿多，考虑肾阳虚仍较明显，因此仍需加强温阳之力，减少渗湿、活血药物。配合复方息痛膜穴位贴敷以温阳散寒活血。三诊时患者症状明显缓解，仅遗留乏力及喜暖症状，风寒湿邪轻浅，治应以补益肝肾为主，同时配合功能锻炼以舒筋利关节。

【典型病例 2】

患者信息：患者，女，57 岁。

主诉：反复右膝疼痛 1 年。

现病史：患者 10 年前曾不慎跌倒，右膝着地，当时膝关节反复肿痛，治疗 3 个月后症状消失。1 年前走平路时不慎扭伤，再次出现右膝疼痛，上下楼梯及下蹲时症状加重，肢体关节胀痛感，痛处固定在髌骨上方及膝关节内侧，时伴小腿后方疼痛，有如针刺，夜间症状明显。纳可，眠稍差，二便调。平素从事中等体力劳动为主。

体格检查：右膝关节轻度肿胀，膝关节内侧间隙压痛，膝关节过伸，过屈试验（+），浮髌试验（+），髌骨研磨试验（±），右侧半月板研磨试验（+），前后抽屉试验（–），右膝关节活动度为屈曲 90°，伸直 0°，双侧小腿不肿，足趾末梢血运可，活动可。HSS 评分左侧 76 分，右侧 64 分。

中医四诊：舌淡暗稍胖，有齿痕，苔白腻，脉弦涩。

辅助检查：右膝关节辅助检查见图 8-4-3。

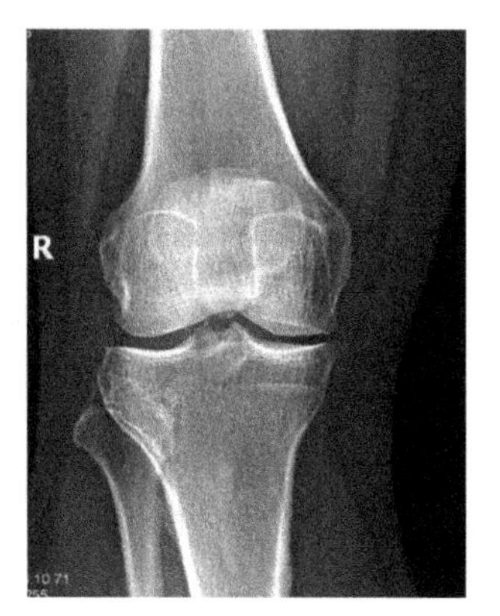

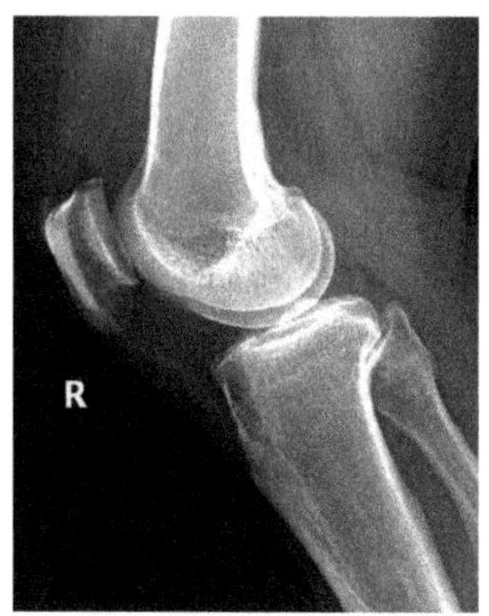

图 8-4-3　右膝关节辅助检查

辨证：肝肾亏虚，气滞血瘀。

治疗方案：

1. 灯盏细辛注射液穴位注射治疗

操作：将灯盏细辛注射液注射于患者血海、阴陵泉、梁丘、曲泉，深度得气后，回抽无血，即注入药物，每穴 1.5 mL，每周 1 次。共治疗 3 周。

2. 内服中药

治法：祛风散寒，除湿止痛。

方药：六味地黄丸。熟地 30 g，山药 15 g，山茱萸 15 g，茯苓 15 g，泽泻 15 g，牡丹皮 15 g，川牛膝 15 g，巴戟天 15 g，杜仲 15 g，薏苡仁 30 g，石斛 20 g，以上药物 400 mL 水煎至 100 mL，早晚温服；共 14 剂。

温通膏外敷。丁香，肉桂，冰片，姜黄，白芷，乳香，没药，花椒。取出制作好的药膏，使用前于微波炉加热至 40 ℃左右，1 ～ 2 贴 / 次，外敷膝关节痛处，敷贴时间为 4 ～ 6 小时。

1 个月后随访复诊：上下楼梯及下蹲时右膝疼痛症状较前缓解，肢体关节无明显肿胀，髌骨上方疼痛消失，膝关节内侧仍遗留刺痛感，时伴小腿后方疼痛及夜间抽搐，夜间疼痛症状减轻。膝关节活动度为屈曲 100°，伸直 0°，诉肢体乏力，纳稍差，眠可，小便调，大便溏烂，1 ～ 2 次 / 日。HSS 评分左侧 76 分，右侧 68 分。舌淡暗，苔白厚腻，脉弦滑。

予调整中药，前方加白术 15 g，陈皮 5 g，木瓜 20 g，连续服用 1 周，每日 1 剂，共 7 剂；同时配合温通活血膏外敷右膝痛处，连续治疗 1 周。

6个月后三诊：上下楼梯及下蹲时已无明显疼痛，肢体关节不肿，膝关节内侧偶有酸痛感，无夜间疼痛。膝关节活动度为屈曲120°，伸直0°，纳眠可，二便调。HSS评分左侧78分，右侧74分。舌淡暗，有齿痕，苔白微腻，脉弦。温通活血膏外敷右膝痛处，继续治疗1周。同时嘱其长期进行左侧股四头肌膝关节功能锻炼。随访1年，未见复发。

按语

本例患者病程较短，但多次治疗未果，瘀从中生；且患者长期从事体力劳动，损耗膝关节，气血不畅而致瘀，膝部经络受瘀阻遏，发为痹，而见膝痛难忍，膝部瘀血沉积日久，久瘀不去，新血难生，患者虽已减少膝关节活动，但随着年龄增长，劳损也在同步，故膝关节出现疼痛进一步加重，严重者可出现关节内外翻畸形。因此，结合患者外伤病史及症状，考虑肝肾亏虚为本，气滞血瘀为标。初诊时予六味地黄丸补肾阴，配合灯盏细辛注射液穴位注射加强局部活血化瘀。二诊时疼痛明显缓解，但仍有刺痛，并出现肢体乏力及大便溏烂，伴可见舌胖、齿痕等脾虚表现，考虑瘀血未除，伴脾气虚，因此加强健脾益气及破血祛瘀之力。三诊时患者疼痛已消，但膝关节内侧仍有酸痛，余瘀未尽，故予温通活血膏继续外敷化瘀。因患者1年间膝部疼痛，致使其肌肉运动时间减少，故嘱加强股四头肌、股二头肌功能锻炼，维持疗效、提高患者治疗满意度。

【典型病例3】

患者信息：患者，女，68岁。

主诉：反复右膝疼痛10年，加重3天。

现病史：患者10年前无明显诱因出现右膝关节隐痛，平素上下楼梯膝关节疼痛加重，不耐久行，近日因走动较多，出现疼痛加重（右膝明显），以灼痛为主，并伴有轻度热胀，行走艰难，冷敷症状可缓解。

专科检查：双膝屈伸活动不利，活动偶有弹响声，右膝活动度10°～100°；右膝轻度肿胀，肤温偏高，右膝内侧膝眼、髌周压痛（++）；右侧髌骨研磨试验（+），浮髌试验（±）；侧方应力试验（–），前后抽屉试验（–）；双侧肌力肌张力正常，病理征（–）。舌红、苔黄厚腻，脉弦滑。HSS评分左侧70分，右侧56分。

辅助检查：相关资料见图8-4-4。

辨证：湿热瘀阻。

治法：清热疏风、除湿止痛。

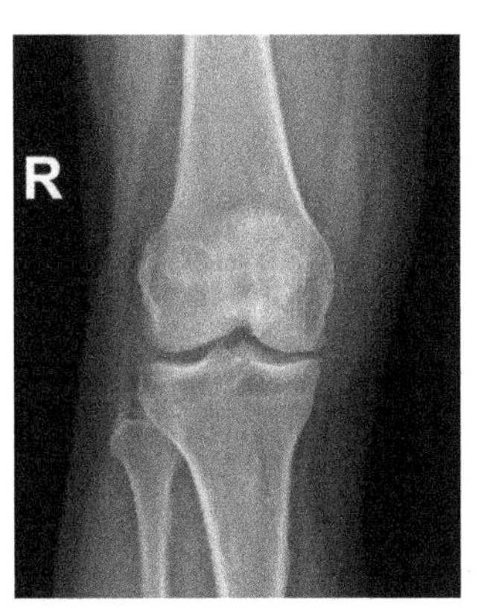

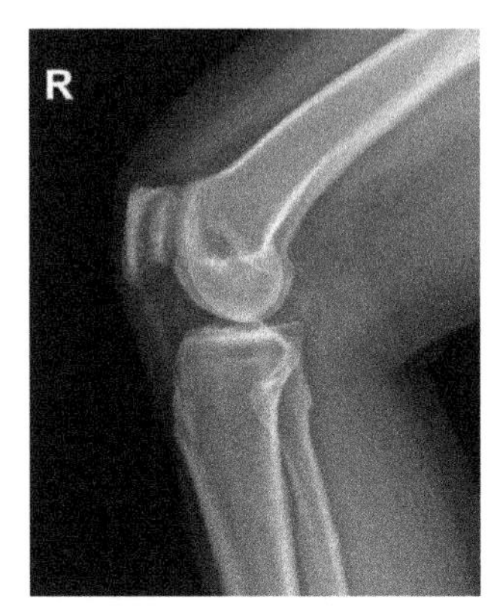

图 8-4-4　辅助检查

内服方药：大秦艽汤加减。秦艽 10 g，当归 5 g，甘草 10 g，羌活 10 g，防风 10 g，白芷 10 g，熟地 15 g，茯苓 15 g，薏苡仁 20 g，土茯苓 15 g，石膏 20 g，赤芍 10 g，独活 10 g，黄柏 20 g，怀牛膝 10 g，伸筋草 15 g，地龙 10 g，以上药物 400 mL 水煎至 100 mL，早晚温服；每日 1 剂，共 7 剂。

1 周后复诊：症状明显减轻，右膝仍有轻微疼痛，上下楼梯仍有疼痛。双膝肿胀不显，肤温正常；右膝活动度 10° ～ 120° ；右膝内侧膝眼部压痛（±），髌骨研磨试验（–）；浮髌试验、侧方应力试验、抽屉试验（–）。舌淡红、苔薄黄，脉弦。HSS 评分左侧 68 分，右侧 68 分。

患者湿热之象较前明显减轻，原方去黄柏、土茯苓，加乌梢蛇 10 g。每日 1 剂，共 14 剂。

患者服上述方药 1 个月后疼痛消失，关节活动度正常，行走如常。

按语

老年性膝关节炎多以风寒湿邪为重，虫类药多为寒凉药，故虫类药常不作为主药，仅作为随证配伍用药。不同患者及不同时期膝骨关节炎的症状表现和证型不同，故虫类药物的选择及用量亦不尽相同。偏湿热者多用地龙、土鳖虫，偏寒湿者多用蜈蚣，久病者可用全蝎，关节粘连者可加穿山甲、乌梢蛇等。本例患者湿热之象明显，因此在清热疏风基础上，予加地龙。地龙性寒、味咸，归肝、脾、膀胱经，具有通络清热止痉、平肝熄风等功效，适用于膝关节红肿热痛之热痹证，常与丹参、赤芍、忍冬藤、白花蛇舌草等清热活血解毒药合用。二诊时患者湿热之象已明显减轻，因而去黄柏，痰瘀顽固疼痛，加乌梢蛇 10 g 加强收风止痛，乌梢蛇具有祛风、通络、止痉等功效，常用于治疗风湿痹证及中风半身不遂，尤宜于风湿顽痹日久不愈者，还可用于减轻关节疼痛、缓解关节炎症，常配合制川乌、草乌、羌活、独活等同用。

二、手术治疗

（一）PRP 治疗术

【典型病例】

患者信息：患者，女，62 岁。

主诉：左侧膝关节疼痛 2 年。

现病史：患者 2 年前无明显诱因出现左侧膝关节疼痛，可以正常负重行走，上下楼梯及下蹲时症状明显。口服抗炎止痛药物症状可稍缓解，久行或久站时症状加重，门诊多次行膝关节“玻璃酸钠”注射，注射后疼痛可减轻，功能在 1 周内可部分改善，但关节痛的症状反复发作。尤其在天气转冷时，膝关节屈伸困难，门诊就诊，以“原发性双侧膝关节病”收入病房，病程中患者饮食、睡眠可，无咳嗽、咳痰，体重无明显减轻。

专科检查：双侧膝关节骨性膨大，双膝关节内侧间隙压痛，双侧膝关节过伸，过屈试验（+），双浮髌试验（–），双侧髌骨研磨试验（+），左侧半月板研磨试验（+），膝关节活动度为左侧屈曲 100°，伸直 0°，右侧屈曲 110°，伸直 0°，双侧小腿不肿，足趾末梢血运可，活动可。HSS 评分左侧 62 分，右侧 68 分。

治疗前影像学资料见图 8-4-5。

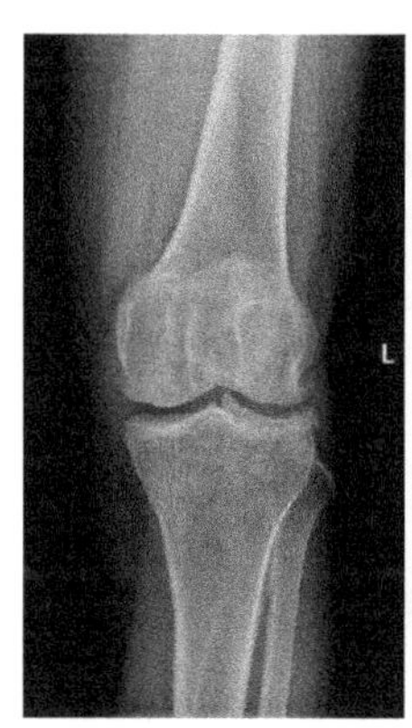

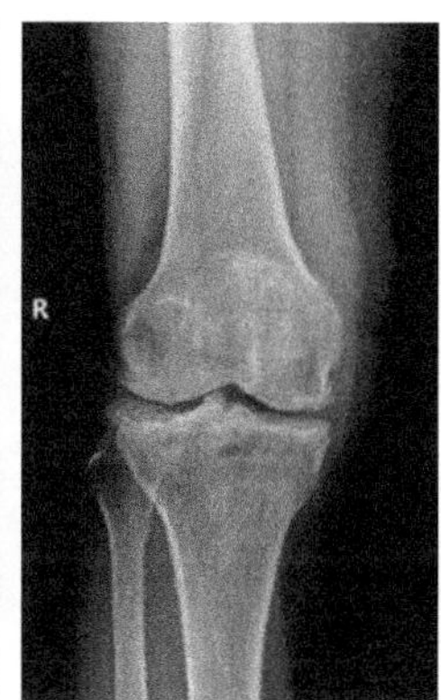

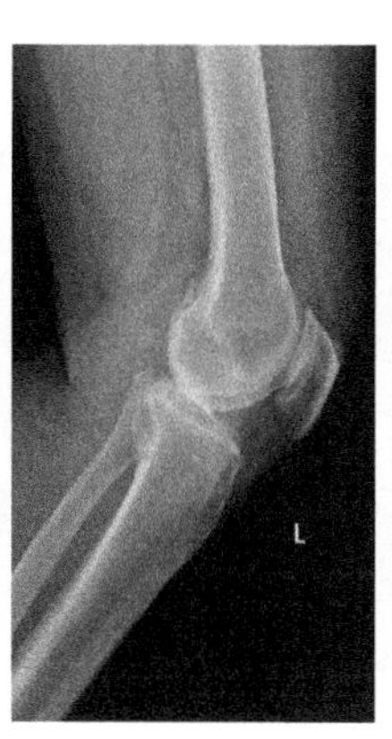

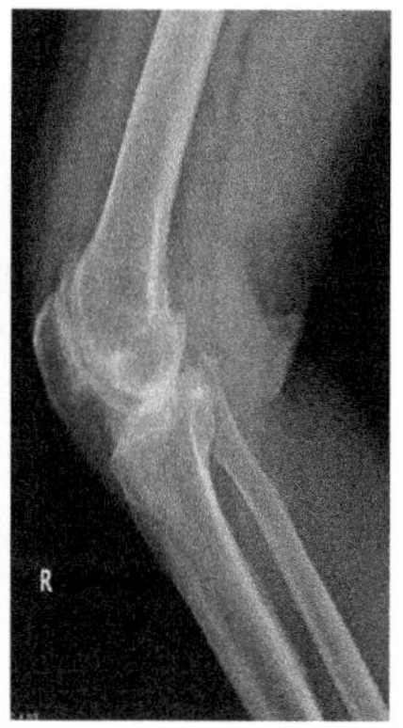

图 8-4-5　治疗前 X 线

治疗过程：入院后给予抗炎止痛药及抑酸护胃药口服，并辅以膝关节推拿、关节周围理筋及针灸，配合我科用于寒湿阻滞型膝关节炎的药膏温通膏外敷，共治疗 3 天。

排除禁忌证后，抽出 40 mL 静脉血离心分离后将 PRP（5 mL）注入关节，分别注入内、外侧关节间隙，充分被动活动膝关节。整个技术由抽血至注射等操作仅需要 20 分钟左右。

康复过程：术后膝关节敷料包扎，可正常下地行走及活动，术后 1 周逐渐恢复日常生活习惯。

术后 1 个月复诊：左侧屈曲 120°，伸直 0°，右侧屈曲 120°，伸直 0° 。HSS 评分左侧 78 分，右侧 76 分。

按语

中医药治疗膝关节骨关节炎疗效显著，患者接受程度高，经济承受能力可，适合大多数膝关节炎患者采用。中药内服、外敷、熏洗或热熨等不同的治疗方法针对不同证型的患者均收效显著，针灸疗法更是如此，作为针刺加艾灸的结合，温针灸对于改善患膝的疼痛、肿胀、关节活动度、生活质量效果明显，穴位注射、穴位埋线等现代治疗方案广泛运用于临床，但相关文献报道数量并不多。中医推拿、功能锻炼等加入西医治疗和现代运动康复医学的理念，正加速着推进新疗法的诞生，对改善患者的各项症状正在逐渐产生更明显的效果。

（二）关节镜

【典型病例】

患者信息：患者，女，67 岁。

主诉：左膝关节肿痛不适 3 年余，加重 1 月余。

现病史：患者于 3 年前无明显诱因出现右膝关节痛，上下楼梯及下蹲时明显，偶有关节弹响、卡压感，在当地医院及我院门诊治疗，予关节穿刺抽液，药物外敷、口服等，症状反复，今来我院门诊就诊，骨科门诊医师检查拟“左膝退行性关节炎、膝关节游离体”诊断收入我区进一步治疗。

糖尿病病史多年，长期服阿卡波糖片控制，自诉血糖控制良好；否认外伤史。

专科检查：左膝部轻肿，无内外翻畸形，浮髌试验阴性，膝关节后方压痛，膝关节活动稍受限，无弹响，侧向加压试验（–），麦氏征（–），抽屉试验（–），研磨试验（–），无内外翻畸形，足背动脉搏动可及，远端趾动血运好，皮肤感觉无异常。

辅助检查：本院 X 线片示双膝关节退行性变，左膝关节腔可见游离体形成。术前 HSS 评分左侧 60 分，右侧 74 分。

辅助检查：左膝辅助检查见图 8-4-6。

手术过程：

1）麻醉成功后，患者取仰卧位，左大腿驱血、上止血带，常规消毒铺巾。

2）左膝关节腔注射生理盐水 20 mL，取膝前内外侧入路，作髌韧带两侧旁切口长 1 cm，深及关节腔，置入关节镜，依次检查从髌上囊—内侧关节间隙—髁间窝—外侧关节间隙—髌上囊，镜下见膝髌下脂肪垫增生，髌下及髁间窝可见大小不等的游离体。内、外侧半月板破裂明显，松散，前、后交叉韧带未见明显松弛，可见游离体，膝关节软骨软化，髌股关节退行性病变，股骨内、外侧髁及髌骨骨面大面积软骨缺损，软骨下骨外露，部分骨质硬化，余未见明显异常（图 8-4-7）。

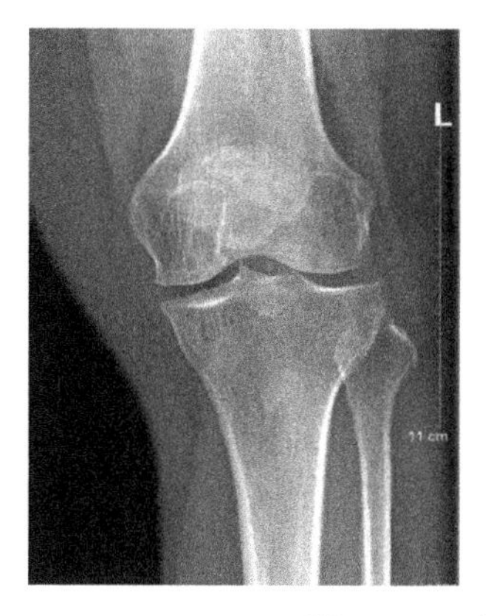

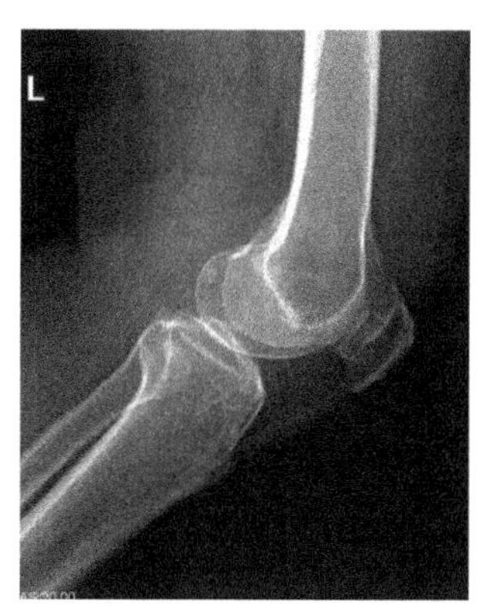

图 8-4-6　左膝辅助检查

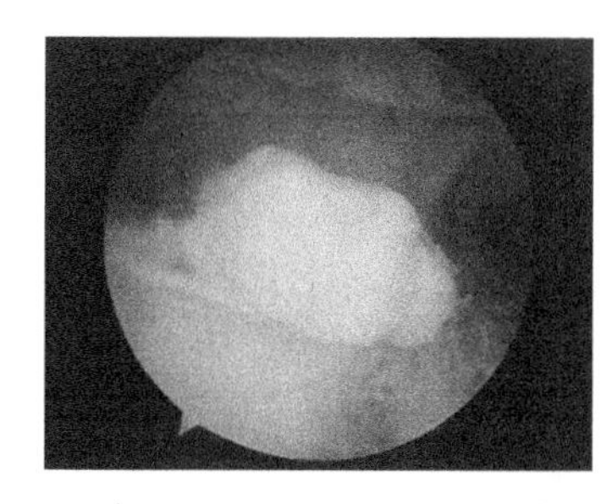
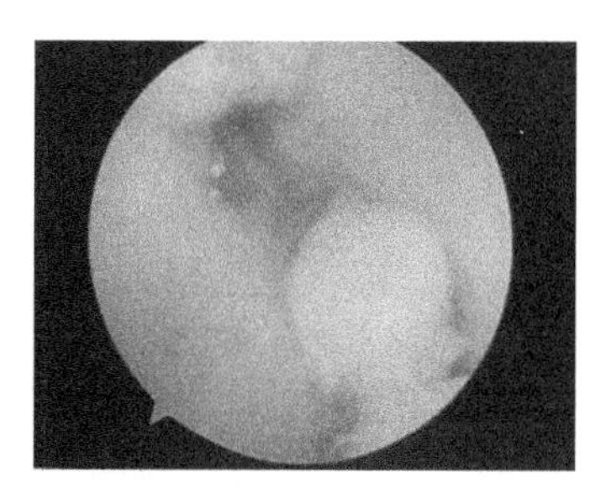

图 8-4-7　关节镜下观察（彩图见彩插 7）

3）术中行镜下清理漂浮的碎屑，清除游离体，予清理破裂不平整的半月板。

4）伸、屈膝关节，见活动良好，撤镜，关闭切口，酒精纱外敷，包扎，松止血带。

术后康复及功能锻炼：要求患者进行踝泵运动，患者坐位或卧位，膝部伸直，踝关节最大限度趾屈背伸，保持 3 ～ 5 秒，反复 15 次，500 次 / 日。同时做股四头肌等长等张收缩，持续 5 秒后放松 1 次，300 次 / 日，分 4 ～ 5 次完成。通过肌肉的收缩舒张，促进患肢血液循环，减轻肢体肿胀，为抬腿运动做好准备。指导患者做直腿抬高腘绳肌收缩锻炼。直腿抬高方法为患者仰卧，两腿伸直，下腿伸直抬起、放下，开始协助患者抬高 10° 左右，然后缓慢放下，从被动到主动，逐渐抬高至 35°，不超过 45°，如超过 45° 则股四头肌失去张力强度，成为锻炼屈髋肌的力量。停留 3 ～ 5 秒，再缓慢放下，2 ～ 3 小时练 1 次，每次 5 ～ 10 分钟。腘绳肌的收缩锻炼方法为患者坐位或平卧，膝关节屈曲 10°，足跟向下蹬踩床面，保持 5 秒，重复 10 次。术后第 2 天鼓励患者下床活动，在医生指导下开始进行关节活动度练习，但不鼓励多走路，以减轻疼痛和肿胀、防止下肢深静脉血栓、恢复正常关节活动为目的，有计划地指导患者遵循主动锻炼为主、被动锻炼为辅的原则，逐渐增加锻炼时间。一般从屈膝 90° 开始，每天 2 次，每次 60 分钟。根据患者耐受情况，每天增加 10° ～ 15°，术后 3 天，使主动屈膝达 120°。

术后 1 个月 HSS 评分左侧 72 分，右侧 78 分。

术后 1 年 HSS 评分左侧 76 分，右侧 76 分。

按语

临床上，膝关节游离体常出现关节交锁现象。由于较小的游离体被夹挤在关节面之间，则出现突发关节交锁现象。出现时，患者会有剧烈疼痛，且交锁体位常不固定（有时屈曲位，不能伸；有时伸直位，不能屈）。患者会因骨膜受到机械刺激而出现关节肿胀、积液，膝部软弱无力，或因游离体游到表浅部而触及可移动的包块。此外，在交锁解锁时，患者可以听到或感到响声、错动感，有的还可能以引起跪跌现象，引起一系列并发症。如果患者没有上述症状，只是单纯期望关节镜治疗来消除疼痛，往往达不到患者的预期效果。

（三）单髁关节置换术

【典型病例】

患者信息：患者，女，65 岁。

主诉：右侧膝关节间断反复性疼痛 3 年余，加重 1 个月。

现病史：患者约 3 年前开始出现右膝关节疼痛，间断反复性发作，休息后可缓解，逐渐性加重，疼痛以右膝关节内侧为主，膝关节屈伸无明显受限。近 1 个月来，患者症状逐渐加重，到外院就诊，给予口服“西乐葆，硫酸氨基葡萄糖”并行针灸、推拿等对症治疗，效果不佳，疼痛无法缓解，遂来我院就诊，门诊以“右膝骨关节炎”收入院。患者发病以来精神食欲正常，体重体力无改变，睡眠一般，大小便正常。患者既往身体健康，可从事重体力劳动。

个人史：否认高血压、糖尿病、心脏病等病史，否认传染病史，否认外伤史、手术史及输血史，否认过敏史及其他病史。

专科检查：双下肢等长，双下肢力线尚可，肤温正常，右膝关节内侧间隙压痛明显，外侧间隙及后侧无明显压痛，膝关节屈曲活动度 0° ～ 120°，前后抽屉试验（–），膝关节过屈过伸试验内侧疼痛；内外翻应力试验（–），髌骨研磨试验（±），双侧股四头肌肌力 5 级。双侧髋关节活动度尚可，未见明显受限。VAS 6 分。HSS 评分左侧 56 分，右侧 78 分。

辅助检查：相关资料见图 8-4-8。

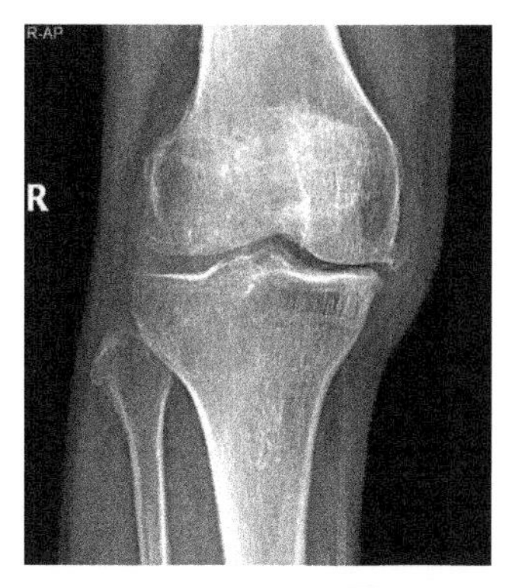

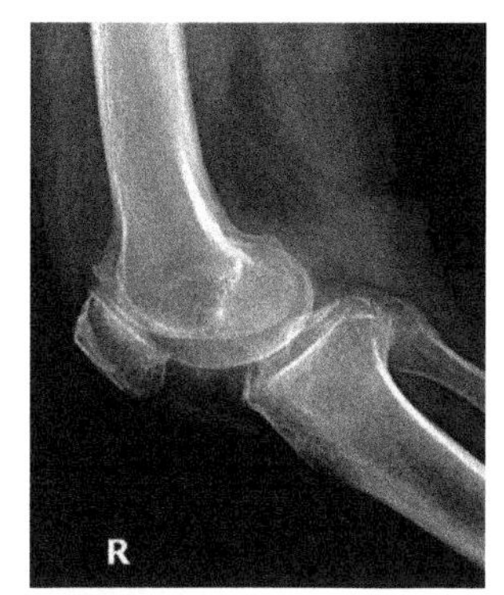

图 8-4-8　辅助检查

右侧膝关节 X 线片示关节间隙狭窄，左股骨内侧关节面硬化，左股骨内侧髁下缘骨质密度增加。

右膝关节 MRI 检查示右膝关节内侧髁及右胫骨内侧平台信号改变，关节软骨病损，前后交叉韧带未见明显异常，膝关节外侧间室未见异常。

中医诊断：骨痹（肝肾亏虚）。

西医诊断：①原发性双侧膝关节病（右侧为甚）；②高血压病。

治疗过程：入院后给予常规术前检查，完善术前准备，根据患者病情确定手术方案为右侧膝关节单髁置换。术前 3 天给予塞来昔布 200 mg、每日 1 次口服，超前镇痛。术前 30 分钟给予头孢呋辛钠 1.5 g，预防感染；术中控制性降血压，控制出血；术后给予预防感染，预防血栓，抗炎镇痛对症治疗。

手术过程：

1）患者平卧位，麻醉满意后，患肢大腿上止血带，置于大腿托架上，膝关节屈曲，小腿自然下垂，膝关节必须至少能屈曲 110°。

2）手术切口：膝关节屈曲至 90°，髌骨内侧缘向关节线远端 3 cm 处做旁正中切口，一般切口长 6 ～ 8 cm，加深切口到达关节囊，切除部分髌下脂肪垫后首先检查 ACL 的完整性及股骨内髁软骨的退行性病变程度。

3）切除胫骨平台：将胫骨截骨导向器置于胫骨上，使导向器在两个平面上均与胫骨长轴平行，并有向后下 7° 的后倾。首先用窄的往复锯做胫骨的垂直截骨，再用宽的摆据切除胫骨平台，切除胫骨的厚度取决于胫骨侵蚀的深度，应在胫骨侵蚀最深处 2 ～ 3 mm，切下的胫骨平台用来确定胫骨假体的尺寸，所切除胫骨的厚度，必须足以容纳胫骨模板及 1 个至少 4 mm 厚的衬垫。

4）股骨截骨：首先安装髓内定位杆，定位杆的位置位于髁间窝前内侧角前方 1 cm 处，将膝关节屈曲 90°，放入胫骨模板后安放股骨钻孔导向器，股骨钻孔导向器与髓内定位杆平行，并且二者应与股骨长轴平行，切除股骨后髁，通过股骨髁的多次研磨后确定股骨假体的尺寸。

5）安装假体：平衡屈曲和伸直间隙后，安装胫骨和股骨试模假体，并插入所选厚度的半月板衬垫试样，判断膝关节的稳定性，冲洗骨面，调和骨水泥，分别安装骨水泥的胫骨和股骨假体，膝关节屈曲 45° 至骨水泥凝固，放松止血带，冲洗伤口，关闭切口。

术后复查 X 线片，见图 8-4-9。

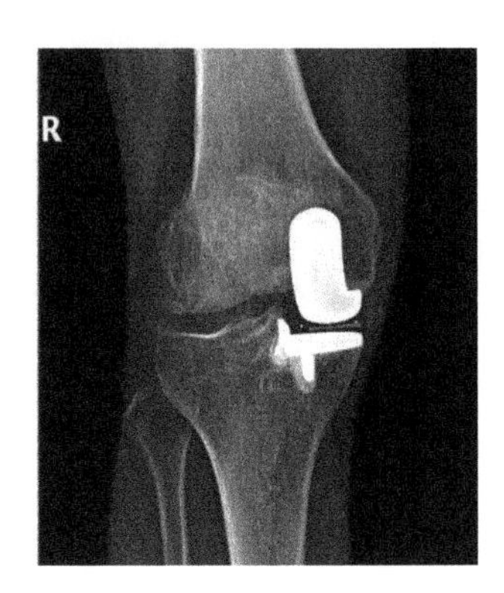

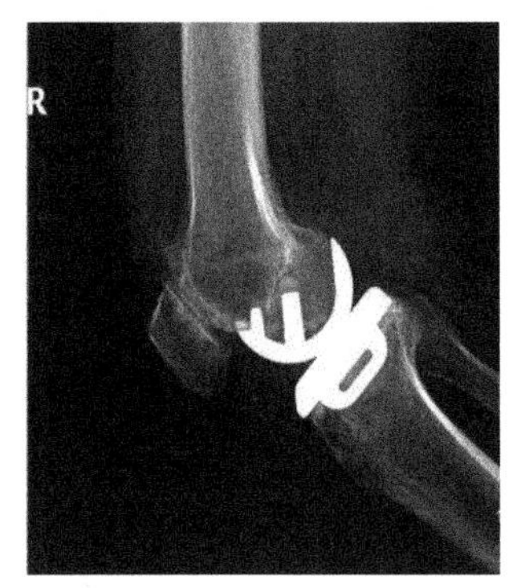

图 8-4-9　术后复查

术后 1 个月 VAS 3 分，HSS 评分左侧 66 分，右侧 78 分；术后 5 年 VAS 2 分，HSS 评分左侧 76 分，右侧 80 分。

（四）全膝关节置换术

【典型病例】

患者信息：患者，女，66 岁。

主诉：左膝疼痛伴活动不利 3 年，加重 3 月余。

现病史：患者于 3 年前无明显诱因出现左膝部疼痛，曾行口服药物、贴敷膏药治疗，效果不佳。3 月余前疼痛加重，无法正常蹲起及上下楼梯，为求系统治疗，来我院就诊，门诊查体阅片后以“左膝骨性关节炎”收入院治疗，现患者无发热，无恶心呕吐，纳眠可，二便调。

既往史：既往身体健康状况可。糖尿病病史 3 年余，精蛋白锌重组人胰岛素混合注射液早 8 U、晚 6 U 皮下注射。高血压病史 4 年余，服用药物不详。

专科检查：左膝关节无明显肿胀，轻度屈曲内翻畸形，皮色、皮温正常。左膝关节内侧关节间隙处压痛（+），髌骨研磨试验（+），浮髌试验（–），右膝关节活动受限，活动范围 5° ～ 90°，膝关节各方向活动稳定性可。左足背动脉搏动良好，肢端感觉血运活动可。VAS 6 分。HSS 评分左侧 46 分，右侧 70 分。

辅助检查：X 线片示左膝关节周围骨赘形成，内、外侧关节间隙明显变窄，以内侧为甚，平台磨损硬化，左膝内翻畸形（图 8-4-10）。

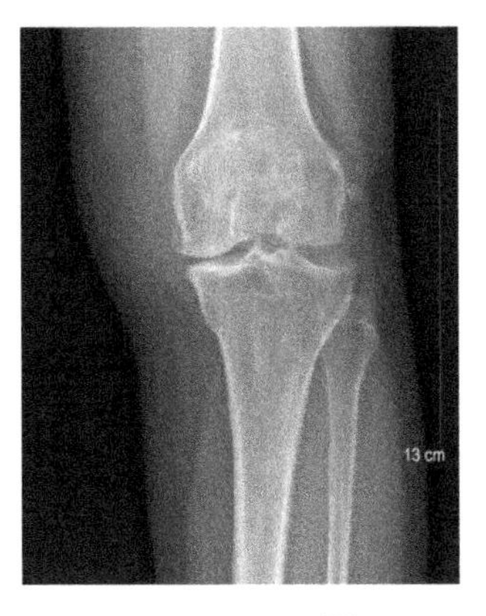

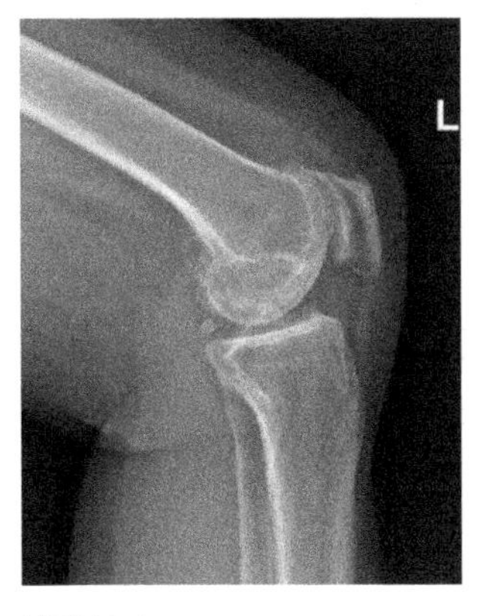

图 8-4-10　辅助检查

中医诊断：①骨痹（肝肾亏虚）；②消渴；③眩晕。

西医诊断：①左膝骨性关节炎；②糖尿病；③高血压；④十二指肠溃疡。

手术过程：

麻醉成功后，患者取仰卧位，左膝术区常规皮肤消毒，铺无菌巾、单、覆被，左下肢抬高后止血带充气。取膝关节前正中切口，长约 18 cm，逐层切开皮肤、皮下、深筋膜。切口上段沿股内侧肌与股四头肌肌腱交界处切开，向下弧形绕髌内侧缘至胫骨上段内侧。切开前内侧关节囊，吸净关节液，外翻髌骨，显露膝关节，见关节滑膜轻度充血，股骨内髁及髌骨软骨面磨损严重，部分软骨下骨显露，胫骨平台及髌周骨赘形成，内外侧半月板被挤向边缘，髁间窝骨赘增生明显。屈膝 90°，切除充血滑膜及增生脂肪组织，咬除关节边缘骨赘，切除交叉韧带，行内侧副韧带松解。于 PCL 止点稍上方开通股骨髓腔，插入髓内定位杆，安装远端截骨定位器，与股骨轴线呈外翻 5° 行远端截骨，胫骨平台采用髓外定位法，与胫骨轴线成垂直角度进行截骨（厚度 10 mm），检查伸膝间隙呈矩形。安装髁部截骨定位器，外旋 3° 行股骨髁的后方、前方、前下、后下方截骨，进一步清理关节后方增生骨赘，切除残余半月板组织，检查屈膝间隙呈矩形。安装假体试模，检查右下肢力线正常，屈伸活动好，髌骨轨迹正常，膝关节各方向稳定性好，去除试模，髁间成形，脉冲冲洗，调和骨水泥，骨面干燥后涂抹骨水泥，先后安装胫骨平台金属托及髁表面假体，伸直位至骨水泥固化，清理多余骨水泥，安装 10 mm 聚乙烯衬垫，再次检查右下肢力线正常，屈伸活动好，髌骨轨迹正常，冲洗后逐层缝合，置自体血回输器 1 个，术毕，松止血带。术中麻醉满意，手术顺利，出血约 100 mL，术后安全返回病房，术后复查 X 线片见图 8-4-11。

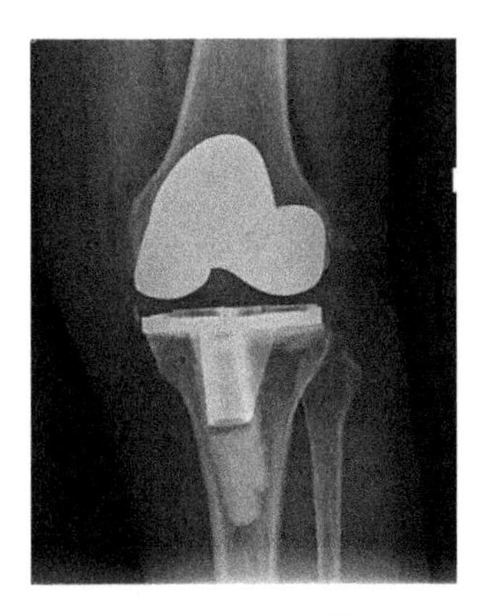
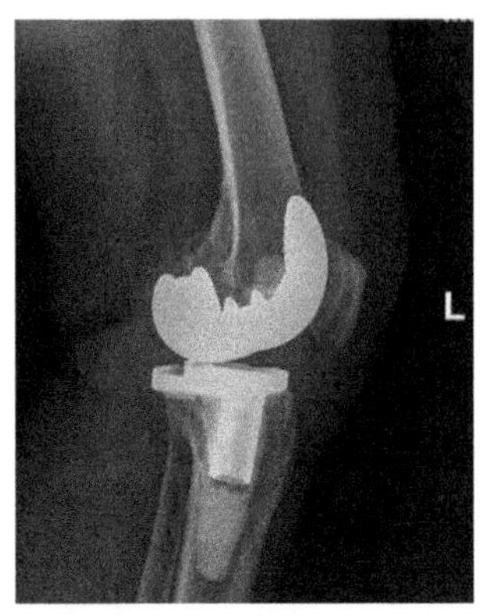

图 8-4-11　术后复查

术后 1 个月 VAS 4 分，HSS 评分左侧 76 分，右侧 68 分；术后 3 年 VAS 2 分，HSS 评分左侧 80 分，右侧 70 分。

术后康复方案：单髁关节置换术及全膝关节置换术后，48 小时内均需要在术侧膝关节周围冷敷，嘱患者行股四头肌静力性收缩和踝关节跖屈、背伸、旋转的锻炼，每次锻炼结束后冷敷 15 分钟，指导患者行下肢肌力、耐力和关节活动度的锻炼，注意上下床、翻身的训练，熟悉助步器的使用，学会安全合理的关节运动方式，训练股四头肌静力性收缩和踝关节跖屈、背伸、旋转的锻炼方法。术后 1 天下地行走，2 周弃拐，术后 1 个月行走正常。

按语

UKA 是治疗膝关节单间室骨关节炎的一种方法，与 TKA 相比，具有如下优点：①切口小，截骨量少，保留前交叉韧带，术后患者关节本体感觉强；②手术时间较短，术中、术后出血量少，无须输血；③术后关节功能恢复快，可以让患者更早地痊愈和获得更高的生活质量，患者选择得当，UKA 治疗单间室膝骨关节炎可取得与 TKA 相似的近中期疗效，且具有创伤更小、恢复更快等优点，掌握 UKA 适应证至关重要。约 1/3 的膝骨关节炎患者具有单髁膝关节置换适应证。对于 UKA，操作要点为切口应尽量微创，进入关节囊时注意避免损伤伸膝装置；应切除髁骨骨赘及胫骨周围骨赘，以平衡侧间室；矫正畸形时不宜过度松解内侧结构，若发现外侧间室病变严重，应及时改行 MIS-TKA 术；膝关节周围截骨术是治疗 KOA 的有效手段。对累及膝关节单侧内侧间室的内翻骨关节炎可行胫骨高位截骨术，对累及单侧外侧间室的外翻骨关节炎可行股骨远端截骨术。无论内侧还是外侧截骨术均有一定的治疗效果。随着人工膝关节技术的成熟，截骨术治疗 KOA 逐渐失去优势，但是限于人工膝关节假体有一定的使用寿命，年轻、活动量较大的患者选择截骨术可能会有更好的效果。

（田天照　梁浩东）

第九章

骨痿——骨质疏松症

第一节　骨质疏松症的概述

骨质疏松症（osteoporosis，OP）是一种以骨量低下，骨微结构破坏，导致骨脆性增加，易发生骨折为特征的全身性骨病。2001 年美国国立卫生研究院提出骨质疏松症是以骨强度下降、骨折风险性增加为特征的骨骼系统疾病，骨强度反映了骨骼的两个主要方面，即骨密度和骨质量。该病可发生于任何年龄和不同性别，但多见于绝经后妇女和老年男性。骨质疏松症根据发病机制的不同分为原发性和继发性两大类。原发性骨质疏松症又分为绝经后骨质疏松症（Ⅰ型）、老年性骨质疏松症（Ⅱ型）和特发性骨质疏松症（包括青少年型）三种。绝经后骨质疏松症一般发生在妇女绝经后 5～10 年；老年性骨质疏松症一般指老年人 70 岁后发生的骨质疏松；而特发性骨质疏松症主要发生在青少年，病因尚不明。继发性骨质疏松症指由任何影响骨代谢的疾病和（或）药物及其他明确病因导致的骨质疏松。

现代医学研究认为骨质疏松症是一个具有明确的病理生理、社会心理和经济损失的健康问题。骨质疏松症的最严重后果是导致脆性骨折（或称骨质疏松性骨折），因为骨骼强度下降，其在受到轻微创伤或日常活动中即可发生骨折。骨质疏松性骨折大大增加了老年人的病残率和病死率。

一、骨质疏松症的流行病学

骨质疏松症是一种与年龄相关的骨骼疾病。到 2020 年我国 60 岁以上人口将达到 2.55 亿（约占总人口的 17.8%），高龄老年人将增加到 2900 万人左右，我国将是世界上老年人口绝对数最大的国家。随着老龄化人口的逐渐增多，骨质疏松症已经成为我国面临的重要公共健康问题。早期流行病学调查显示我国 50 岁以上人群骨质疏松症患病率女性为 20.7%，男性为 14.4%；60 岁以上人群骨质疏松症患病率明显增高，女性尤为突出。据估算，2006 年我国骨质疏松症患者近 7000 万，骨量减少者已超过 2 亿人。虽然暂无最新的流行病学数据，但根据人口百分比估测，我国骨质疏松症和骨量减少人数已远超过以上数字。

骨质疏松性骨折指受到轻微创伤或日常活动中即发生的骨折，是骨质疏松症的严重后果。骨质疏松性骨折的常见部位是椎体、髋部、前臂远端、肱骨近端和骨盆等，其中最常见的是椎体骨折。国内基于影像学的流行病学调查显示，50岁以上女性椎体骨折患病率约为15%，50岁以后椎体骨折的患病率随增龄而渐增，80岁以上女性椎体骨折患病率可高达36.6%。髋部骨折是最严重的骨质疏松性骨折，近年来我国髋部骨折的发生率呈显著上升趋势。研究表明，1990—1992年，50岁以上髋部骨折发生率男性为83/10万，女性为80/10万；2002—2006年，此发生率为男性129/10万和女性229/10万，分别增加了0.61倍和1.76倍。预计在未来几十年里，中国人髋部骨折发生率仍将处于增长期。据估计，2015年我国主要骨质疏松性骨折（腕部、椎体和髋部）约为269万例次，2035年约为483万例次，到2050年约可达599万例次。女性一生发生骨质疏松性骨折的危险性为40%，高于乳腺癌、子宫内膜癌和卵巢癌的总和，男性一生发生骨质疏松性骨折的危险性为13%，高于前列腺癌。

骨质疏松性骨折的危害巨大，是老年患者致残和致死的主要原因之一。发生髋部骨折后1年之内，20%患者会死于各种并发症，约50%患者致残，生活质量明显下降。而且，骨质疏松症及骨折的医疗和护理需要投入大量的人力、物力和财力，给家庭和社会造成沉重的负担。据2015年预测，我国2015年、2035年和2050年用于骨质疏松性骨折（腕部、椎体和髋部）的医疗费用将分别高达720亿元、1320亿元和1630亿元。

然而，必须强调骨质疏松症的可防、可治性。需加强对危险人群的早期筛查与识别，即使已经发生过脆性骨折的患者，经过适当的治疗，也可有效降低再次骨折的风险。目前我国骨质疏松症诊疗率在地区间、城乡间还存在显著差异，整体诊治率均较低。即使患者发生了脆性骨折（椎体骨折和髋部骨折），骨质疏松症的诊断率也仅为2/3左右，接受有效抗骨质疏松药物治疗者尚不足1/4。

二、骨质疏松症发病机制

骨骼需有足够的刚度和韧性维持其自身强度，以承载外力，避免骨折。成年前骨骼不断构建、塑形和重建，骨形成和骨吸收的正平衡使骨量增加，并达到骨峰值；成年期骨重建平衡，维持骨量；此后随年龄增加，骨形成与骨吸收呈负平衡，骨重建失衡造成骨丢失。

适当的力学刺激和负重有利于维持骨重建，修复骨骼微损伤，避免微损伤累积和骨折。分布于哈弗管周围的骨细胞（占骨骼细胞的90%～95%）可感受骨骼的微损伤和力学刺激，并直接与邻近骨细胞，或通过内分泌、自分泌和旁分泌的方式与其他骨细胞联系。力学刺激变化或微损伤贯通板层骨或微管系统，通过影响骨细胞的信号转导，诱导破骨细胞前体的迁移和分化。破骨细胞占骨骼细胞的1%～2%，由单核巨噬细胞前体分化形成，主司骨吸收。破骨细胞生成的关键调节步骤包括成骨细胞产生的核因子 - κ B 受体活化体配体 [receptor activator of nuclear factor- κ B（NF- κ B）ligand，RANKL] 与破骨细胞前体细胞上的核因子 - κ B 受体活化因子（RANK）结合，从而激活 NF- κ B，促进破骨细胞分化。破骨细胞的增生和生存有赖于成骨细胞源性的巨噬细胞集落刺激因子（macro-phage colony-stimulating factor，M-CSF）与破骨细胞的受体 c-fms 相结合。成骨细胞分泌的护骨素（osteoprotegerin，OPG），也作为可溶性 RANKL 的受体，与 RANK 竞争性结合 RANKL，从而抑制破骨细胞的生成。RANKL/OPG 这一比值决定了骨吸收的程度，该比值受甲状旁腺素（parathyroid hormone，PTH）、1，25- 二羟维生素 D [1，25-dihydroxyvitamin D，1，25（OH）$_2$D]、前列腺素和细胞因子等的影响。骨吸收后，成骨细胞的前体细胞能感知转化生长因子 - β$_1$（transforming growthfactor- β$_1$，TgF- β$_1$）的梯度变化而被募集。成骨细胞由间充质干细胞分化而成，主司骨形成，并可随骨基质的矿化而成为包埋于骨组织中的骨细胞或停留在骨表面的骨衬细胞。成骨细胞分泌富含蛋白质的骨基质，包括 I 型胶原和一些非胶原的蛋白质（如骨钙素）等；再经过数周至数月，羟基磷灰石沉积于骨基质上完成矿化。

绝经后骨质疏松症主要是由于绝经后雌激素水平降低，雌激素对破骨细胞的抑制作用减弱，破骨细胞的数量增加、凋亡减少、寿命延长，导致其骨吸收功能增强。尽管成骨细胞介导的骨形成亦有增加，但不足以代偿过度骨吸收，骨重建活跃和失衡致使骨小梁变细或断裂，皮质骨孔隙度增加，导致骨强度下降。雌激素减少会使骨骼对力学刺激的敏感性降低，使骨骼呈现类似于失用性骨丢失的病理变化。

老年性骨质疏松症一方面由于增龄造成骨重建失衡，骨吸收 / 骨形成比值升高，导致进行性骨丢失；另一方面，增龄和雌激素缺乏使免疫系统持续低度活化，处于促炎性反应状态。炎性反应介质肿瘤坏死因子 α（tumor necrosis factor- α，TNF- α）、白介素（interleukin，IL）-1、IL-6、IL-7、IL-17 及前列腺素 E_2（prostaglandin E_2，PgE_2）均诱导 M-CSF 和 RANKL 的表达，刺激破骨细胞，并抑制成骨细胞，造成骨量减少。雌激素和雄激素在体内均具有对抗氧化应激的作用，老年人性激素结合球蛋白持续增加，使睾酮和雌二醇的生物利用度下降，体内的活性氧类（reactive oxidative species，ROS）堆积，促使间充质干细胞、成骨细胞和骨细胞凋亡，使骨形成减少。老年人常发生维生素 D 缺乏及慢性负钙平衡，导致继发性甲状旁腺功能亢进。年龄相关的肾上腺源性雄激素生成减少、生长激素 - 胰岛素样生长因子轴功能下降、肌少症和体力活动减少造成骨骼负荷减少，也会使骨吸收增加。此外，随增龄和生活方式相关疾病引起的氧化应激及糖基化增加，使骨基质中的胶原分子发生非酶促交联，也会导致骨强度降低。

骨质疏松症及相关骨折的发生是遗传因素和非遗传因素相互作用的结果。遗传因素主要影响骨骼大小、骨量、结构、微结构和内部特性。峰值骨量的60%至80%由遗传因素决定，多种基因的遗传变异被证实与骨量调节相关。非遗传因素主要包括环境因素、生活方式、疾病、药物、跌倒相关因素等。骨质疏松症是多种基因－环境因素等微小作用积累的共同结果。

三、骨质疏松症临床表现

骨质疏松症初期通常没有明显的临床表现，因而被称为“寂静的疾病”或“静悄悄的流行病”。但随着病情进展，骨量不断丢失，骨微结构破坏，患者会出现骨痛，脊柱变形，甚至发生骨质疏松性骨折等。部分患者可没有临床症状，仅在发生骨质疏松性骨折等严重并发症后才被诊断为骨质疏松症。

（一）疼痛

骨质疏松症患者，可出现腰背疼痛或全身骨痛。疼痛通常在翻身时、坐起时及长时间行走后出现，夜间或负重活动时疼痛加重，并可能伴有肌肉痉挛，甚至活动受限。

（二）脊柱变形

严重骨质疏松症患者，因椎体压缩性骨折，可出现身高变矮或驼背等脊柱畸形。多发性胸椎压缩性骨折可导致胸廓畸形，甚至影响心肺功能；严重的腰椎压缩性骨折可能会导致腹部脏器功能异常，引起便秘、腹痛、腹胀、食欲减低等不适。

（三）骨折

骨质疏松性骨折属于脆性骨折，在日常生活中受到轻微外力就可以导致骨折的发生。骨折发生的常见部位为椎体（胸、腰椎），髋部（股骨近端），前臂远端和肱骨近端；其他部位如肋骨、跖骨、腓骨、骨盆等部位亦可发生骨折。骨质疏松性骨折发生后，再骨折的风险显著增加。

（四）心理状态及生活质量

人们常常忽略骨质疏松症及其相关骨折对患者心理状态的危害，相关患者心理异常主要包括恐惧、焦虑、抑郁、自信心丧失等。老年患者自主生活能力下降，以及骨折后缺少与外界接触和交流，均会给患者造成巨大的心理负担。应重视和关注骨质疏松症患者的心理异常，并给予必要的疏导和治疗。

四、骨密度及常用测量方法

骨密度是指单位体积（体积密度）或是单位面积（面积密度）所含的骨量。骨密度测量方法较多，不同方法在骨质疏松症的诊断、疗效监测及骨折危险性评估中的作用有所不同。目前临床和科研常用的骨密度测量方法有双能X线吸收检测法（dual energy X-ray absorptiometry，DXA）、定量计算机断层照相术（quantitative computed tomography，QCT）、外周 QCT（peripheral quantitative computed tomography，pQCT）等。目前公认的骨质疏松症诊断标准是基于 DXA 测量的结果。

（一）DXA 检测骨密度

DXA 骨密度测量法是临床和科研最常用的骨密度测量方法，可用于骨质疏松症的诊断、骨折风险性预测和药物疗效评估，也是流行病学研究常用的骨骼评估方法。其主要测量部位是中轴骨，包括腰椎和股骨近端，如腰椎和股骨近端测量受限，可选择非优势侧桡骨远端 1/3（33%）。DXA 正位腰椎测量的感兴趣区包括椎体及其后方的附件结构，故其测量结果受腰椎的退行性改变（如椎体和椎小关节的骨质增生硬化等）和腹主动脉钙化影响。DXA 股骨近端测量的感兴趣区分别为股骨颈、大粗隆、全髋和 Wards 三角区的骨密度，其中用于骨质疏松症诊断的感兴趣区是股骨颈和全髋。另外，不同 DXA 机器的测量结果如未行横向质控，不能相互比较。新型 DXA 测量仪所采集的胸腰椎椎体侧位影像，可用于椎体形态评估及其骨折判定（vertebral fracture assessment，VFA）。

（二）定量 CT

QCT 是在 CT 设备上，应用已知密度的体模和相应的测量分析软件测量骨密度的方法。该方法可分别测量松质骨和皮质骨的体积密度，可较早地反映骨质疏松早期松质骨的丢失状况。QCT 通常测量的是腰椎和（或）股骨近端的松质骨骨密度。QCT 腰椎测量结果预测绝经后妇女椎体骨折风险的能力类似于 DXA 腰椎测量法。QCT 测量也可用于对骨质疏松药物疗效的观察。

（三）外周骨定量 CT

pQCT 测量部位多为桡骨远端和胫骨。该部位测量结果主要反映的是皮质骨骨密度，可用于评估绝经后妇女髋部骨折的风险。因目前无诊断标准，尚不能用于骨质疏松的诊断及临床药物疗效判断。另外，高分辨 pQCT 除测量骨密度外，还可显示骨微结构及计算骨力学性能参数。

（四）胸腰椎 X 线侧位影像及其骨折判定

常规胸、腰椎 X 线侧位摄片的范围应分别包括 T_4 ～ L_1 和 T_{12} ～ L_5 椎体。基于胸、腰椎侧位 X 线影像并采用 Genant 目视半定量判定方法（图 9-1-1），椎体压缩性骨折的程度可以分为Ⅰ、Ⅱ、Ⅲ度或称轻、中、重度。该判定方法分度是依据压缩椎体最明显处的上下高度与同一椎体后高之比；若全椎体压缩，则是压缩最明显处的上下高度与其邻近上一椎体后高之比；椎体压缩性骨折的轻、中、重度判定标准分别为椎体压缩 20% ～ 25%、25% ～ 40% 及 40% 以上。

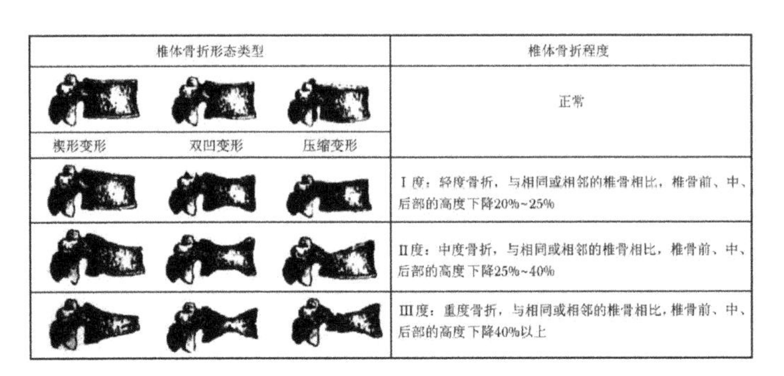

图 9-1-1　Genant 目视半定量判定方法

另外，DXA 胸腰椎的侧位椎体成像和脊椎 CT 侧位重建影像的椎体压缩骨折的判定也可参照上述标准。如在胸腰椎 X 线侧位影像评估椎体压缩性骨折时见到其他异常 X 线征象时，应进一步选择适宜的影像学检查，进行影像学诊断和鉴别诊断。建议存在以下情况时，行胸腰椎侧位 X 线影像检查或 DXA 侧位椎体骨折评估，以了解是否存在椎体骨折（表 9-1-1）。

表 9-1-1　进行椎体骨折评估的指征

符合以下任何 1 条，建议行胸腰椎 X 线侧位影像及其骨折判定
• 女性 70 岁以上和男性 80 岁以上，椎体、全髋或股骨颈骨密度 T 值≤ －1.0 SD • 女性 65 ～ 69 岁和男性 70 ～ 79 岁，椎体、全髋或股骨颈骨密度 T 值≤ －1.5 SD • 绝经后女性及 50 岁以上男性，具有以下任一特殊危险因素： - 成年期（≥ 50 岁）非暴力性骨折 - 较年轻时最高身高缩短≥ 4 cm -1 年内身高进行性缩短≥ 2 cm - 近期或正在使用长程（＞ 3 个月）糖皮质激素治疗

五、骨质疏松症的诊断及鉴别诊断

骨质疏松症的诊断基于全面的病史采集、体格检查、骨密度测定、影像学检查及必要的生化测定。临床上诊断原发性骨质疏松症应包括两个方面：确定是否为骨质疏松症和排除继发性骨质疏松症。

（一）骨质疏松症的诊断

骨质疏松症的诊断主要基于 DXA 骨密度测量结果和（或）脆性骨折。

1. 基于骨密度测定的诊断

DXA 测量的骨密度是目前通用的骨质疏松症诊断指标。对于绝经后女性、50 岁及以上男性，建议参照 WHO 推荐的诊断标准，基于 DXA 测量结果：骨密度值低于同性别、同种族健康成人的骨峰值 1 个标准差及以内属正常；骨密度降低 1 ～ 2.5 个标准差为骨量低下（或低骨量）；骨密度降低等于和超过 2.5 个标准差为骨质疏松；

骨密度降低程度符合骨质疏松诊断标准，同时伴有1处或多处脆性骨折者为严重骨质疏松。骨密度通常用T值表示，T值 =（实测值 – 同种族同性别正常青年人峰值骨密度）/ 同种族同性别正常青年人峰值骨密度的标准差。基于DXA测量的中轴骨（L_1 ～ L_4、股骨颈或全髋）骨密度或桡骨远端1/3骨密度对骨质疏松症的诊断标准是T值≤ − 2.5 SD。

2. 基于脆性骨折的诊断

脆性骨折是指受到轻微创伤或日常活动中即发生的骨折，如髋部或椎体发生脆性骨折，不依赖于骨密度测定，临床上即可诊断骨质疏松症。在肱骨近端、骨盆或前臂远端发生的脆性骨折，即使骨密度测定显示低骨量（− 2.5 SD < T值 < − 1.0 SD），也可诊断骨质疏松症。

（二）骨质疏松症的鉴别诊断

骨质疏松可由多种病因导致。在诊断原发性骨质疏松症之前，一定要重视和排除其他影响骨代谢的疾病，以免发生漏诊或误诊。需详细了解病史，评估可能导致骨质疏松症的各种病因、危险因素及药物，需特别强调的是，部分导致继发性骨质疏松症的疾病可能缺少特异的症状和体征，有赖于进一步辅助检查。需要鉴别的病因主要包括：影响骨代谢的内分泌疾病（甲状旁腺疾病、性腺疾病、肾上腺疾病和甲状腺疾病等），类风湿性关节炎等免疫性疾病，影响钙和维生素D吸收和代谢的消化系统和肾脏疾病，神经肌肉疾病，多发性骨髓瘤等恶性疾病，多种先天和获得性骨代谢异常疾病，长期服用糖皮质激素或其他影响骨代谢药物等。

（三）骨质疏松的基本检查项目

对已诊断和临床怀疑骨质疏松症的患者至少应做以下几项基本检查，以助诊断和鉴别诊断。

1. 基本实验室检查

血常规，尿常规，肝、肾功能，血钙、磷和碱性磷酸酶水平，血清蛋白电泳，尿钙、钠、肌酐和骨转换标志物等。

原发性骨质疏松症患者通常血钙、磷和碱性磷酸酶值在正常范围，当有骨折时血碱性磷酸酶水平可有轻度升高。如以上检查发现异常，需要进一步检查，或转至相关专科做进一步鉴别诊断。

2. 骨骼X线影像

虽可根据常规X线影像中骨结构稀疏评估骨质疏松，但X线影像显示骨质疏松时其骨质已丢失达30%以上。胸腰椎侧位X线影像可作为骨质疏松椎体压缩性骨折及其程度判定的首选方法。另外，X 线影像所示的骨质密度受投照条件和阅片者主观等因素的影响，且不易量化评估，故 X 线影像不用于骨质疏松症的早期诊断。但根据临床症状和体征选择性进行相关部位的骨骼 X 线影像检查，可反映骨骼的病理变化，为骨质疏松症的诊断和鉴别诊断提供依据。

3. 酌情检查项目

为进一步鉴别诊断的需要，可酌情选择性进行以下检查，如红细胞沉降率、CRP、性腺激素、血清泌乳素、25- 羟基维生素 D [25-hydroxy-vitamin D，25-（OH）D]、甲状旁腺激素、甲状腺功能、尿游离皮质醇或小剂量地塞米松抑制试验、血气分析、尿本周蛋白、血尿轻链，甚至放射性核素骨扫描、骨髓穿刺或骨活检等检查。

六、骨质疏松症的防治

骨骼强壮是维持人体健康的关键，骨质疏松症的防治应贯穿于生命全过程，骨质疏松性骨折会增加致残率或病死率，因此骨质疏松症的预防与治疗同等重要。骨质疏松症的主要防治目标包括改善骨骼生长发育，促进成年期达到理想的峰值骨量；维持骨量和骨质量，预防增龄性骨丢失；避免跌倒和骨折。骨质疏松症初级预防：指尚无骨质疏松但具有骨质疏松症危险因素者，应防止或延缓其发展为骨质疏松症并避免发生第一次骨折。骨质疏松症二级预防和治疗：指已有骨质疏松症或已经发生过脆性骨折，防治目的是避免发生骨折或再次骨折。

骨质疏松症的防治措施主要包括基础措施、药物干预和康复治疗。

（一）基础措施

包括调整生活方式和骨健康基本补充剂。

1. 调整生活方式

1）加强营养，均衡膳食：建议摄入富含钙、低盐和适量蛋白质的均衡膳食，推荐每日蛋白质摄入量为 0.8 ～ 1.0 g/kg 体质量，并每天摄入牛奶 300 mL 或相当量的奶制品。

2）充足日照：建议上午 11：00 到下午 3：00，尽可能多地暴露皮肤于阳光下晒 15 ～ 30 分钟（取决于日照时间、纬度、季节等因素），每周 2 次，以促进体内维生素 D 的合成，尽量不涂抹防晒霜，以免影响日照效果。但需注意避免强烈阳光照射，以防灼伤皮肤。

3）规律运动：建议进行有助于骨健康的体育锻炼和康复治疗。运动可改善机体敏捷性、力量、姿势及平衡等，减少跌倒风险。运动还有助于增加骨密度。适合于骨质疏松症患者的运动包括负重运动及抗阻运动，推荐规律的负重及肌肉力量练习，以减少跌倒和骨折风险。肌肉力量练习包括重量训练、其他抗阻运动及行走、慢跑、太极拳、瑜伽、舞蹈和乒乓球等。运动应循序渐进、持之以恒。骨质疏松症患者开始新的运动训练前应咨询临床医生，进行相关评估。

4）戒烟。

5）限酒。

6）避免过量饮用咖啡。

7）避免过量饮用碳酸饮料。

8）尽量避免或少用影响骨代谢的药物。

2. 骨健康基本补充剂

1）钙剂：充足的钙摄入对获得理想骨峰值、减缓骨丢失、改善骨矿化和维护骨骼健康有益。《中国居民膳食营养素参考摄入量（2013版）》建议，成人每日钙推荐摄入量为800 mg（钙元素），50岁及以上人群每日钙推荐摄入量为1000～1200 mg。尽可能通过饮食摄入充足的钙，饮食中钙摄入不足时，可给予钙剂补充。营养调查显示我国居民每日膳食约摄入钙元素400 mg，故尚需补充钙元素500～600 mg/d。钙剂选择需考虑其钙元素含量、安全性和有效性。碳酸钙含钙量高，吸收率高，易溶于胃酸，常见不良反应为上腹不适和便秘等。枸橼酸钙含钙量较低，但水溶性较好，胃肠道不良反应小，且枸橼酸有可能减少肾结石的发生，适用于胃酸缺乏和有肾结石风险的患者。高钙血症和高钙尿症患者应避免使用钙剂。补充钙剂需适量，超大剂量补充钙剂可能增加肾结石和心血管疾病的风险。在骨质疏松症的防治中，钙剂应与其他药物联合使用，目前尚无充分证据表明单纯补钙可以替代其他抗骨质疏松药物治疗。

2）维生素D：充足的维生素D可增加肠钙吸收、促进骨骼矿化、保持肌力、改善平衡能力和降低跌倒风险。维生素D不足可导致继发性甲状旁腺功能亢进，增加骨吸收，从而引起或加重骨质疏松症。同时补充钙剂和维生素D可降低骨质疏松性骨折风险。维生素D不足还会影响其他抗骨质疏松药物的疗效。在我国，维生素D不足状况普遍存在，7个省份的调查报告显示55岁以上女性血清25-（OH）D平均浓度为18 μg/L，61.0%绝经后女性存在维生素D缺乏。《中国居民膳食营养素参考摄入量（2013版）》建议，成人推荐维生素D摄入量为400 IU（10 μg）/d；65岁及以上老年人因缺乏日照、摄入和吸收障碍等常有维生素D缺乏，推荐摄入量为600 IU（15 μg）/d；可耐受最高摄入量为2000 IU（50 μg）/d；维生素D用于骨质疏松症防治时，剂量可为800～1200 IU/d。对于日光暴露不足和老年人等维生素D缺乏的高危人群，建议酌情检测血清25-（OH）D水平，以了解患者维生素D的营养状态，指导维生素D的补充。有研究建议老年人血清25-（OH）D水平应达到或高于75 nmol/L（30 μg/L），以降低跌倒和骨折风险。临床应用维生素D制剂时应注意个体差异和安全性，定期监测血钙和尿钙浓度。不推荐使用活性维生素 D 纠正维生素 D 缺乏，不建议 1 年单次较大剂量补充普通维生素 D。

（二）抗骨质疏松症药物

有效的抗骨质疏松症药物可以增加骨密度，改善骨质量，显著降低骨折的发生风险，推荐抗骨质疏松症药物治疗的适应证主要包括：经骨密度检查确诊为骨质疏松症的患者；已经发生过椎体和髋部等部位脆性骨折者；骨量减少但具有高骨折风险的患者。

抗骨质疏松症药物按作用机制可分为骨吸收抑制剂、骨形成促进剂、其他机制类药物及传统中药（表 9-1-2）。通常首选使用具有较广抗骨折谱的药物（如阿仑膦酸钠、唑来膦酸、利塞膦酸钠和迪诺塞麦等）。对低中度骨折风险者（如年轻的绝经后妇女，骨密度水平较低但无骨折史者）首选口服药物治疗。对口服不能耐受、有使用禁忌、依从性欠佳及高骨折风险者（如多发椎体骨折或髋部骨折的老年患者、骨密度极低的患者）可考虑使用注射制剂（如唑来膦酸、特立帕肽或迪诺塞麦等）。如仅椎体骨折高风险，而髋部和非椎体骨折风险不高的患者，可考虑选用雌激素或选择性雌激素受体调节剂（selected estrogen receptor modulators，SERMs）。新发骨折伴疼痛的患者可考虑短期使用降钙素。现就国家食品药品监督管理局（China Food and Drug Administration，CFDA）已经批准的主要抗骨质疏松症药物的特征和应用规范介绍如下（药物类别按照英文字母排序）。

表 9-1-2　防治骨质疏松症的主要药物

骨吸收抑制剂	骨形成促进剂	其他机制类药物	中药
双膦酸盐降钙素 雌激素	甲状旁腺激素类似物	活性维生素 D 及其类似物	骨碎补总黄酮制剂 淫羊藿苷类制剂
选择性雌激素 受体调节剂	维生素 K_2 类锶盐		
RANKL 抑制剂 （国内尚未上市）			人工虎骨粉制剂

1. 双膦酸盐类

双膦酸盐（bisphosphonates）是焦磷酸盐的稳定类似物，其特征为含有 P-C-P 基团，是目前临床上应用最为广泛的抗骨质疏松症药物。双膦酸盐与骨骼羟磷灰石的亲和力高，能够特异性结合到骨重建活跃的骨表面，抑制破骨细胞功能，从而抑制骨吸收。不同双膦酸盐抑制骨吸收的效力差别很大，因此临床上不同双膦酸盐药物使用剂量及用法也有差异。目前用于防治骨质疏松症的双膦酸盐主要包括阿仑膦酸钠（表

9-1-3）、唑来膦酸（表 9-1-4）、利塞膦酸钠（表 9-1-5）和氯膦酸二钠（表 9-1-6）等。

表 9-1-3　阿仑膦酸钠

	阿仑膦酸钠
适应证	CFDA 批准治疗绝经后骨质疏松症和男性骨质疏松症，有些国家还批准治疗糖皮质激素诱发的骨质疏松症。
疗效	增加骨质疏松症患者腰椎和髋部骨密度，降低发生椎体、非椎体和髋部骨折的风险。
用法	阿仑膦酸钠片剂，70 mg/ 片，口服每次 1 片，每周 1 次；10 mg/ 片，口服每次 1 片，每日 1 次； 阿仑膦酸钠肠溶片，70 mg/ 片，口服每次 1 片，每周 1 次；10 mg/ 片，口服每次 1 片，每日 1 次； 阿仑膦酸钠 D_3 片：阿仑膦酸钠 70 mg + 维生素 D_3 2800 IU 或 5600 IU 的复合片剂，口服每次 1 片，每周 1 次。
服用方法	空腹服用，用 200 ～ 300 mL 白水送服，服药后 30 分钟内避免平卧，应保持直立体位（站立或坐立）；此期间应避免进食牛奶、果汁等任何食品和药品。
注意事项	胃及十二指肠溃疡、反流性食管炎者慎用。
禁忌证	导致食管排空延迟的食管疾病，如食管狭窄或迟缓不能；不能站立或坐直 30 分钟者；对本品任何成分过敏者；肌酐清除率小于 35 mL/min 者；孕妇及哺乳期妇女。

表 9-1-4　唑来膦酸

	唑来膦酸
适应证	CFDA 批准治疗绝经后骨质疏松症，有些国家还批准治疗男性骨质疏松症和糖皮质激素诱发的骨质疏松症。
疗效	增加骨质疏松症患者腰椎和髋部骨密度，降低发生椎体、非椎体和髋部骨折的风险。
用法	唑来膦酸静脉注射剂，5 mg/ 瓶，静脉滴注，每年 1 次。
输注方法	静脉滴注至少 15 分钟以上，药物使用前应充分水化。
注意事项	低钙血症者慎用，严重维生素 D 缺乏者需注意补充足量的维生素 D；患者在首次输注药物后可能出现一过性发热、肌肉关节疼痛等流感样症状，多数在 1 ～ 3 日缓解，严重者可予以非甾体类解热镇痛药对症处理；不建议预防性使用。
禁忌证	对本品或其他双膦酸类药物过敏者；肌酐清除率小于 35 mL/min 者；孕妇及哺乳期妇女。

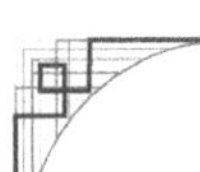

表 9-1-5　利塞膦酸钠

	利塞膦酸钠
适应证	CFDA 批准治疗绝经后骨质疏松症和糖皮质激素诱发的骨质疏松症，有些国家还批准治疗男性骨质疏松症。
疗效	增加骨质疏松症患者腰椎和髋部骨密度，降低发生椎体、非椎体和髋部骨折的风险。
用法	利塞膦酸钠片剂，35 mg/ 片，口服每次 1 片，每周 1 次；5 mg/ 片，口服每次 1 片，每日 1 次。
服用方法	空腹服用，用 200 ～ 300 mL 白水送服，服药后 30 分钟内避免平卧，应保持直立体位（站立或坐立），此期间应避免进食牛奶、果汁等任何食品和药品。
注意事项	胃及十二指肠溃疡、反流性食管炎者慎用。
禁忌证	导致食管排空延迟的食管异物，如食管狭窄或迟缓不能；不能站立或坐直 30 分钟者；对本品任何成分过敏者；肌酐清除率小于 35 mL/min 者；孕妇及哺乳期妇女。

表 9-1-6　氯膦酸二钠

	氯膦酸二钠
适应证	CFDA 批准治疗各种类型骨质疏松症。
疗效	增加骨质疏松症患者腰椎和髋部骨密度，降低发生椎体、非椎体骨折的风险。
用法	氯膦酸二钠胶囊，200 mg/ 粒，口服每次 2 或 4 粒，每日 1 或 2 次。
服用方法	空腹服用。服药 1 小时内，避免进食牛奶、食物或含钙和其他二价阳离子的药物。
注意事项	肝肾功能损害者慎用。开始治疗时，可能会出现腹泻，该反应通常是轻度的。
禁忌证	肌酐清除率小于 35 mL/min 者；骨软化者；对本品或其他双膦酸类药物过敏者；孕妇及哺乳期妇女。

双膦酸盐类药物总体安全性较好，但以下几点值得关注。

1）胃肠道不良反应：口服双膦酸盐后少数患者可能发生轻度胃肠道反应，包括上腹疼痛、反酸等症状。故除严格按说明书提示的方法服用外，有活动性胃及十二指肠溃疡、反流性食管炎、功能性食管活动障碍者慎用。若存在肠吸收不良，可能影响双膦酸盐的吸收。

2）一过性“流感样”症状：首次口服或静脉滴注含氮双膦酸盐可出现一过性发热、骨痛和肌痛等类流感样不良反应，多在用药 3 日内明显缓解，症状明显者可用非甾体抗炎药或其他解热镇痛药对症治疗。

3）肾脏毒性：进入血液的双膦酸盐类药物约 60% 以原形从肾脏排泄，对于肾功能异常的患者，应慎用此类药物或酌情减少药物剂量。特别是静脉滴注的双膦酸盐类药物，每次给药前应检测肾功能，肌酐清除率 <35 mL/min 者禁用。尽可能使患者水化，静脉滴注唑来膦酸的时间应不少于 15 分钟，伊班膦酸钠静脉滴注时间不少于 2 小时。

4）下颌骨坏死（osteonecrosis of the jaw，ONJ）：双膦酸盐相关的 ONJ 罕见。绝大多数（超过 90%）发生于恶性肿瘤患者应用大剂量注射双膦酸盐以后，以及存在严重口腔疾病的患者，如严重牙周病或多次牙科手术等。ONJ 主要见于使用静脉注射双膦酸盐的肿瘤患者，发生率不等，为 1% ～ 15%。而在骨质疏松症患者中，ONJ 发病率仅为 0.001% ～ 0.01%，略高于正常人群（<0.001%）。对患有严重口腔疾病或需要接受牙科手术的患者，不建议使用该类药物。降低 ONJ 发生风险的措施：在开始抗骨吸收治疗前完成必要的口腔手术，在口腔手术前后使用抗生素，采用抗菌漱口液，拔牙后正确闭合创面，保持良好的口腔卫生。ONJ 高风险者（伴有糖尿病、牙周病、使用糖皮质激素、免疫缺陷、吸烟等）需要复杂侵入性口腔手术时，建议暂停双膦酸盐治疗 3 ～ 6 个月后，再实施口腔手术，术后 3 个月如无口腔特殊情况，可恢复使用双膦酸盐。

5）非典型股骨骨折（atypical femur fracture，AFF）：指在低暴力下发生在股骨小转子以下到股骨髁上的骨折，AFF 可能与长期应用双膦酸盐类药物有关。对于长期使用双膦酸盐患者（3 年以上），一旦出现大腿或腹股沟部位疼痛，应进行双股骨 X 线片检查，明确是否存在 AFF，MRI 或核素骨扫描均有助于 AFF 的确诊。长期使用双膦酸盐的患者中（通常 3 年以上，中位治疗时间 7 年），AFF 风险轻微增加，停用双膦酸盐以后，风险随之下降。AFF 在使用双膦酸盐患者中绝对风险非常低（3.2 ～ 50 例 /10 万人年），一旦发生 AFF，应立即停止使用双膦酸盐等抗骨吸收药物。

2. 降钙素类

降钙素（calcitonin）是一种钙调节激素，能抑制破骨细胞的生物活性、减少破骨细胞数量，减少骨量丢失并增加骨量。降钙素类药物的另一突出特点是能明显缓解骨痛，对骨质疏松症及其骨折引起的骨痛有效。目前应用于临床的降钙素类制剂有两种：鳗鱼降钙素类似物（表 9-1-7）和鲑降钙素（表 9-1-8）。

表 9-1-7 依降钙素

	依降钙素
适应证	CFDA 批准治疗骨质疏松症和骨质疏松引起的疼痛等。
疗效	增加骨质疏松症患者腰椎和髋部骨密度，降低椎体骨折的风险。
用法	依降钙素注射剂，20 U/ 支，20 U 肌内注射，每周 1 次； 依降钙素注射剂，10 U/ 支，10 U 肌内注射，每周 2 次。
注意事项	少数患者注射药物后出现面部潮红、恶心等不良反应，偶有过敏现象，可按照药品说明书的要求，确定是否做过敏试验。
禁忌证	对本品过敏者。

表 9-1-8 鲑降钙素

	鲑降钙素
适应证	CFDA 批准预防因突然制动引起的急性骨丢失和由于骨质溶解、骨质减少引起的骨痛，其他药物治疗无效的骨质疏松症等。
疗效	增加骨质疏松症患者腰椎和髋部骨密度，降低椎体及非椎体（不包括髋部）骨折的风险。
用法	鲑降钙素鼻喷剂，2 mL（4400 IU）/ 瓶，200 IU 鼻喷，每日或隔日 1 次； 鲑降钙素注射剂，50 IU/ 支，50 IU 或 100 IU 皮下或肌内注射，每日 1 次。
注意事项	少数患者使用药物后出现面部潮红、恶心等不良反应，偶有过敏现象，可按照药品说明书的要求确定是否做过敏试验。
禁忌证	对鲑降钙素或本品中任何赋形剂过敏者。

降钙素总体安全性良好，少数患者使用后出现面部潮红、恶心等不良反应，偶有过敏现象，可按照药品说明书的要求，确定是否做过敏试验。降钙素类制剂应用疗程要视病情及患者的其他条件而定。

2012 年欧洲药品管理局人用药品委员会通过 Meta 分析发现，长期使用（6 个月或更长时间）鲑降钙素口服或鼻喷剂型与恶性肿瘤风险轻微增加相关，但无法肯定该药物与恶性肿瘤之间的确切关系；鉴于鼻喷剂型鲑降钙素具有潜在增加肿瘤风险的可能，鲑降钙素连续使用时间一般不超过 3 个月。

3. 绝经激素治疗

绝经激素治疗（menopausal hormone therapy，MHT）类药物（表 9-1-9）能抑制骨转换，减少骨丢失。临床研究已证明 MHT 包括雌激素补充疗法（estrogen therapy，ET）和雌、孕激素补充疗法（estrogen plus progestogen therapy，EPT），能减少骨丢失，降低骨质疏松性椎体、非椎体及髋部骨折的风险，是防治绝经后骨质疏松症的有效措施。

表 9-1-9 绝经激素治疗类药物

	雌/孕激素
适应证	围绝经期和绝经后女性，特别是有绝经相关症状（如潮热、出汗等）、泌尿生殖道萎缩症状，以及希望预防绝经后骨质疏松症的妇女。
疗效	增加骨质疏松症患者腰椎和髋部骨密度、降低发生椎体、髋部及非椎体骨折的风险，明显缓解更年期症状。
用法	有口服、经皮和阴道用药多种制剂。激素治疗的方案、剂量、制剂选择及治疗期限等，应根据患者个体情况而定。
注意事项	严格掌握实施激素治疗的适应证和禁忌证，绝经早期开始用（60 岁以前或绝经不到 10 年）受益更大。使用最低有效剂量，定期进行（每年）安全性评估，特别是乳腺和子宫。
禁忌证	雌激素依赖性肿瘤（乳腺癌、子宫内膜癌）、血栓性疾病、不明原因阴道出血、活动性肝病和结缔组织病为绝对禁忌证。子宫肌瘤、子宫内膜异位症、有乳腺癌家族史、胆囊疾病和垂体泌乳素瘤者属酌情慎用。

绝经妇女正确使用绝经激素治疗，总体是安全的，以下几点为人们特别关注的问题。

1）子宫内膜癌：对有子宫的妇女长期只补充雌激素，证实可能增加子宫内膜癌的风险。自 20 世纪 70 年代以来，研究表明对有子宫妇女补充雌激素的同时适当补充孕激素，则子宫内膜癌的风险不再增加。所以，有子宫的妇女应用雌激素治疗时必须联合应用孕激素。

2）乳腺癌：国际绝经学会最新推荐：乳腺癌的相关因素很多，与绝经激素治疗相关的乳腺癌风险很低，小于每年 1/1000，且应用 5 年内没有发现乳腺癌风险增加。美国妇女健康倡议（Women's Health Initiative，WHI）研究中，单用雌激素超过 7 年，乳腺癌风险也没有增加，但雌激素加孕激素组 5 年后乳腺癌风险有所增加。关于绝经期激素治疗的全球共识指出，激素治疗与乳腺癌的关系主要取决于孕激素及其应用时间长短。与合成的孕激素相比，微粒化黄体酮和地屈黄体酮与雌二醇联用，乳腺癌的风险更低。乳腺癌是绝经激素治疗的禁忌证。

3）心血管疾病：绝经激素治疗不用于心血管疾病的预防。无心血管病危险因素的女性，60 岁以前或绝经不到 10 年开始激素治疗，可能对其心血管有一定的保护作用；已有心血管损害，或 60 岁后再开始激素治疗，则没有此保护作用。

4）血栓：绝经激素治疗轻度增加血栓风险。血栓是激素治疗的禁忌证。非口服雌激素因没有肝脏首过效应，其血栓风险更低。

5）体质量增加：雌激素为非同化激素，常规剂量没有增加体质量的作用。只有当大剂量使用时才会引起水钠潴留、体质量增加。绝经后激素治疗使用的低剂量一般不会引起水钠潴留。雌激素对血脂代谢和脂肪分布都有一定的有利影响。

鉴于对上述问题的考虑，建议激素补充治疗遵循以下原则：①明确治疗的利与弊；②绝经早期开始用（<60 岁或绝经 10 年之内），收益更大，风险更小；③应用最低有效剂量；④治疗方案个体化；⑤局部问题局部治疗；⑥坚持定期随访和安全性监测（尤其是乳腺和子宫）；⑦是否继续用药，应根据每位患者的特点，每年进行利弊评估。

4. 甲状旁腺素类似物

甲状旁腺素类似物（parathyroid hormone analogue，PTHa）是当前促骨形成的代表性药物，国内已上市的特立帕肽（表 9-1-10）是重组人甲状旁腺激素氨基端 1-34 活性片段（recombinant human parathyroid hormone 1-34，rhPTH1-34）。间断使用小剂量 PTHa 能刺激成骨细胞活性，促进骨形成，增加骨密度，改善骨质量，降低椎体和非椎体骨折的发生风险。

表 9-1-10　特立帕肽

	特立帕肽
适应证	CFDA 批准用于有骨折高风险的绝经后骨质疏松症的治疗；国外还批准用于男性骨质疏松症和糖皮质激素性骨质疏松症的治疗。
疗效	能有效地治疗绝经后严重骨质疏松，提高骨密度，降低椎体和非椎体骨折发生的危险。
用法	特立帕肽注射制剂，20 μg/ 次，皮下注射，每日 1 次。
注意事项	少数患者注射特立帕肽后血钙浓度有一过性轻度升高，并在 16 ~ 24 小时内回到基线水平。用药期间应监测血钙水平，防止高钙血症的发生；治疗时间不超过 2 年。
禁忌证	并发畸形性骨炎、骨骼疾病放射治疗史、肿瘤骨转移及并发高钙血症者；肌酐清除率小于 35 mL/min 者；小于 18 岁的青少年和骨骺未闭合的青少年；对本品过敏者。

患者对 rhPTH1-34 的总体耐受性良好。临床常见的不良反应为恶心、肢体疼痛、头痛和眩晕。在动物实验中，大剂量、长时间使用特立帕肽会增加大鼠骨肉瘤的发生率。但该药在美国上市后 7 年骨肉瘤监测研究中，未发现特立帕肽和人骨肉瘤存在因果关系。特立帕肽治疗时间不宜超过 24 个月，停药后应序贯使用抗骨吸收药物治疗，以维持或增加骨密度，持续降低骨折风险。

5. 锶盐

锶（strontium）是人体必需的微量元素之一，参与人体多种生理功能和生化效应。

锶的化学结构与钙和镁相似，在正常人体软组织、血液、骨骼和牙齿中存在少量的锶。雷奈酸锶（表 9-1-11）是合成锶盐，体外实验和临床研究均证实雷奈酸锶可同时作用于成骨细胞和破骨细胞，具有抑制骨吸收和促进骨形成的双重作用，可降低椎体和非椎体骨折的发生风险。

表 9-1-11　雷奈酸锶

	雷奈酸锶
适应证	CFDA 批准用于治疗绝经后骨质疏松症。
疗效	能显著提高骨密度，改善骨微结构，降低发生椎体和非椎体骨折的风险。
用法	雷奈酸锶干混悬剂，2 g/ 袋，口服每次 2 g，睡前服用，最好在进食 2 小时之后服用。
注意事项	不宜与钙和食物同时服用，以免影响药物吸收。
禁忌证	伴有已确诊的缺血性心脏病、外周血管病和（或）脑血管疾病者，或伴有未控制的高血压者；肌酐清除率＜ 30 mL/min 的重度肾功能损害者。

雷奈酸锶药物总体安全性良好。常见的不良反应包括恶心、腹泻、头痛、皮炎和湿疹，一般在治疗初始时发生，程度较轻，多为暂时性，可耐受。罕见的不良反应为药物疹伴嗜酸性粒细胞增多和系统症状（drug rash with eosinophilia and systemic symptoms，DRESS）。具有高静脉血栓风险的患者，包括既往有静脉血栓病史的患者，以及有药物过敏史者，应慎用雷奈酸锶。同时，需要关注该药物可能引起的心脑血管严重不良反应，2014 年欧洲药品管理局发布了对雷奈酸锶的评估公告：在保持雷奈酸锶上市许可的情况下限制该药物的使用，雷奈酸锶仅用于无法使用其他获批药物以治疗严重骨质疏松症患者。用药期间应对这些患者进行定期评估，如果患者出现了心脏或循环系统问题，例如，发生了缺血性心脏病、外周血管病或脑血管疾病，或高血压未得到控制，应停用雷奈酸锶。存在某些心脏或循环系统问题，如卒中和心脏病发作史的患者不得使用本药物。

6. 活性维生素 D 及其类似物

目前国内上市用于治疗骨质疏松症的活性维生素 D 及其类似物（vitamin D analogue）有 1α - 羟维生素 D_3（α - 骨化醇）（表 9-1-12）和 1，25- 二羟维生素 D_3（骨化三醇）（表 9-1-13）两种，国外上市的尚有艾地骨化醇。因不需要肾脏 1α - 羟化酶羟化就有活性，故得名为活性维生素 D 及其类似物。活性维生素 D 及其类似物更适用于年龄较大、肾功能减退及 1α - 羟化酶缺乏或减少的患者，具有提高骨密度、减少跌倒、降低骨折风险的作用。

表 9-1-12　α－骨化醇

	α－骨化醇
适应证	CFDA 批准的适应证为绝经后及老年性骨质疏松症等。
疗效	适当剂量的活性维生素 D 能促进骨形成和矿化，并抑制骨吸收。活性维生素 D 对增加骨密度有益，能增加老年人肌肉力量和平衡能力，减少跌倒的发生率，进而降低骨折风险。
用法	α-骨化醇胶囊，0.25 μg/ 粒、0.5 μg/ 粒或 1.0 μg/ 粒，口服每次 0.25 ～ 1.0 μg，每日 1 次。
注意事项	治疗期间应注意监测血钙和尿钙，特别是同时补充钙剂者；肾结石患者慎用。
禁忌证	高钙血症者。

表 9-1-13　骨化三醇

	骨化三醇
适应证	CFDA 批准的适应证为绝经后及老年性骨质疏松症等。
疗效	适当剂量的活性维生素 D 能促进骨形成和矿化，并抑制骨吸收；有研究表明，活性维生素 D 对增加骨密度有益，能增加老年人肌肉力量和平衡能力，降低跌倒风险，进而降低骨折风险。
用法	骨化三醇胶囊，0.25 μg/ 粒、0.5 μg/ 粒，口服每次 0.25 μg，每日 1 次或 2 次，或 0.5 μg/ 次，每日 1 次。
注意事项	治疗期间注意监测血钙和尿钙，特别是同时补充钙剂者；肾结石患者慎用。
禁忌证	高钙血症者。

治疗骨质疏松症时，应用上述剂量的活性维生素 D 总体是安全的。长期使用时，应在医师指导下使用，不宜同时补充较大剂量的钙剂，并建议定期监测患者血钙和尿钙水平。在治疗骨质疏松症时，可与其他抗骨质疏松药物联合应用。

7. 使用抗骨质疏松药物临床关注问题

（1）关于疗程的建议

抗骨质疏松药物治疗成功的标志是骨密度保持稳定或增加，而且没有新发骨折或骨折进展的证据。对于正在使用抑制骨吸收药物的患者，治疗成功的目标是骨转换指标值维持在或低于绝经前妇女水平。患者在治疗期间如再次发生骨折或显著的骨量丢失，则需考虑换药或评估继发性骨质疏松的病因；如果治疗期间发生一次骨折，并不能表明药物治疗失败，但提示该患者骨折风险高。

除双膦酸盐药物外，其他抗骨质疏松药物一旦停止应用，疗效就会快速下降，双膦酸盐类药物停用后，其抗骨质疏松性骨折的作用可能会保持数年。另外，由于双膦酸盐类药物治疗超过 5 年的获益证据有限，而使用超过 5 年，可能会增加罕见不良反应（如下颌骨坏死或非典型股骨骨折）的风险，建议双膦酸盐治疗 3 ～ 5 年后需考虑药物假期。目前建议口服双膦酸盐治疗 5 年，静脉双膦酸盐治疗 3 年，应对骨折风险进行评估，如为低风险，可考虑实施药物假期停用双膦酸盐；如骨折风险仍高，可以继续使用双膦酸盐或换用其他抗骨质疏松药物（如特立帕肽或雷洛昔芬）。特立帕肽疗程不应超过 2 年。

抗骨质疏松药物疗程应个体化，所有治疗应至少坚持 1 年，在最初 3 ～ 5 年治疗期后，应该全面评估患者发生骨质疏松性骨折的风险，包括骨折史、新出现的慢性疾病或用药情况、身高变化、骨密度变化、骨转换生化指标水平等。如患者治疗期间身高仍下降，则须进行胸腰椎 X 线检查。

（2）关于骨折后应用抗骨质疏松药物

骨质疏松性骨折后应重视积极给予抗骨质疏松药物治疗，包括骨吸收抑制剂或骨形成促进剂等。迄今很多证据表明使用常规剂量的抗骨吸收药物，包括口服或静脉双膦酸类药物，对骨折愈合无明显不良影响。骨质疏松性骨折后，应建议开展骨折联络服务（fracture liaison service，FLS）管理项目，促进多学科联合诊治骨质疏松性骨折，及时合理使用治疗骨质疏松症的药物，以降低再发骨折的风险。

（三）康复治疗

针对骨质疏松症的康复治疗主要包括运动疗法、物理因子治疗、作业疗法及康复工程等。

1. 运动疗法

运动疗法简单实用，不仅可增强肌力与肌耐力，改善平衡、协调性与步行能力，还可改善骨密度、维持骨结构，降低跌倒与脆性骨折风险等，发挥综合防治作用。运动疗法需遵循个体化、循序渐进、长期坚持的原则。治疗性运动包括有氧运动（如慢跑、游泳）、抗阻运动（如负重练习）、冲击性运动（如体操、跳绳）、振动运动（如全身振动训练）等。我国传统健身方法太极拳等可增加髋部及腰椎骨密度，增强肌肉力量，改善韧带及肌肉、肌腱的柔韧性，提高本体感觉，加强平衡能力，降低跌倒风险。运动锻炼要注意少做躯干屈曲、旋转动作。骨质疏松性骨折早期应在保证骨折断端稳定性的前提下，加强骨折邻近关节被动运动（如关节屈伸等）及骨折周围肌肉的等长收缩训练等，以预防肺部感染、关节挛缩、肌肉萎缩及失用性骨质疏松；

后期应以主动运动、渐进性抗阻运动及平衡协调与核心肌力训练为主。

2. 物理因子治疗

脉冲电磁场、体外冲击波、全身振动、紫外线等物理因子治疗可增加骨量；超短波、微波、经皮神经电刺激、中频脉冲等治疗可减轻疼痛；对骨质疏松性骨折或骨折延迟愈合患者可选择低强度脉冲超声波、体外冲击波等治疗以促进骨折愈合。神经肌肉电刺激、针灸等治疗可增强肌力，促进神经修复，改善肢体功能。联合治疗方式与治疗剂量需依据患者病情与自身耐受程度选择。

3. 作业疗法

作业疗法以针对骨质疏松症患者的康复宣教为主，包括指导患者正确的姿势，改变不良生活习惯，提高安全性。作业疗法还可分散患者注意力，减少对疼痛的关注，缓解由骨质疏松症引起的焦虑、抑郁等不良情绪。

4. 康复工程

行动不便者可选用拐杖、助行架等辅助器具，以提高行动能力，减少跌倒发生。此外，可进行适当的环境改造如将楼梯改为坡道、浴室增加扶手等，以增加安全性。骨质疏松性骨折患者可佩戴矫形器，以缓解疼痛、矫正姿势、预防再次骨折等。

总之，骨质疏松症是慢性病，涉及骨骼、肌肉等多种组织、器官，需要综合防治。在常规药物、手术等治疗的同时，积极、规范、综合的康复治疗除可改善骨强度、降低骨折发生率外，还可促进患者生活、工作能力的恢复。

（四）骨质疏松症防治监测

骨质疏松症是一种慢性疾病，其治疗是一个长期的过程，在接受治疗期间应对如下情况进行监测：疗效，钙和维生素 D 的摄入是否充足，药物的不良反应，对治疗的依从性和新出现的可能改变治疗预期效果的共患病。骨质疏松症药物治疗的目的是显著提高骨强度，从而降低骨折风险。临床上，对疗效的监测受限于缺少直接检测骨强度的临床工具，目前可使用替代指标监测疗效，如骨密度和骨转换标志物及脊椎影像学检查。

（五）治疗依从性监测

依从性差是骨质疏松症治疗中普遍存在的问题，提高依从性是防治诸如骨质疏松症等慢性无症状性疾病所面临的挑战。因为患者对疾病危害的认知度低，坚持治疗的积极性不够，时间愈久，愈易忽视，依从性越低，从而影响骨质疏松症的治疗效果。提高骨质疏松症治疗的依从性需要有效的医患沟通、密切监测，及早发现存在的问题。树立有效治疗可降低骨折风险的信念，有助于维持患者良好的依从性；

及时告知患者骨转换生化标志物和骨密度结果，并解释其与骨折风险下降相关，可鼓励患者坚持治疗；应用简便的治疗方案也有助于改善依从性。

内容来源：中华医学会骨质疏松和骨矿盐疾病分会.原发性骨质疏松症诊疗指南(2017).中国实用内科杂志，2018，38（2）：127-150.

（冯庆辉　李安）

第二节　中医对骨痿的认识

一、中医学的病因病机

中医学将原发性骨质疏松症归属为“骨痿”“骨痹”“骨枯”等范畴，主要是肾精不足、骨失滋养导致的全身骨骼的慢性退行性疾病。

原发性骨质疏松症是一种涉及多脏腑，由多种因素长期、共同导致的慢性全身性疾病。基于中医“肾藏精”“肾主骨”理论，肾精亏虚是本病发生的基本病机，并与中医肝、脾等脏腑功能密切相关，病性有虚有实，然总归于精亏髓减、骨失所养。各种原因若导致肾精不足、肾阳亏虚、肝肾阴虚、脾胃虚弱、脾肾阳虚、肾虚血瘀及血瘀气滞等，则均可导致该病的发生与发展。

肾中精气是骨生长发育的根本。肾中精气分为肾阴和肾阳两个方面，二者相互制约、相互依存、相互为用，使精气充实，维持骨的正常生长发育。人至中老年，天癸渐竭，加之体质虚弱，烦劳过度，耗伤肾精，而致肾精亏虚，精亏髓减，骨失所养；或命门火衰，肾阳虚损，虚寒内生，髓冷骨弱，可见腰膝酸痛或冷痛，骨骼脆弱无力，甚至骨折等症，即导致本病的发生。肾阳虚发展到一定程度时，累及肾阴，即“阳损及阴”，进而造成阴阳俱虚，精气愈亏，则进一步加重病情。

肝肾同源。肝藏血、肾藏精，精能生血，血能养精，母子相眷，精血同源；肝主疏泄，肾主封藏，藏泄互用，相反相成；肝肾阴阳，相互资生，互涵互用。若失血过多、久病血虚；或过劳无度，肝血暗耗；或五志过极，化火伤阴，均可导致肝之阴血亏虚。肝血不足则精失所养，肝肾精亏或阴虚失养，而导致本病的发生。“肝为女子之先天”，女性一生经、孕、产、乳，肝血易亏而难盈。肝血不足则生精乏源，较男子更易出现肝肾阴虚证。

脾胃为后天之本，气血生化之源。《灵枢·决气》曰：“谷入气满，淖泽注于骨，骨属屈伸。”脾胃运化正常，则肾精得其充养。若禀赋素弱，或长期饮食不节，或病后调养失慎，或劳倦失度，或忧思日久，皆可以导致脾胃虚弱证。脾胃失于运化，则津液不布，久之肾精日涸，渐致髓减骨枯；脾胃又主身之肌肉，若脾胃虚弱，气血乏源，则肌肉失养，日久瘦削无力，甚至萎废不用，骨骼失去肌肉的支撑，愈加骨弱难支。

脾、肾二脏先天、后天相互资生、相互影响。脾主运化，须借助肾阳之温煦，肾藏精气，亦有赖于水谷精微的不断补充。肾阳不足则火不生土，累及脾阳，脾阳不振，精微难布，亦终累及肾阳，若年老虚衰，或久病耗气伤阳，或寒邪直中，或久泻不止，皆可损伤脾肾之阳，导致温煦不足，骨肉失养，渐至骨骼痿弱，四肢无力。

肾为先天之本，肾中精气为一身气化之根。若禀赋素弱，或久病及肾，或年老肾气渐衰，或房劳耗精伤气，皆可使肾中精气亏虚。肾气虚馁则血脉鼓动无力，脉络日久生瘀；五脏六腑之精受藏于肾，瘀血停滞，则经络受阻，肾精更难充养，骨髓不满，骨骼失于濡养。肾虚血瘀互为因果，常相兼为患，日久发为骨质疏松。

气为血之帅，气行则血行，气机不畅则血运受阻，瘀血内生；离经之血亦可影响气的运行，由瘀血导致气滞。该证多为情志不舒，或外伤闪挫，或寒邪侵袭，拘困经脉所致。气血运行不畅，津液输布障碍，骨骼失于濡养而发病。

二、辨证论治

蔡迎峰教授在治疗骨质疏松症方面有着丰富的临床经验，其师从广东省多位名中医，博采众长，并根据岭南地区的环境、气候特征及区域饮食习惯创制出自己独到的治疗策略。对于本病蔡迎峰教授采用“病证结合”的模式，以中医脏腑和八纲辨证理论为基础，参考各家文献对于原发性骨质疏松症的观点，结合临床经验，综合分析其证候因素和特征，将该病分为6个常见证型：肾阳虚证、肝肾阴虚证、脾肾阳虚证、肾虚血瘀证、脾胃虚弱证及血瘀气滞证，现介绍如下。

1. 肾阳虚证

主症：腰背冷痛，酸软乏力。

次症：驼背弯腰，活动受限，畏寒喜暖，遇冷加重，尤以下肢为甚，小便频多，舌淡、苔白，脉弱等。

治法：补肾壮阳，强筋健骨。

推荐方剂：右归丸（《景岳全书》）加减。虚寒证候明显者，可加用仙茅、肉苁蓉、淫羊藿、骨碎补等以温阳散寒。

常用中成药：淫羊藿总黄酮胶囊、右归丸。

2. 肝肾阴虚证

主症：腰膝酸痛，手足心热。

次症：下肢抽筋，驼背弯腰，两目干涩，形体消瘦，眩晕耳鸣，潮热盗汗，失眠多梦，舌红、少苔，脉细数等。

治法：滋补肝肾，填精壮骨。

推荐方剂：六味地黄汤（《小儿药证直诀》）加减。阴虚火旺证明显者，可加知母、黄柏；酸痛明显者，可加桑寄生、牛膝等。此药已制成院内制剂，根据岭南地区发病特点加减，取名“补骨膏”，深受患者喜爱。

常用中成药：芪骨胶囊、六味地黄丸。

3. 脾肾阳虚证

主症：腰膝冷痛，食少便溏。

次症：腰膝酸软，双膝行走无力，弯腰驼背，畏寒喜暖，腹胀，面色㿠白，舌淡胖，苔白滑，脉沉迟无力等。

治法：补益脾肾，强筋壮骨。

推荐方剂：补中益气汤（《脾胃论》）合金匮肾气丸（《金匮要略》）加减。

常用中成药：补中益气丸合右归丸或济生肾气丸。

4. 肾虚血瘀证

主症：腰脊刺痛，腰膝酸软。

次症：下肢痿弱，步履艰难，耳鸣，舌质淡紫，脉细涩等。

治法：补肾活血化瘀。

推荐方剂：补肾活血方（《伤科大成》）加减。

常用中成药：仙灵骨葆胶囊、骨疏康胶囊（颗粒）。

5. 脾胃虚弱证

主症：形体瘦弱，肌软无力。

次症：食少纳呆，神疲倦怠，大便溏泄，面色萎黄，舌质淡，苔白，脉细弱等。

治法：益气健脾，补益脾胃。

推荐方剂：参苓白术散（《太平惠民和剂局方》）加减。

常用中成药：参苓白术散。

6. 气滞血瘀证

主症：骨节刺痛，痛有定处。

次症：痛处拒按，筋肉挛缩，骨折，多有骨折史，舌质紫暗，有瘀点或瘀斑，脉涩或弦等。

治法：理气活血，化瘀止痛。

推荐方剂：身痛逐瘀汤（《医林改错》）加减。骨痛以上肢为主者，加桑枝、姜黄；下肢为甚者，加独活、汉防己、鸡血藤以通络止痛；久病关节变形、痛剧者，加全蝎、蜈蚣以通络活血。

常用中成药：活血止痛散。

此外，在临床上亦可见症状较轻，或感受风寒湿邪，或兼夹证者，辨证施治时需灵活应用。

三、中医药治疗原则和注意事项

1. 治疗原则

中医药防治原发性骨质疏松症的原则是“辨证施治，整体调节，防治结合”，依据原发性骨质疏松症的中医证候遣方用药，达到“改善临床症状，延缓骨量丢失，或增加骨量，降低骨折风险，提高生存质量”的目的。

中药治疗原发性骨质疏松症应根据患者的病情和目的选择合适的疗程。若明确以“改善临床症状”为目的，用药1个月后可评估临床症状改善情况，用药3个月后可检测骨转换标志物，监测治疗前后各指标的变化，评估中药治疗原发性骨质疏松症临床疗效；若明确以“延缓骨量丢失或增加骨量”为目的，临床用药时间不宜少于半年，可延长至1年以上，利用双能X线骨密度仪检测患者腰椎及髋部骨密度，评估治疗前后骨密度的变化； 若明确以“降低骨折风险，提高生存质量”为目的，可用药1～3年，评估骨折发生率。

2. 中西药联合治疗

中医药防治骨质疏松症时，在根据患者病情和证候特点，选择合理的中药处方治疗的同时，可依据骨质疏松症患者的病理特点，分析患者骨质疏松症类型，联合相应的西药治疗。防治骨质疏松症药物的联合应用较为复杂，要考虑到药物间的相互影响，目前尚需要大样本、长时间的临床研究来明确中西药联合治疗的疗效和安全性。

3. 关注中药长期使用的安全性

鉴于骨质疏松症发病的特点，决定了防治原发性骨质疏松症需长期服用中药制剂，因此，临床使用中药制剂治疗骨质疏松症时应高度关注药物的安全性问题。首先，应关注一般状况、生命体征（体温、呼吸、心率、血压），血、尿、便常规，肝、肾功能，血钙、血磷和心电图等安全性指标，并定期进行监测。其次，应根据中药制剂处方组成、临床实践经验及适应证特点、患者全身状况等选择必要的、有针对性的、敏感性高的安全性检测指标，定期进行监测。出现安全性问题后，予以相应的处理措施，如对症处理、停药、随访等。

4. 骨质疏松性骨折的处理方法

复位、固定、功能锻炼和抗骨质疏松治疗是治疗骨质疏松性骨折的基本方法，理想的治疗是上述 4 个方面的有机结合。骨质疏松性骨折的治疗应强调个体化，可采用非手术或手术治疗。

内容来源：葛继荣，刘柏龄，孙树椿，等. 中医药防治原发性骨质疏松症专家共识（2015）. 中国骨质疏松杂志，2015，21（9）：1023-1028.

（冯庆辉　张胜　李安）

第三节　名医经验

一、微创手术治疗

对于骨质疏松性骨折的治疗，蔡迎峰教授对其有着独到的理解，此类患者多为中老年人，除骨折外多合并有多种内科基础疾病，如高血压、糖尿病、冠心病、慢性阻塞性肺疾病、慢性肾脏病等，故对手术打击的耐受性较差，对于此类患者，蔡迎峰教授因人而异，针对每位患者制定符合其自身特点的治疗方案，收到了良好的临床反馈。

随着我国老龄化的发展，骨质疏松症愈来愈受到重视，它具有以下特点：①骨量减少；②骨微结构退化；③松质骨骨小梁变细、断裂、数量减少；④皮质骨多孔、变薄；⑤骨的脆性增高；⑥伴骨折危险性增加的全身疾病。骨质疏松性骨折（osteoprotic fractures，OPF）为低能量或非暴力骨折，指在日常生活中未受到明显外力或受到“通常不会引起骨折的外力”而发生的骨折，亦称脆性骨折。“通常不会引起骨折的外力”指人体从站立高度或低于站立高度跌倒产生的作用力。其中易发骨折的部位主要包括脊柱、股骨、桡骨、肱骨，而又以脊柱和髋部骨折影响最严重，髋部和椎体发生骨质疏松性骨折可降低患者预期寿命，长期卧床者的病死率可达 20%、永久性致残率可达 50%。OPF 是临床工作中的重大挑战，它的特点及治疗难点：①骨折患者卧床制动后，将发生快速骨丢失，会加重骨质疏松症；②骨重建异常、骨折愈合过程缓慢，恢复时间长，易发生骨折延迟愈合甚至不愈合；③同一部位及其他部位发生再骨折的风险明显增加；④骨折部位骨量少，骨质量差，且多为粉碎性骨折，复位困难，不易达到满意效果；⑤内固定治疗稳定性差，内固定物及置入物易松动、脱出，植骨易被吸收。

骨质疏松性椎体压缩性骨折（osteoporotic vertebral compression fracture，OVCF），是骨质疏松性骨折中最为常见的一种。我国 50 岁以上人群骨折患病率为 26.6%，其中脊柱压缩性骨折占 13.3%。第六次全国人口普查显示我国 60 岁及以上人群占总人口的13.26%，总数1.79亿；65岁及以上的老年人总人口的8.87%，绝对数接近1.2亿。在临床工作中，往往我们面对的OVCF患者多为高龄患者，基础病多，全身状况差，在治疗时易发生并发症，与患者的沟通也是重大难题。快速安全地为老年人减轻疼痛、恢复功能的治疗方案包括保守治疗和手术治疗，其中卧床、止痛、支具、抗骨质疏松是保守治疗的主要方面，但有研究发现保守治疗容易导致死亡率显著增加，其中65岁以上妇女死亡率增加了23%；死亡率增加与骨折椎体数量有关。2017年的《骨质疏松性骨折诊疗指南》建议高龄患者考虑早期手术，可有效缩短卧床时间，减少骨折并发症的发生。而微创手术治疗是主要选择，包括椎体成形术（vertebroplasty，VP）、椎体后凸成形术（kyphoplasty，KP）。1984年（1987年文献正式报告）法国神经放射医生Galibert和Deramong首先对C_2椎体血管瘤穿刺注射骨水泥治疗，获得满意止痛效果，将该方法命名为经皮椎体成形术。1990年Deramong将经皮椎体成形术应用于骨质疏松性椎体压缩性骨折并取得满意的止痛效果和强化椎体的作用，开创了这类骨折治疗的新纪元。1999年广州市中医医院在广东省内较早开展经皮椎体成形术这一技术，为广大患者进行了优质高效的手术复位，受到周边人群的广泛好评。

临床中，胸腰背痛患者初次就诊时，常规行疼痛相应节段的X线检查，可有效观察脊柱椎体序列情况并判断是否存在多个椎体骨折，多数典型OVCF患者可采用X线检查进行明确诊断，而对于椎体纵行骨折和椎板骨折者，X线检查的诊断效果不佳。由于X线检查具有操作简便和费用低等优点，可作为腰椎骨折的首选检查方法。当X线检查无法对骨折情况进行准确判断时，CT检查是一个较好的补充。CT检查能很好地显示脊柱的三柱结构，可清晰地显示骨折线、椎体压缩情况和骨折片移位情况，可判断骨折的类型（OVCF可根据椎体形态改变分为楔形骨折、双凹状骨折和压缩性骨折）及脊柱稳定性，对于手术方案及手术路线的选择亦具有指导作用。由于CT检查对软组织的分辨率不高，因此对于仅有水肿、椎体内出血或骨小梁骨折者（缺乏皮质断裂的骨折），CT检查的诊断价值较低。MRI检查对软组织的分辨率高，对骨髓水肿的敏感性较好，能三维立体观察椎体的骨折情况，是压缩性骨折主要的影像学检查方法。不同程度水肿是新发骨折的典型表现，根据MRI的原理，不同时期的骨折在T_1和T_2加权像上呈现不同信号，而STIR序列的表现更具特异性，因此MRI有助于判断骨折发生的时间。早期OVCF仅表现为轻微骨折和骨髓水肿，X线和CT检查容易漏诊，而MRI对于这种早期的隐匿性骨折具有较高的检出率。因此，对于疑似OVCF的患者，即使X线和CT检查影像学表现为阴性，也不应立即排除OVCF的可能。通过MRI的椎体信号在T_1和T_2加权像及STIR序列中的改变可以精准确定骨折的椎体，以及精准地判断椎体的压缩程度、椎体是否出现陈旧骨折不愈合，从而确定需要治疗的责任椎体。

一般来讲，60 岁是个分水岭，小于 60 岁采用内固定手术治疗，开放性手术是既往临床用于治疗骨质疏松性椎体压缩性骨折的主要方式之一，此法可为术者提供清晰术野从而使其掌握病变局部情况，具有操作空间大、治疗效果好等特点。但由于开放性手术将对骨质疏松性椎体压缩性骨折患者机体造成较大创伤，不利于其术后尽快实施康复锻炼，手术预后并不理想。近年来多采用胸腰椎骨折微创钉棒内固定术，此种治疗方案是近些年兴起的传统开放性手术的进化版，手术切口微创化，采用肌间隙入路，将对周围软组织的损伤降到最小化，出血少、恢复快，患者常可在术后几天内下床活动，可大大提高患者的生活质量，成为笔者所在科室优先选择的治疗方法。

然而在就诊患者中，大部分为 60 岁及以上患者，此类患者因内科疾病或自身惧怕手术等原因，大多拒绝开放性手术治疗，故根据临床疗效统计，对此类患者多建议采用保守或微创治疗。近年来随着临床医疗领域深入研究，经皮椎体成形术（percutaneus vertebroplasty，PVP）、经皮椎体后凸成形术（percutaneous kyphoplasty，PKP）均已广泛应用于骨质疏松性椎体压缩性骨折的治疗，并获得良好的效果。故我院蔡迎峰教授针对此类患者均采用微创手术治疗。当通过上述检查明确责任椎体后，即可行血常规、生化及凝血检查排除相应禁忌证，若各项指标均达标且患者身体情况可耐受手术打击即可安排手术治疗。根据患者 X 线、CT、MRI 检查结果所提示的椎体压缩情况选择相应的手术方式。

有临床学者认为，经皮椎体成形术主要适用于新鲜、无神经压迫症状、椎骨后壁完整的轻中度（Ⅰ度、Ⅱ度）椎体压缩性骨折；经皮椎体后凸成形术除适用于与经皮椎体成形术相同的椎体压缩性骨折患者外，还适用于 6 个月以上陈旧性脊柱压缩骨折、上下相邻椎体多节段压缩骨折（继发于骨质疏松性椎体压缩性骨折）、严重后凸畸形伴骨折导致腰背痛（顽固性）等患者。对于如何选择 PVP 与 PKP，蔡迎峰教授认为，两者均能缓解患者的疼痛症状，对于骨质疏松性椎体压缩性骨折疼痛缓解率可达 90% 左右，而对于肿瘤性椎体病变疼痛缓解率也在 75% ～ 90%。相对于 PKP 手术，PVP 操作相对简单，手术时间短，无须球囊扩张操作，术者和患者 X 线暴露时间短，穿刺相关的并发症相对较低，但需要在高压力的条件下向无空间的椎体内注射稀薄的骨水泥，其骨水泥渗漏的发生率更高。PKP 通过球囊在椎体内扩张产生空腔，低压力下向椎体空腔内注射黏稠度较高的骨水泥，骨水泥渗漏发生率明显降低，即使渗漏也较局限，其安全性较 PVP 大大提高，尤其是对于椎体后壁破损不完整的病例。另一方面是 PVP 费用相对较低，PKP 球囊扩张器价格昂贵，患者经济负担重，这在多椎体同时进行椎体成形时尤为突出，大多数球囊最多只能应用于

1～2个节段椎体。PVP骨水泥分布相对均匀，而PKP骨水泥分布局限于球囊扩张形成的空腔处，这种不同的分布镇痛效果及生物力学改变孰优孰劣目前仍存在争议。如果病例选择适当，严格规范操作技术，PVP目前仍为一种安全、有效且经济的治疗方法，对于经济条件允许的患者，尤其是椎体后壁破损不完整、后凸畸形明显者，可优先选择PKP。

在单、双侧穿刺这个问题上，有学者主张选择双侧椎弓根穿刺，其目的是使骨水泥能对称均匀分布于整个椎体内，或当单侧穿刺注入骨水泥后对侧充填欠佳时进行对侧穿刺补充注入，但这同时也增加了手术损伤的发生率。也有学者建议以下情况应选择单侧椎弓根穿刺：病变椎体塌陷程度不重、骨折局限在一侧椎体，可采用病变侧穿刺；病变椎体一侧塌陷严重，从塌陷侧进针困难时，则采用对侧进针；病变椎体呈均匀性塌陷，塌陷程度不低于原椎体高度的1/2，可采用任何一侧穿刺进针。蔡教授认为，绝大多数的椎体压缩性骨折可通过单侧穿刺注入骨水泥获得良好的疗效，尤其是术前MRI显示骨折椎体内存在裂隙空间，单侧路径注入的骨水泥可通过弥散填充整个裂隙空间，从而有效地达到填充增强的治疗目的。单侧穿刺相比双侧穿刺具有操作简单、节省时间与费用、创伤更小的优点。

二、手术技巧

把握好手术适应证是手术疗效的重要保障，曾经OVCF的手术适应证为：①<3个月的椎体压缩骨折，且经非手术治疗无效者；②≥3个月的椎体压缩性骨折中存在骨折不愈合者；③椎体压缩骨折，呈显著进行性发展的脊柱后凸畸形，且Cobb角>20°者。以上3条均存在伤椎部位疼痛者，可作为PVP的手术适应证。随着手术技术的发展，手术适应证逐渐扩大，包括：有症状的椎体血管瘤；椎体浆细胞瘤、椎体骨髓瘤或淋巴瘤、溶骨性椎体转移瘤等；姑息性治疗胸腰椎创伤性骨折无效者。

手术禁忌证是一条基本防线，应当尽量遵从，主要包括：①肿瘤、甲状腺激素分泌过多等导致的病理性骨折；②不能排除有其他疾病导致的伤椎部位疼痛；③有中风、痴呆等不能配合手术；④伴严重心肺疾病等不能耐受手术；⑤无法纠正的止血、凝血功能异常；⑥全身性感染或脊柱局部感染；⑦伤椎椎体椎管壁（即后壁）不完整。手术的相对禁忌证包括：①与椎体压缩无关的神经压迫引起的根性痛；②脊柱骨折造成椎管容积变小；③弥漫性腰背痛，影像学和临床表现均不能确定致痛椎体；④椎体后壁骨质破坏或不完整；⑤椎体压缩程度大于80%，确实无安全穿刺入路；⑥体质虚弱，不能较长时间俯卧而难以承受手术。随着治疗经验的积累与适应证范围的不断扩大，禁忌证已发生改变，从前的绝对禁忌证已变为相对禁忌证或适应证。

手术治疗的目的在于：①增强椎体强度和稳定性；②防止塌陷；③缓解腰背疼痛；④恢复椎体高度。明确手术目的对手术治疗有重要价值。在手术技术发展的早期，相关学者主张须经保守治疗4周后疼痛症状仍不能缓解，CT或MRI检查排除其他原因所致的疼痛者方可行椎体成形术治疗。但目前越来越多的学者主张不需要保守治疗，一旦明确诊断尽快行椎体成形术治疗，可迅速消退剧烈的腰背部疼痛，使患者在短期内即能恢复正常生活。手术前需要明确：①患者的主要症状、体征，查体判断疼痛部位；②完善相关影像学检查，其中MRI有助于判断是否为新鲜骨折，病变椎体数量，并且可以了解椎管内情况；CT检查可以辅助判断椎体后缘情况；X线片可以提供影像学资料，辅助手术过程中椎体的确认；③一般情况的判断，主要包括局部皮肤情况、下肢症状、伴随症状等；④凝血、血常规、肝肾功能、血脂、心功能等基础情况。需要注意的是，仅通过X线片往往不能判断脊柱骨折处于骨折愈合的哪个阶段，多椎体的骨折可能发生于不同时期，并非每个被压缩椎体都是责任椎体，需要手术治疗，因此MRI在判断骨折椎体是否愈合及选择手术椎体时起重要作用，急性期或亚急性期（2～30天的骨折）：T_1WI呈低信号，T_2WI呈高信号；晚期（30天以后）：T_1WI和T_2WI呈等信号。当椎体T_1WI、T_2WI无信号改变，即使X线片示椎体有压缩改变，亦说明椎体骨折已愈合，椎体已处于稳定状态，为非责任椎体，可不予治疗。相反对于X线片示椎体无明显压缩，但MRI有显著信号改变者应考虑为责任椎体，予以手术。

常规的PVP/PKP手术，患者俯卧位，于腹部放置腰桥，使腰椎曲度变直，根据C臂机定位责任椎体，再行相应的注射操作。根据临床的多年统计研究及临床经验，笔者所在科室针对老年患者多采用单针技术，加大穿刺角度，将针尖插入至椎体中线，再注入骨水泥，此操作方法相对于双针技术在疗效相同的情况下，不仅简化了操作步骤，而且降低了患者的医疗负担。对于合并呼吸、循环等系统内科疾病的OVCF患者，如心脏病、高血压、哮喘、肺炎、肺气肿等，因手术需患者保持俯卧位治疗，对患者的要求较高，此类患者很难配合，对此类情况，蔡迎峰教授主张采用侧卧位以避免对胸部、腹部的压迫，使得患者能顺利完成手术，在术中亦采用单针技术，操作时间更短，费用更低，骨水泥分散分布比PKP团状分布更适合椎体的生物力学。此创新技术使很多因手术风险而无法手术的患者重获恢复自由活动的机会。

手术入路的选择：①经椎弓根途径（T_{10}～L_5），但蔡教授在众多的临床经验中认为T_{10}椎体以上也可以采用该入路；经椎弓根途径是沿椎弓根穿刺进入椎体，进针点选择在椎弓根外侧缘中点略偏足侧的体表投影向外旁开2～3 cm，进针方向向矢状面成10°～15°。②经椎弓根外途径（T_{10}以上胸椎）；经椎弓根外途径是经椎体的横突与上关节突交界的外缘，位于椎弓根上外壁与肋横突关节之间，沿肋横突关节间隙穿刺进入椎体，进针点是椎弓根外侧缘体表垂直投影向外侧方旁开2.5～3.5 cm，进针方向向矢状面成40°～45°。③（颈椎）单侧椎体侧方入路。

术中标准的脊柱正侧位片是做好 PVP/PKP 手术的前提，脊柱呈标准正位：左右两侧椎弓根投影对称，棘突投影位于椎体正中央；使其能够清晰显示椎弓和椎弓根，避免老年患者由于脊柱侧弯导致的影像显示不准确（图 9-3-1）。

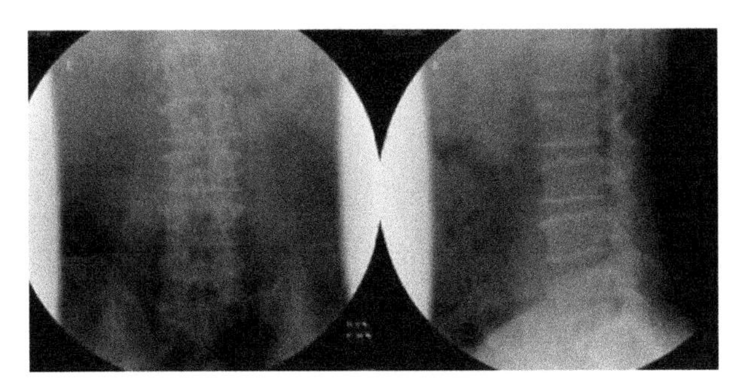

图 9-3-1　标准的脊柱正侧位

手术流程：①患者取俯卧位，准确定位，做好标记并消毒铺巾（图 9-3-2）；②局部麻醉，心内针探一下穿刺点（腰椎为人字脊，胸椎为肋横突），切开皮肤 3～4 mm；③ T_{10}～L_5 经椎弓根途径进针（图 9-3-3），T_{10} 以上胸椎经椎弓根外途径，透视穿刺针位置，不停调整角度，注意保持宁外勿内、宁上勿下；④骨水泥准备，注入骨水泥，准备多个骨水泥注入器或推杆，骨水泥呈牙膏状开始注入，注入骨水泥时透视，留置骨水泥注入器，并不时转动，至撞击声清脆时可拔出；⑤拔针，骨水泥差不多发热、凝固时，旋转针芯，拧断骨水泥，拔除工作套管，再透视观察一下是否残留“尾巴”和灌注情况，消毒、贴敷，回病房；⑥术后处理，患者的搬运注意保持脊柱水平位，局部不弯曲，不扭转，回病房后仰卧 4～6 小时，以确保骨水泥充分凝固；监测生命体征 1 次 / 小时，连续 6 小时平稳后停止监测；对症处理：术后 1～4 天如穿刺局部及椎体内疼痛，可能是由于 PMMA 聚合热所致的炎症反应，可用吲哚美辛或类固醇消炎药。⑦功能锻炼，椎体成形术后 1～2 天可鼓励患者在床上做肢体屈伸运动以锻炼肌肉力量和关节活动度，术后第二天鼓励患者下床行走；专人看护，以免发生意外；行走距离和时间以患者耐受为原则；循序渐进，逐步增强强度并延长时间。

其中，骨水泥灌注过程中需要额外小心，特别需要注意以下几点：①骨水泥在稀薄期时注射，流动性较大，容易向周围扩散渗漏，甚至引起肺栓塞死亡；若在团状期的后期注射骨水泥，骨水泥弥散欠佳，易造成导管堵塞；实践中先将骨水泥注入注射套管中，然后用骨水泥椎杆轻推套管口，若骨水泥处于拉丝后期、团状期的早期为注射的良好时机。②注射的过程应在透视监测下进行，当骨水泥到达椎体后 1/5 时应减慢注射速度，一旦发现骨水泥到达椎体后缘应立即停止注射。骨水泥注射量或填充程度与临床止痛效果并无直接线性关系；而且骨水泥注入越多越会增加骨水泥渗漏的风险。③注射过程中应该遵循适可而止的原则，一般 1 个腰椎可以打 3～4 管

（3.6 ～ 4.8 mL），针对个体差异不同，设计出来的向椎体注入骨水泥的量应占椎体体积的 24% 以上；如果发生渗漏，尤其是后壁渗漏将会出现严重不良后果，如出现神经症状，甚至生命体征不稳。④骨水泥的弥散：骨水泥能较好地弥散于骨折线内，减少骨折端微动，提升了术后椎体的即时稳定性，减少对神经末梢的刺激，从而减轻疼痛；建议术中应尽量追求骨水泥均匀分布于骨折线；骨水泥在骨折线内弥散不佳可能会影响椎体成形术的近期疗效，并且可能是椎体成形术后骨折椎体发生进展性后凸畸形的危险因素。

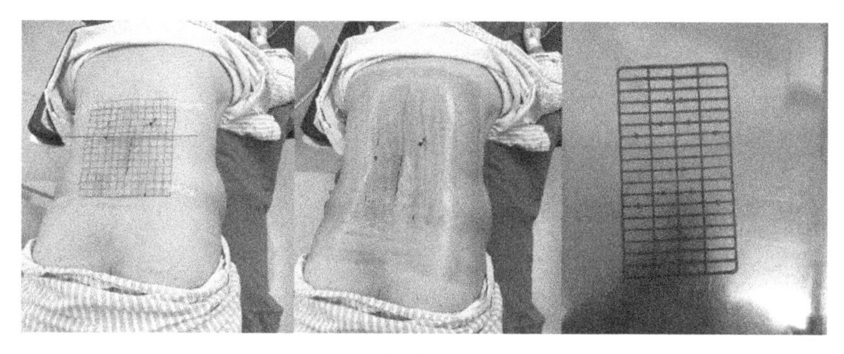

图 9-3-2　术前准备（彩图见彩插 8）

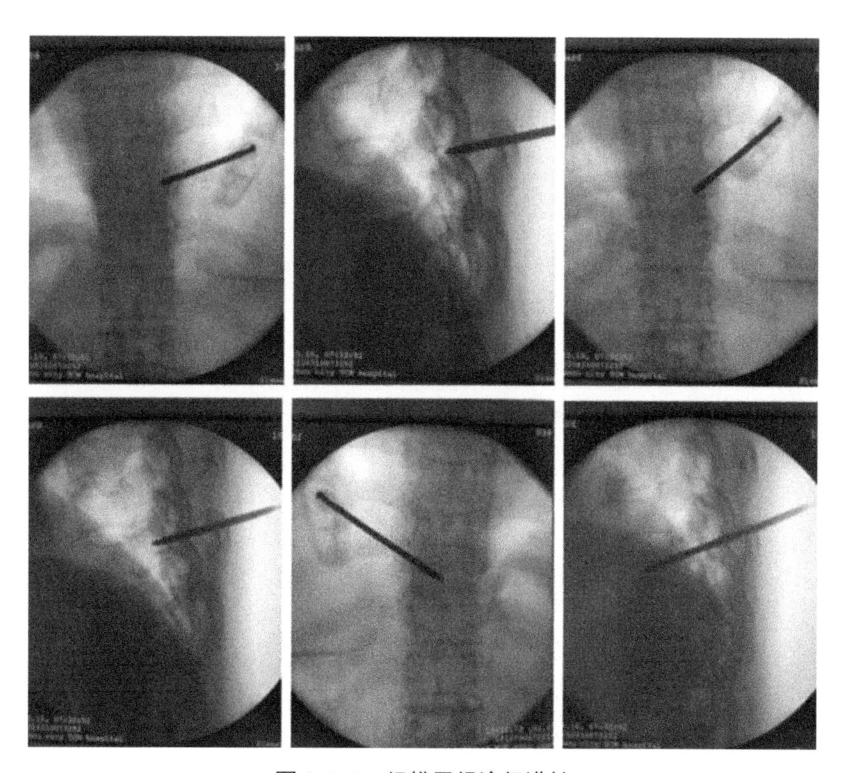

图 9-3-3　经椎弓根途径进针

相关研究：在对患者进行临床治疗的同时，笔者所在科室做了大量的基础课题研究并发表了相应的文章，如术后残余痛相关的《骨质疏松性胸腰椎骨折 PVP 术后残余腰背痛的诊治》《三种治疗方法治疗骨质疏松患者腰背抽搐样疼痛的比较》。广州市中医药和中西医结合科技项目相关的《岭南伤科验方联合椎旁封闭治疗骨质疏松性中位胸椎骨折 PVP 术后残余痛的临床研究》。预防再骨折：抗骨质疏松 + 防摔倒相关的《辨证取穴埋线联合药物治疗骨质疏松症临床对照研究》《肾俞募配穴埋线法抑制去势大鼠骨质流失的相须效应及分子机制研究》，以及已发表的《侧卧位经皮椎体成形术治疗骨质疏松性胸腰椎骨折》。

参考文献

[1] KADO D M, BROWNER W S, PALERMO L, et al. Vertebral fractures and mortality in older women: a prospective study of osteoporosis fracture research group. Arch Intern Med J, 1999, 159 (11): 1215-1220.

[2] 李进胜 . 腰椎压缩性骨折的 X 线和 CT 诊断分析 . 实用医技杂志，2018，25（8）：863-864.

[3] 戈才华，刘志安，曾宪辉 .MRI 与 CT 在骨质疏松性椎体压缩性骨折诊断中的应用价值 . 中国乡村医药，2017，24（24）：65-66.

[4] SVEDBOM A, ALVARES L, COOPER C, et al. Balloon kyphoplasty compared to vertebroplasty and nonsurgical management in patients hospitalised with acute osteoporotic vertebral compression fracture: a UK cost-effectiveness analysis. Osteoporos Int, 2013, 24 (1) : 355-367.

[5] STEVENSON M, GOMERSALL T, LLOYD JONES M, et al. Percutaneous vertebroplasty and percutaneous balloon kyphoplasty for the treatment of osteoporotic vertebral fractures: a systematic review and cost-effectiveness analysis. Health Technol Assess, 2014, 18 (17) : 1-290.

[6] HERAN M K, LEGIEHN G M, MUNK P L. Current concepts and techniques in percutaneous vertebroplasty. Orthop Clin North Am, 2006, 37 (3) : 409-434.

[7] 高梁斌，陈嘉裕，张亮，等. 经皮椎体成形术中骨水泥注射量与疗效和并发症的相关性研究 . 中华创伤骨科杂志，2009，11（6）：532-536.

[8] NIEUWENHUIJSE M J, BOLLEN L, VAN ERKEL A R, et al. Optimal intravertebral cement volume in percutaneous vertebroplasty for painful osteoporotic vertebral compression fractures. Spine (Phila Pa1976), 2012, 37 (20) : 1747-1755.

[9] 江晓兵，莫凌，梁德，等 . 骨水泥在椎体骨折线内弥散情况对椎体成形术治疗效果的影响 . 中国脊柱脊髓杂志，2014，24（2）：144-149.

（冯庆辉　李安　赖伯勇）

第四节　病例拾粹

一、保守治疗

【典型病例 1】

患者信息：患者，女，76 岁。

主诉：腰部及双下肢无力酸痛半年，加重 1 月余。

现病史：患者在半年前无明显诱因出现腰部酸痛，伴双下肢乏力，无明显双下肢反射性疼痛，于当地医院行保守治疗后，症状未见明显好转，近 1 月余逐渐加重。

症见：四肢冰凉，小便量多，夜尿约 4 次 / 晚，大便调。

专科检查：腰部活动度可，局部压痛，双下肢直腿抬高试验（–），加强试验（–），双下肢远端血运、感觉、运动良好。

中医四诊：舌淡暗，苔白，脉细。

辅助检查：骨密度检查为 T 值 = – 4.1 SD。

辨证：肾阳虚证。

治法：补肾壮阳，强筋健骨。

方药：右归丸加减。熟地 24 g，制附子 12 g，肉桂 6 g，山药 12 g，菟丝子 12 g，鹿角胶 12 g（烊化），枸杞子 12 g，杜仲炭 12 g，山萸肉 9 g，当归 9 g。每日 1 剂，水煎服，饭后早晚温服。

其他治疗：常规口服钙片及骨化三醇抗骨质疏松治疗。

3 个月后复诊：患者腰背疼痛症状较前明显改善，腰背部活动较前改善，舌淡红，苔白，脉数。

按语

原发性骨质疏松症主要在中老年后发病，“肾虚骨衰”中医学主要从脏腑学来辨证施治。骨质疏松与心、肝、脾、肺、肾及骨髓等各系统关系极为密切，实际上五脏俱衰，尤与脾的关系甚为密切，肾为先天之本，脾为后天之本，两者相互滋养才能纠正肝肾亏虚、气血不足虚证所致骨质疏松。中医认为“肾主骨生髓”“肝主筋”，上述原因造成肝肾亏虚，骨髓空虚，筋骨失养，外邪相乘，日久不愈，致骨质疏松症，从而出现腰腿痛、身高变矮，驼背、骨折等症状。患者年老，肾气亏虚，肾阳不足，温化乏力，而出现腰背部酸软疼痛，双下肢乏力，四肢冰冷，小便量多。治疗当以温肾助阳补虚为法，拟右归丸加减，适当配合强筋健骨药物，可获得良好效果。

【典型病例 2】

患者信息：患者，女，73 岁。

主诉：腰部疼痛伴活动受限1天。

现病史：患者1天前无明显诱因出现腰部刺痛，伴活动受限，无双下肢反射性疼痛，120送至我院就诊，查X线提示L_1椎体压缩性改变。近期胃纳一般，眠可。

专科检查：腰部活动度受限，局部压痛，双下肢直腿抬高试验（–），加强试验（–），双下肢远端血运、感觉、运动良好。

中医四诊：舌淡暗，苔白，脉弦。

辅助检查：X线片提示L_1椎体压缩性改变。

辨证：气滞血瘀。

方药：身痛逐瘀汤加减。秦艽18 g，川芎15 g，桃仁12 g，红花6 g，甘草6 g，羌活12 g，没药9 g，香附9 g，五灵脂6 g，牛膝12 g，地龙6 g，当归9 g。

中药特色治疗：火龙灸温肾助阳、活血化瘀，局部拔罐以温通经络。

3个月后复诊：复诊见腰背部疼痛较前减轻，仍有腰背部活动受限，L_1椎体棘突压痛，痛处固定，舌淡，苔白，脉弦，予原方加全蝎、蜈蚣治疗，14剂后，腰部酸痛明显缓解。

按语

先天禀赋不足、后天失养、饮食失节、久居寒湿地、起居失节等因素可导致骨质疏松症。年老体弱，气血运行缓慢，加之起居失节，易致气血瘀滞、脉络不通而出现症状。患者年老，长期从事家务活，起居不慎导致局部气滞血瘀、经络不通而出现腰部刺痛，活动受限，治疗当以行气活血化瘀为法，用身痛逐瘀汤加减治疗。

二、手术病例

【典型病例1】

患者信息：患者，女，76岁。

主诉：意外跌倒致腰背部疼痛伴活动受限8小时。

现病史：患者于今晨4时在家不慎自己跌倒致腰部疼痛不适，伴活动受限。遂在家属陪同下前来我院门诊就诊，急查X线（图9-4-1）：①考虑T_{12}、L_1椎体压缩性骨折，建议进一步检查；②胸椎、腰椎退行性骨关节病，腰椎侧弯，必要时进一步检查椎间盘；③右侧肋骨未见异常X线征，必要时CT进一步检查。为求进一步系统治疗，遂由门诊以“胸腰椎骨折”收入我科。

入院症见：患者神清，精神可，诉腰背部疼痛，可耐受，伴活动受限，无恶寒发热、恶心呕吐、头晕头痛、胸闷心悸、腹胀腹痛。纳眠可，大小便正常。

专科检查：腰背部未见瘀斑。T_{12}、L_1椎体棘突压痛（++）。骨盆挤压试验（–），骨盆分离试验（–），直腿抬高试验（–），双侧4字试验（–）。双侧腹股沟中点无压痛，双下肢等长，未见明显短缩，无水肿。下肢肌力正常。

中医四诊：舌淡暗，苔白，脉弦细。

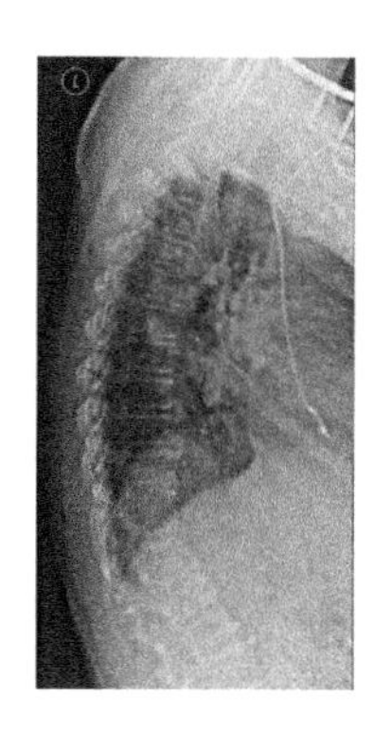
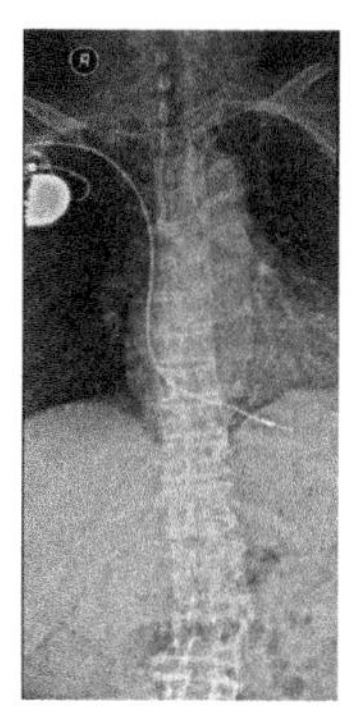
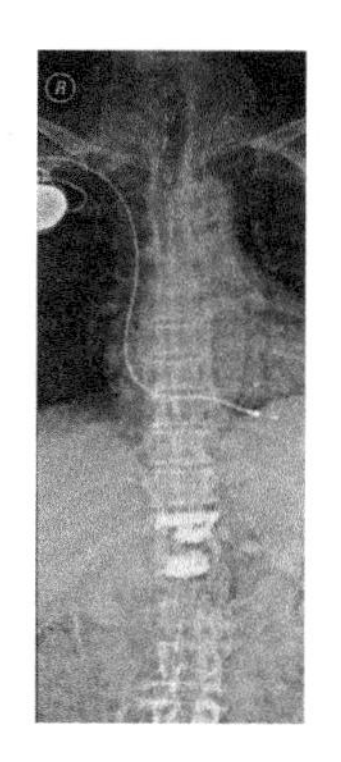
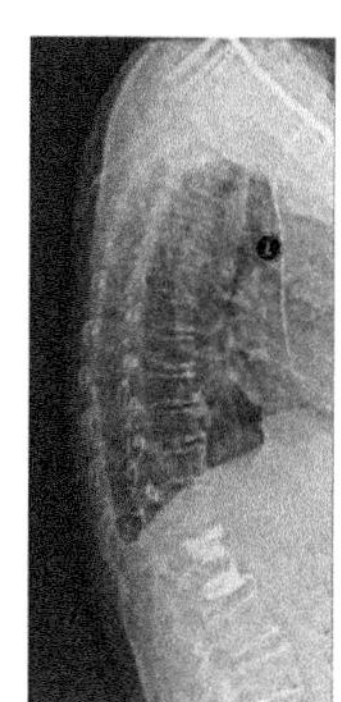

图 9-4-1　X 线检查

按语

要做好一台 PVP 手术，最重要的是注意以下几点：①术前仔细研读患者的影像资料，了解伤椎后壁的完整情况；②穿刺后应采用 C 臂 X 线机透视，确保穿刺针针尖位于椎体前 1/3；③必须进行椎体造影，根据造影情况及时调整针尖位置，避免穿刺针位于静脉丛内；④待骨水泥调制至第二阶段黏稠时，再用压力注射器进行注射；⑤注射过程中及术后要严密监测患者的生命体征，发现异常及时处理；⑥注射过程中若发现骨水泥向椎管、椎间孔或椎体旁渗漏应立即停止注射。

【典型病例 2】

患者信息：患者，女，73 岁。

主诉：反复腰背痛 20 天，加重 1 天。

现病史：患者 20 天前无明显诱因出现腰背部疼痛，向两侧肋骨放射，当时未做系统诊治，现来我院门诊就诊。X 线：①主动脉硬化。②双肺未见实质性病变。③左侧肋骨未见明确异常 X 线征；右侧第 6 肋腋段稍扭曲，陈旧性骨折？请结合临床，建议必要时进一步行 CT 检查。予止痛对症治疗，疼痛稍减轻，后症状加重，为系统治疗，门诊收入我科。

入院症见：患者神清，精神可，诉腰背部疼痛，放射至两侧肋骨，可耐受，伴活动受限，左下肢痹痛，无恶寒发热、恶心呕吐、头晕头痛、胸闷心悸、腹胀腹痛。眠差纳可，大小便正常。

专科检查：腰背部未见瘀斑。T_7 ～ T_8 压痛（+）。胸廓挤压试验（±），直腿抬高试验（–），双侧 4 字试验（–）。双侧腹股沟中点无压痛，双下肢等长，未见明显短缩，无水肿。

中医四诊：舌淡，苔白，脉沉细。

辅助检查：相关检查资料见图 9-4-2。

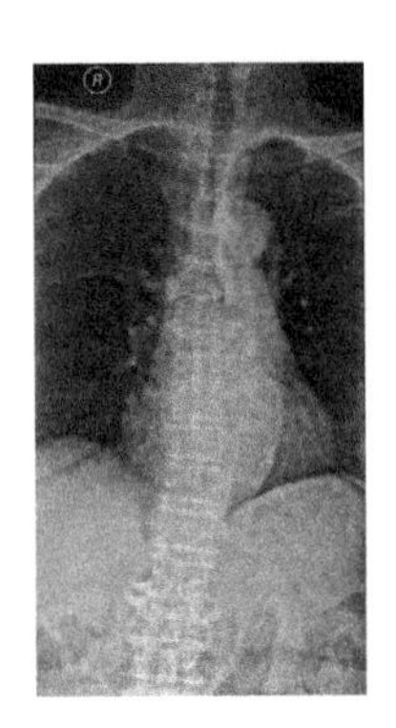
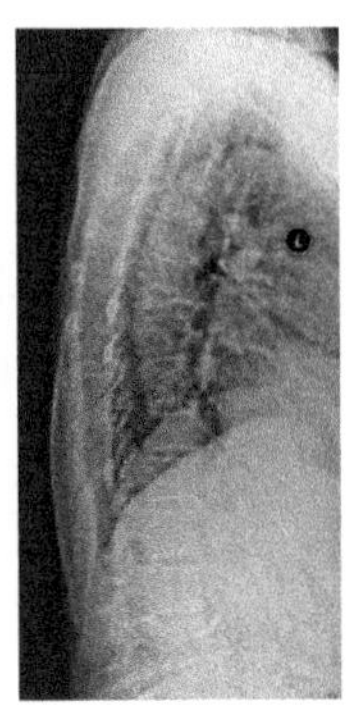
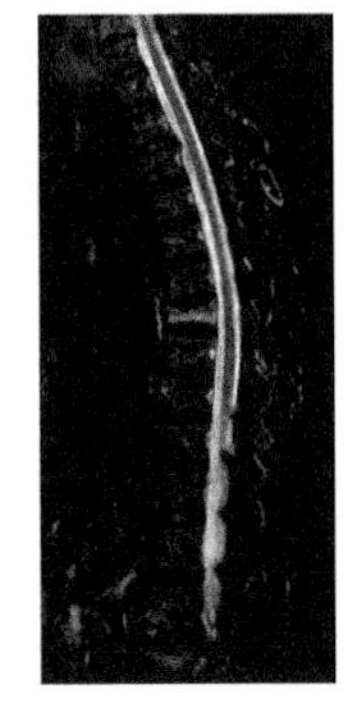
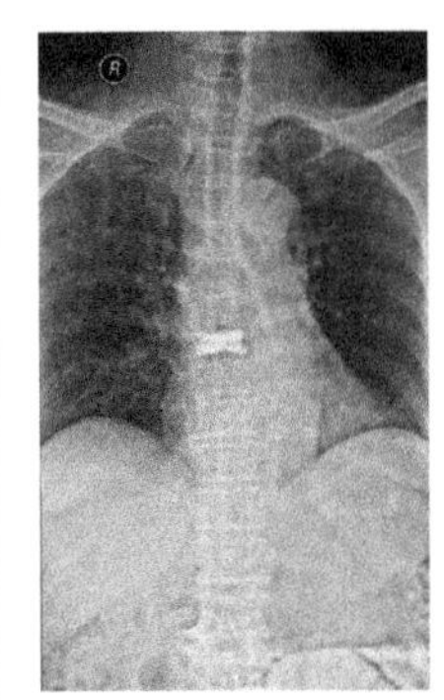
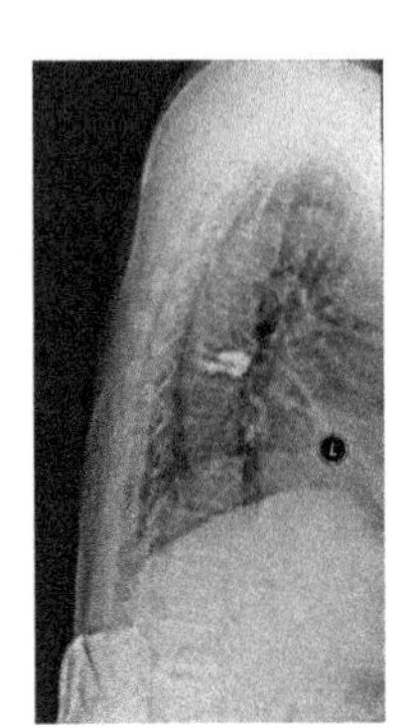

图 9-4-2 辅助检查

治疗过程：入院后给予消炎止痛药及抑酸护胃药口服，并辅以针灸，配合腰背部温通膏外敷，共治疗 3 天。排除禁忌证后，于俯卧位行 PVP 手术治疗。手术仅用了 40 分钟左右。

康复过程：术后第 2 天可正常下地行走及活动，术后 1 周逐渐恢复日常生活习惯。腰背部偶有酸软不适，活动较前明显改善。

按语

胸腰椎压缩骨折是一种中老年疾病，治疗分保守治疗和手术治疗，保守治疗包括早期椎体复位、三维牵引、中药内服、外治、功能锻炼等，手术治疗主要是椎体成形术（包括 PVP 和 PKP）和椎弓根钉内固定椎体成形术。各种方法疗效不一，不尽如人意。保守治疗因患者长期卧床，可能引起肺部感染、泌尿系感染、进一步骨质疏松等并发症，严重者可能危及生命。椎体成形术能恢复椎体高度，增强椎体强度，防止塌陷，缓解腰背疼痛，疗效较好。

（冯庆辉　赖伯勇）

第十章

转移性骨肿瘤

第一节　转移性骨肿瘤的西医诊疗新进展

转移性骨肿瘤是成人中常见的继发性恶性肿瘤，是指原发于骨骼以外的恶性肿瘤通过血液循环、淋巴循环及直接侵袭等途径转移至骨骼，其中以血行转移较为常见，临床表现主要是疼痛，多为持续性，夜间加重。有时可出现肿块、病理骨折和压迫症状。脊柱转移瘤引起的疼痛、脊柱不稳定和神经症状，严重影响恶性肿瘤患者的生活质量。

一、流行病学

除肺和肝脏以外，骨骼是恶性肿瘤最常见的转移部位。常见有骨转移倾向的恶性肿瘤有前列腺癌、乳腺癌、肾癌、肺癌、甲状腺癌等，骨转移的部位以脊柱、骨盆、肋骨、颅骨和长骨近端多见。骨转移瘤的原发灶依次为乳腺（25% ～ 68%）、肺（5% ～ 15%）、肾（5% ～ 18%）、前列腺（8% ～ 15%）和甲状腺（6%）。尸检分析显示乳腺癌和前列腺癌接近 70% 的患者有骨骼转移，肺癌、甲状腺癌和肾癌有 35% ～ 42% 的患者发生骨骼转移，股骨为四肢长骨中最为常见的恶性肿瘤转移部位。

二、发病机制

恶性肿瘤骨转移按病变特征可分为以下三种类型：溶骨型、成骨型和混合型。目前，在病理生理机制上，广泛认为肿瘤细胞扩散与转移瘤形成的分子和免疫学机制是肿瘤细胞的血管浸润、循环和上皮细胞黏附及肿瘤细胞的外渗所致。Paget 等提出的“种子—土壤”假说对于描述肿瘤细胞的扩散起重要作用，该理论认为肿瘤转移是肿瘤细胞与特定器官微环境相互作用的产物。骨代谢平衡依赖于成骨细胞和破骨细胞活性的动态平衡。破骨细胞源自髓系造血干细胞，是高度特异的多核巨细胞，也是唯一能进行骨吸收的细胞。成骨细胞则由原始骨干细胞增生分化形成的成骨前体细胞进一步分化而成。骨转移是肿瘤细胞与成骨细胞和破骨细胞所组成的骨质微环境之间相互作用的结果，骨破坏、再吸收及相关细胞释放的生长因子能促进肿瘤细胞的黏附、存活和增生，彼此之间形成了骨转移的恶性循环。骨骼尤其是长骨近端和中轴骨（脊柱、肋骨、骨盆等），含丰富的血供和红骨髓，骨基质和骨髓提供了利于肿瘤细胞生长、增殖的良好条件，干骺端丰富、缓慢的血流有助于内皮组织和肿瘤细胞发生密切的相互作用，是转移瘤的好发部位。

三、诊断

（一）病史

转移性骨肿瘤患者年龄一般较大，对因骨痛前来就诊的中老年人，应详细问询有无恶性肿瘤病史，如患者有恶性肿瘤病史，则应首先考虑是否有恶性肿瘤骨转移的可能。

（二）实验室检查

实验室检查有助于临床医生诊断转移性骨肿瘤，血清钙是骨髓瘤和转移性骨肿瘤的常见实验室指标，血清免疫球蛋白呈单克隆性增生往往提示骨髓瘤，一些肿瘤标志物测定有助于判断转移性骨肿瘤原发病灶的可能来源，前列腺特异抗原升高提示可能来自前列腺肿瘤，糖类抗原 153 升高提示可能来自乳腺肿瘤，甲胎蛋白（alpha-fetal protein，AFP）升高提示可能来自肝脏肿瘤，糖类抗原 125 升高提示可能来自卵巢肿瘤，糖类抗原 199 升高则提示可能来自消化道肿瘤。

（三）影像学检查

1. X 线

X 线是最常规的骨骼检查方法，可以显示骨骼局部的全貌，是骨科必需的检查方法。X 线检查不仅能够显示骨转移病灶的形态，还能显示有无骨质破坏、骨膜反应及与周围组织的关系等，特别是对于破坏骨皮质的病灶较易检出，在显示骨皮质的完整性和病理性骨折方面很有价值。原发性肿瘤来源不同，其形成的转移性骨肿瘤在 X 线上的表现各异，转移性骨肿瘤的影像学表现可分为溶骨性、成骨性及混合性三种。①溶骨性：形成虫蚌样或地图状骨质缺损，界线不清楚，边缘不规则，周围无硬化。溶骨区内可见残留骨小梁、残留骨皮质，无骨膜反应。②成骨性：破坏可见斑点状、片状致密影，甚至为象牙质样，骨小梁紊乱、增厚、粗糙、受累骨体积可增大。③混合性：兼有成骨和溶骨改变，可致骨膨胀。来自肺癌、甲状腺癌及肾癌者，常表现为溶骨性改变；来自前列腺癌和支气管肺癌者，常表现为成骨性改变；而来自乳腺癌、卵巢癌和睾丸癌者，则可同时存在溶骨和成骨表现，呈混合性改变。

2. CT

CT 是恶性肿瘤常用的诊断方法，不仅具有较高的密度分辨率，还能够避免骨质重叠，清晰显示骨质破坏的形态、大小及范围；同时，CT 还可显示是否具有骨质硬化及膨胀、残存的骨壳等骨破坏内部情况；另外，其可通过测量肿瘤组织的 CT 值及病变范围，显示破坏骨周围软组织与邻近组织的关系，还可以通过三维重组从多平面观察骨骼，从而更清晰地显示出骨转移灶。同时，行 CT 增强扫描，还可观察肿瘤组织的血供情况。CT 具有良好的骨皮质和骨小梁分辨力，因此成为评价骨转移（尤其是肋骨转移）较好的影像学检查手段。

3. MRI

MRI 被认为是显示骨髓的最佳检查方法，也是目前早期骨转移瘤的最佳诊断手段。MRI 对于骨转移的诊断有较高的敏感性和特异性，能通过多平面、多序列成像观察，更准确地显示骨髓内信号异常、转移侵犯部位与范围及周围软组织侵犯情况；增强 MRI 有助于显示更多转移灶。对于有临床症状者，MRI 还可以更好地显示脊髓受压情况。

4. PET-CT

PET-CT 是 PET 的功能图像和 CT 的解剖图像的有机融合，能够显示病灶部位的 FDG 代谢信息，提供最大标准化摄取值 SUVmax 这一定量指标，更敏感地检出和评估转移情况，在肿瘤的临床管理和 TNM 分期中具有重要价值。PET 技术基于高度恶性肿瘤病灶葡萄糖代谢增高的原理，通过局部葡萄糖代谢活性的改变直接探知肿瘤病灶，因而与间接显示骨转移灶的骨扫描相比具有更高的敏感度、特异度和符合率。PET-CT 能够很好地实现功能影像与解剖影像同机融合，利用同机 CT 数据对 PET 图像进行衰减校正，利用 CT 图像进行定位，可同时获得功能、代谢和精细的解剖信息，提高对病灶进行解剖定位的能力，较 PET 在诊断骨转移瘤方面，具有更高的灵敏度和特异度。

5. 放射性核素骨扫描

骨扫描通过 ^{99m}Tc-MDP 与骨组织特异的化学吸附原理显像，能够早期发现发生在骨骼中的成骨、溶骨或混合破坏性骨破坏的转移性病灶。平面骨扫描在骨转移灶检出方面因其极高的灵敏度而具有很高的实用性。由于其具有全身一次成像、敏感度较高等特点，如今已成为骨转移瘤筛查的首选方法。放射性核素骨扫描是一种功能代谢的影像学检查方法，是通过正常组织与病变组织的代谢差异进行诊断，不仅能够及时发现病变部位的生理、生化变化和代谢异常，还能够清晰显示脊柱内部结构。

6. 影像组学

影像组学能够高通量地从放射影像中提取大量特征，采用自动或半自动分析方法将影像学数据转化为具有高分辨率的可挖掘数据空间，以此来量化肿瘤等重大疾病，进行肿瘤表型分型、治疗方案选择和预后分析。

（四）活检

穿刺活检或切开活检为诊断的金标准，如难以明确诊断疾病性质，则可选择活检。活检对寻找疾病的原发灶有较大帮助，结合免疫组化可获得更多原发瘤信息。实施活检之前需要妥善选择活检的部位和手术途径。

四、治疗

骨转移常预示患者生活质量的下降和生存期的缩短。在控制原发疾病的同时，积极预防和治疗骨转移骨相关事件尤为重要。在原发病的系统治疗基础之上，针对骨转移采取多学科综合治疗（mulitiple department treatment，MDT）模式，有计划、合理地制定个体化综合治疗方案，减少或延缓骨转移并发症及骨相关事件的发生，将有助于提高患者的生活质量。骨转移瘤应采用综合性治疗，包括手术、放疗、双膦酸盐类药物治疗、对原发病的系统治疗（全身化疗和分子靶向治疗）、疼痛治疗、营养支持治疗等。骨骼一旦发生病理性骨折，大多需要骨科治疗。转移性骨肿瘤病理性骨折的治疗目的：缓解疼痛，尽量保存功能；改善远期疗效，提高患者生活质量。

（一）化疗、内分泌治疗及靶向治疗

骨转移瘤是全身性疾病在局部的表现，根据原发肿瘤的不同特征针对性选择有效的全身治疗，如化疗、内分泌治疗等，可有效控制骨转移瘤原发病灶及转移。根据原发灶恶性细胞特性，针对性选择化疗药物可有效治疗乳腺癌、肺癌、淋巴瘤等引起的骨转移，系统联合化疗在延长肺癌骨转移患者的生存期方面优于单药化疗，联合铂类的化疗及新药用于体力状态较好的患者受到推荐。内分泌治疗主要适应于乳腺癌、甲状腺癌、前列腺癌等激素依赖性肿瘤，常用的内分泌治疗药物有黄体生成激素释放激素类似物、甾体类及非甾体抗雄激素等。随着对成骨细胞、破骨细胞、骨微环境及肿瘤细胞与骨微环境相互作用研究的深入，骨转移瘤靶向治疗越来越受到重视，如狄诺塞麦用于预防实体瘤引起骨转移的骨相关事件的发生。

（二）骨保护治疗

目前，双膦酸盐类药物已广泛应用于恶性肿瘤骨转移支持治疗，双膦酸盐类通过竞争抑制破骨细胞的活性，阻断病理性骨溶解而起治疗作用，它可以对抗癌症引起的高钙血症，缓解骨转移引起的骨痛。双膦酸盐类根据其分子结构的不同已发展至三代，第一代双膦酸盐类药物如氯屈膦酸钠、依替膦酸钠；第二代双膦酸盐类药物如帕米膦酸二钠；第三代双膦酸盐类药物如伊班膦酸钠、唑来膦酸。

唑来膦酸可以抑制破骨细胞活化、增生，抑制相关细胞因子释放，从而抑制骨吸收，并与骨基质结合，抑制破骨细胞功能和肿瘤细胞黏附。目前双膦酸盐已广泛应用于乳腺癌、前列腺癌、膀胱癌、肾癌、肺癌等多种实体肿瘤骨转移的治疗，并

可预防骨相关事件的发生。

（三）局部放疗

放射性核素治疗恶性肿瘤骨转移具有止痛迅速、不良反应轻等特点，是临床常用的一种内放疗。它通过将能够不断发射 β 射线且半衰期适当的放射性核素引入体内，并特异性聚积于病灶部位而照射骨转移病灶，杀死恶性肿瘤细胞，治疗癌性骨痛及骨相关事件。目前，临床中常使用的放射性核素是 $^{89}SrCl_2$ 和 $^{153}SmEDTMP$，可定向聚集于骨转移病灶，缓解癌性骨痛、缩小转移灶、预防病理性骨折。此外 ^{125}I、^{188}Re、^{111}In、^{223}Ra 等也常用于恶性肿瘤骨转移的治疗。缓解疼痛的主要机制有以下几点：低剂量放射能够减少引起疼痛的细胞递质的释放，从而使骨痛减轻。高剂量的辐射效应可缩小骨转移病灶，缓解由骨膜受累、骨间质压力增加而引起的癌性骨痛。

（四）癌痛管理

骨转移瘤属于晚期癌症，患者中 50% ～ 90% 发生疼痛，其中 50% 属于剧烈疼痛，30% 为难忍性剧痛。转移瘤患者的疼痛治疗包括放疗、化疗、外科姑息性手术及遵从三阶梯治疗原则的止痛药物应用。世界卫生组织将癌痛治疗分成三个阶梯，第一阶梯即轻度疼痛，可使用非甾体抗炎药治疗，包括布洛芬、塞来昔布；第二阶梯即中度疼痛，可使用弱阿片类药治疗，如曲马多；第三阶梯即重度疼痛，可使用强阿片类药物治疗，包括吗啡片、氨酚羟考酮、羟考酮缓释片、芬太尼贴剂、美施康定、哌替啶，因哌替啶有成瘾性，临床已较少使用。

（五）外科治疗

恶性肿瘤骨转移最直接有效的治疗方法为手术切除，手术治疗骨转移瘤的目的是延长生命、缓解症状、提高生存质量、预防或处理病理性骨折、解除神经压迫。对于骨转移瘤引起的脊柱不稳、脊髓和神经压迫、病理性骨折和疼痛，手术能明显缓解症状、改善生存质量、延长生存期。手术虽可达到其他治疗难以实现的确切疗效，但对于手术适应证及手术方式需要综合考虑及判断。判断哪些患者最适合接受外科治疗，特别是进行预防性手术仍然较为困难。有一些评分系统已经应用于临床，如用于长骨的 Mirels 评分系统，以及脊柱的 Tomita 评分系统。

1. 脊柱转移瘤的手术治疗

脊柱转移瘤的治疗原则主要是姑息性治疗，因此治疗主要围绕着减轻疼痛、保护神经功能、维持或重建脊柱稳定性来进行；同时，有少数肿瘤可能通过广泛切除而治愈。由于患者的一般情况差别很大，因此要根据具体情况选择治疗方法。Tomita 评分系统是评估脊柱转移瘤患者预后、指导制定治疗方案较为公认的手段（表 10-1-1）。

对脊柱转移瘤病例采取治疗前应根据 Tomita 评分决定患者是否能从手术中获益，以及合适的手术切除范围。Tomita 脊柱转移瘤评分系统根据原发肿瘤的恶性程度、内脏受累情况、骨转移灶的个数进行综合评分。Tokuhashi 修正评分系统从患者全身状况、受累脊椎数目、脊椎外骨转移灶数目、主要脏器转移灶、原发肿瘤部位、瘫痪情况 6 个方面评价患者病情，是判断预后和生存期的重要指标，其分值越大，生存期越长（表 10-1-2）。

表 10-1-1　脊柱转移瘤的 Tomita 评分

大项	小项	分值
原发肿瘤的部位及恶性程度	原发于乳腺、甲状腺、前列腺、睾丸等生长缓慢的恶性肿瘤	1
	原发于肾脏、子宫、卵巢、结直肠等生长较快的恶性肿瘤	2
	原发于肺、胃、食管、鼻咽、肝、胰腺、膀胱、黑色素瘤、肉瘤（骨肉瘤、尤文氏肉瘤、平滑肌肉瘤等）等生长快的恶性肿瘤、其他少见的恶性肿瘤及原发灶不明者	4
内脏转移情况	无内脏转移灶	0
	内脏转移灶可通过手术、介入等方法治疗者	2
	内脏转移灶不可治疗者	4
骨转移情况（以全身同位素骨扫描为准）	单发或孤立脊柱转移灶	1
	多发骨转移（包括单发脊柱转移灶伴其他骨转移、多发脊柱转移伴或不伴其他骨转移）	2
总分		

Tomita 评分 2～3 分者，预期寿命较长，外科治疗以长期局部控制脊柱转移瘤为目的，对肿瘤椎体采取广泛性或边缘性肿瘤切除术；4～5 分者，以中期局部控制肿瘤为目的，可行边缘性或囊内肿瘤切除术；6～7 分者，以短期姑息为目的，可行姑息减压稳定手术；8～10 分者，以临终关怀支持治疗为主。

表 10-1-2　脊柱转移瘤的 Tokuhashi 评分

大项	小项	分值
全身情况（根据 Karnofsky 功能评分确定）	差	0
	中等	1
	良好	2
脊椎外骨转移灶数目（以全身同位素骨扫描为准）	≥ 3 个	0
	1～2 个	1
	0 个	2

（续表）

大项	小项	分值
受累脊椎数目 （以全身同位素骨扫描为准）	≥3个	0
	2个	1
	1个	2
主要脏器转移灶 （头部CT、胸腹部CT或B超确定）	不能切除	0
	可以切除	1
	无转移灶	2
原发肿瘤部位	肺、胃肠道、食道、膀胱和胰腺	0
	肝、胆囊、原发灶不明者	1
	淋巴、结肠、卵巢和尿道	2
	肾脏、子宫	3
	直肠	4
	甲状腺、乳腺、前列腺	5
瘫痪情况 （根据Frankel神经功能分级确定）	完全瘫（Frankel分级A、B）	0
	不全瘫（Frankel分级C、D）	1
	无瘫痪（Frankel分级E）	2
合计		

Tokuhashi修正评分系统中，总分0～8分、9～11分、12～15分，预示着患者生存时间分别为6个月以下、6～12个月、12个月以上。

手术方式选择：

（1）椎板切除

对于全身状况较差、不能耐受大手术、同时累及多个椎体的脊柱转移瘤，可以实施后路椎板切除、椎管减压。由于多数脊柱转移瘤侵犯椎体，单纯椎板切除无法充分显露切除病变，而且广泛切除附件会加重脊柱不稳，甚至导致脊柱结构的改变，加重患者的神经症状，甚至出现截瘫，所以单纯椎板切除并不能很好地改善患者症状，其疗效不如椎体切除术。但由于进行了经椎弓根内固定，降低了因脊柱不稳定引起的神经功能障碍和疼痛的发生率，因此手术效果明显提高。脊柱转移瘤椎板切除加内固定术后，大部分的患者疼痛症状能得到缓解。

（2）椎体切除

对于全身条件好，预期生存时间较长的单一或相邻2个节段的脊柱转移瘤可进行前方入路的椎体切除。充分显露脊柱前侧，有利于彻底切除肿瘤并减压，以及重建与内固定。肿瘤切除后可采用骨水泥或人工椎体进行椎体重建，以保证前柱的稳定性。术中应用钢板螺丝钉实施内固定时，仅需固定到切除节段上下相邻的一个椎体即可。

（3）全脊椎切除指征

对于预后良好、Tomita 评分≤ 3 分的孤立脊椎转移瘤应按原发肿瘤处理。手术可以采用前后联合入路，彻底切除肿瘤：先行后路肿瘤切除，椎管减压，经椎弓根螺钉内固定；而后进行前路椎体肿瘤切除内固定。根据手术创伤和出血量的不同，前后路联合手术可分期或一次完成。手术还可以采用后路 I 期全椎体整块切除的方式，以获得更好的肿瘤局部控制。

（4）经皮椎体成形术及后凸成形术

经皮椎体成形技术是在影像系统的辅助下，利用穿刺针经椎弓根穿刺至椎体内，经通道注入骨水泥。骨水泥固化过程中产热，可使肿瘤组织坏死；骨水泥通过稳定椎体微骨折，同时毁损神经末梢来缓解疼痛；通过恢复椎体部分高度，以稳定和加固椎体、恢复椎体强度，防止椎体进一步塌陷。这类手术创伤小，可在局部麻醉下进行，通过增加椎体强度，恢复部分椎体高度达到缓解疼痛、预防骨折的目的；还可与脊柱后路内固定手术联合应用，进一步加强椎体强度。手术指征包括：①椎体病变以溶骨性破坏为主；②椎体后缘完整；③由于椎体破坏导致患者严重的疼痛，但患者无法耐受全身麻醉手术；④不存在明确的神经根受压的症状和体征；⑤其他治疗无效。其并发症少见，主要包括骨水泥外漏造成硬膜受压或肺栓塞等。

2. 四肢长骨转移瘤的外科治疗

股骨近段、肱骨近段是转移瘤的好发部位，而膝、肘关节以远发病率较低。病理骨折是长骨转移瘤的严重并发症。骨科医生应综合考虑病理性骨折风险和患者预期生存时间，选择最优化的治疗措施，预防病理性骨折的发生。

（1）骨折的风险预测

进行预防性固定以防止病理性骨折发生之前，需开展准确和可靠的风险评估。考虑内容应包括癌症的类型、已接受的治疗、患病时间、肿瘤大小、病灶的位置、病变为溶骨性或成骨性、是否引起症状等。Mirels 制定了长骨转移瘤病理骨折风险评分系统（表 10-1-3）以量化病理性骨折的风险：评分总计 12 分，当评分 > 9 分时应进行预防性内固定。

表 10-1-3　长骨转移瘤病理性骨折 Mirels 评分

项目	Mirels 评分		
	1 分	2 分	3 分
部位	上肢	下肢	转子周围
疼痛	轻度	中度	重度
病变性质	成骨性	混合	溶骨性
病变大小	＜周径 1/3	周径 1/3 ～ 2/3	＞周径 2/3

Mirels 评分合计 12 分，≤ 7 分表明病理性骨折风险较低（4%），8 分时骨折风险为 15%，9 分时骨折风险达 33%，当评分＞ 9 分时应进行预防性内固定。

（2）手术方法

①上肢长骨：上肢长骨和肩胛带骨的转移性肿瘤占全身骨转移瘤的 20%，其中 50% 以上发生在肱骨。通常在上肢，破坏范围大于 75% 才被认为是濒临骨折的指标，此时患者在日常生活中发生病理性骨折的风险大增。

a. 肱骨近端：在肱骨近端，根据病变破坏范围不同，通常可采用骨水泥填充 + 钢板内固定或长柄半肩关节假体置换的手术方式。术中尽可能保留肌肉和肩袖，必要时可采取骨膜下切除。假体采用骨水泥固定，肌肉、关节囊和周围软组织重建后充分覆盖假体。术后需悬吊制动 6 ～ 8 周。

b. 肱骨干：肱骨干骨折的患者，虽然不需要负重，但髓内钉固定较钢板固定的创伤小，多数学者建议使用带锁髓内针固定，可同时辅以骨水泥。如果病灶长度不超过 3 cm，还可选择肱骨中段截除后短缩。钉板系统配合骨水泥同样可用于肱骨固定，固定效果与髓内针无显著差异。还可采用金属骨干假体修复肱骨中段的大段骨缺损。

c. 肱骨远端和肘关节附近：肱骨远端的病变可应用钢板固定。当病变范围较大时，也可采用肘关节假体置换。全肘关节置换可用于重建肱骨远端关节面并填充肱骨远端缺损，通常采用肘关节后方入路，术中应尽可能保留肱骨内外髁，从而尽快恢复正常的肘关节屈伸功能。

d. 其他部位：发生在尺桡骨的转移性肿瘤非常少见，但因为前臂旋前和旋后的动作使尺桡骨始终处于扭转力的负荷之下，极易发生病理性骨折。固定方式以钢板固定为主，同时局部填充骨水泥。如骨破坏非常严重，可行瘤骨截除，尺骨病变累及肘关节面者可行全肘关节置换，桡骨病变累及腕关节者可行腓骨代桡骨术，其他部位截骨可予以旷置。肩胛骨和锁骨如果没有发生病理性骨折且未累及肩关节一般无须手术。锁骨骨折可行钢板固定 + 骨水泥填充。对于放疗无法控制或疼痛剧烈的病变可行局部切除。

②下肢长骨：下肢骨，特别是股骨近端是长骨转移瘤最常发生的部位，常因负

重导致病理性骨折。

a. 股骨颈和股骨头：股骨颈和股骨头皮质相对完整的潜在病理性骨折患者可采用单纯内固定治疗，如 DHS。如果头颈部位已经发生骨折，应用单纯内固定具有很高的失败率，此时建议采用关节置换。根据病变的范围可选用标准骨水泥型髋关节假体或定制骨水泥型假体。在同侧髋臼未受累的情况下，应尽量选择半髋双动假体，否则应进行全髋关节置换。如果股骨远端存在病变，可应用长柄假体，从而避免远端股骨骨折的发生，但这同时增加了肺栓塞的危险。

b. 粗隆间：粗隆间病理骨折的常用治疗方法是病灶刮除、骨水泥填充和内固定。固定方法可选用 DHS 或髓内固定装置。对于骨质好的患者，可采用闭合复位，打入髓内针而不应用骨水泥，并可通过髋关节滑动螺钉实现断端加压。对于骨质受损的患者则应辅以骨水泥填充或直接进行假体置换。长的髓内固定装置理论上可保护股骨全长，有预防远端骨折的优势。

当粗隆间病理性骨折选择关节置换术时应选择股骨距型假体，该型假体尤其适用于小粗隆及小粗隆以下完好的粗隆间病变，可恢复肢体长度和恢复关节稳定性。当大粗隆或粗隆下骨质不足时，建议使用股骨上段假体。半髋关节置换术比起全髋置换术而言更具有关节的内在稳定性。

c. 粗隆下：治疗粗隆下病理骨折的方法有重建髓内针和股骨近端假体置换。该部位生物力学上要求能够直接负重，可以选择内固定和重建。髓内固定成为这一部位的标准内固定方式。当患者并发骨质疏松或骨质破坏范围较大，不足以维持髓内固定的稳定性时，可应用股骨近端假体置换。

d. 下肢其他部位：股骨或胫骨干病变首选髓内针固定；股骨髁上破坏程度不严重的可选择病灶刮除、髁钢板配合骨水泥固定；逆行髓内装置适用于股骨髁和股骨干同时存在转移的病例。股骨下端或胫骨上端转移瘤破坏关节面的可行人工膝关节置换。

3. 骨盆转移瘤的外科治疗

发生于骨盆的转移瘤占所有骨转移瘤的 10% ～ 15%，手术方式以刮除为主，骨缺损常需填塞骨水泥。对于单发的、预后较好、放疗无法控制的骨转移病灶，则可行广泛切除。当肿瘤巨大、神经血管束严重受累时，可选择半骨盆截肢。

髋臼周围的转移病灶常引起髋关节不稳定，影响患者活动，对该类转移瘤一般采用手术治疗；髂骨翼转移瘤多数无须手术，但髂骨内后部分（担负髋臼、骶骨间的应力传导功能）被肿瘤累及是外科手术的指征，其重建可采用钉棒系统或斯氏针重建髋臼上方残余骨质与骶骨之间的连接，并应用骨水泥加强；耻坐骨转移瘤对负重影响不大，一般采用非手术治疗。

（六）介入治疗

1. 微波治疗、高强度超声、激光、射频消融

这些治疗方法均具有杀伤肿瘤的作用，应用于适当的骨转移瘤患者也可达到缓解症状的目的，结合其他治疗手段，可以有效地缓解疼痛，恢复患者活动能力，并能用于部分放疗效果不佳的患者。

2. 冷冻消融

氩氦刀是目前最先进的冷冻消融设备，利用氦气和氩气循环对病灶组织进行快速冷冻和复温，主要通过冷冻的破坏作用及肿瘤对低温的敏感性来治疗肿瘤。其破坏机制主要包括物理、化学、血管效应和抗肿瘤免疫反应等。其在骨转移患者的癌痛管理中优势明显，主要机制包括：①低温可破坏骨膜的局部感觉神经，抑制疼痛传递；②冷冻破坏肿瘤细胞生长因子，抑制破骨细胞的活性；③消融治疗后，肿瘤体积明显缩小，对感觉神经纤维的刺激减少。可联合唑来膦酸、骨水泥、放疗等。

（七）心理支持治疗

根据骨转移姑息治疗的基本原则，应针对骨转移及其相关并发症提供最佳支持治疗和症状治疗，需要临床医生与心理精神科医生建立好一个多学科合作团队。心理精神科医生应对患者进行心理精神症状的评估，对达到临床诊断意义的心理痛苦需要精神心理医生介入治疗，减少患者的心理精神痛苦。

（蔡迎峰　周剑鹏　罗培杰）

第二节　中医对转移性骨肿瘤的认识

一、病因病机

骨转移癌属于中医学“骨瘤”“骨蚀”“骨痹”“骨疽”等范畴。《灵枢•刺节真邪》指出：“虚邪之人于身也深，寒与热相搏，久留而内著，寒胜其热，则骨疼肉枯，热胜其寒，则烂肉腐肌为脓，内伤骨，内伤骨为骨蚀。”《外科枢要》曰：“若劳伤肾水，不能荣骨而为肿瘤，名为骨瘤，随气凝滞，皆因脏腑受伤，气血和违。”陈云莺等认为，骨转移癌的病机为邪积于筋骨，气滞血瘀，肝肾亏虚。牛维等认为，骨转移癌之病机有虚有实，虚证表现为以肾虚为主的脏腑亏虚，实证表现为癌肿局部的气滞血瘀。

总结历代医家对骨转移癌的论述，中医对骨转移癌痛的基本认识为虚实两方面，

其以脏腑气血虚弱为本，尤其是脾肾亏虚，脾主肌肉四肢，肾主骨，患者久病及脾肾，肾虚不能养髓生骨，脾虚则气血生化无源，不荣则痛；久病入络，经络传变，脉络瘀阻，癌毒留滞，痰、瘀、毒互结，郁久化热，不通则痛，发为本病。

（一）肾虚为本

王艳等认为骨的生长发育及运动功能，有赖于骨髓的充盈及其所提供的营养。肾脏受损，不能养骨生髓，致骨不生、不强、不坚，则骨骼受损，可出现骨痛、肢体麻木、病理性骨折、功能障碍、瘫痪等。陈显等认为骨转移癌病位在经筋骨骱，以肾虚为本，并认为肾虚证型是预测骨转移癌的高危因素，未发生骨转移的癌症患者，早期接受中医补肾壮骨治疗，可降低骨转移的发生概率。而骨转移患者接受补肾壮骨治疗可改善患者的预后。王元惠等认为骨转移癌的病因病机是病久肾气亏虚以致骨髓空虚，易受寒、痰、湿、毒侵袭，积聚日久，聚而成形，经络阻塞，疼痛不已。根据“治病必求其本”之旨，当用益肾壮骨消积之法。刘程欣等认为该病多是禀赋不足、肾精亏损、骨髓空虚等因素导致。因肾主骨，骨生髓，故肾虚易生骨病。潘婉等也认为肾为先天之本，肾精盈则骨强筋健，若先天不足，则容易发生本病。另一方面有医家认为后天失养等因素引发的肾虚也可导致本病。贾文娟等认为恶性肿瘤患者因脏腑虚损、气血亏虚，以致不能养髓生骨，容易发生骨转移。侯恩仁等也认为晚期肿瘤患者大多属于“五脏之虚，穷必归肾”，肾虚易致骨转移。张志鹏等认为久病肾脏受累，肾阳亏虚，不能温煦脾阳，脾失运化，气血生化乏源，不能荣养筋骨。以上可以看出，肿瘤骨转移以“肾虚”为基础。

（二）癌毒盘踞

“癌毒”概念的提出源自中医的毒邪理论。如《素问·五常政大论》中王冰注曰：“夫毒者，皆五行标盛暴烈之气所为也。”《金匮要略心典》认为：“毒者，邪气蕴结不解之谓。”周仲瑛认为，癌毒是恶性肿瘤发生发展的关键。癌毒是机体在内外多种因素作用下，在脏腑功能失调的基础上产生的能够导致恶性肿瘤发生、发展的特异性病理产物和致病因子，是导致肿瘤发生、发展及加重的根本。叶乃菁等认为恶性肿瘤在发生、发展过程中具有猛烈性、扩散性等特点，这些特点与中医毒邪具有很大的相似性，并采用“癌毒”这一概念来理解恶性肿瘤的发生、发展，并提出癌毒“通道辨证”猜想。陈柯羽等认为癌毒的典型特性之一为“传舍性”，这一特性与现代肿瘤学的“转移”特性不谋而合。肿瘤的转移与癌毒密切相关，癌毒损伤正气导致正气亏虚、御邪无力，毒邪侵袭，从而对周围脏腑和经脉造成损伤，发生转移。王笑民等探讨肿瘤侵袭转移的规律时也谈到癌毒流散的重要作用。索凤茹等认为癌毒搏结，邪毒互结并扩散，发生传舍，进而导致肿瘤的转移。血管新生或许为癌毒的扩散创造了条件，贾英杰等发现解毒祛瘀方通过抑制血管新生来抑制肿瘤进展。因此癌毒在癌症发病中贯穿始终，是最重要的病因，也是骨转移癌的重要致病因素。

（三）痰瘀凝滞

肿瘤的转移需要两个条件，第一是扩散；第二是在新的部位停留，而痰瘀正好符合这两个条件。中医认为，“痰”乃因体内津液输布失常，水湿凝聚而成，具有皮里膜外、全身上下无处不到的特点。朱丹溪称“凡人身上中下有块者多是痰”“痰之为物，随气升降，无处不到”。而瘀是指体内有血液停滞，痰瘀互结是肿瘤转移的必要条件。项莲莲等认为痰的循经流窜、留着黏滞特性，与肿瘤侵袭转移有共同之处，易在某些脏器组织中形成转移灶，如脑转移、骨转移、肝转移、淋巴结转移等。吴钱生等认为是痰毒的流窜性加上络脉的生理特性，使得痰毒流注成为肿瘤侵袭、转移的关键。肿瘤侵袭、转移是痰毒流注、结聚络脉所致，痰毒随气血流通，流注于肝而成肝积，流注于肺而成肺积，流注于骨而成骨岩。转移整个过程是以脏腑虚损为本，痰毒损络成瘀为标。夏宁俊等认为肿瘤患者存在血液黏滞度增高、血液流变性异常及微循环障碍等病理性改变，瘀血形成是肿瘤复发转移的重要病机，以活血化瘀法配合其他治法，使机体达到气血调和、阴阳平衡的状态，可广泛用于防治肿瘤复发转移。贾文娟也认为瘀血邪毒易乘虚侵袭并留滞深入经筋骨骱之中，胶着不去，致经脉凝滞不通，故发以骨痛为主要症状的骨转移。通过实验研究，贾小强发现化瘀截毒能有效改善微循环，抑制肿瘤细胞 Lo-Vo 的细胞侵袭力及基质黏附率，有效抑制实体瘤。尤建良等在临床治疗中晚期患者时运用肿瘤三号方调气化瘀，通过改善患者体内高黏高凝状态来控制肿瘤的转移。以上可看出痰与瘀是肿瘤发生的关键因素，也是肿瘤骨转移的关键病机。

（四）阳虚寒凝

肿瘤转移与阳虚寒凝有关。《灵枢·刺节真邪》所云：“虚邪之入于身也深，寒与热相搏，久留而内著，寒胜其热则骨痛肉枯……有所结，深中骨，气因于骨，骨与气并，日以益大。”黄立中等认为脏腑功能失调，阳气虚弱，寒毒侵入，深中于骨，寒凝血滞，痰瘀互结，蚀骨伤髓，终致骨转移。还认为本病肿块盘根坚硬，推之不移，皮色如常，与阳热证的肿块特征相反。且本病疼痛多为昼轻夜重或阴雨天加重，符合阴邪致病特点，故考虑本病为阴毒致病。李阳等认为转移性骨肿瘤按其临床表现，属于中医的“骨痹”“骨瘤”“骨疽”范畴，其发生的根本病因正是阳虚血亏，寒凝痰滞血瘀。治疗以温阳补肾、散寒通滞为本。袁氏认为癌症最基本的证候不是热而是寒，寒痰瘀互结，蚀骨伤髓，导致恶性肿瘤骨转移。范氏等发现，清热解毒药可造成肝癌大鼠基质降解相关基因和黏附分子表达增加，促进肿瘤转移。钦敬茹等认为阳虚寒凝是肿瘤发生的根本原因，肿瘤骨转移是痰浊凝聚于骨的结果。一方面，阳虚寒盛，脏腑功能失调，气血不足，寒、痰内生并伏留于体内，正气无力驱邪外出，遂流窜至骨，发为骨肿瘤；另一方面，阳气虚弱，寒毒侵入，深中于骨，寒之收敛、凝滞，导致寒痰互结，而蚀骨伤髓。故当治以温补阳气、散结化痰，使阴平阳秘，结散痰消，以上都揭示了阳虚凝滞在骨转移癌发病中的重要作用。

二、辨证分型

（一）肾气亏虚

症见腰膝酸软无力，动则痛甚，局部肿块质地柔软，按之不痛，小便频数清长，或余沥不尽，或夜尿多，遗尿，男子遗精早泄，女子带下清稀量多，面色淡白，神疲乏力，舌淡，苔白，脉细弱。

（二）脾虚湿滞

症见局部疼痛，逐渐加重，局部肿块皮色如常，不溃不破，伴肢体困重，气短懒言，神疲乏力，日渐消瘦，面色少华，自汗恶风。脾虚不能输布水谷精微、气血亏虚、脑海失充，可出现头昏沉、头如束裹、头晕目眩等，同时伴有腹泻、少气懒言、倦怠、嗜卧等，舌质淡，苔白腻，脉细弱。

（三）阴寒凝滞

症见患部疼痛难忍，夜间或阴雨天加重，持续不断，伴患肢活动受限，局部肿块，皮色暗，压痛明显，伴畏寒肢冷，病程较长。可伴有胸闷气短、心悸，面色苍白，四肢不温，或心痛彻背，背痛彻心。舌质淡暗，苔白，脉沉细，或沉紧。

（四）毒热蕴结

宋代《太平圣惠方》："热毒气盛，肿硬疼痛，口干烦闷。"清代祁坤《外科大成·石疽》中石疽："生腰胯之间，肿而无头，皮色不变，坚硬如石，属少阴阳明二经积热所致。"症见患部红肿热痛，夜间或阴雨天减轻，局部肿块赤肿热痛，压痛明显，甚者成脓外溃，伴发热、心烦口渴、便秘。舌红，苔黄，脉数。

（五）痰瘀凝滞

如《灵枢·刺节真邪》记载："已有所结，气归之，津液留之，邪气中之，凝结日以易甚，连以聚居，为昔瘤，以手按之坚。有所结，深中骨，气因于骨，骨与气并，日以益大，则为骨疽。"明代王肯堂《证治准绳》："瘤者，留也。随气凝滞，皆因脏腑受伤，气血乖违，当求其属而治其本。"清代吴谦《医宗金鉴·外科心法要诀·瘿瘤》："瘤者，随气留住，故有是名也。多外因六邪，荣卫气血凝郁；内因七情，忧恚怒气，湿痰瘀滞，山岚水气而成，皆不痛痒……形色紫黑，坚硬如石，疙瘩叠起，推之不移，昂昂坚贴于骨者，名骨瘤。”

症见患部弥漫性疼痛，后肿胀逐渐明显、疼痛剧烈，局部肿块质地坚硬，推之难动。伴痰多黏稠，烦躁易怒，失眠多梦，情绪波动时症状加重，月经量少，色暗，有血块，经期腹痛。舌质黯红、有瘀斑，苔薄白，脉细涩。

三、内服外治

（一）中药内治

陶岚等提出治疗癌性骨痛的2点用药特点：一是根据“肾主骨，骨生髓”的理论，重用补肾中药如生地黄、熟地、山茱萸、菟丝子、补骨脂、骨碎补、肉苁蓉、淫羊藿、胡芦巴等；二是重用虫蚁搜剔类中药，如土鳖虫、蜈蚣、全蝎、蜣螂虫等。另外，补骨脂、骨碎补、透骨草俗称“三骨汤”，对治疗骨痛有一定疗效。

1. 补肾扶正法

“正气存内，邪不可干”，肿瘤患者因虚致病，因虚而致实，素体亏虚形成肿物，虚是病之本，因此治疗常以补虚扶正为大法，肾为先天之本，补肾为关键。胜照杰等利用扶正固本方联合放疗治疗恶性肿瘤骨转移疼痛，研究表明扶正固本综合治疗既可以缓解骨转移癌痛，又可以减少放疗的不良反应。周红等研究分析发现骨转移癌以肾阴亏虚（45.5%）、热毒蕴结（30.8%）、瘀血阻滞（13.5%）所占比例较大，其中以补肾生髓、化瘀解毒止痛之效的益肾骨康方治疗肾阴亏虚之证型。

2. 活血化瘀法

祖国医学将骨转移列入“骨疽”“骨瘤”范畴，骨转移癌痛是气血运行不畅、血行瘀滞而致，临床上也常表现为血瘀阻滞经络，因此治疗上常采用行气活血、逐瘀通络的方剂。周红英等以活血化痰逐瘀的活血行气止痛方为主导联合盐酸羟考酮控释片治疗骨转移癌痛，并进行疗效观察，对于骨骼的持续性、顽固性剧烈疼痛伴进行性加重的治疗效果较单纯西药治疗效果更好，疗效更持久，并且可以显著提高患者的睡眠质量，减少盐酸羟考酮控释片用量及不良反应。秦光通过对既往病例的回顾性分析，发现在西医治疗的基础上加用身痛逐瘀汤可以提高临床治疗效果，降低各种不良反应的发生率。

3. 清热解毒，祛湿止痛法

骨转移患者素体阴亏，热毒炽盛，复方苦参注射液具有清热解毒、散结止痛、凉血利湿之功，是一种临床常用的中医抗肿瘤制剂。王少峰等在临床观察复方苦参注射液联合化疗治疗非小细胞肺癌骨转移癌痛疗效，对比分析综合组和化疗组的疗效、生活质量、VAS评分及毒副反应时发现综合组临床效果显著，VAS评分显著低于化疗组，且现代药理研究表明复方苦参注射液能够改善患者微循环瘀滞及血液高黏滞状态，具有明显的抑制肿瘤细胞黏附和侵袭及预防肿瘤细胞转移的作用。黄玉栋等应用复方苦参注射液静脉滴注联合常规化疗方案治疗骨转移癌痛患者 120 例，经过两个周期的治疗发现，复方苦参注射液能有效改善患者骨转移后疼痛症状，并能降低患者血清中的 Dickkopf-1 的表达，安全性高、不良反应少。体外放射治疗是治疗骨转移癌痛的有效方式之一，可明显缓解疼痛，其总有效率高达 60% ～ 70%。孙岩运用复方苦参注射液联合三维适形放疗治疗骨转移癌痛，52 例随机分为联合治疗组和单纯放疗组的骨转移癌患者中，联合治疗组疼痛缓解率明显优于单纯放疗组，得出复方苦参注射液联合三维适形放疗治疗组疼痛缓解率更高，中性粒细胞降低更少，亦可以减少吗啡的运用，临床见效快、止痛效果明显，且简单易行、患者耐受性好。

4. 温经助阳，散寒通滞法

阳气虚弱、寒邪凝滞是肿瘤发生的重要机制之一，治疗当以温气血、通经脉、祛瘀滞为主。阳和汤出自全生派创始人王维德《外科证治全生集》，“用于阴疽，犹如离照当空，阴霾自散……故以‘阳和’名之”，为中医八大名方之一，至今仍是临床上广泛使用的治癌要方。张云芳等运用阳和汤联合盐酸羟考酮控释片对骨转移癌痛进行临床研究，发现阳和汤综合组止痛有效率为 95.0%，高于单纯西药组 81.0%，且能够缓解便秘、减少药物肝毒性，具有很好的减毒增效作用。治疗癌症的内服中药大多集中体现了补虚、通络，表明骨转移癌痛的机制是整体不荣、局部不通，附子汤可以温经助阳、祛寒除湿、通局部以荣周身。

（二）外用中药

1. 穴位贴敷疗法

穴位贴敷疗法，是把药物研成细末，用水、醋、酒、蛋清、蜂蜜、植物油、清凉油、药液调成糊状，或把呈凝固状的油脂（如凡士林等）、黄醋、米饭、枣泥制成软膏、丸剂或饼剂，或将中药汤剂熬成膏，或将药末散于膏药上，再直接贴敷穴位、患处（阿是穴），用来治疗疾病的一种无创穴位疗法。跌打膏是广州医科大学附属中医医院院内制剂，转移性骨肿瘤患者术前运用跌打膏进行穴位贴敷可以活血止痛，提高手术疗效，提高患者满意率，具有途径直接、操作简便及不良反应小等特点。

2. 中医定向透药疗法

中医定向透药疗法是通过独创的非对称中频电流产生的电场，对药物离子产生定向的推动力，使药物中的有效成分更深入、更有效地透过皮肤黏膜快速地进入人体，靶向作用于患部病灶。中医定向透药疗法作为转移性骨肿瘤患者围手术期的特色疗法之一，其可以扩张小动脉和毛细血管，改善局部血液循环，起到消肿止痛的作用。

3. 中药熏药

晋朝葛洪的《肘后备急方》记述了用煮黄柏、黄芩熏洗治疗创伤与痈疡，可见中药熏药在骨科创伤的治疗上具有悠久的历史。研究表明，骨科围手术期使用中药熏药，其热效应可温通解凝，能促进转移性骨肿瘤患者的血瘀和水肿的消散，促进患者术后的功能恢复。

（三）针灸推拿

针刺疗法、灌肠疗法等在癌性疼痛的治疗中也有一定疗效。史清华等将 80 例患者分成治疗组与对照组：2 组均口服曲马多缓释片 50 mg，每日 2 次，治疗组加中医点穴治疗（以中脘、气海、脾俞、肾俞、足三里、百会、三阴交、肝俞等穴为主）。2 组均以 15 日为 1 个疗程。结果显示，治疗组总有效率为 85%；对照组总有效率为 52.5%，2 组比较有显著性差异。

针灸疗法在治疗骨转移癌疼痛方面也有着一定的优势，研究表明针灸镇痛过程中能够产生内源性阿片样物质（β- 内啡肽、亮脑啡肽、强啡肽、内吗啡肽）、皮质醇等镇痛物质，并且促使前列腺素 E_2、组胺、血清素等炎症局部致痛物质减少。卢殿荣等用针刺补肾祛瘀法治疗骨转移疼痛 60 例，针刺组予针刺加盐酸羟考酮控释片止痛，西药组予盐酸羟考酮控释片止痛治疗，用药 7 天后结果显示治疗组患者疼痛评分明显减少，且治疗组治疗后疼痛次数、呕吐次数和便秘次数均减少，表明针刺补肾化瘀法联合盐酸羟考酮控释片更能有效缓解骨转移疼痛，而且针刺疗法可有效缓解盐酸羟考酮控释片呕吐、便秘等不良反应。

（四）物理治疗

景鑫艳运用磁热疗法联合放疗治疗肿瘤骨转移患者，发现磁热疗联合放疗的疼痛缓解有效率、活动能力改善总有效率优于单纯放疗，其可提高患者生活质量，延长生存期。磁热疗法能活血化瘀、舒筋活络，具有持久镇痛作用；能迅速改善机体微循环和组织代谢，因而能纠正由缺血、缺氧、致痛物质聚集等所致疼痛；能提高致痛物质水解酶的活性，使缓激肽、组胺、5- 羟色胺等致痛物质水解或转化；磁疗还有降低神经兴奋性的作用等。临床研究证明，用磁热疗照射马属科动物、犬、鼠和人体后，均能提高疼痛阈值，且照射 50 分钟时痛阈最高。对局部骨转移癌患者放疗，不仅可较快缓解疼痛，而且可不同程度控制肿瘤，防止病理性骨折。同时，放疗对于骨转移疼痛和骨转移灶修复方面具有较好的疗效。

（五）练功

在联合抵抗和低容量有氧训练对性腺功能低下前列腺癌骨转移患者的随机对照研究中，发现通过相对短暂的功能锻炼，骨转移患者的肌肉质量、肌力、身体功能和平衡性都有广泛的客观改善。训练方案在该患者组耐受性良好。

（周剑鹏　陈锦）

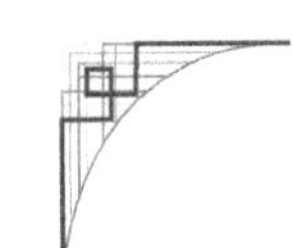

第三节　名医经验

一、西医

脊柱是转移性骨肿瘤发生率最高的部位。临床上以胸椎最常见，其次为腰椎和颈椎。椎体转移瘤多为溶骨性破坏，往往合并椎体病理性骨折或脊髓压迫，严重影响患者日常生活。对于骨转移瘤患者的治疗，蔡迎峰教授提倡个体化原则，遵循最新的诊疗指南而不拘泥于指南中的各类评分系统、手术方案等，对部分影像学检查阳性而无明显症状的患者，倡导尽早手术以提高手术疗效和预防脊髓危象的发生，而对于出现脊髓危象的患者则应暂缓放化疗，尽早手术。

由于脊柱转移瘤患者大多全身情况较差，预期生存时间有限，大部分有创治疗方案在有限的生存期内无法显示出效果，甚至会对患者造成进一步伤害。因此，蔡迎峰教授倡导手术应该尽量微创简单、对患者全身情况影响小，目的是尽可能提高患者生存质量。在提倡微创原则下，蔡教授还注重术中各种操作细节，特别关注对于肿瘤的阻隔，多数恶性肿瘤患者处于肿瘤活跃期，局部血管异常增生，血运丰富，如术中如操作不当易加快肿瘤扩散。在行肿瘤病灶清除时，蔡教授在术中先向肿瘤组织推注骨水泥，待骨水泥发热灭活及包裹肿瘤病灶后再行病灶清除，可最大限度切除肿瘤病灶，并尽可能降低肿瘤的进一步扩散和复发；或在术中行病灶切除减压时通过明胶海绵等将肿瘤病灶与神经等正常组织隔开，能产生阻隔肿瘤的良好作用，阻止肿瘤进一步扩散，尽可能提高患者生存质量，延长患者生命。对于渗漏风险高的椎体行骨水泥填充时，结合骨填充网袋技术，在被转移瘤侵犯及部分破坏的胸椎中先放置一个多孔的骨填充网袋，并采用“多次、分层”技术缓慢推注骨水泥，让骨水泥缓慢地在病椎内弥散，灭活肿瘤，阻塞瘤体血管，隔绝肿瘤，这些综合措施降低了骨水泥渗漏的发生率，而且在侧壁尤其是后壁被肿瘤破坏严重的病例中即使发生了骨水泥渗漏，但骨水泥的渗漏量较低，反而能更好地起到对肿瘤的阻隔作用。

由于脊柱是肿瘤转移的好发区域，对于肿瘤患者，除了原发肿瘤的治疗和复查，蔡教授特别强调对于脊柱等部位的筛查，对未发生骨转移的患者，建议患者每 3 个月做 1 次脊柱、骨盆等肿瘤转移高发部位的筛查，做到早发现、早治疗；而对于已经发生骨转移的患者，则根据患者个体情况制定不同的复查方案。无论是术前准备，还是术后的康复和随访，都特别注重对患者的管理，目的是尽可能提高手术的疗效，同时通过随访及时掌握患者肿瘤进展情况以及时做出针对性治疗。

在蔡迎峰教授的指导下，从颈椎到骶椎，骨科常规开展了经皮椎体成形术、经皮椎体后凸成形术、网袋椎体成形术、颈椎前路次全切和后路减压、胸腰椎减压固定、骶椎肿瘤切除等手术，积累了一定的手术经验，大部分患者手术效果满意。

（一）PVP、PKP 及网袋成形术

1. 适应证

影像学表现以溶骨性病变为主；椎体后壁相对完整；无明显神经脊髓压迫或虽有压迫但神经症状不明显；脊柱有明显的局部疼痛或有椎体病理性压缩骨折；保守治疗方法效果差或者无效。

2. 技术优势

对于脊柱转移瘤，临床中治疗方法一般为放疗、化疗及手术 3 种方式。放射治疗是治疗脊柱转移瘤最常用的方法，在某种程度上，可明显缓解患者疼痛程度，然而无法改善因肿瘤破坏而造成的患者脊柱的不稳定性。PVP 或 PKP 治疗椎体转移性肿瘤患者，一方面可以填充被肿瘤破坏的椎体髓腔，恢复椎体支撑作用，增强椎体强度及稳定性，防止椎体出现塌陷情况；另一方面，能明显缓解患者的腰背部疼痛程度，同时骨水泥有部分杀伤肿瘤细胞的作用，对于骨水泥渗漏风险大的患者，还可行囊袋成形术以最大限度减少骨水泥渗漏。与开放手术相比，骨水泥椎体成形具有创伤小、手术时间短、出血少、禁忌证少的优点，大部分患者均可耐受，且对未明确诊断的转移瘤患者可实现同时活检，手术并发症发生率低，术后恢复速度快。

3. 手术技巧及注意事项

1）术前通过 CT 和 MRI 检查明确椎体受累范围，观察穿刺路径的解剖结构等，结合患者临床表现确定责任节段椎体，并且针对在术中可能存在的情况及风险，制定相应的解决方案。

2）术前预定位很重要，透视定位病椎椎弓根体表投影，避免术中盲目穿刺次数和减少附件损伤。可采用注射器长针定位，其创伤小、操作简单、时间快。

3）穿刺针初试深度不宜过深，有利于后续的方向调整，减少椎弓根破坏和脊髓误伤。

4）术中建立通道后先取活体组织行病理检查，可进一步明确诊断，有利于术后对原发肿瘤的诊断与治疗。

5）PKP 中球囊扩张终止时机：椎体高度恢复；球囊已经扩张至终板或者接触到一侧外侧皮质；造影剂容量控制在 4 mL 以内。

6）骨水泥稠度控制：对于椎体后壁无骨折、骨皮质完整的，骨水泥可在偏稀时注入；椎体后壁有侵犯破坏、骨皮质不完整的，骨水泥应在偏稠时注入，以减少骨水泥渗漏的发生。骨水泥注入时应先快后慢、随时透视。

7）如椎体破坏严重或后壁不完整，可考虑行网袋成形术，直接应用骨水泥撑开填充网袋，并将网袋置留于椎体内，可有效控制和降低骨水泥渗漏风险，提高了手术安全性。

8）停止推注时机：术者感到推注阻力明显增大、透视见骨水泥已达到椎体边缘或有水泥渗漏迹象。骨水泥注入量适可而止，一般胸椎推注 2 ～ 4mL、腰椎推注 4 ～ 6mL 水泥即可获得满意效果，当注入较多骨水泥仍无阻力感时，需要警惕骨水泥是否已经渗漏到椎体外。

（二）颈椎前路椎体次全切

1. 适应证

以椎间盘突出为主的脊髓型和神经根型颈椎病（一般病变小于 3 个节段）、椎间不稳伴有神经症状需要固定者、椎体前缘骨质增生压迫食管者、肿瘤主要侵犯椎体需行切除时可行此术式。

2. 技术优势

经肌间隙入路，没有破坏正常的结构，出血少，符合目前流行的微创理念，可以直接去除椎管前方的病灶和压迫物，植骨融合维持颈椎稳定且可重建颈椎生理曲度，使其脊髓达到一个正常的生理状态，因此前路手术直接减压效果相对是比较好的。其具有疗效确切、创伤小、出血少、并发症少等优点。

3. 手术技巧及注意事项

1）术前应充分、准确地评估致压因素及压迫程度，严格掌握适应证。手术体位：仰卧位让患者的颈椎呈现自然后伸状态，可在其肩部垫一个软枕，颈后部垫一个面包枕，同时可在枕后部放 1 个圆形头圈或 2 个沙袋，以防止术中患者头部发生摇晃。

2）术前及术中定位十分重要，否则易出现手术节段错误。术前根据拟施手术节段按解剖体表标记粗略定位；显露到椎体前方之后要进行定位，术中选择病变节段椎间盘，注射器针头去除尖端，插入椎间盘，C 臂机透视，准确判定手术节段。

3）行椎体次全切除减压时，操作应轻柔，避免加重脊髓损伤。当接近椎体后壁时，应先将椎间盘切除干净，从椎间隙仔细寻找椎体后壁与后纵韧带间隙，用神经剥离子分离间隙，以椎板咬骨钳逐步咬除后缘骨质。

4）颈前路手术主要是硬膜外静脉丛的出血较为常见。当行椎体次全切时应避免连同后纵韧带一起切除，防止伤及静脉丛而止血困难，可将椎体及致压的骨性增生去除后再切除后纵韧带。当出血时，切忌情绪急躁而盲目吸引、压迫，可用条状明胶海绵及脑棉轻柔填塞压迫，结合流体明胶止血效果更佳。

5）减压范围：以椎体前外侧钩突与椎体前缘延续处的折曲点为界线，偏内可能减压不够彻底，影响手术疗效；偏外则可能损伤椎动脉，造成不可控制的大出血。

6）钛网选择：术前从 CT 及 MRI 上掌握椎体的宽度和高度，尽可能选择直径略大的钛网，修整钛网边缘与终板角度保持一致，在椎间撑开时放置钛网，松开椎间自动撑开器后自然挤压即刻稳定钛网，术中应透视避免钛网位置偏后。

（三）颈椎后路椎管扩大成形术

1. 适应证

颈椎后纵韧带骨化症、多节段椎间盘突出、发育性颈椎管狭窄、创伤、感染及肿瘤所致的椎管狭窄。

2. 技术优势

治疗的关键点在于获得多节段减压，缓解脊髓前后受压情况，并使脊髓漂浮离开腹侧压迫源。通过直接掀开椎板、扩大椎管的矢状径来解除椎管前、后方对脊髓和神经的压迫，进而达到间接减压的目的。与传统椎板切除减压术相比，该技术操作大都在椎管外进行，减少了脊髓损伤的可能，手术风险比前路要小，疗效确切；同时，在小关节内缘做骨槽，未破坏椎间关节的稳定性，椎板开门后植骨固定，保留了后部的椎管结构，避免了颈椎术后失稳，由于椎板的保留，还可防止术后医源性椎管狭窄。

3. 手术技巧及注意事项

1）体位：患者俯卧位，头部支架固定，头颈稍屈曲位。一是颈后部皮肤组织拉紧、椎体相对表浅，便于显露。二是适度屈曲能减少关节突关节和椎板的重叠，便于门轴侧磨除骨皮质。头高脚低，垫空腹部，减少颈部静脉回流及腹腔静脉受压，出血少。

2）尽量避免离断 C_2 上的肌肉附着点，若离断，需术后重建，可降低术后轴性症状的发生。

3）开门时遇到较大的出血应用双极电凝止血，使较大的出血变为小的出血，再使用止血纱布与明胶海绵等止血措施。避免损伤硬膜外静脉，产生大出血，当硬膜外静脉出血时可用双极电凝止血。

4）椎板门轴和开门的边界要选择好，开太内，椎管减压不充分；开太外，切到侧块，耗时做无用功。

5）开门侧椎板切割时，不宜过深，防止深及椎管内，损伤脊髓和神经根。椎板开门不可过大或过小，太小减压效果不明显，太大容易导致铰链断裂，造成医源性脊髓压迫。

6）门轴侧可少量植骨，应避免跨越椎板，以免出现椎板间的融合，造成术后颈椎活动度的丢失。

7）开门侧、门轴侧的磨除：门轴侧只需磨除单侧皮质，故钻头可垂直磨下去。开门侧要切开椎板，不可一味垂直磨下去，否则会在侧块里越磨越深，正确方向是倾斜 45°，向椎管方向磨。

8）避免术后关门：铰链侧和开门侧均要有可靠的固定方法。

（四）胸腰椎减压内固定

1. 适应证

胸腰椎转移瘤伴有脊髓神经压迫、脊柱不稳患者，肿瘤局部疼痛剧烈需强效止痛药止痛。根据患者 Tomita 评分和全身情况可选择椎板、椎体或全脊椎切除 + 椎管减压、椎弓根螺钉内固定。

2. 手术技巧及注意事项

1）重建脊柱的稳定性是转移性肿瘤治疗的重要原则，重建脊柱的稳定性可缓解临床症状，使患者可以早期活动，包括坚强内固定、骨水泥填塞、钛网植骨等。

2）患者术后一般都需放疗或化疗，植骨容易发生骨不连接，常用骨水泥钛网充填。

3）肿瘤剔除：尽可能剔除肿瘤病灶，遵循边缘或广泛性切除原则，减少复发可能。剔除和取出肿瘤病灶时注意隔离肿瘤与脊髓和周围的组织结构。

4）止血技巧：根据出血部位和出血大小，使用双极电凝、止血纱布或明胶海绵等止血措施；行肿瘤病灶切除时可先向转移瘤椎体灌注骨水泥，可有效减少出血。

5）骨水泥使用：可使用骨水泥行椎体重建或填塞空腔，其塑形容易，操作简单，具有局部止痛、抗肿瘤作用，术后骨水泥不被肿瘤侵犯，有利于隔绝可能复发的肿瘤组织。由于骨水泥在自固化过程中会产生强放热，术中使用骨水泥时要特别注意防止脊髓、神经根及周围重要组织烫伤，以免产生严重后果，可辅助采用明胶海绵隔离骨水泥、冰盐水灌洗降温等措施。

（五）骶椎转移瘤病灶切除椎管减压钉棒内固定

1. 适应证

患者预期生存期相对较长，有顽固性疼痛、神经症状和（或）脊柱失稳。

2. 手术技巧及注意事项

1）良好的手术方案和个性化切除可以保证手术成功，因此术前应仔细评估患者 CT、MRI 的影像资料，确定肿瘤的空间位置和范围，以及受累节段的毗邻关系。

2）出血控制：骶骨血供丰富，术中出血控制非常重要。有效术中止血，保持视野清晰，如术前的血管栓塞、术中采用控制性低血压、术中碘仿纱条填塞及明胶海绵压迫止血。术中先向转移瘤椎体灌注骨水泥，再行瘤体切除解压可减少出血。

3）术中应尽可能保留骶神经，有利于术后患者生存质量的提高。

4）骶骨肿瘤术后伤口并发症较高，术后应注意引流通畅和充分，适当延长引流时间，蔡迎峰教授对切口进行了改良（详见后文病例拾粹图片），更容易植棒和连接杆，同时也有利于伤口愈合。

二、中医

（一）辨证思路

蔡迎峰教授认为转移性骨肿瘤的基本病机为虚实两方面。其以脏腑气血虚弱为本，尤其是脾肾亏虚，脾主肌肉四肢，肾主骨，患者久病及脾肾，肾虚不能养髓生骨，脾虚则气血生化无源，不荣则痛；久病入络，经络传变，脉络瘀阻，癌毒留滞，痰、瘀、毒互结，不通则痛。

（二）常见证型

1. 肾气亏虚

主要表现为腰膝酸软无力，动则痛甚，局部肿块质地柔软，按之不痛，小便频数清长，或余沥不尽，或夜尿多，遗尿，男子遗精早泄，女子带下清稀量多，面色淡白，神疲乏力，舌淡，苔白，脉细弱。

治法：补肾益气。

方药：肾气丸加减。

组成：干地黄 15 g，白芍 15 g，山茱萸 15 g，泽泻 10 g，茯苓 10 g，牡丹皮 10 g，桂枝 10 g，附子 10 g，肉桂 5 g，甘草 3 g。

方解：方中附子大辛大热，温阳补火，桂枝辛甘而温，温通阳气，二药相合，补肾阳，助气化，共为君药。肾为水火之脏，重用干地黄滋阴补肾生精，配伍山茱萸补肝养脾益精，阴生则阳长，同为臣药。方中补阳药少而滋阴药多，可见其立方之旨，并非峻补元阳，乃在于微微生火，鼓舞肾气，即取“少火生气”之义。泽泻、茯苓利水渗湿，配桂枝又善温化痰饮；牡丹皮活血散瘀，桂枝则可调血分之滞，此三味寓泻于补，俾邪去而补药得力，并制诸滋阴药碍湿之虞，俱为佐药。诸药合用，助阳之弱以化水，滋阴之虚以生气，使肾阳振奋，气化复常，则诸症自除。

2. 脾虚湿滞

症见局部疼痛，逐渐加重，局部肿块皮色如常，不溃不破，肢体困重，伴气短懒言，神疲乏力，日渐消瘦，面色少华，自汗恶风。脾虚不能输布水谷精微、气血亏虚、脑海失充，可出现头昏沉、头如束裹、头晕目眩等，同时伴有腹泻、少气懒言、倦怠、嗜卧等。舌质淡，苔白腻，脉细弱。

治法：健脾益气祛湿。

方药：参苓白术散加减。

组成：党参 30 g，茯苓 30 g，白术 20 g，山药 15 g，白扁豆 10 g，莲子 10 g，薏苡仁 20 g，砂仁 10 g，桔梗 10 g，甘草 5 g。

方解：方中以四君平补脾胃之气为君药。配以莲子之甘涩，薏苡仁、白扁豆、山药之甘淡，辅助白术，既可健脾，又能渗湿而止泻。加砂仁之辛温芳香醒脾，佐四君更能促中心运化，使上下气机畅通，吐泻可止。桔梗为手太阴肺经引经药，配入本方，如舟楫载药上行，达于上焦以润肺。各药配伍，补其虚，除其湿，行其滞，调其气，两和脾胃，则诸症自解。

按语

蔡迎峰教授对中医药干预转移性骨肿瘤具有丰富的经验，尤其是在转移性骨肿瘤围手术期的中医干预方面。其主张围手术期中药辨治应从“脾”入手：脾主运化水湿，脾失运化则痰湿凝滞，郁久化热，阻滞局部脉络，不通则痛，发为骨瘤。脾主统血，脾气健运不仅可以减少术中出血和术后渗血，脾司其职则水谷精微运化得当，良好的胃肠功能是手术疗效的重要保障。对于遣方用药，蔡教授认为脾气虚弱者则健脾益气，予四君子汤之类补中气、健脾胃；湿滞者则健脾渗湿，予参苓白术散加减；湿滞者按热证的程度不同给予三仁汤、四妙丸、蒿芩清胆汤。

3. 阴寒凝滞

症见患部疼痛难忍，夜间或阴雨天加重，持续不断，伴患肢活动受限，局部肿块，皮色暗，压痛明显，伴畏寒肢冷，病程较长。可伴有胸闷气短、心悸，面色苍白，四肢不温，或心痛彻背，背痛彻心。舌质淡暗，苔白，脉沉细，或沉紧。

治法：活血祛瘀，散寒通络。

方药：阳和汤加减。

组成：熟地 30 g，肉桂 10 g，麻黄 5 g，鹿角胶 10 g，白芥子 10 g，姜炭 5 g，生甘草 5 g。

方解：方中重用熟地，滋补阴血，填精益髓；配以血肉有情之鹿角胶，补肾助阳，益精养血，两者合用，温阳养血，以治其本，共为君药。少佐以麻黄，宣通经络，与诸温和药配合，可以开腠里、散寒结，引阳气由里达表，通行周身。姜炭破阴和阳，肉桂温经通脉，白芥子消痰散结，甘草生用为使，解毒而调诸药。纵观全方，补血与温阳并用，化痰与通络相伍，益精气，扶阳气，化寒凝，通经络，温阳补血以治本，化痰通络以治标。“用于阴疽，犹如离照当空，阴霾自散……故以‘阳和’名之”。

4. 毒热蕴结

症见患部红肿热痛，夜间或阴雨天减轻，局部肿块赤肿热痛，压痛明显，甚者成脓外溃，伴发热、心烦口渴、便秘。舌红，苔黄，脉数。

治法：清热解毒，消肿散结，活血止痛。

方药：仙方活命饮加减。

组成：金银花 20 g，陈皮 20 g，白芷 10 g，贝母 10 g，防风 10 g，赤芍 10 g，当归尾 10 g，甘草 10 g，皂角刺 10 g，天花粉 10 g，乳香 3 g，没药 3 g。

方解：方中金银花性味甘寒，清热解毒疗疮，故重用为君。当归尾、赤芍、乳香、没药、陈皮行气活血通络，消肿止痛，共为臣药，与白芷、防风相配，通滞散结，使热毒外透；贝母、天花粉清热化痰散结，消未成之脓；皂角刺通行经络，透脓溃坚，可使脓成即溃，均为佐药。甘草清热解毒，并调和诸药；诸药合用，共奏清热解毒、消肿溃坚、活血止痛之功。

5. 痰瘀凝滞

症见患部弥漫性疼痛，后肿胀逐渐明显、疼痛剧烈，局部肿块质地坚硬，推之难动。伴痰多黏稠，烦躁易怒，失眠多梦，情绪波动时症状加重，月经量少，色暗，有血块，经期腹痛。舌质黯红、有瘀斑，苔薄白，脉细涩。

治法：化痰祛瘀，软坚散结。

方药：桃红四物汤 + 二陈汤加减。

组成：当归 20 g，川芎 10 g，白芍 10 g，熟地 15 g，桃仁 10 g，红花 5 g，半夏 20 g，陈皮 15 g，茯苓 20 g，甘草 5 g。

方解：方中半夏辛温性燥，燥湿化痰，降逆和胃而止呕，为君药；陈皮理气燥湿化痰，使气顺则痰消，为臣药，既相须为用以增燥湿化痰之力，又无过燥之弊。茯苓健脾渗湿，俾湿去脾旺，则痰无由生；甘草调和诸药，为使药。以强劲的破血之品桃仁、红花为主，力主活血化瘀，以甘温之熟地、当归滋阴补肝、养血调经，白芍养血和营，以增补血之力，川芎活血行气、调畅气血，以助活血之功。全方配伍得当，使瘀血祛、新血生、气机畅，化瘀生新是该方的显著特点。

按语

蔡迎峰教授主张骨瘤多由痰湿、寒凝而导致瘀滞，遣方用药方面可根据瘀滞程度给予桃红四物汤、血府逐瘀汤、桃核承气汤、大成汤等，并辅以化痰、温阳散寒之属。

除常见证型外，蔡迎峰教授亦主张从津液论治。《灵枢·五癃津液别》中有："水谷入于口，输于肠胃，其液别为五……水谷皆入于口，其味有五，各注其海""津液各走其道，故三焦出气，以温肌肉，充皮肤，为其津，其留而不行者为液""五谷之津液，和合而为膏者，内渗入于骨空，补益脑髓，而下流于阴股"。《灵枢·决气》："谷入气满，淖泽注于骨，骨属屈伸，泄泽，补益脑髓，皮肤润泽，是为液。"津液是濡养关节、筋脉、肌肉的重要物质，骨瘤的发生、发展均围绕津液而发生，所以骨瘤的辨治也应围绕津液生成、消耗、输布而进行。

（周剑鹏　罗培杰　陈锦）

第四节　病例拾粹

一、保守治疗

【典型病例 1】

患者信息：患者，男，66 岁，入院日期为 2021 年 9 月 24 日。

主诉：发现肠内肿物 1 年余，右上肢疼痛 3 个月。

现病史：患者 1 年余前体检时发现肠内肿物，后于外院住院并行手术治疗，术后患者于外院行多次化疗。3 个月前患者开始出现右上肢疼痛，夜间疼痛明显，伴右肩关节活动受限，上举尤甚，期间间断服用“止痛药”，症状稍好转但反复，为求进一步治疗，遂来诊，拟“乙状结肠恶性肿瘤”收入我科。

入院症见：患者神清，精神疲倦，右上肢疼痛，夜间疼痛明显，伴右肩关节活动受限，上举尤甚，颈部无疼痛，无头痛、头晕，无恶寒发热，无腹痛、腹胀，无胸闷、胸痛，纳差，眠一般，小便正常，大便 3 ～ 4 次 / 日，成形。

专科检查：右肩关节局部肤色、肤温正常，局部轻度肿胀，右肩关节周围压痛明显，右侧肱骨叩击痛（+），右肩关节活动受限。右上肢肌力 4 级，余肢体肌力正常，四肢肌张力正常，四肢末端感觉、血运可，病理征未引出。

诊断：①乙状结肠恶性肿瘤；②骨和骨髓继发性恶性肿瘤；③高血压 3 级（很高危）。

治疗方案：沙利度胺胶囊（100 mg，po，qn）、胎盘多肽注射液（100 mL 氯化钠 + 4 mL 胎盘多肽注射液，ivdrip，qd）、帕米膦酸二钠（500 mL 氯化钠 + 60 mg 帕米膦酸二钠，ivdrip，qd），疗程 1 周。

治疗后：患者神清，精神可，右上肢疼痛较前减轻，纳可，眠一般。

按语

沙利度胺为谷氨酸衍生物，具有镇静止痛、免疫调节及抗炎作用。此外，沙利度胺还具有抑制血管生成及抗肿瘤作用，一些细胞因子如血管内皮生长因子和成纤维细胞因子，均是血管生成的刺激剂，它们和特异性受体结合刺激信号转导，引起内皮细胞的增生。本品能够减少它们的分泌，从而抑制血管生成。肿瘤的转移和细胞的恶变与肿瘤细胞和血管内皮细胞的粘连、血管的生成有关。本品不仅能抑制血管生成，而且能减少整合素亚基的合成，这也是其抗肿瘤的机制之一。此外，还通过 COX-2 途径，而非抑制血管生成的途径来降低瘤内微血管密度，从而抗肿瘤增生。

帕米膦酸二钠为第二代的二膦酸盐类药物，其作用强度约为依替膦酸钠的 100 倍。其药理作用为：①广泛分布在骨小梁表面，阻挡破骨细胞对骨的溶解；②抑制破骨细胞活性；③抑制破骨细胞前体向破骨细胞转化。对骨质的吸收具有十分显著的抑制作用，对癌症的溶骨性骨转移所致的疼痛有止痛作用。动物实验表明，本品给药后迅速从循环系统消除，主要分布在骨骼、肝脏、脾脏和气管软骨中。本品可长期滞留于骨组织中。

【典型病例 2】

患者信息：患者，女，66 岁，入院日期为 2020 年 9 月 8 日。

主诉：腰部疼痛伴活动受限 1 周。

现病史：患者 1 周前无明显诱因开始出现腰部疼痛，伴活动受限，无间歇性跛行，伴左下肢放射痛及双下肢麻木酸软，经休息后症状未见好转并逐渐加重，遂至门诊就诊，行腰椎 + 胸椎 X 线片示 T_3 右侧横突骨折，T_{12}、L_4 椎体压缩性骨折。拟“骨和骨髓继发性恶性肿瘤（T_3 右侧横突、T_{12}、L_4）”收入我科。

入院症见：患者神清，精神一般，腰部疼痛，伴活动受限，无间歇性跛行，伴左下肢放射痛及双下肢麻木酸软，无头痛、头晕，无恶寒发热，无腹痛、腹胀，无胸闷、胸痛，纳差，眠可，二便正常，近期体重无明显下降。

专科检查：脊柱无侧弯畸形，生理弯曲存在，T_1 ～ T_3、T_{12} ～ L_4 棘突及棘突旁压痛（+），叩击痛（+），腰椎活动受限，双下肢直腿抬高试验（–），股神经牵拉试验（–），双侧 4 字试验（–），四肢肌力、肌张力正常，四肢末端感觉、血运可，病理征未引出。

诊断：①骨和骨髓继发性恶性肿瘤（T_3 右侧横突、T_{12}、L_4）；②右下肺浸润性腺癌根治术后。

治疗方案：艾瑞昔布（0.1 g，bid），疗程 1 周。

治疗后：患者神清，精神可，腰背部疼痛明显好转，左下肢放射痛减轻，双下肢偶有酸软麻木不适。

按语

艾瑞昔布是一种高度选择性 COX-2 抑制剂，主要抑制 COX-2，进而抑制炎性前列腺素的产生，它较少抑制 COX-1，基于这样的作用机制，艾瑞昔布能产生良好的抗炎镇痛作用并伴有较少的不良反应。

【典型病例 3】

患者信息：患者，女，86 岁。

主诉：肺内肿物 3 年，右腰背部疼痛加重 2 周。

现病史：患者 3 年前因“咳嗽咳痰 1 周”至外院住院治疗，当时诊断为“①肺恶性肿瘤；②肺部感染”，后于外院行多次化疗后症状好转出院。2 周前患者无明显诱因出现右腰背部疼痛，夜间疼痛明显，影响睡眠，伴腰部活动受限，无间歇性跛行，无双下肢放射痛，自行外敷药膏后症状未见明显好转并逐渐加重，遂至门诊就诊。拟“肺恶性肿瘤”收入我科。

入院症见：患者神清，精神疲倦，纳差，右腰背部疼痛，影响睡眠，头晕、头胀痛，活动后明显，乏力，活动后气促，间有咳嗽、咳痰，间有胃痛，反酸，嗳气，偶有腹痛，无腹泻，小便正常，大便量少。

专科检查：脊柱无侧弯畸形，生理弯曲存在，L_1 ～ L_4 棘突及棘突旁压痛（+），叩击痛（+），腰椎活动受限，右下肢直腿抬高试验（+），左下肢直腿抬高试验（–），股神经牵拉试验（–），双侧 4 字试验（–），四肢肌力、肌张力正常，四肢末端感觉、血运可，病理征未引出。

诊断：①肺恶性肿瘤；②骨和骨髓继发性恶性肿瘤；③肺部感染。

治疗方案：氨酚双氢可待因片（1 片 po，qn），疗程 2 周。

治疗后：患者神清，精神可，右腰背部稍疼痛，眠可。

按语

对乙酰氨基酚具有镇痛和解热作用，可选择性地抑制中枢神经系统前列腺素的生物合成，其解热镇痛作用比阿司匹林更快、更强，而且避免了阿司匹林等非甾体抗炎药常见的不良反应。双氢可待因为阿片受体的弱激动剂，在结构上类似于可待因与吗啡，镇痛作用约为可待因的 2 倍，不易成瘾，其镇痛作用主要是由于口服后 10% 的双氢可待因转换为双氢吗啡。双氢可待因可以直接作用于咳嗽中枢，起镇咳效果。

二、手术治疗

【典型病例 1】

患者信息：患者，女，54 岁，入院日期为 2018 年 12 月 23 日。

主诉：右乳肿物术后 3 年余，伴颈椎疼痛 2 月余。

现病史：患者 2015 年 8 月无明显诱因出现右乳溃烂出血，2015 年 8 月 26 日前往广州市某医院就诊，行乳腺 B 超示右侧乳腺囊实性占位，考虑乳腺癌声像，乳腺 BI-RADS 分级Ⅴ级，左侧乳腺增生症、乳腺 BI-RADS 分级Ⅱ级，双侧腋窝淋巴结肿大。MRI：①考虑右侧乳腺癌；②左侧乳腺少量增生；③左侧腋窝区一增大淋巴结。2015 年 8 月 26 日行右侧乳房肿物局部组织切除活检术，术后病理示浸润性导管癌。并于 2015 年 8 月 31 日行右乳肿物切除术 + 淋巴结清扫术，术后病理示浸润性导管癌。免疫组化示 ER 阳性、PR 阳性、HER2 阴性（具体报告未见）。腹部 MRI 检查示肝内多发性占位性病变、考虑肝内多发性转移瘤，腹主动脉旁未见肿大淋巴结、右上腹壁皮下软组织肿胀（术后水肿改变），右侧胸腔少量积液征、左肾下极囊肿。术后4次在我科接受中西医结合治疗。予中药针剂康艾注射液＋康莱特注射液解毒散结扶正抗肿瘤治疗。2015年10月14日、11月11日、12月9日及2016年1月6日予CAF方案（NS 60 mL＋表柔比星100 mg，iv，d1；NS 30 mL，iv＋环磷酰胺0.8 g，iv，d1；5% GS 500 mL+ 5-氟尿嘧啶0.75 g，ivdrip，d1）化疗四程。2015年11月12日住院期间行胸椎、腰椎全段CT检查：① T_4椎体，左第5、第6后肋，L_4，L_5，以及两侧髂骨多发骨质破坏，结合病史考虑乳腺癌多发骨转移。②腰椎退行性变（L_5/S_1椎间盘膨出、变性）。2016年1月26日行经皮穿刺L_4/L_5椎体成形术，术程顺利。2016年10月再次入住我院，检查发现肿瘤标志物上升，考虑病情进展，2016年10月11日行CAF方案化疗一个疗程，随后出院，于外院行肝介入1次。2016年12月行TAC化疗1次。2018年1月曾行多西他赛化疗，5月份开始出现左髋部疼痛，2018年6月6日在我院骨科行局部麻醉下左髋臼转移瘤骨水泥填充术。术中穿刺病理示（左髋臼组织）结合病史及免疫组化，符合乳腺浸润性癌，非特殊类型骨转移。免疫组化CK8/18（＋）、ER 40%（＋）、PR弱50%（＋）、CerbB-2（＋）、Ki-67 10%（＋）。2018年6月25日于我院行化疗，药用表柔比星130 mg，iv，d1+环磷酰胺0.8 g，iv，d1。患者自2016年至今行来曲唑及沙利度胺治疗。2018年10月29日因左髋部疼痛入我院骨科治疗，11月9日予右人工股骨头置换＋右髂骨骨水泥填充手术以缓解疼痛及对症支持治疗，患者病情好转后出院。2018年12月7日开始出现颈椎疼痛麻木伴右手反射性疼痛，为求进一步中医药治疗，由门诊收入院。

入院症见：患者神清，精神欠佳，颈椎疼痛麻木，伴右手放射性疼痛麻木，活动受限，纳眠欠佳，无明显发热恶寒，大便每2～3天1次，质硬难解，小便调。

专科检查：颈椎生理曲度后凸，C_3～C_6棘突间压痛、叩击痛（＋），颈椎活动受限，活动性疼痛加重，无上肢放射痛。双上肢肌力4－级，双臂丛牵拉试验（－），双侧霍夫曼征（－）。VAS评分8分。

术前诊断：①肿瘤性病理性骨折（C_5）；②右乳乳腺恶性肿瘤并肝、骨多发转移。

手术方案：C_5椎体转移瘤病灶清除＋钛笼植骨融合＋钛板内固定。

病理结果：（C_5椎体组织）软骨及少量骨组织间见异型细胞浸润，细胞呈圆形或卵圆形，细胞核大、深染，胞质红染，细胞排列成腺样或小巢状，并可见少量坏死。

免疫组化：异型细胞PCK（＋）、CK 8/18（＋）、ER约60%（＋）、PR（－）、Ki-67约20%（＋）。结合病史、HE及免疫组化结果，病变符合椎体转移性腺癌，乳腺来源可能性大。

术后情况：患者术后疼痛明显缓解，VAS评分2分，颈椎活动度改善。

辅助检查：术前颈椎正侧位X线片见图10-4-1，术前颈椎MRI见图10-4-2，术后颈椎正侧位 X 线片见图 10-4-3。

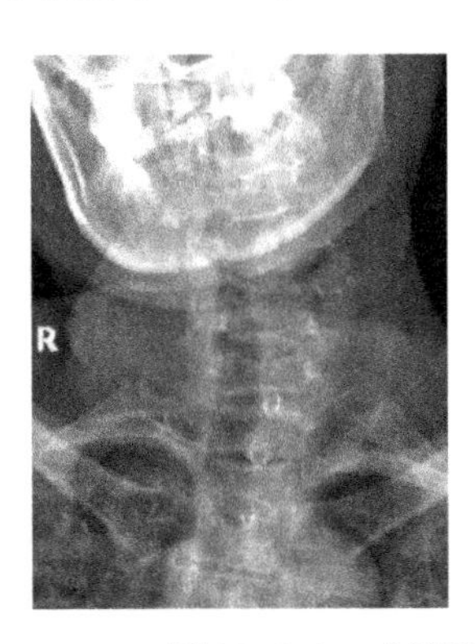
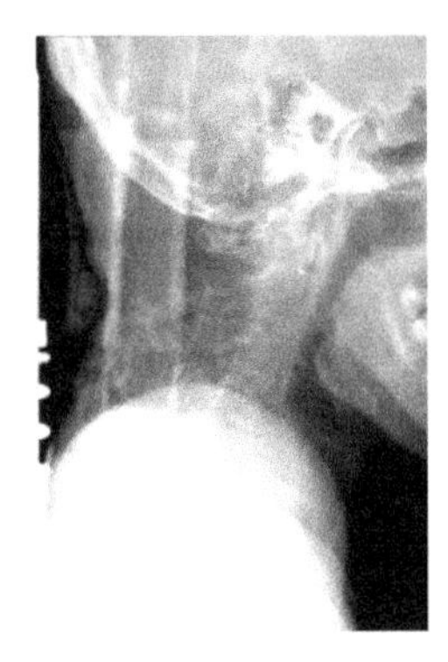

图 10-4-1　术前颈椎正侧位 X 线片

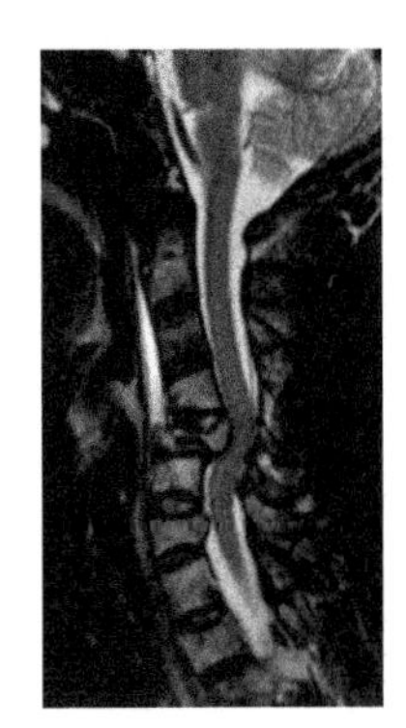
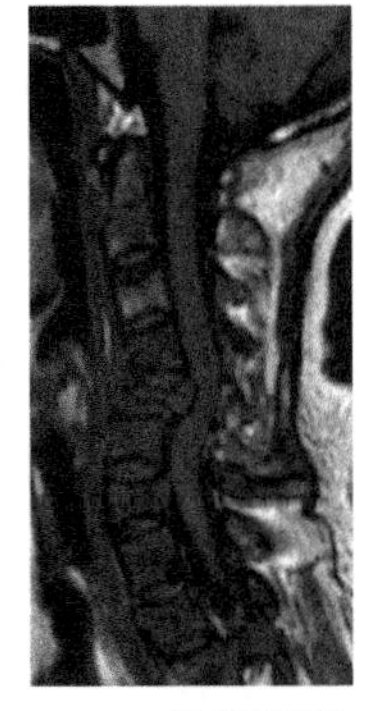
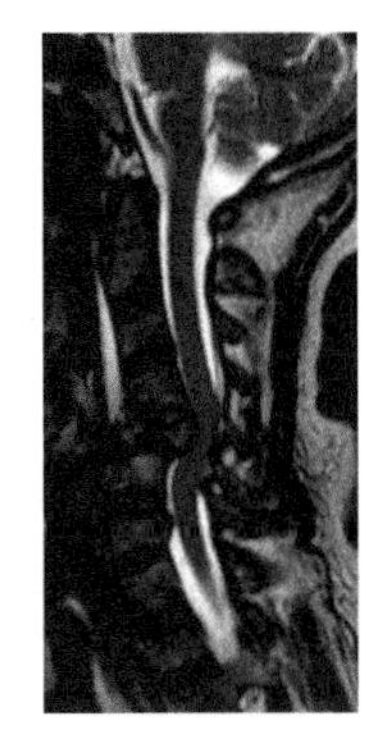

图 10-4-2　术前颈椎 MRI

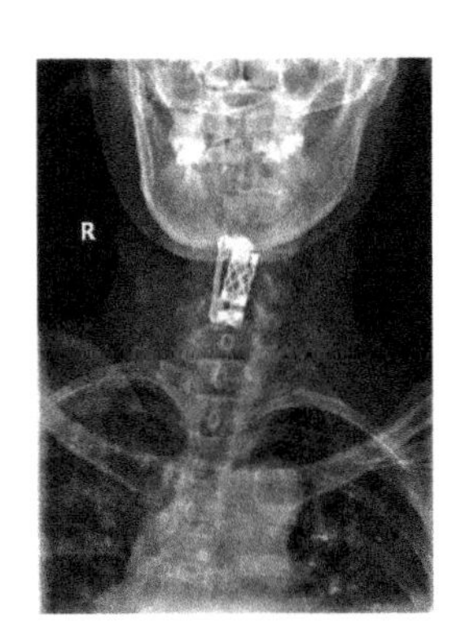
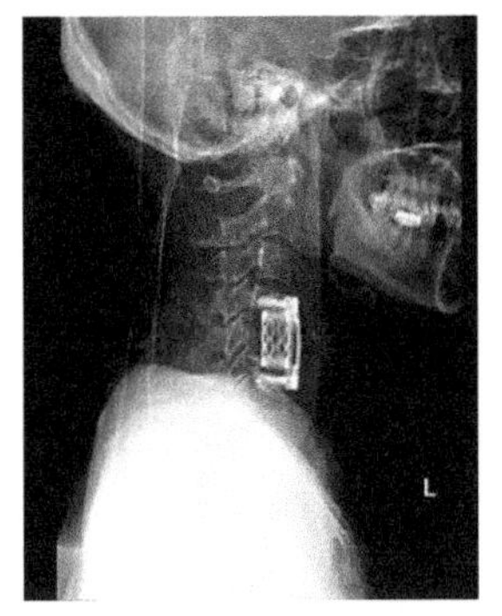

图 10-4-3　术后颈椎正侧位 X 线片

按语

患者乳腺癌多发骨转移，其中 C_5 椎体破坏严重，伴有明显的颈脊髓压迫，手术应以清除肿瘤病灶和解除神经压迫为主要目的。因此，本案例采取 C_5 椎体次全切清除肿瘤病灶、解除颈脊髓压迫，同时行钛笼植骨融合＋钛板内固定维持颈椎稳定性，术后患者疼痛明显缓解，颈部活动功能改善。

【典型病例 2】

患者信息：患者，男，59 岁，入院日期为 2019 年 3 月 21 日。

主诉：咳嗽、咳痰伴左肩部疼痛 1 月余。

现病史：2019 年 2 月患者出现咳嗽、咳痰，左肩部疼痛，左下肢疼痛，伴活动受限，无咯血，无发热，无胸痛，当时未予重视。2019 年 3 月左肩部疼痛加重，影响睡眠，遂于 2019 年 3 月 6 日入住广州市某医院。CT：①考虑左上肺中央型肺癌浸润左肺门、左侧纵隔膜、叶间胸膜并纵隔淋巴结多发转移，建议纤维支气管镜检查；②右侧锁骨内侧头、左侧第 6 肋骨骨质破坏，考虑肺癌转移。头颅 MRI 示考虑右枕骨转移瘤、鼻咽顶后壁小囊肿。并于 2019 年 3 月 13 日行 CT 引导下经皮肺穿刺活检术。病理提示肺非角化性鳞状细胞癌，免疫组化示 TTF-1（–），CK20（–），CK7（–），P40（+），BRAF（–），EGFR（+），P53（+），ALK-NEG（–），建议患者行进一步基因检测或姑息化疗，患者家属协商后拒绝上述治疗方案。经止痛、祛痰后患者出院。为求进一步中西医结合治疗，来我院门诊就诊，门诊拟“肺恶性肿瘤”收住我院肿瘤科。

入院症见：神清，精神疲倦，少许咳嗽、咳痰，无血丝，声嘶，左肩部、左下肢疼痛，NRS 评分 5 ～ 6 分（盐酸羟考酮缓释片控制下），影响睡眠，部分活动受限，无发热，无头晕、头痛等，纳眠一般，二便尚调。3 个月来无明显体重下降。后经我科医师会诊后，转骨科进一步治疗颈椎骨转移瘤。

专科检查：颈椎生理曲度后凸，C_6 ～ T_1 棘突间压痛、叩击痛（+），颈椎活动受限，活动性疼痛加重，无上肢放射痛。双上肢肌力 4 级，双臂丛牵拉试验（–），双侧霍夫曼征（–）。VAS 评分 8.5 分。

术前诊断：①骨和骨髓继发性恶性肿瘤；②左上肺肺角化鳞状细胞癌（$cT_4N_2M_1$ Ⅳ B 多发骨转移）。

手术方案：C_7 椎体转移瘤前路病灶切除减压植骨融合内固定 +C_6、T_1 椎体成形术。

病理结果：（C_7 椎体肿物）送检组织中可见巢片状异型细胞浸润，异型细胞核大，部分深染，胞质红染。

免疫组化：异型细胞 PCK（+）、P63（+）、CK5/6（+）、CK7 单个散在（+）、TTF-1（–）、Ki-67 约 20%（+）、P53（–）。结合 HE 及免疫组化结果，病变符合转移性鳞状细胞癌，结合病史，肺来源可能性大。

术后情况：患者术后疼痛明显缓解，VAS 评分 2 分，颈椎活动度改善。

辅助检查：术前颈椎正侧位 X 线片见图 10-4-4，术前颈椎 MRI 见图 10-4-5，术后颈椎正侧位 X 线片见图 10-4-6。

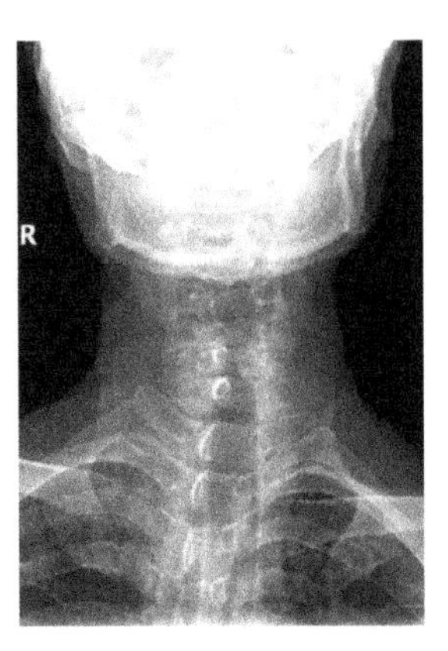

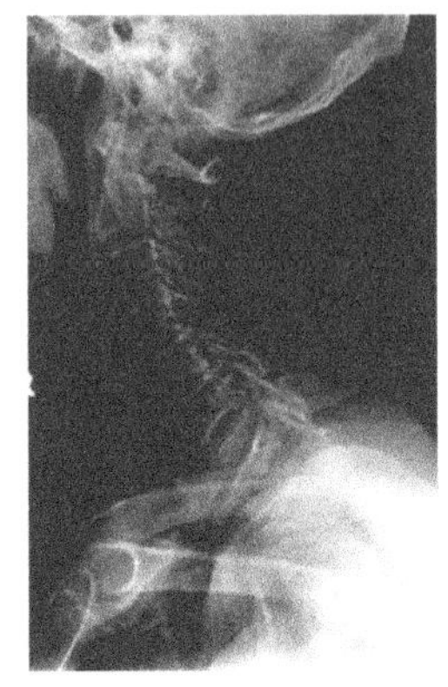

图 10-4-4　术前颈椎正侧位 X 线片

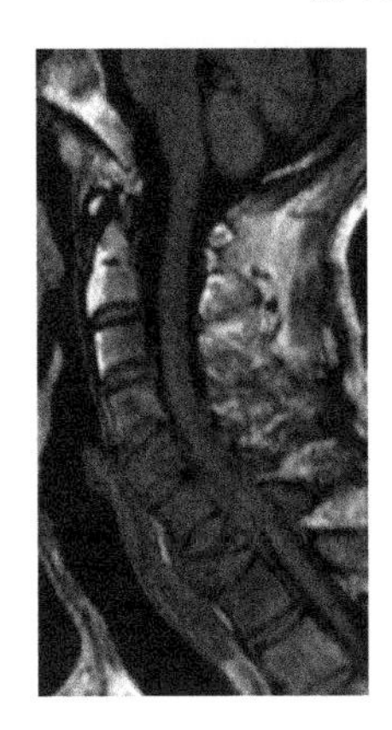
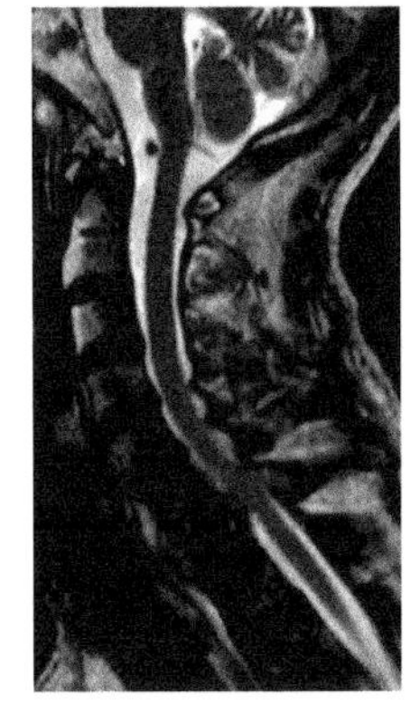
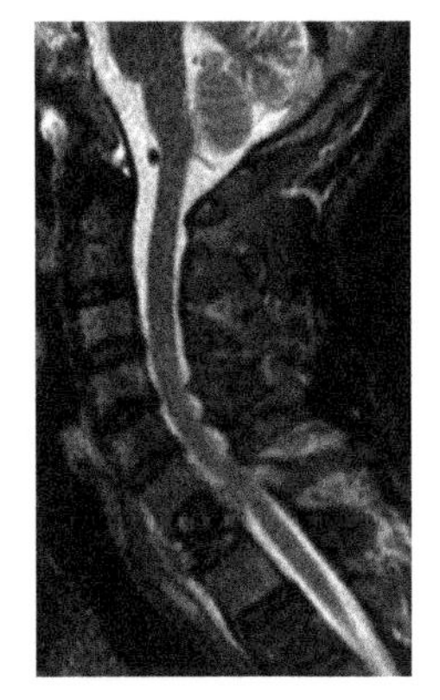

图 10-4-5　术前颈椎 MRI

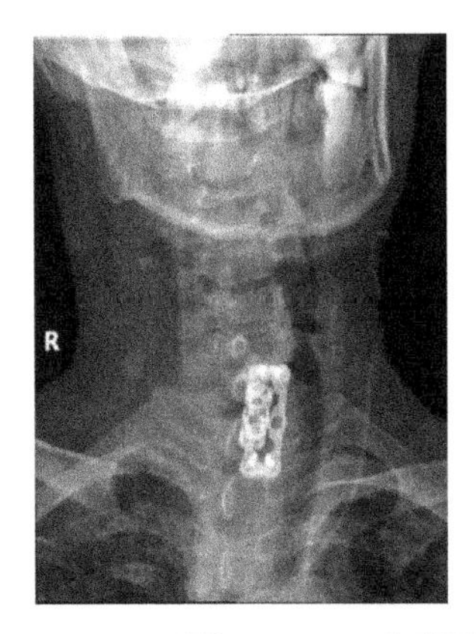

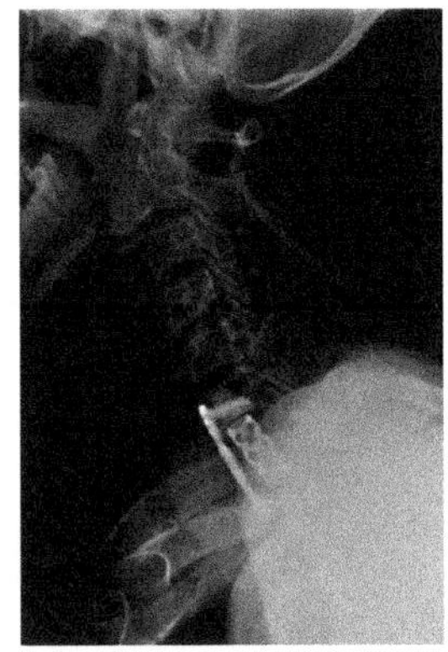

图 10-4-6　术后颈椎正侧位 X 线片

按语

该患者肺癌多发脊柱转移，C_5 ～ T_1 椎体均有破坏，其中 C_7 椎体破坏严重，伴有明显的颈脊髓压迫，患者疼痛症状明显，手术应以解除神经压迫、缓解疼痛为主要目的。因此，本案例采取 C_7 椎体次全切清除肿瘤病灶、C_7 和 T_1 椎体行骨水泥成形，同时行钛笼植骨融合 + 钛板内固定维持颈椎稳定性，术后患者疼痛明显缓解，颈部活动功能改善。

【典型病例 3】

患者信息：患者，男，39 岁，入院日期为 2019 年 12 月 30 日。

主诉：发现肝占位 2 月余，肩背部疼痛 1 周。

现病史：患者 2019 年 11 月因腰部疼痛就诊于我院肾病科，完善各项检查后发现肝右叶实性占位性病变，考虑肝癌并门静脉癌栓。遂就诊于外院，查上腹 MRI 示肝内多发占位，考虑巨块型肝癌并多发子灶。门静脉右支癌栓。肝右叶部分胆管远端轻度扩张。肝门、心膈角区、腹膜后数个增大淋巴结，转移可能性大。胸、腰多个椎体异常信号，L_2/L_3 骨质破坏并椎旁较大软组织肿块，考虑骨转移瘤可能性大，行恩替卡韦抗病毒、乐伐替尼抗肿瘤及放疗治疗。1 周前患者肩背部疼痛明显，为求中西医结合治疗，就诊于我院，收入我院肿瘤科。

入院症见：患者神清，精神差，周身乏力，双下肢水肿（+），腰部及双肩部疼痛，无身目黄染，无腹部疼痛，无恶心、呕吐，纳差、眠差，二便尚可。经骨科医师会诊后，转入骨科进一步治疗脊柱转移瘤。

专科检查：T_1、T_9 和 T_{10} 椎体棘突压痛明显，叩击痛（+）。右侧直腿抬高试验 80°，左侧 60°，加强试验左侧（+）。左上肢和右下肢肌力、肌张力正常，左下肢肌力 3 级、右上肢肌力 4 级。双下肢膝反射、跟腱反射正常，双侧感觉对称，病理征未引出。VAS 评分 8 分。

术前诊断：①脊柱继发恶性肿瘤；②肿瘤性病理性骨折；③肝恶性肿瘤骨转移；④乙型肝炎后肝硬化失代偿期。

手术方案：T_1 椎体占位性肿物切除 + 椎弓根钉棒内固定 +T_1、T_9、T_{10} 椎体成形术。

病理结果：（T_1 椎体组织）送检组织见小灶异型细胞浸润，细胞核大，核型不规则，胞质丰富、红染，可见病理性核分裂象，伴大片坏死。

免疫组化：异型细胞 PCK 部分（+）、CK8/18 部分（+）、CK19（–）、HepPar-1（–）。结合病史、HE 及免疫组化结果，病变符合转移性肿瘤，肝来源可能性大，建议临床进一步检查。

术后情况：患者术后疼痛明显缓解，VAS 评分 1.5 分。

辅助检查：术前胸椎正侧位 X 线片见图 10-4-7，术前胸椎 MRI 见图 10-4-8，术后胸椎正侧位 X 线片见图 10-4-9，术后半年复查 X 线片见图 10-4-10。

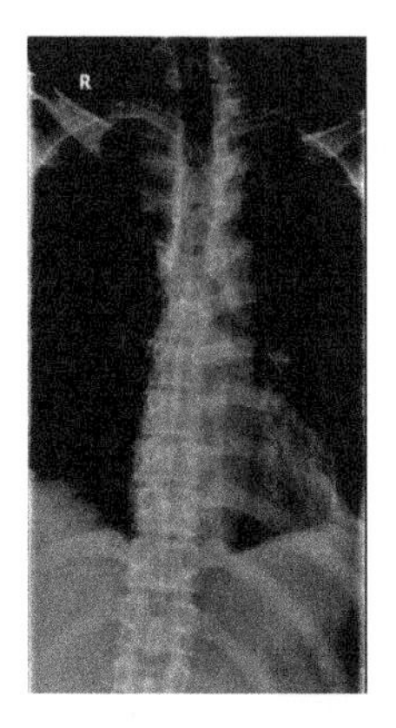

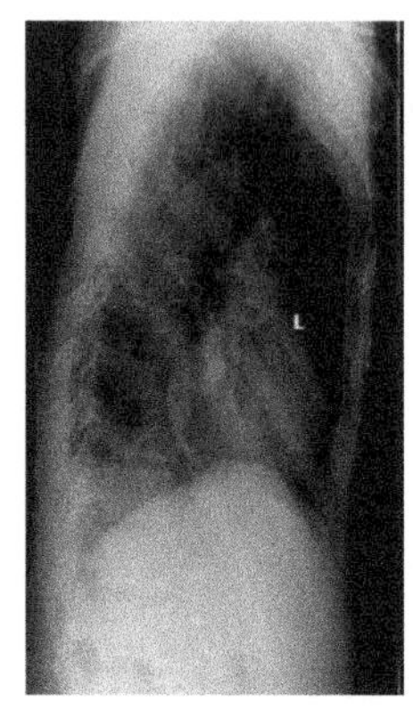

图 10-4-7　术前胸椎正侧位 X 线片

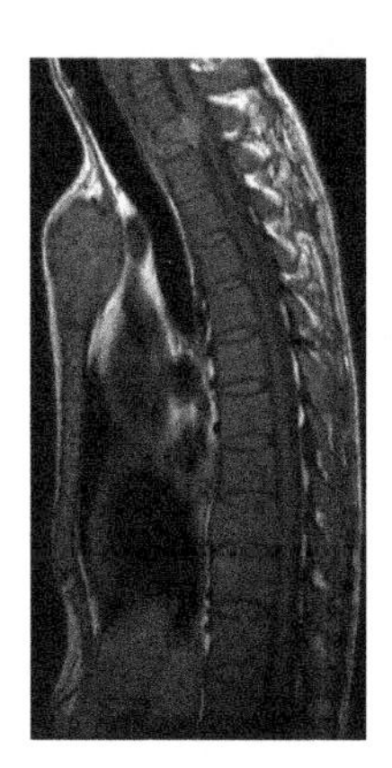
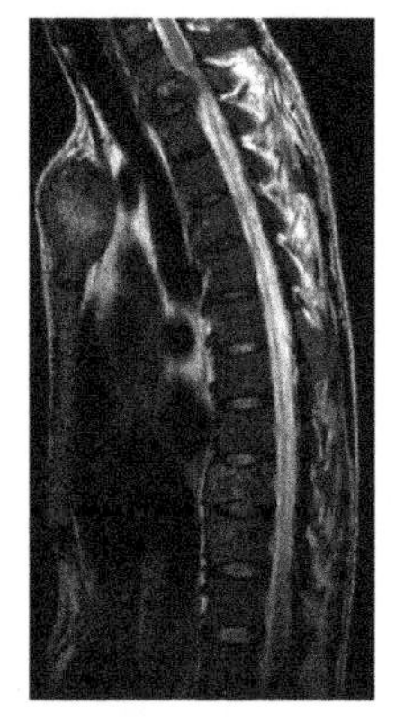
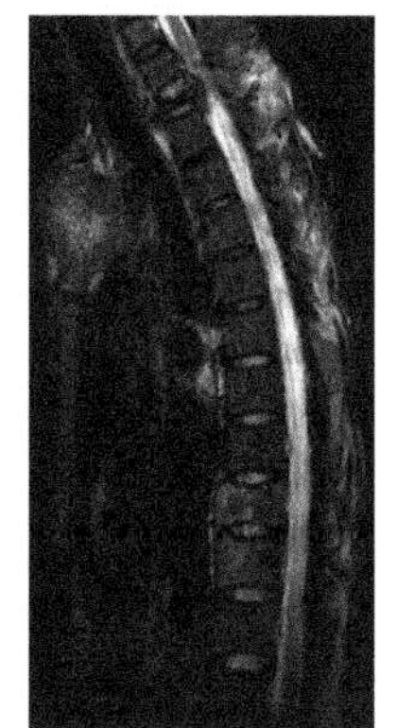

图 10-4-8　术前胸椎 MRI

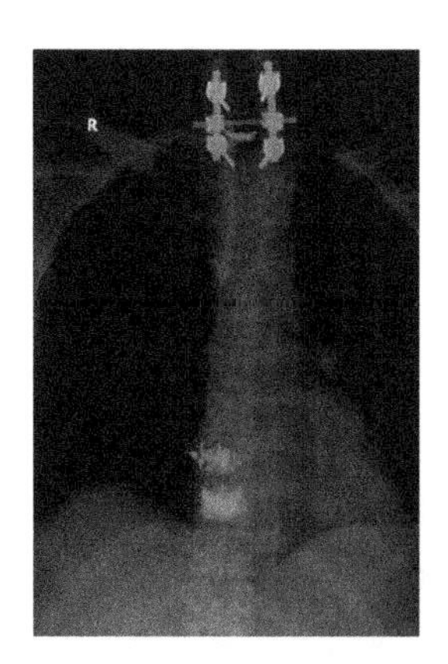

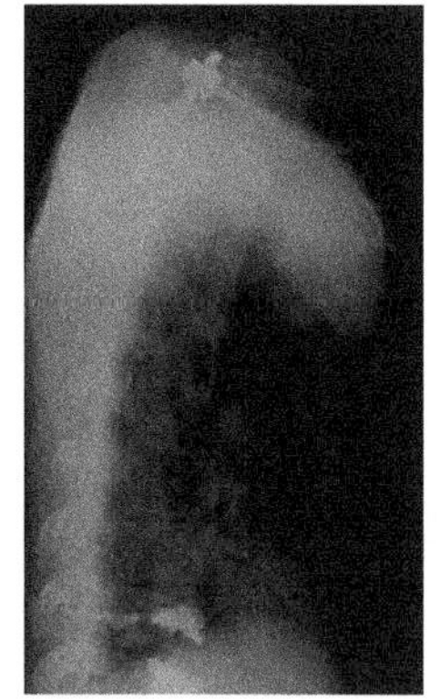

图 10-4-9　术后胸椎正侧位 X 线片

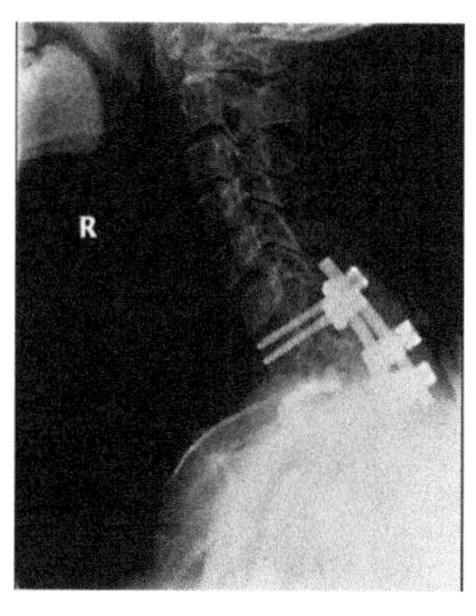

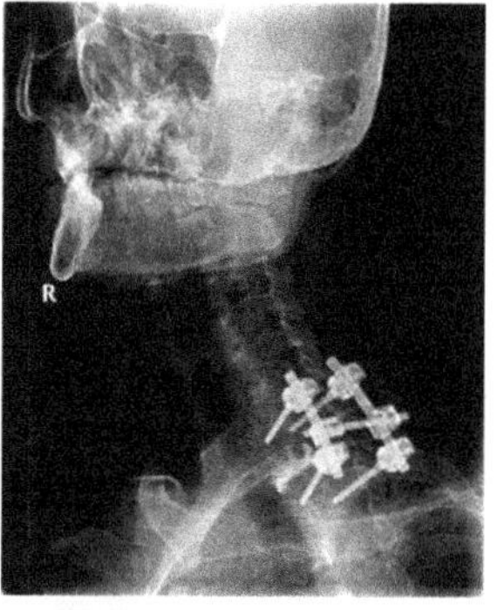

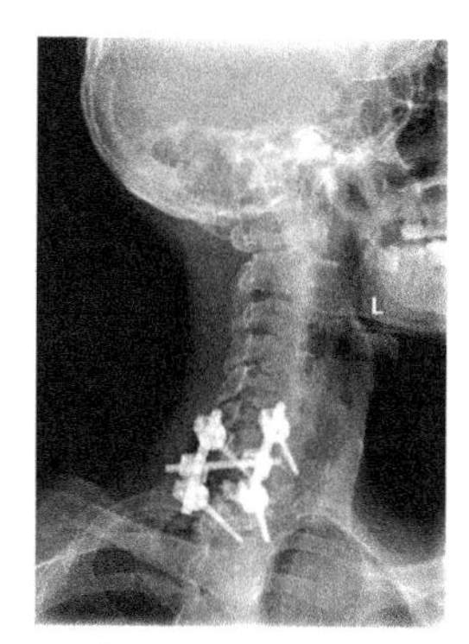

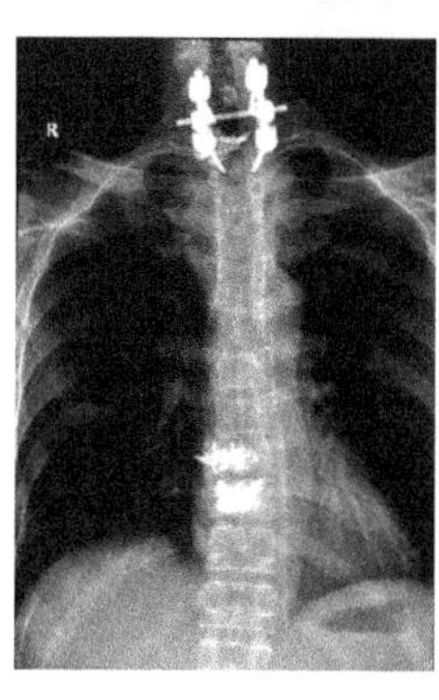

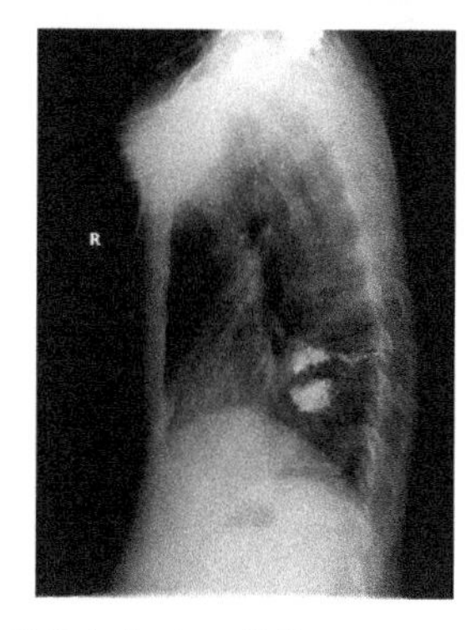

图 10-4-10　术后半年复查 X 线片

按语

患者肩背部疼痛明显，胸椎 MRI 提示脊柱多发骨转移，其中 T_1 椎体有明显脊髓压迫征象，T_9 及 T_{10} 椎体有明显骨破坏，因此手术主要以清除肿瘤病灶和解除脊髓压迫为目的，而 T_9 及 T_{10} 虽然有骨破坏但无脊髓压迫征象，故可采用微创骨水泥填充达到杀灭局部肿瘤细胞、止痛效果，故该患者可采用 T_1 椎体肿瘤病灶切除椎弓根钉棒内固定 + T_9、T_{10} 椎体成形术。

【典型病例 4】

患者信息：患者，女，76 岁，入院日期为 2016 年 1 月 12 日。

主诉：右上腹痛 2 个月，加重伴恶心、呕吐 2 天。

现病史：患者 2015 年 5 月因“（乙状结肠）管状腺瘤”行肠镜下息肉切除术。11 月 24 日无明显诱因出现右上腹部疼痛不适，遂到广州某医院住院治疗，12 月 1 日查 PET-CT：①胃呈术后改变，残胃胃壁局限性增厚，代谢增高，考虑为残胃癌；②胃周及中下腹部肠系膜间多个淋巴结影，代谢未见增高，考虑为多发淋巴结转移；③左侧锁骨上窝多个淋巴结影，代谢未见增高，不除外淋巴结转移；④右侧第 6、第 9 前肋及 T_8 椎体局部骨质密度增高，代谢增高，考虑为骨转移可能性大；⑤左侧耻骨上支囊状低密度影，边缘硬化，代谢未见增高，考虑为良性病变，骨囊肿可能性大；⑥右侧半卵圆中心腔隙性脑梗死；蝶窦炎症；左侧上颌窦囊肿；双肺尖、右上肺前段及右下肺炎症；胆囊结石；左侧耻骨下支陈旧性骨折；颈、胸椎多个椎体骨质增生。12月4日胃镜诊断为（吻合口）低分化腺癌，部分为印戒细胞癌成分；病理诊断：①残胃低分化腺癌；②毕Ⅱ式胃大部切除术后。诊断为残胃癌并腹腔淋巴结、骨转移，予希罗达化疗后病情稳定出院。12月21日因腰痛再次入住广州某医院，查胸部X线片示肺气肿征；左心增大，主动脉硬化。T_8椎体压缩性骨折。CA724 57 U/mL、AFP 3.99 ng/mL、CA199 3.83 U/mL，治疗予奥施康定止痛对症及免疫支持治疗，唑来膦酸辅助抗肿瘤，于2015年12月25日至2016年1月8日行T_8椎体转移癌姑息放疗DT 30Gy/10F，并予甘露醇脱水，后患者病情稳定出院。出院后患者自觉恶心、呕吐，右上腹部及腰部疼痛不适，为求进一步系统治疗，遂到我院就诊，收入我院肿瘤科。

入院症见：精神疲倦，右腹部疼痛，恶心，呕吐胃内容物数次，腰背部疼痛，口干、无口苦，纳一般，眠差，小便频，大便正常。患者经治疗后，腹痛及恶心、呕吐症状缓解，但腰背痛症状明显，经骨科医师会诊后，考虑脊柱转移瘤，转入骨科进一步治疗。

专科检查：胸椎后凸畸形，T_8、T_{12}椎体棘突压痛明显，叩击痛（+）。右侧直腿抬高试验80°，左侧70°，双侧加强试验（–）。双下肌张力正常，双下肢肌力4级。双下肢膝反射、跟腱反射正常，双侧感觉对称，病理征未引出。VAS评分8分。

术前诊断：①T_8、T_{12}椎体转移瘤；②残胃癌并腹腔淋巴结、骨转移。

手术方案：T_{12}后路椎板部分切除减压+经椎弓根钉棒内固定术+T_8、T_{12}椎体成形术。

术后情况：患者术后腰背部疼痛明显缓解，VAS评分2分。

辅助检查：术前胸椎正侧位X线片见图10-4-11，术前胸椎MRI见图10-4-12，术后胸椎正侧位X线片见图10-4-13。

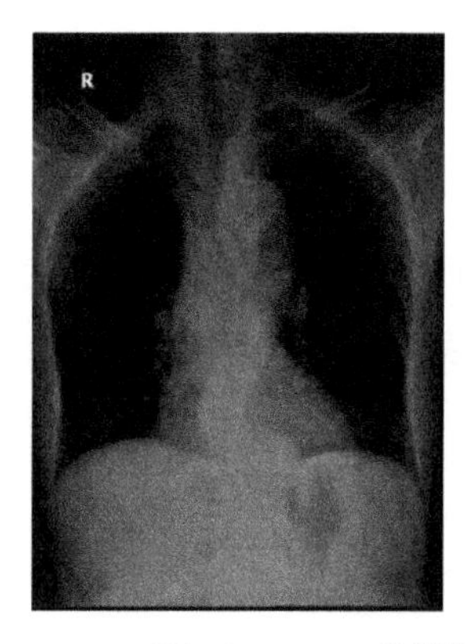

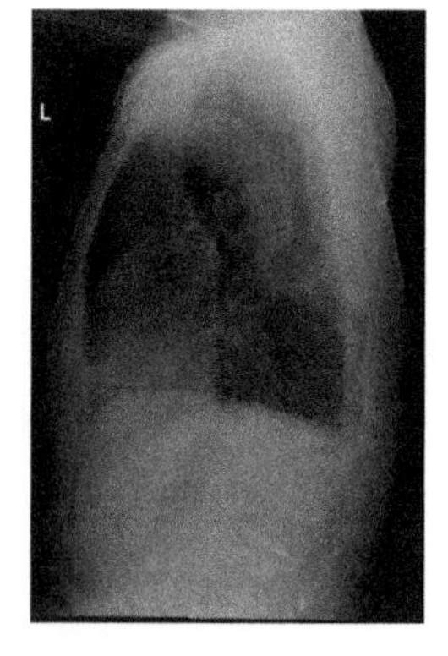

图10-4-11　术前胸椎正侧位X线片

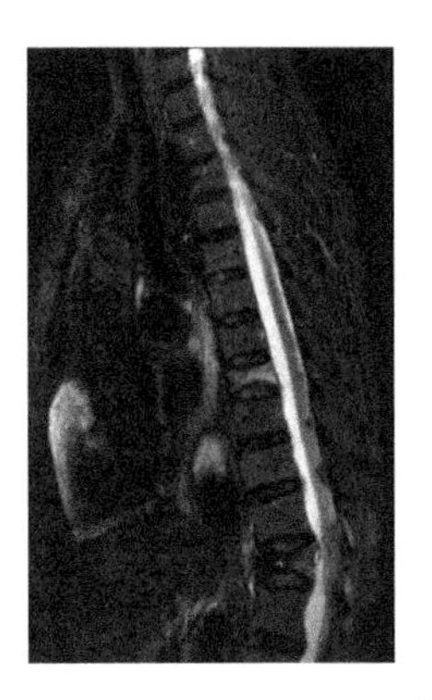
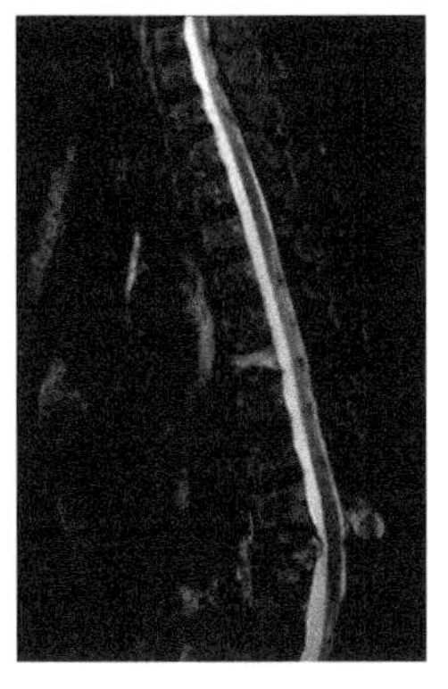
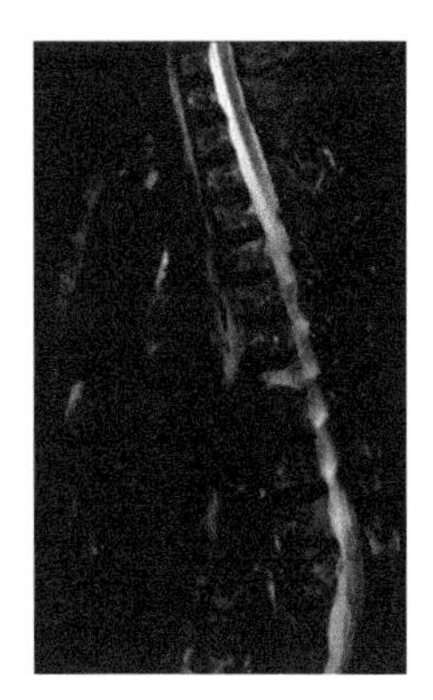

图 10-4-12　术前胸椎 MRI

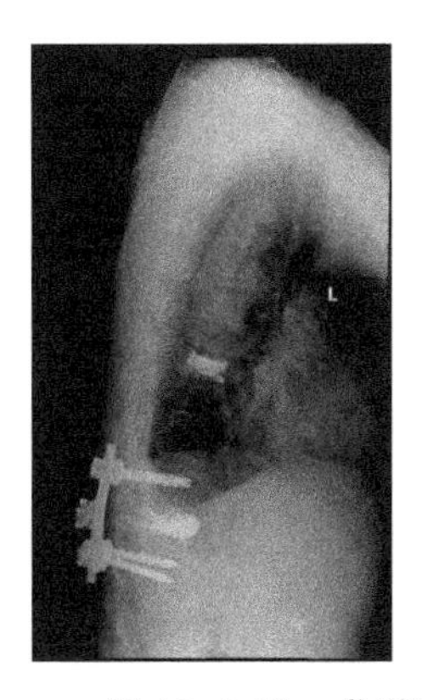

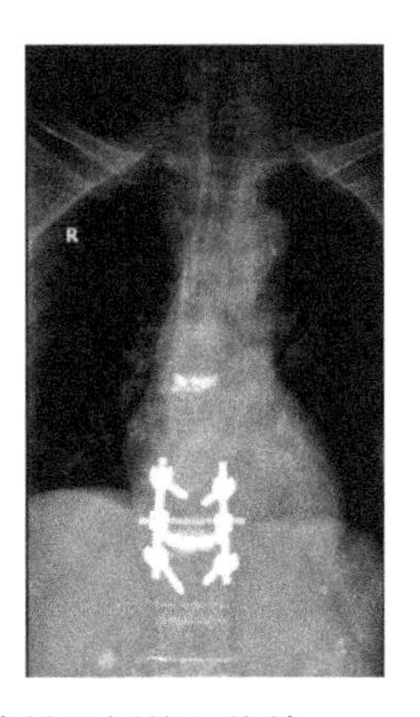

图 10-4-13　术后胸椎正侧位 X 线片

按语

患者有胃癌病史，后出现腰背部疼痛，MRI 提示 T_8 及 T_{12} 椎体骨转移，其中 T_{12} 椎体有脊髓压迫征象，对于 T_8 椎体虽然有骨破坏但无脊髓压迫征象，可采用微创骨水泥填充达到杀灭局部肿瘤细胞、止痛的效果；由于 T_{12} 椎体有明显脊髓压迫，因此手术除了进行骨水泥椎体填充外，还要行减压避免病情进展进一步压迫脊髓出现脊髓危象，故而该患者采用 T_{12} 后路椎板部分切除减压 + 经椎弓根钉棒内固定术 + T_8、T_{12} 椎体成形术，术后患者疼痛症状改善。

【典型病例 5】

患者信息：患者，女，42 岁，入院日期为 2017 年 3 月 20 日。

主诉：腮腺肿物 3 次术后 7 年，反复腰背疼痛半年。

现病史：患者 2006 年自扪及左耳前条状质软肿块，在广州某医院手术切除，病理示腮腺囊肿。2007 年原术区肿物复发，再行手术，病理示（左腮腺）腺样性癌（相关结果未提供），行 25 次局部放疗。2010 年原术区肿物再次复发，在外院手术切除，并联合放化疗。2012 年出现活动后气促，复查提示右肺、脑转移，行培美曲塞化疗 6 个疗程。2014 年再发气促并咳嗽明显，复查提示右肺肿物增大、大量胸腔积液。遂先后行胸腔镜探查、胸腔热灌注治疗、肺肿物射频消融术、冷冻消融术等治疗。2016 年 8 月患者再发咳嗽加重，伴腰背疼痛，纳减、消瘦，并出现右乳下方肿物，复查提示双肺、脑、右乳腺、L_3 椎体转移，颅内病灶如前，腮腺处无复发。遂在外院行紫杉醇 + 替吉奥化疗 4 个疗程，第 5 个疗程起联合服用某靶向药物治疗（用药约 20 天，因手足综合征停药），第 6、第 7 个疗程改为紫杉醇 + 顺铂 + 替吉奥联合方案化疗，末次化疗时间为 2016 年 12 月。患者自诉自 2012 年起每次病情进展后行抗肿瘤治疗，肿瘤未见缩小但临床症状可改善。今年起在我院门诊行中医药治疗，近期自觉右胸背痛、咳嗽有所加重，遂再次来诊，2017 年 3 月 14 日我院门诊行全腹部 CT（平扫 + 增强）：①结合病史，考虑左腮腺癌并双肺、右侧胸膜、右乳腺、L_3 椎体、右臀部软组织、左侧髂骨、左股骨多发转移，累及第 11 椎右侧椎间孔，未排除直肠后壁转移；②胆汁淤积；③肝、脾大；④考虑子宫肌瘤可能，建议进一步检查。遂收入我科进一步治疗。

入院症见：神清，疲倦，右胸背疼痛，呈阵发性、游走性，自服盐酸羟考酮缓释片 10 mg、q12 h 止痛，NRS 评分 5 分，影响睡眠，频咳，刺激性咳嗽为主，咳引右胸痛，晨起少许白黏痰，活动后气促，数日前有发热，自行服药后退热，现无发热，无头痛、头晕，无视物模糊，左耳鸣，左侧鼻塞，无流涕，无吞咽困难，无口干口苦，无胸闷心悸，无左胸痛、放射痛，无腹胀腹痛，纳呆，夜寐差，二便尚可。自诉近期体重有所增加。

专科检查：腰椎生理曲度变直，L_3 椎体棘突压痛明显，叩击痛（+）。右侧直腿抬高试验 80°，左侧 80°，双侧加强试验（–）。双下肢肌张力正常，双下肢肌力 5 – 级。双下肢膝反射、跟腱反射正常，双侧感觉对称，病理征未引出。VAS 评分 7 分。

术前诊断：① L_3 椎体转移瘤；②残胃癌并腹腔淋巴结、骨转移。

手术方案：L_3 病灶清除减压 + 椎弓根钉棒内固定 + L_3 椎体成形手术。

术后情况：患者术后腰背部疼痛明显缓解，VAS 评分 1.5 分。

辅助检查：术前腰椎正侧位 X 线片见图 10-4-14，术前腰椎 MRI 见图 10-4-15，术后腰椎正侧位 X 线片见图 10-4-16。

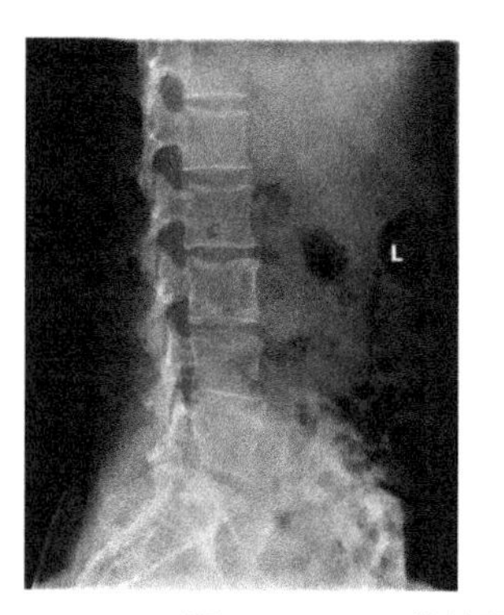

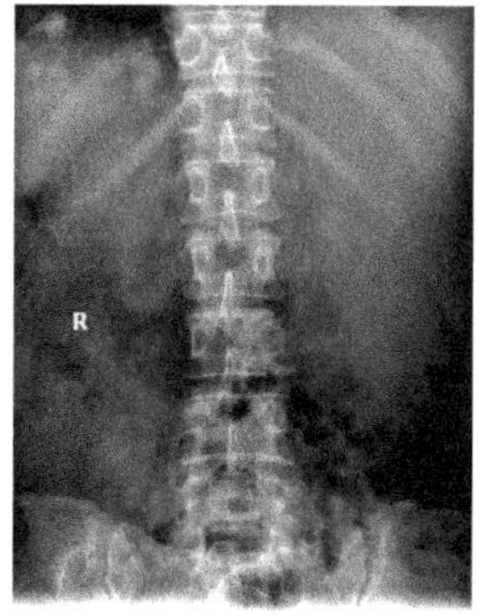

图 10-4-14 术前腰椎正侧位 X 线片

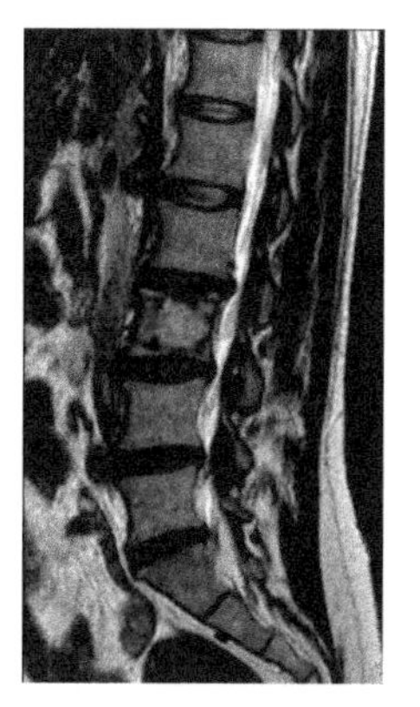
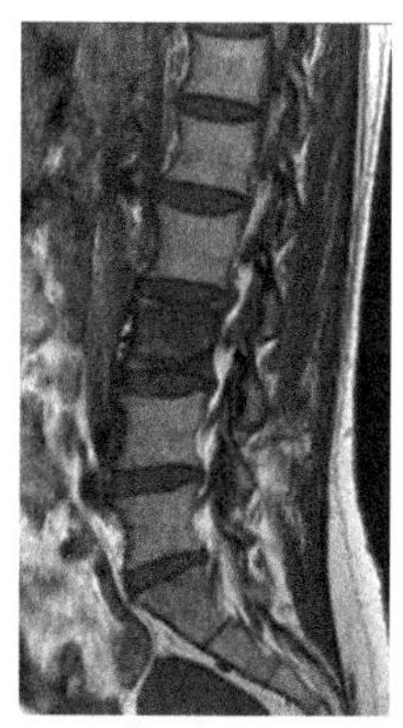
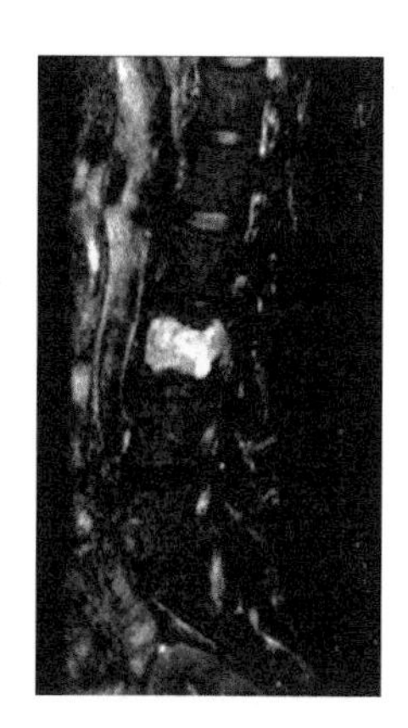

图 10-4-15 术前腰椎 MRI

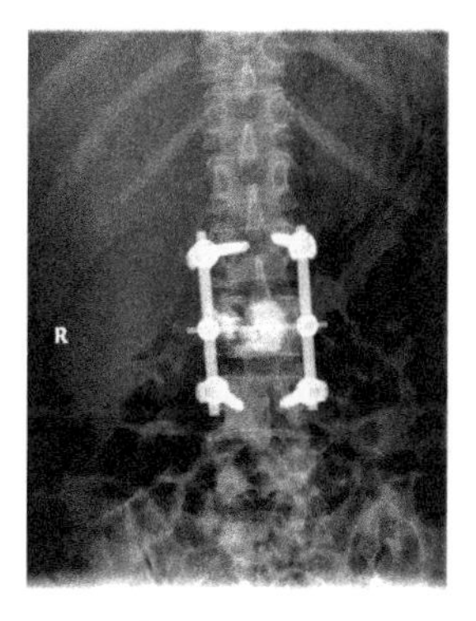

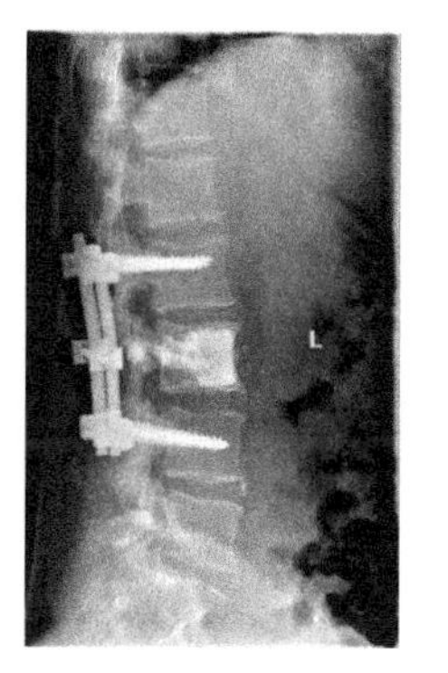

图 10-4-16 术后腰椎正侧位 X 线片

按语

该患者既往有左腮腺癌病史，MRI 提示 L_3 椎体转移瘤并有向后方压迫神经征象，患者腰背疼痛明显，L_3 棘突压痛明显，因此手术目的一方面要达到止痛，改善患者生活质量；另一方面还要行减压避免肿瘤进展进一步压迫后方而出现脊髓危象，故对该患者采用了骨水泥填充椎体结合病灶清除减压钉棒内固定，行 L_3 椎体病灶清除

减压 + 椎弓根钉棒内固定 + L_3 椎体成形手术，术后复查提示钉棒位置良好、骨水泥填充满意，患者疼痛明显改善。

【典型病例 6】

患者信息：患者，女，86 岁，入院日期为 2020 年 9 月 18 日。

主诉：发现肺内肿物 3 年，右腰背部疼痛加重 2 周。

现病史：患者 3 年前无明显诱因出现疲倦乏力，于外院诊治，诊断为肺腺癌（具体不详），未行放疗及化疗，先后口服靶向药物易瑞沙、奥希替尼片治疗。2020 年 8 月患者活动后出现右上腹疼痛、纳差，2020 年 8 月 19 日在我院同德分院全腹螺旋 CT 平扫 + 增强扫描：① T_9 ～ T_{11} 椎体、L_1 椎体、右第 10 肋骨所见，结合临床考虑骨转移，累及 T_9/T_{10} 椎管内；T_{10} 椎体病理性压缩骨折；双侧髂骨、右坐骨耻骨高密度影，考虑转移可能性大；双肺下叶转移瘤，建议进一步检查。②肝多发小囊肿。部分低密度灶未排除转移灶，肝 S_2 小钙化灶与肝内胆管小结石相鉴别。③双肾小囊肿，左肾上腺增生可能。④子宫体点状高密度影，考虑钙化灶，老年性子宫改变。⑤腹主动脉及双侧髂总、髂内、股动脉及左侧髂外动脉粥样硬化。予雷贝拉唑钠肠溶胶囊制酸止痛，脾多肽注射液调节免疫，单硝酸异山梨酯片扩冠等对症治疗，症状缓解后出院。2 周前患者自觉右侧胁肋部及背部疼痛加重，影响睡眠，伴胃痛，反酸，嗳气，右上腹隐痛，现患者为求进一步系统诊治，遂至我院就诊，门诊拟“肺恶性肿瘤”收入我科。

入院症见：患者神清，精神疲倦，纳差，右腰背部疼痛，影响睡眠，头晕、头胀痛，活动后明显，乏力，活动后气促，间有咳嗽、咳痰，间有胃痛，反酸，嗳气，偶有腹痛，无腹泻，小便正常，大便量少，近半年体重减轻 2 kg。

专科检查：T_9 棘旁压痛明显，叩击痛（+），无双下肢放射痛，双下肢直腿抬高试验（–），加强试验（–），双侧 4 字试验（–），骨盆挤压、分离试验（–），双下肢肌力、肌张力正常，双侧膝、跟腱反射正常。VAS 评分 9 分。

术前诊断：①骨和骨髓继发性恶性肿瘤；②肺恶性肿瘤；③肺部感染；④颈椎退行性病变。VAS 评分 9 分。

手术方案：经皮穿刺 T_9 后凸网袋成形术。

术后情况：患者术后疼痛明显缓解，VAS 评分 2 分。

辅助检查：术前胸椎正侧位 X 线片见图 10-4-17，术前胸椎 MRI 见图 10-4-18，术中 C 臂机透视见图 10-4-19，术后胸椎正侧位 X 线片见图 10-4-20。

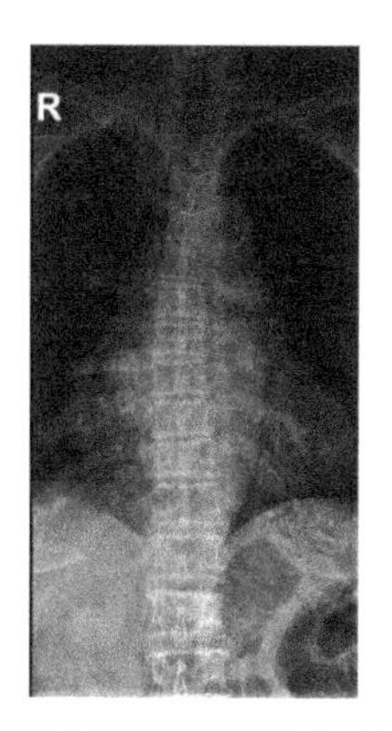

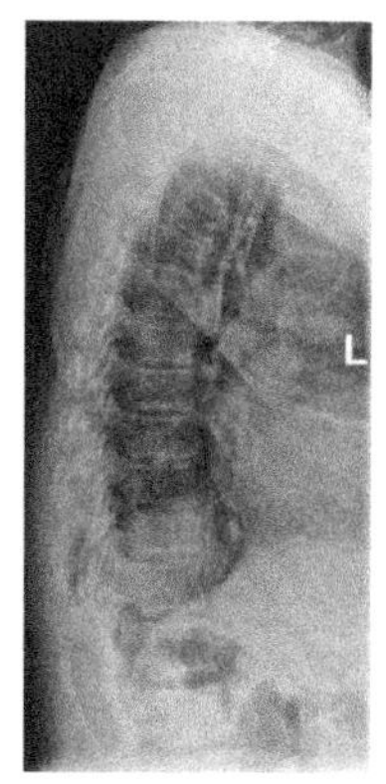

图 10-4-17　术前胸椎正侧位 X 线片

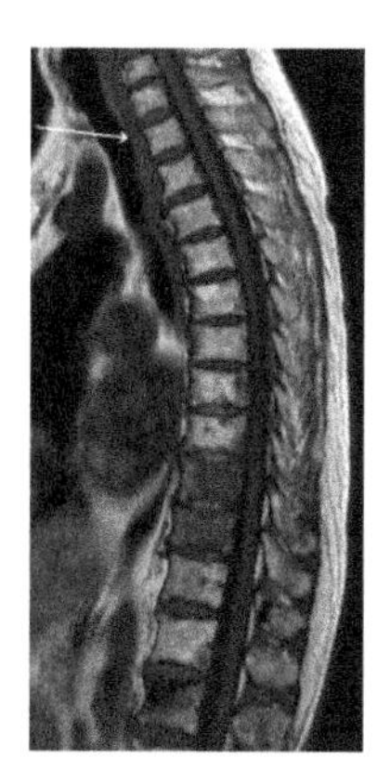
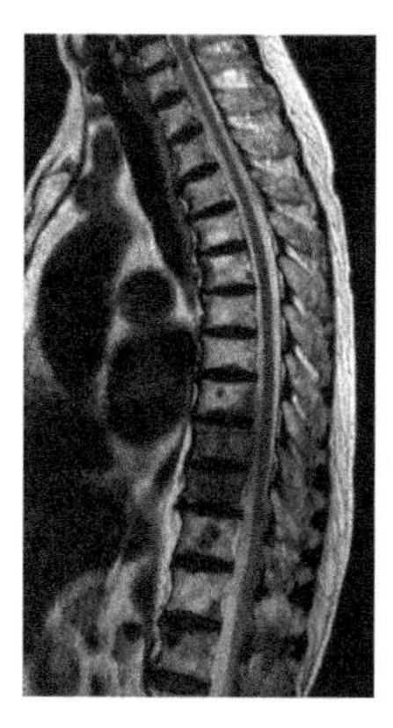
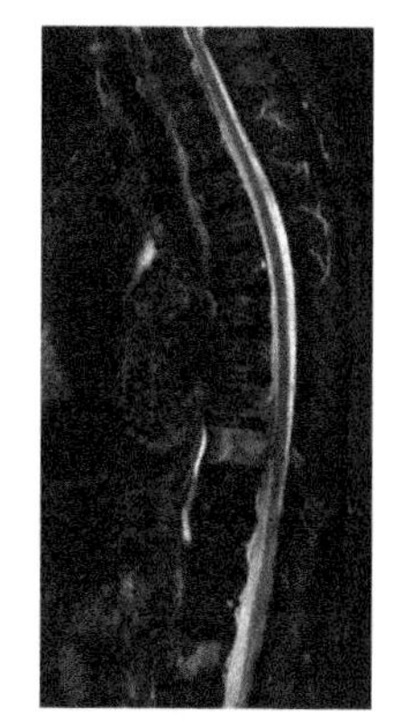

图 10-4-18　术前胸椎 MRI

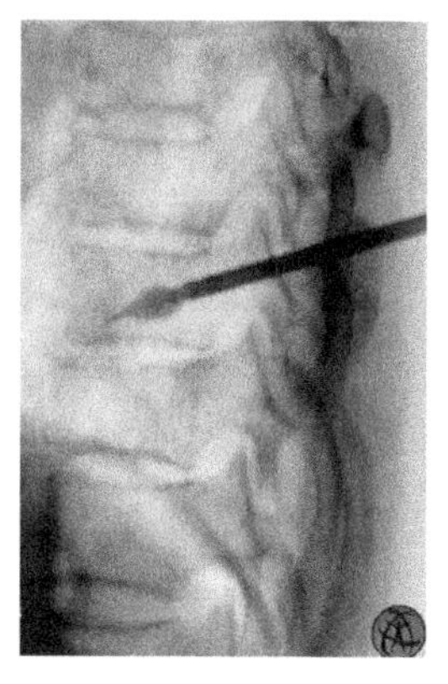
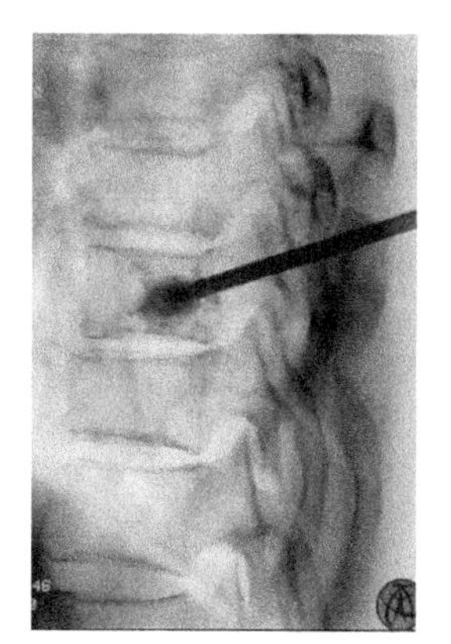

图 10-4-19　术中 C 臂机透视

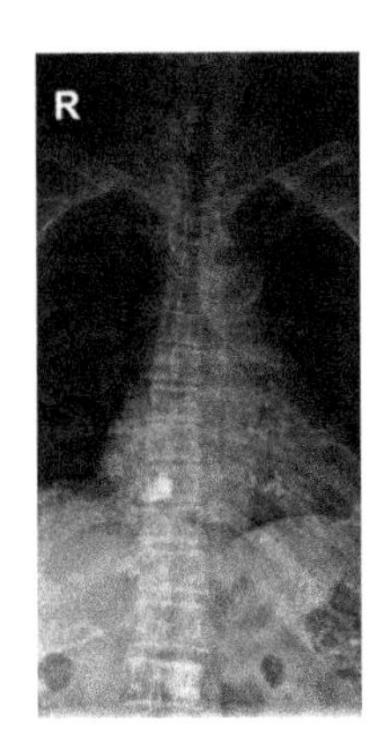

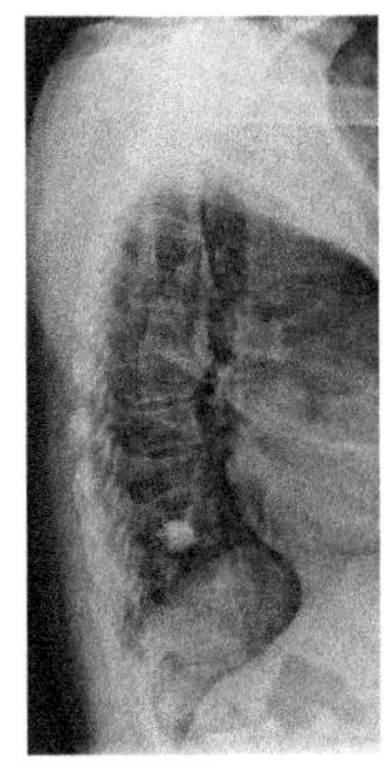

图 10-4-20　术后胸椎正侧位 X 线片

按语

患者肺恶性肿瘤多发脊柱骨转移，背部疼痛明显，查体以 T_9 棘突压痛明显，胸椎 MRI 显示无明显脊髓压迫，手术可采取骨水泥成形术达到止痛、杀灭局部肿瘤病灶效果，但传统骨水泥成形术骨水泥渗漏风险高，经皮椎体网袋成形术直接应用骨水泥撑开填充网袋，并将网袋留于椎体内，可有效控制和降低骨水泥渗漏风险，提高了手术安全性。

【典型病例 7】

患者信息：患者，男，69 岁，入院日期为 2017 年 2 月 9 日。

主诉：腰骶部疼痛伴活动受限 4 个月，加重 15 天。

现病史：患者 26 年前行“鼻咽癌”放疗后，无明显不适，4 个月前无明显诱因出现腰骶部疼痛伴活动受限，休息后无缓解，当时未至医院行具体诊治，后逐渐加重，15 天前双下肢乏力明显，不能下地行走，遂至广州某医院就诊，诊断为“右肺癌骨转移”。腰椎 CT 平扫：① S_1 ～ S_2 椎体骨质破坏，考虑恶性肿瘤；② L_2/L_3、L_5/S_1 椎间盘向后突出，腰椎退行性改变。行对症后稍缓解，现为进一步系统诊治，至我院门诊就诊，门诊拟“骶椎转移瘤”收入我科。

入院症见：神清，精神可，腰骶部、双下肢活动受限，自诉腰骶部疼痛明显，无恶寒、发热，无恶心、呕吐，平素纳眠可，便秘，小便难解。

专科检查：腰椎生理弧度变直，腰骶部活动受限，双侧腰肌紧张，压痛。$L_5/S_1/S_2$ 左棘旁压痛明显，脊椎直接、间接叩击试验（–），无双下肢放射痛，直腿抬高试验（+），加强试验（+），双侧 4 字试验（+），骨盆挤压、分离试验（–），双下肢肌力减弱，左下肢肌力 4 级，右下肢肌力 4- 级，右足背部皮肤感觉减弱，右足拇背伸肌力减弱，双侧膝、跟腱反射正常。VAS 评分 9.2 分。

术前诊断：① S_1 ～ S_2 椎体转移瘤；②多发骨转移瘤；③鼻咽癌放疗后；④右肺癌多发转移。

手术方案：S_1 椎体转移减压 + L_5、S_1 椎体骨水泥填充 + 髂骨钉联合椎弓根钉棒内固定手术。

病理结果：（S_1 椎板）破碎骨组织中见少量挤压变形，核大深染异型细胞，呈 PCK、EMA 阳性，结合病史，符合鼻咽癌骨转移。

免疫组化：PKCK（+），EMA（+）。

特殊染色：Masson（–），PAS（+）。

术后情况：患者术后肌力改善，疼痛明显缓解，VAS 评分 1.6 分。

辅助检查：术前腰椎正侧位 X 线片见图 10-4-21，术前腰椎 MRI 见图 10-4-22，术后胸椎正侧位 X 线片见图 10-4-23，术后半年复查胸腰椎 CT 见图 10-4-24。

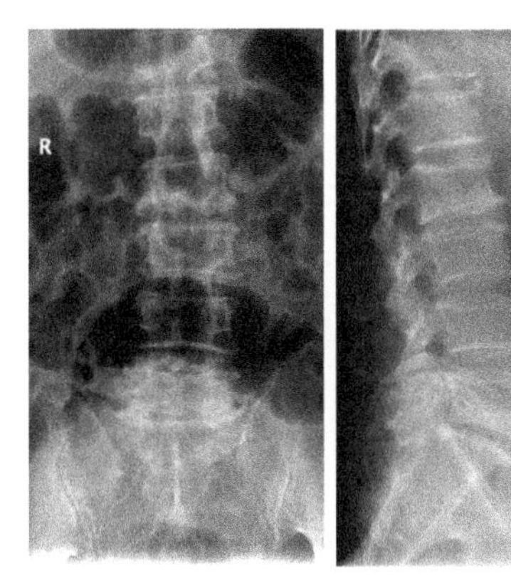

图 10-4-21　术前腰椎正侧位 X 线片

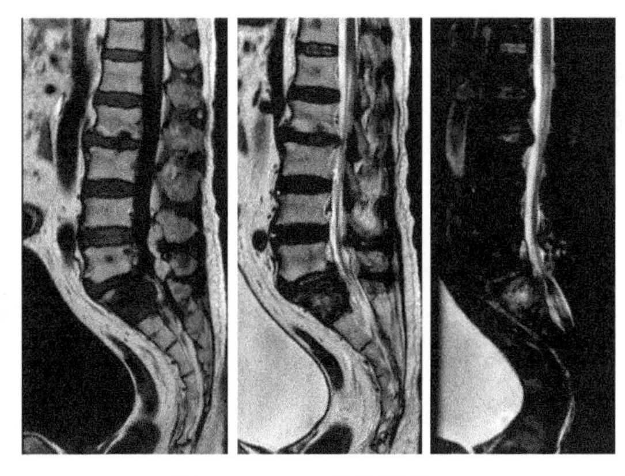

图 10-4-22　术前腰椎 MRI

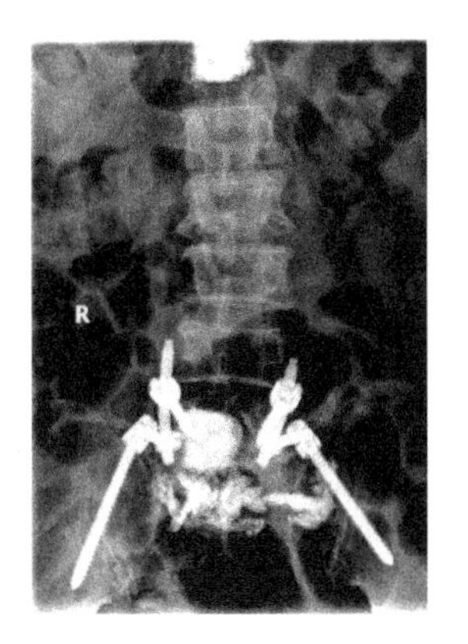

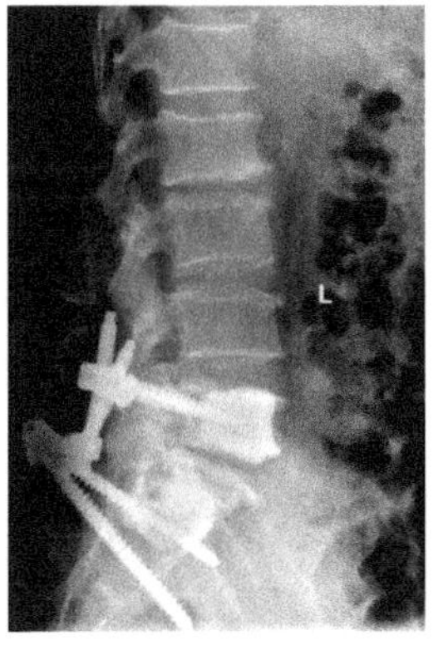

图 10-4-23　术后腰椎正侧位 X 线片

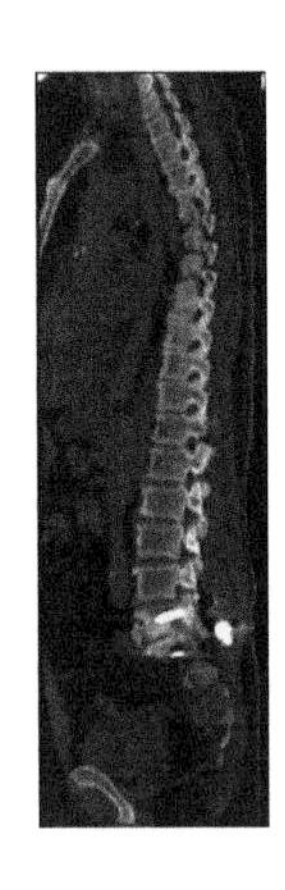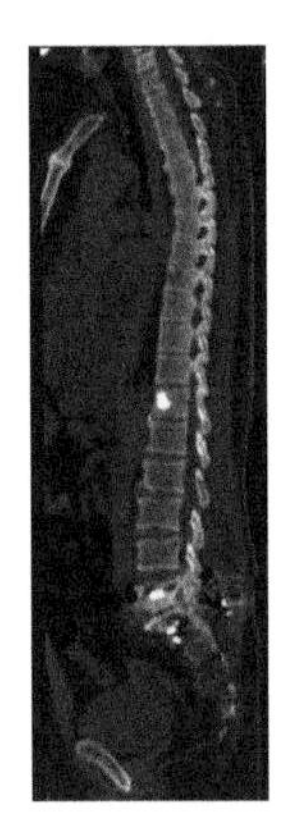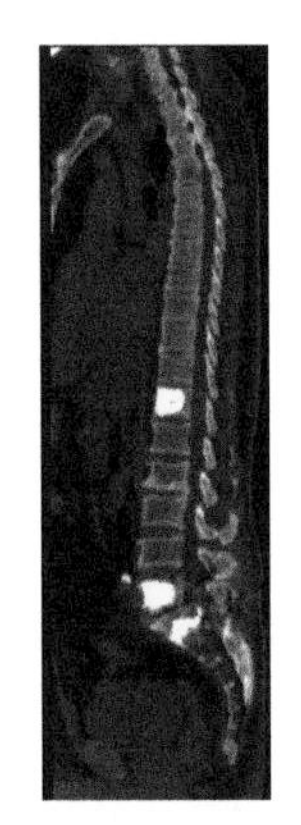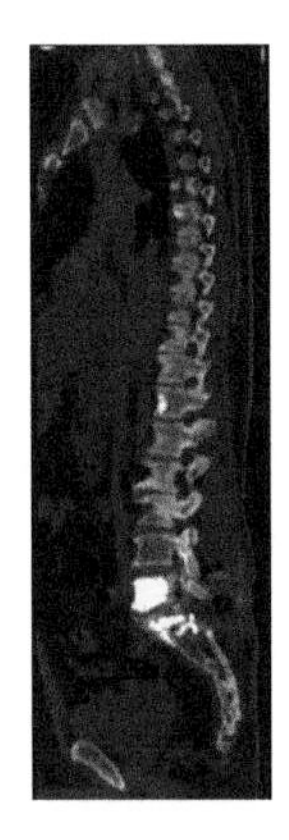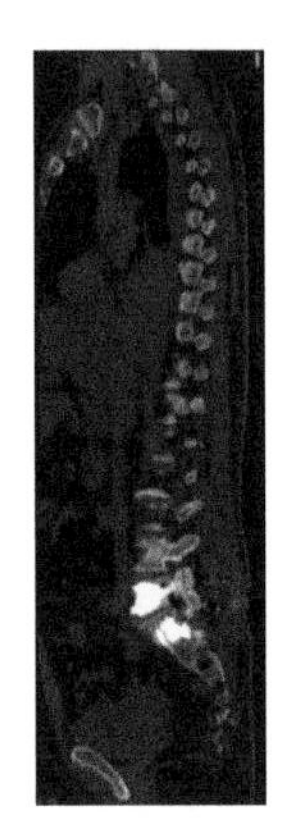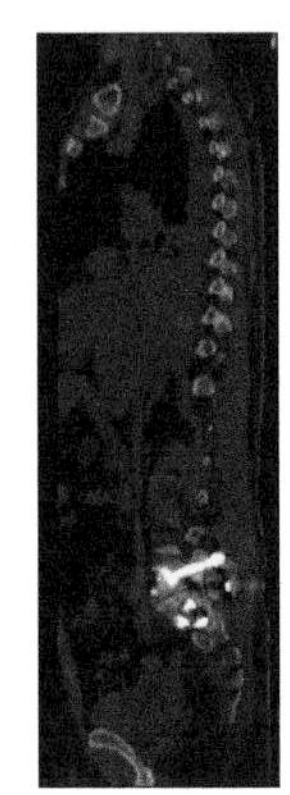

图 10-4-24 术后半年复查胸腰椎 CT

按语

患者鼻咽癌 S_1、S_2 骨转移，伴 S_1 水平明显神经压迫，患者腰骶部疼痛明显，伴下肢活动受限，手术应以缓解疼痛、解除神经压迫、尽可能减小局部肿瘤复发可能为目的，因此采取骨水泥填充 S_1 椎体可以止痛、杀灭局部肿瘤细胞，同时行 S_1 后方减压 + 髂骨钉联合椎弓根钉棒内固定手术，术后患者疼痛明显缓解，下肢肌力改善。

【典型病例 8】

患者信息：患者，女，55 岁，入院日期为 2019 年 4 月 26 日。

主诉：双侧乳腺癌术后 24 天，腰痛 11 天。

现病史：患者 2019 年 4 月 2 日因发现双侧乳腺癌，于我院外科行双侧乳腺改良根治术治疗，术后症状好转出院。2019 年 4 月 15 日起床上厕所时不慎滑倒，臀部着地，致腰部疼痛，活动受限，伴双下肢麻木，乏力，于我院行腰骶部 MRI 提示考虑 T_{11}、T_{12}、L_2 ～ L_4、S_1、S_3、S_4 椎体及部分附件、双侧髂骨多发骨转移瘤并侵犯脊膜，相应水平椎管狭窄。2019 年 4 月 18 日于广州某医院住院治疗。现为求进一步治疗，特来我院就诊。

入院症见：神清，精神疲倦，全身乏力，腰部酸痛，活动受限，双侧足底麻木，无双下肢放射痛，无头晕、头痛，无腹痛、腹胀，纳差，眠差，夜间易醒，醒后不易入睡，大便少，每 2 ～ 3 日 1 次，留置导尿，引流出淡黄色尿液，无沉淀。

专科检查：脊柱生理曲度存在，无侧弯畸形，L_5 ～ S_1 水平压痛、叩击痛明显，腰背部活动受限，活动性疼痛加重，无下肢放射痛。双肌力 4- 级，双侧直腿抬高试验（–），双侧抽屉试验（–），双侧 4 字试验（–），双下肢无水肿。VAS 评分 9.2 分。

术前诊断：① S_1 病理性骨折；②胸腰椎椎管狭窄；③左侧乳腺浸润性小叶癌（$PT_4N_3M_1$）；④右侧乳腺浸润性导管癌（$PT_2N_0M_1$）。

手术方案：S_1 椎体转移瘤病灶清除椎管减压钉棒内固定 + 椎体成形术。

病理结果：（S_1 椎体组织）椎体组织中可见片状异型细胞浸润，细胞核大，核型不规则，部分可见小核仁，可见病理核分裂象。

免疫组化：异型细胞 PCK（+）、CK8/18（+）、ER（-）、PR（-）、E-Cadherin（±）、P120 部分胞质弱（+）、Ki-67 约 30%（+）、Mamma globin（+）、HER-2（0，阴性）。结合病史、HE 及免疫组化结果，病变符合转移性乳腺癌，倾向为浸润性小叶癌。

术后情况：患者术后疼痛明显缓解，VAS 评分 1.2 分。

辅助检查：术前腰椎正侧位及骨盆正位 X 线片见图 10-4-25，术前腰椎 MRI 见图 10-4-26，术中改良切口见图 10-4-27，术后 X 线片复查见图 10-4-28。

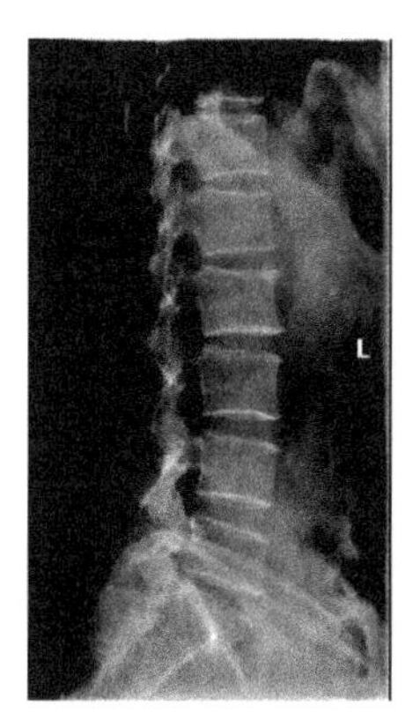

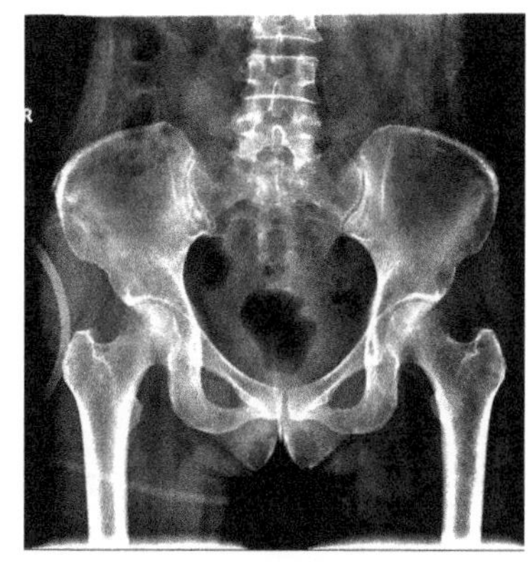

图 10-4-25　术前腰椎侧位及骨盆正位 X 线片

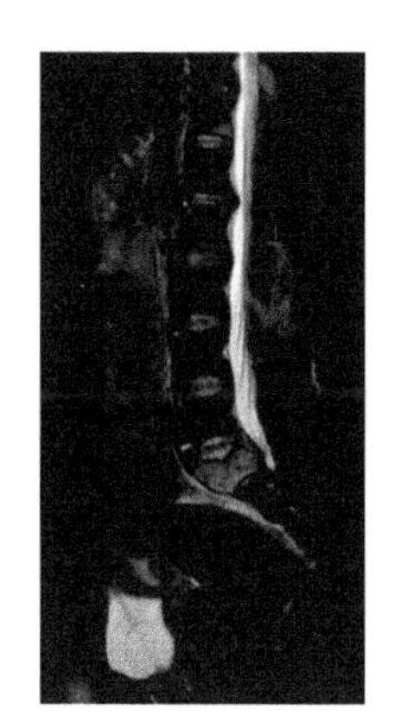
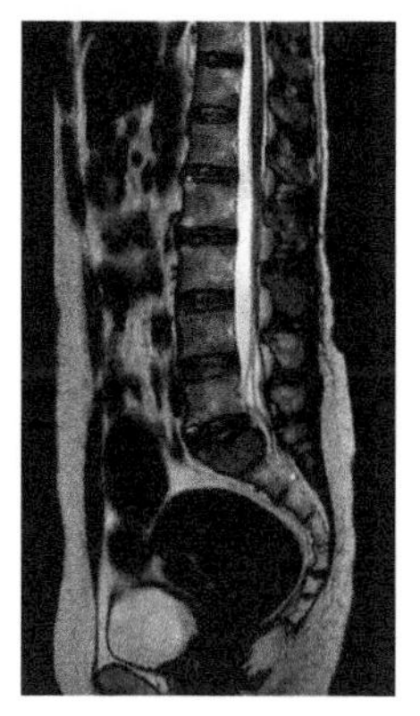
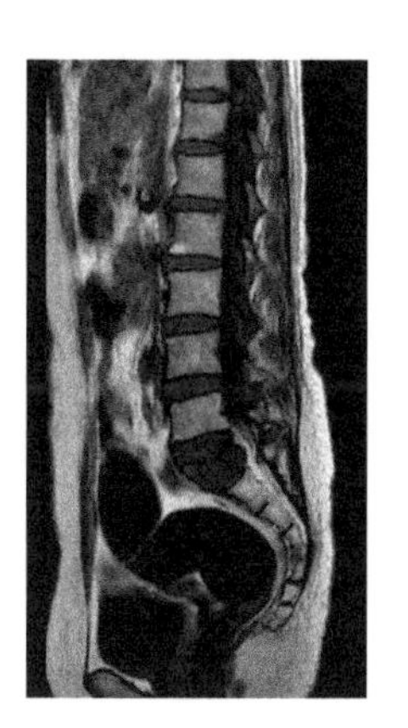
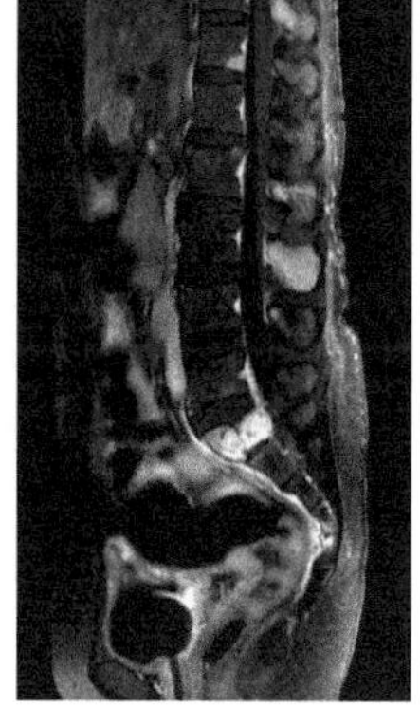

图 10-4-26　术前腰椎 MRI

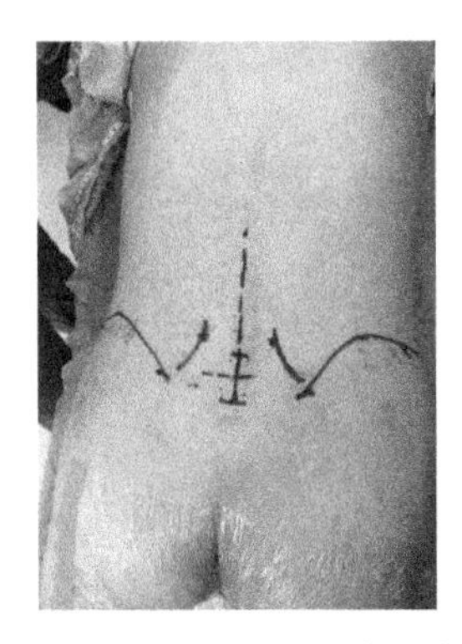

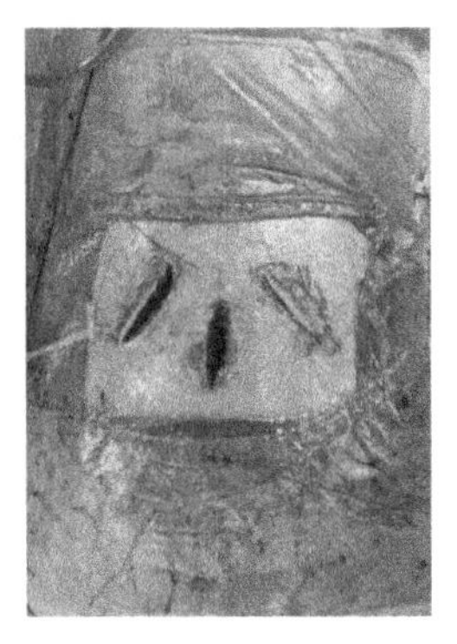

图 10-4-27　术中改良切口（彩图见彩插 9）

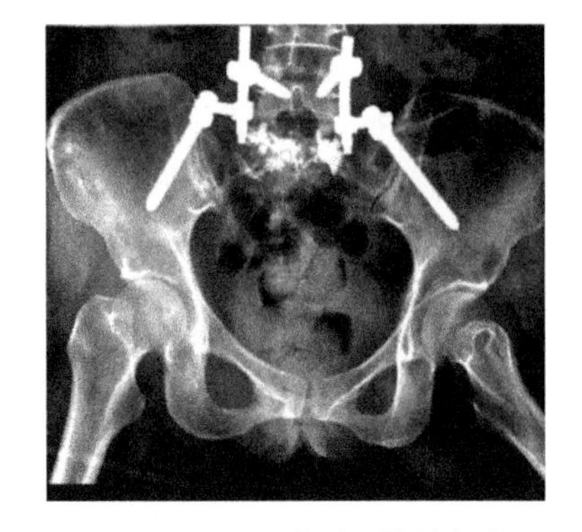

图 10-4-28　术后 X 线片复查

按语

患者乳腺癌多发骨转移，S_1 椎体破坏明显伴神经压迫，通过 S_1 病灶清除 + 骨水泥成形 + 钉棒内固定，达到解除神经压迫、缓解疼痛的目的，同时尽可能减小远期局部肿瘤复发可能，手术后患者疼痛明显缓解。此外，术中改良了手术切口，使得钉棒置入更容易，缩短了手术的时间，且有利于术后切口的恢复。

参考文献

[1] SHABANI M，BINESH F，BEHNIAFARD N，et al. Clinicopathologic characteristics and survival of patients with bone metastasis in Yazd，Iran：a cross-sectional retrospective study. Medicine（Baltimore），2014，93（28）：e317.

[2] COLEMAN R E. Clinical features of metastatic bone disease and risk of skeletal morbidity. Clin Cancer Res，2006，12（20）：6243s-6249s.

[3] DIESSNER J，WISCHNEWSKY M，STUBER T，et al. Evaluation of clinical parameters influencing the development of bone metastasis in breast cancer. BMC Cancer，2016，16：307.

[4] PAGET S. The distribution of secondary growths in cancer of the breast. Cancer Metastasis Rev，1989，8（2）：98-101.

[5] BOYLE W J，SIMONET W S，LACEY D L. Osteoclast differentiation and activation. Nature，2003，423（6937）：337-342.

[6] 中华医学会骨科学分会骨肿瘤学组．骨转移瘤外科治疗专家共识．中国医学前沿杂志（电子版），2010，2（2）：1485-1495.

[7] 丁正强，殷锴，张将．骨转移瘤的影像学诊断进展．中国进修医生杂志，2014，37（11）：71-74.

[8] LAMBIN P，RIOS-VELAZQUEZ E，LEIJENAAR R，et al. Radiomics：extracting more information from medical images using advanced feature analysis. Eur J Cancer，2012，48（4）：441-446.

[9] KATAKAMI N. Lung cancer with bone metastasis. Gan To Kagaku Ryono，2006，33（8）：1049-1053.

[10] KEIZMAN D，ISH-SHALOM M，PILI R，et al. Bisphosphonates combined with sunitinib may improve the response rate，progression free survival and overall survival of patients with bone metastases

from renal cell carcinoma. Eur J Cancer，2012，48（7）：1031-1037.
[11] 焦咪，信波，庞海林，等. 唑来膦酸预防肿瘤骨转移的研究进展. 现代肿瘤医学，2016，24（14）：2311-2314.
[12] 陈文举，刘艳芳. 放射性核素治疗肿瘤骨转移进展. 实用医药杂志，2013，30（2）：175-177.
[13] 中华医学会骨科学分会骨肿瘤学组. 脊柱转移瘤外科治疗指南. 中华骨科杂志，2019，39（12）：717-726.
[14] 中华医学会骨科学分会骨肿瘤学组. 四肢骨转移瘤外科治疗指南. 中华骨科杂志，2019，39（24）：1485-1495.
[15] 贾立群，娄彦妮. 癌性疼痛中医外治诊疗规范专家共识意见. 北京中医药，2014，33（4）：305-307.
[16] 陈云莺，吴丹红. 中西医结合治疗骨转移癌疼痛 30 例. 福建中医药，2001，32（5）：12.
[17] 牛维，吴万根. 骨转移癌的中医药治疗进展. 中医研究，2001，14（2）：53-55.
[18] 王艳，王文萍，李晓斌，等. 运用“久病及肾”及“久病入络”理论探讨癌症骨转移病机及治疗原则. 辽宁中医药大学学报，2011，13（1）：40-41.
[19] 陈显，张海波，刘泽鸿，等. 护骨消积方联合唑来膦酸治疗骨转移癌痛疗效及 NTx 水平与中医肾虚证候的相关性研究. 新中医，2017，49（10）：117-120.
[20] 王元惠，车勇，张琦君，等. 益肾方加减联合因卡膦酸二钠对恶性肿瘤骨转移所致疼痛患者生存质量的影响. 河南中医，2015，35（2）：326-328.
[21] 刘程欣，时桂华，滕全礼，等. CT 引导下组织间植入 ^{125}I 放射粒子结合中药治疗脊柱转移瘤的临床应用体会. 黑龙江医药科学，2008，31（5）：90-91.
[22] 潘婉，李航森. 二骨散加减配合天晴依泰治疗骨转移癌的疗效观察. 湖北中医杂志，2009，31（5）：32-33.
[23] 贾文娟，田菲，邢秀玲. 西黄丸联合唑来磷酸注射液治疗乳腺癌骨转移癌的临床研究. 世界科学技术，2009，11（3）：450-453.
[24] 侯恩仁. 补肾填精壮骨方治疗恶性肿瘤骨转移 21 例. 中国民族民间医药，2010，19（3）：91.
[25] 张志鹏，刘丽坤，倪育淳. 独活寄生汤治疗肿瘤骨转移的临证经验总结. 光明中医，2017，32（11）：1573-1574.
[26] 周计春，邢风举，颜新. 国医大师周仲瑛教授治疗癌毒五法及辨病应用经验. 中华中医药杂志，2014，29（4）：1112-1114.
[27] 叶乃菁，刘宣，李琦. 癌毒转移的中医理论探讨. 中医杂志，2014，55（3）：185-188.
[28] 陈柯羽，张青. “癌毒”异变之思考. 中医杂志，2015，56（22）：1919-1922.
[29] 刘宇龙，徐凯，卢君仁. 中医药防治肺癌术后复发与转移研究进展. 中国中西医结合杂志，2003（10）：797-800.
[30] 王笑民，张青. 基于“癌毒”的肿瘤发生发展规律探讨. 中华中医药杂志，2011，26（7）：1533-1534.
[31] 索凤茹. 邪毒传舍—经络流注与恶性肿瘤转移. 实用中医内科杂志，2014，28（5）：65-66.
[32] 贾英杰，田菲，陈军，等. 解毒祛瘀法对肿瘤血管生成影响的实验研究. 天津中医，2004，21（6）：467-469.
[33] 项莲莲，王中奇. “痰瘀”理论与肺癌脑转移. 辽宁中医杂志，2016，43（1）：62-64.
[34] 吴钱生，夏孟蛟，严然，等. 基于三生饮论肿瘤病证的豁解痰毒治法. 湖南中医杂志，2018，34（2）：115-117，129.
[35] 夏宁俊，田永立，王国方. 论活血化瘀法在防治肿瘤复发转移中的应用. 江苏中医药，2017，49（6）：56-59.

[36] 贾文娟，田菲，邢秀玲，等．西黄丸联合唑来磷酸注射液治疗乳腺癌骨转移癌的临床研究．世界科学技术—中医药现代化，2009，11（3）：450-453.
[37] 贾小强，邱辉忠，黄乃健，等．大肠癌辨证分型与肿瘤浸润转移相关性的前瞻性研究．中华中医药杂志，2005，20（6）：344-346.
[38] 周怡．尤建良教授治疗中晚期大肠癌经验．现代肿瘤医学，2014，22（3）：656-658.
[39] 王云丹．黄立中教授运用温阳散寒法治疗骨转移瘤 2 例体会．中医药导报，2010，16（5）：22-24.
[40] 李阳，黄立中，龚辉，等．加味阳和汤治疗乳腺癌骨转移的临床观察．中南药学，2015，13（10）：1105-1108.
[41] GALVÃO D A，TAAFFE D R，SPRY N，et al. Combined resistance and aerobic exercise program reverses muscle loss in men undergoing androgen suppression therapy for prostate cancer without bone metastases：a randomized controlled trial. J Clin Oncol，2010，28（2）：340-347.
[42] 范敏，方肇勤，管冬元，等．大鼠肝癌肿瘤转移相关基因的表达及不同中医治法作用．中医药学报，2007，35（2）：9-15.
[43] 钦敬茹，徐祖红，王中奇．从阳虚痰凝论肿瘤骨转移的发生机制与治疗．山东中医药大学学报，2017，41（5）：405-408.
[44] 陶岚，李大鹏．癌性骨痛辨治体会．山东中医杂志，2004，23（9）：536-537.
[45] 胜照杰，余镇，孙静．扶正固本方联合放疗治疗恶性肿瘤骨转移疼痛 25 例．中医研究，2016，29（4）：21-23.
[46] 周红，江志生，胡炳杰，等．骨髓转移瘤与中医证型相关分析．实用中西医结合杂志，1996，9（9）：535-536.
[47] 周红英，吴国清，薛骞，等．活血行气止痛方联合盐酸羟考酮控释片治疗骨转移性癌痛的效果观察．中国中医药科技，2014，21（6）：673-674.
[48] 秦光．探讨身痛逐瘀汤与西医治疗应用在骨转移癌痛患者治疗中的临床疗效．世界最新医学信息文摘，2016，16（11）：133.
[49] 王少峰，侯彩云，柯友刚．复方苦参注射液联合化疗治疗非小细胞肺癌骨转移疼痛的临床观察．现代肿瘤医学，2016，24（1）：49-51.
[50] 黄玉栋，郑雪峰，刘航海．复方苦参注射液治疗肺癌骨转移疼痛的疗效及 Dickkopf1 浓度的影响．世界中医药，2015，10（12）：1876-1879.
[51] 孙岩．复方苦参注射液联合 3DCRT 治疗骨转移癌痛的临床观察．辽宁中医药杂志，2015，42(12)：2353-2354.
[52] 张云芳，张明，符英金．阳和汤加减联合西医止痛药治疗骨转移疼痛的临床观察．广州中医药大学学报，2015，32（3）：410-413.
[53] 史清华，陈高峰．中医点穴治疗恶性肿瘤骨转移疼痛的疗效观察．按摩与导引，2008，24（8）：8-9.
[54] 朱初良，曾均．针灸镇痛机理研究概况．河北中医药学报，2005，20（2）：38-40.
[55] 芦殿荣，何生奇，冯利．针刺补肾祛瘀法治疗中重度骨转移癌痛的临床研究．世界中西医结合杂志，2018，13（1）：116-120.
[56] 景鑫艳，李仁廷．磁热疗法联合放疗治疗肿瘤骨转移疼痛 30 例．江西中医药，2016，47（10）：56-57.

（罗培杰　陈锦）

第十一章

老年髋部骨折

第一节 老年髋部骨折的诊疗新进展

髋部骨折是临床上常见的骨折疾病，老年人群是主要的患者人群。近年来，随着人口老龄化问题的加重，髋部骨折的患病人数呈现逐年增加的趋势，老年髋部骨折患者常合并多种内科疾病，年龄越大，合并内科疾病越多，预后越差。骨折后丧失行走能力，长期卧床导致一系列并发症，如压力性溃疡、坠积性肺炎、谵妄等，不仅严重影响老年人生活质量，甚至还会危及生命。老年髋部骨折是一种危重症，一旦发生会出现较多的并发症，若未及时接受合理的有效治疗，可导致患者死亡。因此，加强对老年髋部骨折患者的临床治疗是非常重要的。随着医疗水平的提升，人们逐渐意识到手术治疗对髋部骨折的临床价值，即可减少并发症的发生，降低病死率。

一、流行病学

髋部骨折是指发生在股骨近端的骨折，包括股骨颈骨折和股骨转子间骨折。髋部骨折为临床常见骨科疾病，占股骨骨折的 52.77%，占全身骨折的 6.73%，股骨颈骨折约占全身骨折总数的 3.58%，股骨转子间骨折约占全身骨折总数的 3.4%。Karess 等研究表明：老年患者在髋部骨折 30 天内死亡率达 8.9% ～ 13.9%，还有 1/3 的患者在骨折后 1 年内死亡。1992 年，Cooper 等在 *Osteoporosis Int* 杂志撰文，概括并预测了全球范围内未来 50 年老年人髋部骨折的状况。在全球范围内，不同国家、不同性别的髋部骨折发病率不一，女性发病率约为 18%，男性约为 6%。虽然很多国家年龄标准化的髋部骨折发病率呈下降趋势，但人口老龄化所带来的影响远大于发病率下降的影响。1990 年，全球每年髋部骨折数目约 166 万，2050 年时预计将会增加至 626 万。虽然欧洲和北美洲的老年人髋部骨折数目占全球的一半，但 2050 年这一比例将降至 1/4，因为亚洲和南美洲的骨折数目将会显著增加。全球范围内流行病学调查提示女性髋部骨折发病率最低的国家是尼日利亚（0.02‰）和厄瓜多尔（0.73‰），发病率最高的国家是丹麦（5.74‰）和挪威（5.63‰）。男性髋部骨折发病率约为女性的 1/2，且男性和女性的发病率具有相关性，女性发病率越高的国家，男性也越高。

男性髋部骨折发病率最高的国家还是丹麦(2.9‰),最低的国家是厄瓜多尔(0.35‰)。

张健等报道了北京积水潭医院2012—2015年共1139例髋部骨折患者的流行病学特点，平均发病年龄75.2岁，男女比例为1∶2.32，股骨颈骨折占63.7%。2017年，翁蔚宗等报道了海军军医大学第一附属医院2004—2016年收治入院的髋部骨折患者的流行病学特点，12年间共计髋部骨折2859例，收治总数逐年增加，男女比例为1∶2.02，股骨颈骨折占56.03%。居家宝等回顾性收集2011年1月至2018年12月北京大学人民医院所有收治入院的1397例髋部骨折患者，统计分析得出：男性476例(34.1%),女性921例(65.9%),男女比例为1∶1.93;股骨颈骨折830例(59.4%),股骨粗隆间骨折567例(40.6%)。髋部骨折平均发病年龄为(75.7±12.7)岁，男性患者平均年龄为(72.6±15.6)岁，女性平均年龄为(77.3±10.6)岁。青壮年组218例，占12.8%;老年组1179例，占87.2%。

二、病因病理

老年人发生髋部骨折有两个基本因素。其一是骨强度下降，多为骨质疏松所致。双量子密度仪证实股骨颈部张力骨小梁变细，数量减少甚至消失，最后压力骨小梁数目也减少，均可使股骨颈生物力学结构削弱，使股骨颈脆弱。另外，老年人因髋关节周围肌群的退行性病变，反应迟钝，不能有效地抵消髋部有害应力，加之髋部受到应力较大(体重的2～6倍),局部应力复杂多变，因此不需要多大的暴力就能导致骨折。老年人多合并有不同程度的骨质疏松，女性由于生理代谢的原因且活动相对较男性少，导致骨质疏松发生较早，故即便受伤不重，也会发生骨折。骨质疏松是引起髋部骨折的重要内因，所以骨质疏松的程度对于骨折的粉碎情况及内固定后的牢固与否有直接影响。其二，跌倒是髋部骨折的外在因素。据报道，老年人的髋部骨折90%由跌倒引起。这与老年骨性关节炎致关节活动受限、肌肉力量下降及脊柱退行性病变所致的肌张力改变有关。在身体稳定性出现异常时，保护性体位不能在瞬间完成，应力过度集中在髋部。同时，基础疾病引起的头晕、视听障碍、平衡力下降也是老年人跌倒的常见原因。由于骨质疏松，骨质抗冲击能力下降，故跌倒的严重后果是发生骨折，而且发生率很高。

在髋部骨折的危险因素中，部分是不能改变的因素，部分是容易改变的因素。年龄是老年髋部骨折的主要危险因素之一。有研究显示，对于老年人群，随着年龄的增加，髋部骨折的发生率也逐渐增加，每增加10岁，髋部骨折的发生概率上升2倍。

吸烟是男性患者第二位的危险因素，有研究显示，吸烟并不是髋部骨折的独立危险因素，而是与骨质疏松有关，长期吸烟能够导致骨质疏松。

酒精能够降低维生素D水平，也可影响骨细胞的代谢，从而导致骨质疏松。另外，饮酒后患者步态不稳，增加了跌倒的风险。

父母有髋部骨折病史也是老年髋部骨折的危险因素之一，具体机制尚不明确。有研究显示母亲有髋部骨折病史的老年人群发生髋部骨折的概率是母亲无髋部骨折病史者的 2 倍，原因可能与遗传的骨骼结构不同有关。

镇静药物及抗抑郁药物、精神药物等均可使患者处于镇静状态，还能导致体位性低血压，增加跌倒的风险。抗惊厥药物可增加维生素 D_3 的代谢，导致骨软化症。

糖皮质激素能够降低骨密度。

在并存疾病中，女性并存疾病发病率最高的是心血管疾病，男性为呼吸系统疾病。老年人多合并其他系统的疾病，如高血压、甲状腺功能异常、糖尿病、钙磷代谢异常等，可增加患者跌倒的风险或骨质疏松的可能性。

三、诊断和骨折分型

髋部骨折患者大多数有外伤史，伤后诉髋部疼痛，不能站立和行走，患肢明显短缩、内收、外旋畸形。股骨转子间骨折和股骨颈骨折多发生于老年人，临床表现和全身症状也大致相仿。股骨转子部的血运丰富，肿胀明显，有广泛的瘀斑，压痛多在转子处；而股骨颈骨折瘀肿较轻，压痛点在腹股沟中点。X 线片可明确诊断和骨折类型。

（一）股骨颈骨折分型

1）按骨折部位线分型，可分为头下型、经颈型和基底型（图 11-1-1）。

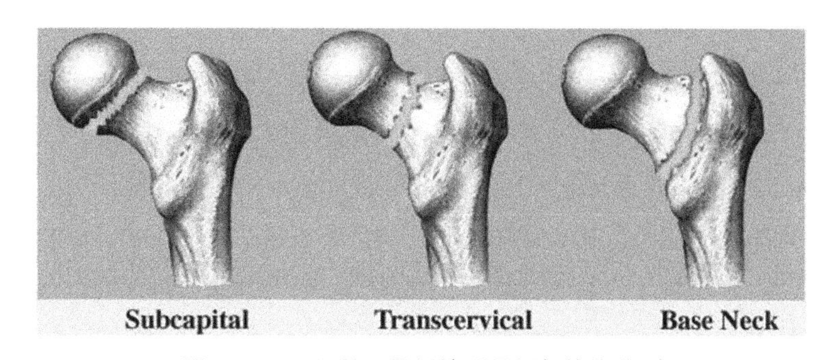

图 11-1-1　股骨颈骨折按照骨折部位线分型

2）按骨折线方向分型，可分为外展型、中间型和内收型（图 11-1-2）。

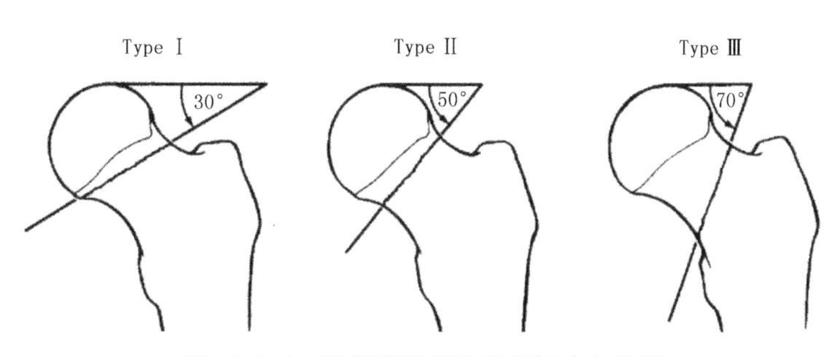

图 11-1-2　股骨颈骨折按骨折线方向分型

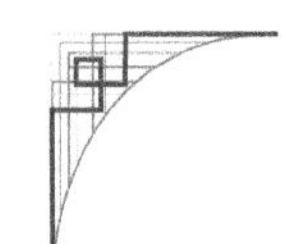

3）按骨折移位程度分型即 Garden 分型（图 11-1-3）。

Ⅰ型：不完全骨折。

Ⅱ型：完全骨折，无移位。

Ⅲ型：完全骨折，部分移位。

Ⅳ型：完全骨折，完全移位。

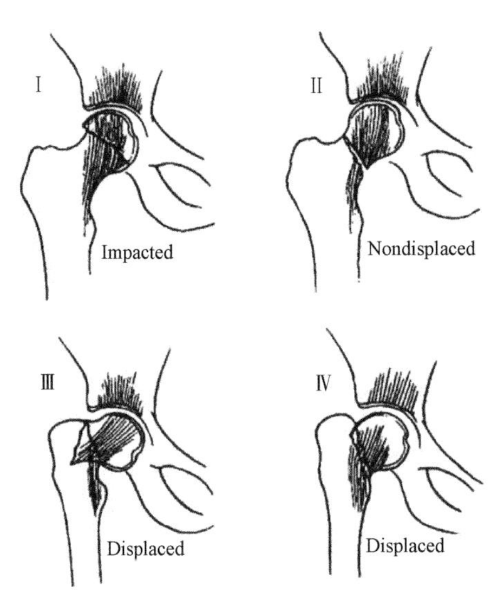

图 11-1-3　股骨颈骨折 Garden 分型

（二）股骨粗隆间骨折分型

1）目前临床分型最常用的是 Evans 分型。根据骨折线的走行以及累及程度，其共分为五型：Ⅰ型为单纯的转子间骨折，一般无明显移位；Ⅱ型在第一型骨折的基础上发生移位，合并小转子骨折，但是股骨距完整；Ⅲ型合并小转子骨折，骨折累及股骨距，而且明显移位，通常伴随有转子间后部的骨折；Ⅳ型主要是伴随大小转子粉碎性骨折；Ⅴ型属于反转子间骨折，可伴随小转子骨折，股骨距的完整性受到严重破坏（图 11-1-4）。

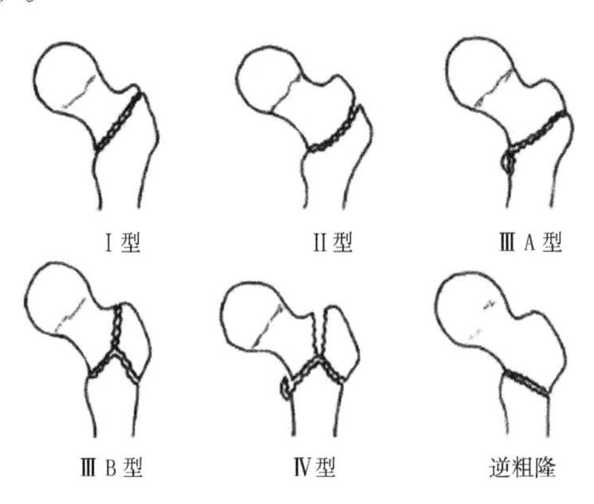

图 11-1-4　股骨粗隆间骨折 Evans 分型

2）股骨粗隆间骨折的AO分型，可分为3个亚型：A1型骨折是简单的两部分骨折，内侧骨皮质支撑良好。A2型骨折是粉碎性骨折，内侧和背侧皮质（小转子）在几个平面断裂，但是外侧骨皮质完整。A3型骨折时外侧骨皮质也断裂（反斜形骨折）。小转子平面的横行骨折线意味着转子区域的下限。如果骨折的中心位于这条线的远侧，则将其归为转子下骨折（图11-1-5）。

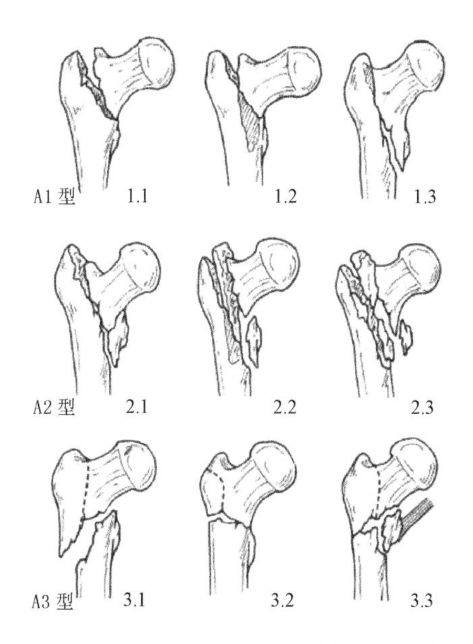

图11-1-5　股骨粗隆间骨折AO分型

图11-1-1至图11-1-5来源：王亦璁，姜宝国．骨关节损伤．5版．北京：人民卫生出版社，2012.

四、老年髋部骨折的治疗

（一）股骨颈骨折

基于股骨颈位于关节内及血管分布对股骨颈的解剖特点，将其分为四型（Garden分型）：Ⅰ型为不完全型，Ⅱ型为完全骨折但无移位，Ⅲ型为完全骨折并有部分移位，Ⅳ型为完全移位型骨折。GardenⅠ、Ⅱ型骨折采用透视下行多枚空心钉固定，对患者干扰小，固定有效。但对于GardenⅢ、Ⅳ型，因为骨折移位大，内固定有不尽人意之处，愈合率低。

Tidermark将102例（平均80岁）移位型股骨颈骨折患者随机分为中空钉内固定组和全髋置换组，术后24个月进行评估，内固定组并发症发生率为36%，而全髋关节置换组并发症发生率为4%，再手术率分别为42%和4%。可以得出结论，对完全移位型股骨颈骨折患者推荐采用全髋置换术。同时指出，对基础条件差的患者，为节省手术时间，降低手术对患者机体的冲击，可考虑用人工股骨头半髋置换术。王裕民等总结了486例老年股骨颈骨折施行全髋及半髋置换术的病例，从手术时间、出血量等方面进行比较，结果显示半髋置换术对有并发症的老年股骨颈骨折患者冲击力度明显减小，在改善生活质量的同时有助于患者安全度过围手术期。马若凡等总结回顾了 74 例 >60 岁股骨颈骨折的患者，并进行随访（平均 37.3 个月），内固定组骨折愈合率为 93.1%，但后期出现了 27.6% 的股骨头无菌性坏死的病例。关节置换组关节功能优良，虽然后期关节返修率为 11.1%，但由于关节置换术后可早期恢复日常行走，身体衰退速度较内固定组慢。王健等总结了 112 例老年股骨颈骨折病例，进行了平均 51 个月的随访，从并发症发生率和下地行走时间等方面分析，全髋置换组明显优于内固定组。上述研究总体认为，对于移位型老年股骨颈骨折，人工关节置换术是有效的治疗选择。

（二）股骨粗隆间骨折

股骨粗隆间骨折位于关节外，周围有大量肌肉附着，有充沛的血液供应，加上其本身为松质骨，能否愈合不是重要的问题。但因为其骨质疏松，所以如何维持稳定是手术需要解决的重要问题。目前因为保守治疗卧床时间长，并发症发生率及病死率高，加之内固定技术及麻醉监测手段的发展使手术的风险大幅度降低，所以保守治疗已渐被手术取代。但老年人骨质疏松和粗隆间特有的解剖结构易造成内固定松动和骨折的再移位，如何加强内固定系统对骨折断端的把持强度是骨科医师一直探讨的问题。决定骨折处内固定系统强度的可变因素有骨骼质量、骨折块的几何形状、复位情况、内固定设计和内固定位置。PFNA 是目前临床治疗老年髋部骨折常用的手术方式，其主要是在使用 Gamma 钉的条件下，改善患者骨折断端旋转功能。在骨折近端使用双螺钉更加增强了抗拉、抗压等功能，而在骨折远端置入交锁钉则可进一步起到内固定的作用，从而能够减轻股骨干力学集中的重量，避免发生并发症；同时，由于螺钉直径较小，可有效降低对股骨颈的压力，促使患者髋关节骨折早日愈合。

五、老年髋部骨折的并发症及预后

无论是在跌倒当时或随后的治疗中，风险始终伴随着老年髋部骨折的患者。有学者将髋关节骨折的并发症分为近期并发症和远期并发症。近期并发症包括深部和表浅伤口感染、尿路感染、血栓性静脉炎、褥疮、过敏反应、坠积性肺炎、深静脉血栓形成、肺栓塞、心律失常、心肌梗死、充血性心力衰竭、脑卒中、认知障碍、尿潴留、肠梗阻、肾衰竭等。远期并发症包括疼痛、关节功能障碍、缺血性骨坏死和外科手术带来的并发症。

（一）基础疾病和并发症的出现

骨折患者受伤当时对躯体的冲击、手术冲击、长期单一体位卧床、疼痛、睡眠障碍等因素可造成基础疾病加重而导致死亡。方秀统等在对 267 例老年髋部骨折进行回顾性研究中发现，5.6% 的患者出现死亡，死亡原因依次为心脏衰竭、肺感染、肺栓塞、脑梗死，并且发现对死亡影响最大的因素是术前健康状况。夏军等报道，170 例 >50 岁的髋部骨折患者中，75.3% 有并发症。其中最常见的是心脏血管疾病（67/170），术后 36 例（21.2%）发生并发症加重。同时，泌尿道感染、褥疮等也是随时威胁老年骨折患者生命的并发症。调查结果显示，伤后早期手术可降低病死率。有学者认为，通过鼻饲补充营养可降低病死率。

（二）深部静脉栓塞

深部静脉栓塞是髋部骨折常见且危险性极大的并发症。一旦血栓脱落造成肺梗死可导致患者立刻死亡。齐宝庆等报道，老年人髋部骨折未经干预的患者深部静脉栓塞的发生率为 56.76%，而经过低分子肝素进行肌内注射 14 天的患者深静脉栓塞的发生率仅为 3.33%。研究认为，外伤激活了体内的凝血机制及单一体位卧床是促成深静脉栓塞的重要因素。患肢肿胀明显、床旁彩超检查及 D- 二聚体升高是诊断深静脉栓塞的重要指标。曾国庆等报道，用低分子肝素及间隙气压装置预防深静脉血栓形成的发生，结果深静脉血栓形成的发生率仅为 11.6%。

（三）骨质疏松及愈合能力低下

骨质疏松除了使老年患者髋部骨折的风险加大以外，也给手术内固定的稳定性带来挑战。因为所有的内固定均是通过以机械固定骨折的远近端来维持骨折的正确对位及稳定，为骨折愈合创造条件。在治疗老年髋部骨折的手术中，针对骨质疏松的特点选择了特殊的内固定器材及固定部位，但仍然容易出现内固定松动导致骨折再移位而使手术失败的情况。加之老年患者骨愈合能力较年轻人低，需要有效固定时间长，更增加了内固定松动不愈合的风险。

六、康复

术后早期介入康复治疗是促进骨折愈合、恢复关节功能的有力措施，遵循循序渐进原则，活动度由小到大，次数由少到多，强度由弱到强，以不加强骨折部分疼痛为宜。

早期（术后 1 天开始）：目的是减轻患者疼痛，防止肌肉萎缩，改善关节活动范围，增强股四头肌和腘绳肌肌力。术毕回病房，在患侧肢体的腘窝处置一软枕，保持膝关节的生理弯曲，防止僵硬。术后第 1 天，指导患者活动脚趾，做股四头肌的等长收缩运动，即有意识地绷紧或放松小腿肌肉，从 10 次、20 次至 30 次逐步增加。指导患者踝关节的屈曲和背伸运动，以及屈膝运动，屈膝运动角度不超过 90°，避免髋关节内旋、内收。关节运动能牵伸关节囊及韧带，防止其缩短，并能促进关节内滑液的分泌与循环，预防关节僵硬。

中期（术后 6 ～ 15 天）：逐渐由被动活动转为主动活动，加强股四头肌和腘绳肌肌力训练，指导患者做直腿抬高运动。双手放于身体两侧，稳定髋部，将足尖绷紧，缓缓抬高患肢，注意抬高角度小于 30°，保持 3 ～ 5 秒，3 次 / 日，开始每日 10 ～ 20 下，逐渐增加次数。同时，练习仰卧屈髋运动，屈髋运动以不增加髋部疼痛为宜，屈髋角度小于或等于 90° 。所有运动均在患肢外展中立位的状态下进行，防止关节脱位。

后期（术后 3 周）：老年人臀部肌肉退化恢复慢，应延迟下床时间。在中期训练的基础上，做好患者离床功能锻炼，行走时保持患肢外展 30° 左右，练习时间逐渐延长。

参考文献

[1] 韩雪昆，杨文贵 . 老年髋部骨折防治 . 创伤外科杂志，2020，22（10）：798-801.

[2] 侯汪洋 . 老年髋部骨折的临床治疗及预后分析 . 世界最新医学信息文摘，2019，19（A2）：117，124.

[3] 刁喜财，胡奕山，林璜，等 . 汕头地区 1437 例髋部骨折流行病学特点 . 广东医学，2017，38（z2）：112-114.

[4] KARRES J，KIEVIET N，EERENBERG J P，et al. Predicting early mortality after hip fracture surgery：the hip fracture estimator of mortality Amsterdam. J Orthop Trauma，2018，32（1）：27-33.

[5] COOPER C，CAMPION G，MELTON L J. Hip fractures in the elderly：a world-wide projection. Osteoporos Int，1992，2（6）：285-289.

[6] KANISJA，ODENA，MCCLOSKEY E V，et al. A systematic review of hip fracture incidence and probability of fracture worldwide. Osteoporos Int，2012，23（9）：2239-2256.

[7] 张健，蒋协远，黄晓文 .1139 例老年髋部骨折治疗及流行病学分析 . 中国医刊，2016，51（6）：91-94.

[8] 翁蔚宗，李密，周启荣，等 . 髋部骨折流行病学分布特点：单中心 2859 例分析 . 第二军医大学学报，2017，38（4）：415-420.

[9] 居家宝，张培训 . 髋部骨折流行病学特点：单中心 1397 例分析 . 实用骨科杂志，2019，25（7）：592-595.

[10] 郎永利，李菊如，刘保剑 . 老年人髋部骨折合并糖尿病同手术期的治疗 . 中国医学创新，2010，7（15）：100-101.

[11] TIDERMARK J. Quality of life and femoral neck fractures.Acta Orthop Scand Suppl，2003，74(309)：1-42.

[12] 王裕民，胡永成，李欣，等 . 老年伴有并存症的股骨颈骨折髋关节置换疗效分析 . 中国矫形外科杂志，2005，13（16）：1215-1218.

[13] 马若凡，刘尚礼，黄东生，等 . 内固定术与人工髋关节置换术治疗老年性股骨颈骨折的疗效比较 . 中华创伤杂志，2002，18（4）：232-234.

[14] 王健，孙长根，胡勇，等 . 全髋关节置换术与骨折内固定术治疗中老年股骨颈骨折的疗效比较 . 中华创伤骨科杂志，2006，8（4）：383-384.

[15] 张富财，郑峰，王福荣，等 .49 例老年髋部骨折患者的手术治疗及预后评估研究 . 中国现代医生，2019，57（19）：95-97，101.

[16] 张艳金. 空心加压螺纹钉内固定手术与人工关节置换手术治疗老年髋部骨折患者的效果比较. 医疗装备，2017，30（18）：7-8.
[17] 鲁齐林，蔡贤华，尚冉冉，等. 老年髋部骨折关节置换或内固定术前 C- 反应蛋白与白蛋白比值评价短期预后的可能性. 中国组织工程研究，2019，23（28）：4335-4439.
[18] 曾聃迪，陈丹，任玉香，等. 快速康复外科理念的实施在关节置换术围术期应用效果的 Meta 分析. 全科护理，2017，15（33）：4145-4148.
[19] WEHREN L E，MAGAZINER J. Hip fracture： risk factors and outcomes. Curr Osteoporos Rep，2003，1（2）：78-85.
[20] 方秀统，张新，王博，等. 老年人髋部骨折术后死亡分析. 骨与关节损伤杂志，2004，19（7）：442-444.
[21] 夏军，黄钢勇，黄煌渊 .80 岁及以上髋部骨折患者围手术期治疗的探讨. 中华老年医学杂志，2005，24（5）：355-357.
[22] 石永常，俞强. 高龄髋部骨折患者全身状态评估及手术治疗. 首都医科大学学报，2002，23（4）：339-341.
[23] 齐宝庆，李英，晁爱军，等. 保守治疗老年髋部骨折下肢深静脉血栓的预防. 天津医药，2004，32（8）：487-489.
[24] 侯玉芬，林宁，张玥，等. 下肢深静脉血栓形成病因研究进展. 中国中西医结合外科杂志，2003，9（6）：479-480.
[25] 曾国庆，马建国，崔振华，等. 老年髋部骨折围手术期深静脉血栓的预防. 海南医学，2006，17（9）：31-32.

（刘保新　黄鹏）

第二节　中医对老年髋部骨折的认识

老年髋部骨折一般包括股骨颈骨折与股骨粗隆间骨折，老年股骨颈骨折因骨折愈合率极低，常规选择髋关节置换手术，术后可快速恢复坐起或下床活动，减少并发症，降低死亡率。而对于老年股骨粗隆间骨折，无论选择手术或非手术治疗，都存在相应的风险和并发症，导致患者死亡率增高、活动和自理能力下降。目前大量研究证实，对于大多数老年股骨粗隆间骨折，手术治疗是首选，相对于保守治疗，手术治疗可明显减少并发症，降低死亡率。目前，中医对老年髋部骨折的治疗，多为手法复位、夹板固定、支具及持续牵引等，多用于不适合手术的患者，而中药、针灸及一些外治手段多作为辅助手段以减少手术并发症，并促进患者的康复。

一、病因病机

中医理论认为气血津液是构成人体的基本物质，是脏腑、经络进行生理活动的物质基础。《难经》云：“气主煦之，血主濡之。”四肢百骸、五脏六腑，皆赖气血的温煦和濡养。骨骼是人体的重要组成部分，当然也离不开气血的充养。经脉通畅，气血调和，骨骼就能得到充养而使筋骨劲强。若因伤折，内动经络，气血之道不得宣通，瘀积不散，为肿为痛，归结为气滞和血瘀两种不同的病理变化。临床上治疗骨折常先逐瘀血、通经络、行气止痛，然后予以调养气血、健脾益气。可见，对骨折患者从气血津液进行辨证论治，每能收到预期的效果。

（一）从气而论

病因病机：跌仆闪挫，由外及内，气血俱伤病也。人体遭受骨折后，气不同程度地受到影响，而出现以下病理变化。

1）骨折直接损伤经脉，或间接挤压经脉使之扭曲不直，或经脉瘀滞而致气机不畅。

2）损伤同时伴有不同程度的情志变化，或为惊，或为恐，或为悲，从而使气机升降失常。

3）骨折损伤，经脉不通，气机紊乱，使各脏腑的功能及其相互间协调统一的关系不同程度地受到影响，可使气化功能失常。

（二）从血而论

病因病机：血循行于脉中，运行不息，濡养全身。骨折后血必伤，故有跌打损伤之症，专从血治之论，其病机有：①脉络受损，血液外溢，流于脏腑，肌腠聚而为瘀。②外力伤及经脉，血行受阻于经髓之中，或由于气滞不利，血液受阻。正如《杂病源流犀烛》所谓：“气凝在何处，则血亦凝在何处。”瘀血不去，新血难生，或失血过多，或生化之源不足，亦可导致血病，多见血虚证。

（三）从津液而论

病因病机：常见津液病变是津液亏损和水液停留。津血本为同源，血虚可致津亏，气滞血瘀可使水停。津液的生成、输布和排泄均依赖气的升降出入运动，离不开脏腑的气化功能。若气不化水，水液停留则成水肿。津亏是骨折早期多因失血、大汗或瘀血化热，消耗津液而致。

1）津亏：不能上承可见口渴，不能濡润可见便秘，化源不足可见尿少，皮毛失去濡养可见皮肤干燥等症状。

2）水停：肿胀由于水液停滞称水肿，应与瘀肿鉴别。水肿的特点是皮色发白、光亮，按之凹陷，局部无瘀斑、青紫等征象。尿少、尿闭是津液停滞的又一个症状，多由于经脉不通、瘀血阻滞而致。

肝主筋、肾主骨，此二脏是骨骼盛衰的重要保证。肝脏的精气除充养筋之外，还具有藏血和调节血量的功能，而且是充养骨骼的重要物质保证。所以骨折以后更需肝血的调节，这从生理基础上确立了骨伤科治疗骨折中调补肝肾以促进骨折愈合的重要治则。清代伤科大师钱秀昌在其接骨理论中提出内服接骨紫金丹兼调理用地黄汤的补肝肾的内治法则。

而老年患者正是天癸已退、肝肾亏虚、精气日渐衰微之时，故老年骨折患者有其特殊的一方面。

马王堆汉墓帛书中“凡彼治身，务在积精，……虚实有常，慎用勿忘，勿困勿穷、筋骨凌强”，强调筋骨的强弱与精气有关，精盛则筋骨强健；《吕氏春秋·尽数》中“流水不腐，户枢不蠹，动也，形气亦然。形不动则精不流，精不流则气郁。……处足则为痿”，指出筋骨的强弱与运动有关。

老年患者常伴有一种或多种基础疾病，《诸病源候论·卷三·虚劳病诸候·虚劳伤筋骨候》：“肝主筋而藏血，肾主骨而生髓。虚劳损血耗髓，故伤筋骨也。”病久不愈导致骨髓空虚，《诸病源候论·卷二十四·注病诸候·骨注候》：“注者住也，言其病连滞停住，死又注易傍人也。凡人血气虚，为风邪所伤，初始客在皮肤，后重遇气血劳损，骨髓空虚，遂流注停滞，令人气血减耗，肌肉消尽，……柴瘦骨立，故谓之骨注。”

自宋代起，医家对老年患者因骨质疏松引起骨折有了较深的认识，并形成了骨质疏松肾阳虚证的蓝本。《养老奉亲书·春时摄养第九》：“缘老人气弱、骨疏，怯风冷，易伤肌体。”《养老奉亲书·冬时摄养第十二》：“高年阳气发泄，骨肉疏薄，易于伤动，多感外疾，惟早眠晚起，以避霜威。”“骨肉疏薄”的描述与现代对骨质疏松症的认识更为相似，认为人进入老年之后，气血渐衰，真阳气少，易于动伤。

时至明清，医家所认识的老年骨质疏松性骨折更类似现代医学。肝肾气伤、肾气虚、血气两虚导致骨质疏松症，明代薛己《正体类要·主治大法》谓“筋骨作痛，肝肾之气伤也”；《寿世保元》中所述：“痿者，手足不能举动是也，又名软风。……此症属血虚。血虚属阴虚，阴虚能生热，热则筋弛。步履艰难，而手足软弱，此乃血气两虚。”明代王肯堂在《证治准绳·杂病》论述了肝肾与筋的关系：“肾虚不能生肝，肝虚无以养筋，故机关不利。”晚清著名医学家唐容川《中西汇通医经精义·下卷·全体总论》云：“筋者，骨节也。骨属肾水，筋属肝木，水生木，故骨节之间亦生筋，而筋又为骨之使也。少乙病骨节，皆责于筋，西医详骨与髓，而于筋甚略，因彼但以运动属之脑气，不以为筋所主。然使无筋，则骨不联属，又乌能运动哉。”清代陈士铎在《石室秘录·痿病证治》中提出了骨质疏松症是肾水不能滋养骨髓，而久卧导致骨中空虚，起床困难。“痿废之证，乃阳明火证肾水不足以滋之，则骨空不能立……。久卧床席，不能辄起……骨中空虚……无怪经年累月愈治而愈惫也。”这与现代医学认为的废用因素导致骨质疏松症相一致。

二、辨证论治

（一）从气论治

从气论治：可分为气滞证与气虚证两种。

1. 气滞证

气滞证是由气机阻滞运行不畅所表现的证候。疼痛为其突出症状，以胀痛为主。特征为流窜不定，忽聚忽散。气滞较重或经久不愈，损伤脏腑，致使内脏气滞，升降失常，代谢紊乱，而出现一系列症状。

治法：骨折复位固定，经脉通畅，气滞便可自消。若筋骨复原，气滞仍不消或七情所致者，均以行气为主，辅以活血。选方柴胡疏肝散、五磨饮子、活血止痛汤、和营止痛汤等。

2. 气虚证

气虚证是脏腑功能衰退所表现的证候。伤折后气滞不畅，脏腑功能受阻，使气血生化之源不足，多见于骨折中、后期，多累及脏腑，而脏腑气虚以肺、脾为多见。肺气虚可见神疲少气、自汗易感等；脾气虚可见食少纳差、倦怠乏力、肌肉萎缩、四肢无力等。

治法：以补气为主。可用四君子汤、补中益气汤等加减施用。

（二）从血论治

从血论治可分为血瘀证与血虚证两种。

1. 血瘀证

血瘀证骨折脉络受损，或气滞血瘀而为瘀。血瘀气滞，不通则痛，故疼痛在血瘀中亦可常见，无论新陈伤均可存在疼痛。特征为位置固定不移，性质为刺痛。新伤可见局部肿胀、瘀斑、疼痛。若瘀阻既久，新血不生，肌肤经脉失去濡养，还可见肌肤甲错、毛发不荣等症。

治法：以温血化瘀为主。常用复元活血汤、血府逐瘀汤等，并随证加减。

2. 血虚证

血虚证为营血不能濡养脏腑、经脉、四肢而出现的证候，常由于损伤脉络、失血过多导致，或瘀血未去，新血不能速生，以及脾胃不足，生化无源及素体血虚精亏者。除血虚共有症状之外，可见筋弛、筋挛，关节不利，骨折延迟愈合甚至不愈合。

治法：养血补血。予四物汤加减，也可根据症状选用八珍汤、归脾汤、十全大补汤等。

（三）津液论治

津液论治可分为津亏与水停两种。

1. 津亏

津亏不能上承可见口渴，不能濡润可见便秘，化源不足可见尿少，皮毛失去濡养可见皮肤干燥等症状。

治法：结合病因可选用增液汤、生脉饮等。

2. 水停

肿胀由于水液停滞而起者称水肿，应与瘀肿鉴别。水肿的特点是皮色发白、光亮，按之凹陷，局部无瘀斑、青紫等征象。尿少、尿闭是津液停滞的又一个症状，多由于经脉不通、瘀血阻滞而致。

治法：以通利为主，佐以活血化瘀之法。可用五苓散、二陈汤等加减应用。

（四）从肝肾论治

肝脏的精气除充养筋之外，还具有藏血和调节血量的功能，而且是充养骨骼的重要物质保证。骨折以后更需肝血的调节，从生理基础上确立了骨伤科治疗骨折中调补肝肾以促进骨折愈合的重要治疗原则。骨伤科的许多疾病，尤其在骨折病治疗中均以肾主骨、肝主筋为理论。骨折虽属暴力所致的局部病变，但可以影响五脏，特别是使肝肾之功能失调，古书有骨伤内动于肾、筋伤内动于肝的记载。骨折中、后期用药常运用补益肝肾法，以促进筋骨的修复、骨折的愈合坚固。老年骨折患者中，常用六味地黄丸等补益肝肾。

三、中药外治法

老年髋部骨折伤后患肢多为外旋短缩畸形，故需予以手法整复及下肢牵引维持力线，从而减轻骨折断端对周围软组织的刺激，亦可防止术中因肌肉挛缩复位困难。由于老年人耐受力较弱，一般以皮套牵引为主。

伤后1～2周多为住院期，并处于骨折早期，可选用经验方跌打膏外敷，消肿定痛。而术后恢复可根据康复情况选择不同方药。如术后肢体活动度减少、僵硬，可予活络洗方；术后骨愈合不如预期可予骨洗方等。

老年人脾胃本虚弱，加以伤后因打击或疼痛，脾胃功能进一步削弱，可予艾灸关元、气海、足三里调理脾胃，老年人多伴不寐，常加双涌泉调节。

四、中医药在髋部骨折术后并发症的防治

（一）坠积性肺炎

中医学认为老年患者的生理特点是“五脏皆虚”，因肺脏虚弱或他脏有病累及

于肺发为喘咳；兼之骨折创伤之后，元气受损、气机不畅，损伤出血、瘀血内停，或伤于饮食、七情，或外感风寒暑湿燥火之邪、邪郁不宣，皆可致肺失宣肃，引起咳嗽及喘证。因虚而致病是其主要特点，且脏腑精气易损难复、易于传变，形成重症，危及生命。

依据老年髋部骨折患者肺部感染的中西医病因病机特点，目前预防肺部感染的方法主要有：雾化吸入、净化呼吸道、清除呼吸道分泌物治疗，以及合理的营养支持。当出现肺部感染时则应用敏感抗生素进行治疗，鼓励老年患者练习深慢呼吸和有效的主动咳嗽，在不影响骨折的情况下早期坐起、翻身、拍背。另外，纠正循环功能紊乱也与肺部并发症的防治密切相关。

中医药治疗则根据辨证与辨病相结合的原则，灵活掌握。痰湿郁肺者，选二陈汤；有热者选小青龙汤加黄芩、鱼腥草等；正虚恋邪、气阴两虚者，麦门冬汤加西洋参、太子参等补气益阴药及宣肺止咳药；气虚甚者可加黄芪、党参等；兼有瘀阻者，可加入丹参、红花等活血药物，亦可用鱼腥草煎出液雾化吸入以预防和治疗。

肺感染是老年髋部骨折常见并发症及死亡的主要原因。对于肺感染，目前预防措施较少。中医辨证论治法在减少老年髋部骨折并发症方面具有一定优势。叶枫等对156例老年髋部骨折患者围手术期肺部感染进行预防性治疗，发现在基础治疗上，以中医药防治为主结合肺功能锻炼，可减少老年髋部骨折患者肺感染并发症的发生。

（二）泌尿系感染

老年髋部骨折患者卧床后需在床上排泄小便，常常由于排便习惯无法顺畅排泄小便。同时，会阴部清洁护理亦会明显减弱，外邪会乘机侵入，从而发为热淋。热淋通常表现为排尿不尽、尿道口疼痛，疼痛多为灼痛，舌质多红，舌苔多薄黄，可见数脉等脉象。

因此，在卧床老年患者围手术期应注意预防热淋的发生。如已发生热淋，则应对症予清热利湿通淋等辨证施治。张卫平指出老年患者膀胱气化不利，易发生泌尿系感染，应保持会阴部清洁干燥，每晚及便后及时清洗会阴部。鼓励患者多饮水，每日饮水量不少于1500 mL，可有效防止泌尿系感染及结石的发生。如发生尿潴留，可按摩和针刺三阴交、足三里等穴位，并进行小腹部按摩和热敷或诱导排尿，重者给予导尿，严格无菌操作。

（三）褥疮

中医又称“席疮”，其发生在内由于气血亏虚；在外由于久着席褥而使受压部位气血失于流畅，导致局部皮肤失养而坏死肉腐，形成疮疡。

中医护理对压疮的防护工作也逐渐凸显优势。定时翻身，预防性使用压疮贴，每日用50%红花乙醇按摩受压部位3～4次，保持受压部位皮肤清洁干燥，减少受压部位的受压时间，比如多做抬臀动作，饮食上增加血肉有情之品以扶正气。压疮破损、溃烂、有腐肉或愈合缓慢者，遵医嘱给予中药生肌散、玉红膏等外敷。叶志英等为老年骨折患者实施的中医压疮预防护理措施有循环拍打法、末梢循环疏通法+摩腹法、按摩足阳明胃经重点穴位。患者着褥点局部皮肤循环良好，无压疮发生。王丽娟等对骨折患者按照中医辨证分型进行护理。阴寒型予阳和汤每日清洗外敷，湿热型给予四妙勇安汤每日清洗外敷，血瘀型予血府逐瘀汤每日口服，辅以黄金散湿敷和中医推拿手法按摩；患者的压疮危险度显著降低，生活质量显著提升。杨春华等认为，根据压疮临床分期特点和分型，采用有针对性的中医预防和护理，可以更好地预防和治疗压疮，改善患者的生活质量。

（四）深静脉血栓

深静脉血栓属于中医“脉痹”“股肿”“瘀血”等范畴，气血运行受阻是形成血瘀证的主要原因，孙思邈的《备急千金要方》有“气血瘀滞则痛，脉道阻塞则肿，久瘀而生热”的记载，因此调和气血、祛瘀通络是预防深静脉血栓的重要原则。

段彪等治疗下肢深静脉血栓常用药物组合有当归与红花、当归与续断、当归与赤芍、川芎与当归、当归与骨碎补等。药物组合具有相须、相使的作用功效，如当归与红花、当归与赤芍、当归与川芎中，红花、赤芍、川芎可活血化瘀，当归可补血止痛，而当归、续断、骨碎补等本身既可活血又可补血，两药合用能活血化瘀，补血止痛，起到“活血祛瘀不伤正”的效果。唐军指出，桃红四物汤出自《医宗金鉴》，由川芎、白芍、熟地、桃仁、当归和红花组成。其中，红花可活血通经、散瘀止痛，当归可补气和血，川芎可活血化瘀、祛风止痛，熟地可滋阴补血，白芍可养血调经，桃仁可活血化瘀。诸药合用，可共奏活血化瘀、养血调经之功。对老年髋部骨折患者进行手术后，用桃红四物汤对其进行治疗能显著降低其深静脉血栓的发生率。

王永瑞采用的中医综合疗法是一种将中药汤剂、中药熨烫和中药离子导入相结合的治疗方法。中药汤剂主要成分为丹参和红花，其中丹参具有活血行气的作用；红花能够祛瘀止痛。两药合用能够起到活血行气、祛瘀止痛的功效。现代药理表明，丹参、红花能够增加纤维蛋白溶解活性，加快血流速度，降低血液黏滞度。中药熨烫能够温通经脉，加强组织代谢。中药离子导入具有舒筋通络、消肿止痛的作用，能够促进血液循环。陈胜琼等采用多种治疗方法相结合，能够达到标本同治的功效。中药穴位贴敷联合中药口服可有效地降低老年髋部骨折患者下肢深静脉血栓的发生率。穴位贴敷疗法是中医治疗疾病常用的外治方法，采用药物直接刺激穴位，并通过皮肤吸收而达到治疗疾病的目的，已被应用于哮喘、慢性支气管炎、痛经等疾病的治疗，并取得了较好的效果。太冲、足三里、血海和箕门穴是人体下肢的主要穴位。太冲穴可平肝熄风、通经散瘀；箕门穴可健脾渗湿、通经散寒；血海穴是治疗血证的要穴，可清血利湿、行气活血；足三里穴可调理脾胃、调节机体免疫力、通经活络、补中益气。

五、小结

老年髋部骨折因各种并发症的影响，目前多主张早期手术治疗，而中医药治疗多用于促进骨折愈合及并发症防治。中医药治疗一般按照骨折三期辨证进行治疗，但在骨折早期及围手术期，由于老年人肾精亏虚，乙癸同源则肝肾气血两虚；长期卧床则久卧伤气，气虚血瘀、气机阻滞则血瘀；外伤导致筋骨、脉络受损；气虚水停，水湿困脾则脾胃气机失调等，更应注重以脏腑为主的八纲辨证，如补气健脾、化湿甚至滋阴等，而中、后期参照骨折中、后期辨证治疗即可。

参考文献

[1] 朱晓龙 . 穴位贴敷疗法的历史沿革及现代研究 . 贵阳中医学院学报，2010，32（2）：1-3.

[2] 廖春容 . 吴茱萸贴敷内关及足三里穴对人工半髋关节置换术后老年患者胃肠功能的影响 . 护理学报，2016，23（11）：64-65.

[3] 赵勇，李永耀 . 股骨转子间骨折的诊疗进展及热点问题探讨 . 中国骨伤，2020，30（4）：293-297.

[4] 张惠法，王培民，阕文，等 . 高龄髋部骨折患者肺部感染的病因特点及防治探讨 . 南京中医药大学学报，2006，22（3）：191-192.

[5] 楼慧玲，梁剑，郭奇峰 . 老年人髋部骨折围手术期肺部并发症的防治 . 实用医学杂志，2004，20（8）：904-905.

[6] 叶枫 . 中医综合疗法防治老年髋部骨折围手术期肺部感染 . 世界中医药杂志，2012，7（5）：389-391.

[7] 王程远，李彬，茶晓锋，等 . 老年髋部骨折常见中医病证分析 . 光明中医，2020，35（10）：1562-1564.

[8] 张卫平 . 老年髋部骨折的中医护理 . 内蒙古中医药，2013，32（22）：152-153.

[9] 张留巧，苗淑莹，夏梦婷 . 老年髋部骨折中医护理研究的现状与思考 . 中国中医药现代远程教育，2018，16（16）：129-132.

[10] 夏梦婷，张留巧，张琰，等 . 老年髋部骨折中医护理临床路径的成本 - 效果分析 . 中国中医药现代远程教育，2017，15（16）：125-127.

[11] 叶志英，胡娟 . 中医护理预防老年骨折卧床患者压疮 68 例 . 中国中医骨伤科杂志，2013，21（9）：58-59.

[12] 王丽娟，李洁，苏丽萍 . 中西医结合护理对老年胸腰椎骨折患者压疮危险度的影响 . 中国现代医生，2010，48（33）：69-78.

[13] 杨春华，董晓华，马少剑 . 浅谈老年骨折患者压疮的中医护理 . 中外医学研究，2014，12（25）：97-98.

[14] 王英洁，李晓东，陈秀荣．中医护理技术在预防老年髋部骨折术后深静脉血栓研究进展．医学食疗与健康，2019，9（12）：205-207.

[15] 段彪，李希文，刘军，等．中药辅助治疗老年髋部骨折的用药规律研究．中医药导报，2017，23（13）：51-54.

[16] 唐军．桃红四物汤在预防老年髋部骨折患者术后下肢深静脉血栓中的应用价值．当代医药论丛，2020，18（12）：51-53.

[17] 王永瑞．中医综合疗法防治老年髋部骨折术后下肢深静脉血栓．中外医学研究，2019，17（34）：58-60.

[18] 李永耀，程灏，关继超，等．中药联合肝素预防老年髋部骨折深静脉血栓的临床研究．中国中西医结合外科杂志，2017，23（2）：174-177.

[19] 陈胜琼，苏瑞鉴，覃丽，等．中药穴位贴敷联合中药口服预防老年髋部骨折患者下肢深静脉血栓的效果．广西医学，2020，42（16）：2164-2166.

（刘保新　秦启宁）

第三节　名医经验

一、中医经验

对于老年髋部骨折患者来讲，多伴一个或多个系统的多种疾病，即使无其他疾病，其全身功能也比较差。老年髋部骨折一般出血量为 400 ～ 800 mL，而术中显隐血出血量也高达 400 ～ 1000 mL。手术前后的大量失血会严重影响患者脏器功能，胃肠功能表现最为显著，表现为腹胀、食欲不振、便秘等一系列症状，而胃肠功能异常，营养摄入不足会导致其他脏器功能的进一步降低。大量的临床研究证实，老年髋部骨折围手术期中医药的干预会比较快速地恢复胃肠的功能，提高患者手术的耐受性，从而减少术后并发症，降低死亡率，并促进髋部骨折患者术后的康复。

（一）老年髋部骨折围手术期的中医辨证思维

从中医伤科学角度上讲，骨折病一般按照损伤三期进行辨证治疗，初期气滞血瘀，以活血化瘀、消肿止痛为主，采用下法和消法为主；中期瘀肿消而未尽，筋骨虽连而未坚，以和营生新、续筋接骨为主，和法作为基础；后期瘀肿已消，但筋骨尚未坚实，功能尚未恢复，以坚骨壮筋、补养气血、肝肾和脾胃为主，多施以补法和温法。

实际上，在老年髋部骨折中后期按照损伤三期辨证的原则进行辨证一般可取得比较好的临床疗效，但在骨折初期，活血化瘀、消肿止痛的治疗方法却很少单独使用。究其原因，老年患者气血亏虚，肝肾不足，脏腑功能减弱，受到外伤打击和手术创伤，气血更虚，脏腑功能尤其是脾胃功能更为明显，同时兼有骨脉受损，气滞血瘀，这是老年髋部骨折患者初期（围手术期）的主要病机。从这个角度上分析，老年髋部骨折初期应以气血亏虚、肝肾不足、脏腑功能衰弱为本，以骨脉受损、气滞血瘀为标。而在手术时，手术创伤出血，会进一步导致气血亏虚，气管插管伤气耗津，大量输液致脾阳进一步受损、脏器与肢体水肿。

临床中，根据老年髋部骨折患者手术前后的临床表现及治疗目的的不同，老年髋部骨折患者初期（围手术期）中医辨证治疗可分为两个阶段：术前及术后。术前需要快速纠正患者的身体状况，使患者的身体达到最佳条件迎接手术；术后快速消除麻醉及手术创伤的不良反应，使患者的身体快速恢复以促使患者的康复。而对于股骨颈骨折与股骨粗隆间骨折，两者因出血量的不同，中医辨证分型论治又有所区别。

（二）老年髋部骨折围手术期中医辨证论治

1. 术前期

（1）气滞血瘀证

主要临床表现为局部肿胀、青紫瘀斑，刺痛或胀痛，疼痛拒按，舌质暗，苔薄，脉弦。此证多为外伤所致，伤筋动骨，经脉损而瘀血成，病机乃气滞血瘀，以实证为主，故治法应以行气活血祛瘀为主。研究显示，此证术后极易发生下肢深静脉血栓，需尽早采用抗凝预防，其中治以桃仁、红花、三七、土鳖虫等活血祛瘀类药物为主药。

治法：活血化瘀，利水消肿。

方药：桃红四物汤加减。

组成：白芍 12 g，当归 12 g，熟地 12 g，川芎 12 g，桃仁 12 g，红花 9 g，三七 10 g，土鳖虫 10 g，大腹皮 20 g，薏苡仁 20 g，桔梗 10 g。

方解：本方以祛瘀为核心，辅以养血、行气。方中以桃仁、红花为主活血化瘀；三七、土鳖虫加强活血化瘀之力；以甘温之熟地、当归滋阴补肝、养血调经；白芍养血和营，以增补血之力；川芎活血行气、调畅气血，以助活血之功；加桔梗宣肺，薏苡仁、大腹皮利水。全方配伍得当，使瘀血祛、新血生、气机畅、肿胀消。

（2）气虚血瘀证

主要表现为局部刺痛，拒按，面色苍白，神疲乏力，气短息弱，少气懒言，口唇与爪甲淡白，下肢水肿，纳呆，舌淡暗，苔白，脉弦细。《正体类要》云："肢体损于外，则气血伤于内，营卫有所不贯，脏腑由之不和。"髋部骨折患者年老体衰，其五脏皆虚，肝肾为重，正虚于内，新伤于外，脏腑失调，正不存内，邪气易内侵而正气虚，无法与之相搏。气虚则血运不畅，滞郁于内而成瘀。病机乃气虚血瘀，本虚标实，故治法应以益气健脾、活血散瘀为主。此证型的老年人特点明显，需高度重视和规避术后出血风险，重视隐性失血，运用以黄芪、当归、川芎、丹参为主的益气补血、活血化瘀类药物，能有效缓解术后早期下肢肿痛，降低术后出血风险，缩短能下地的时间，有效规避久卧导致的并发症。

治法：益气健脾，活血化瘀。

方药：参苓白术散加减＋活血化瘀汤加减，若气虚较重，选择补阳还五汤加减。

组成：莲子肉 10 g，薏苡仁 30 g，砂仁 10 g，桔梗 10 g，白扁豆 15 g，白茯苓 20 g，丹参 30 g，炙甘草 10 g，白术 20 g，山药 10 g，当归 10 g，桃仁 15 g，川芎 15 g。

方解：方中以参苓白术散补气健脾，砂仁醒胃，辅以当归、丹参、桃仁补血活血。综合全方，有补气健脾醒胃、补血活血、利水消肿止痛之功效。

2. 术后期

相对于术前，患者全身麻醉、气管插管伤津耗气，术中大量输液致脾阳受损、水饮痰湿内停，手术损伤出血及隐性失血导致气血更加虚弱，假体置入易阻碍人体正常气血运行，血不循经而行，溢于脉外，更容易导致瘀血的形成。若脾胃虚弱使水谷精气摄入严重不足，出现气阴两亏，严重者危及生命。同时，若气虚不摄血，瘀血难清，则积久化热。

（1）水饮内停证（术后 1 ～ 2 天）

老年髋部骨折术后主要的病机是麻醉时耗气伤津，大量输液后水饮内停，加上老年素体中虚，痰壅气滞。另外，手术刀刃损伤出血及隐性失血导致气血更加虚弱。综合表现为胸痞，纳呆食少，呕恶，身体困倦，嗜卧，痰多色白，且痰滑易出，舌苔厚腻，脉濡滑。

治法：补气健脾化湿，温肺化痰，降气消食。

方药：金水六君煎＋三子养亲汤。

组成：当归 15 g，熟地 15 g，党参 15 g，广陈皮 9 g，法半夏 12 g，云茯苓 12 g，炙甘草 6 g，紫苏子 12 g，莱菔子 12 g，炒芥子 12 g。

随证加减：腹胀纳差，加焦三仙各 15 g，姜厚朴 9 g，大腹皮 9 g；泛酸明显加黄连 6 g，吴茱萸 10 g；手脚冰凉，便溏怕冷，加淫羊藿 15 g，补骨脂 15 g，肉桂 2 g；气短自汗，动则喘甚加山茱萸 15 g，黄芪、浮小麦、煅牡蛎各 30 g。

方解：金水六君煎源于《景岳全书》，具有养阴化痰之功效，主治肺肾虚寒，水泛为痰，或年迈阴虚，气血不足，外受风寒，咳嗽呕恶，喘逆多痰等。三子养亲汤源于《韩氏医通》，具有祛痰、降气、消食之功效。主治痰壅气滞证，症见咳嗽喘逆，痰多胸痞，食少难消等。两方合用，共协补益肺肾化痰之功。

（2）气血两虚证

主要表现为局部隐隐作痛，或空痛，面色淡白或萎黄，神疲乏力，头昏目眩，或有自汗，心悸失眠，少气懒言，舌苔薄白，脉细弱。此类患者多见于手术中失血量较大或本身为血虚体质者。患者脏腑精亏，生血之力有限，“血为气之母，气为血之帅”，血虚则气耗散。此证乃虚证，治法宜以益气养血为主。考虑患者术后早期伤气甚于失血，后期伤血甚于伤气，早期宜用人参、红参之类先益气固本，辅以养血之药，后期再用当归、熟地之类养血载气，辅以益气药、行气药以避滋腻，常以补中益气汤为基础方。

治法：益气补血。

方药：补中益气汤加减。

组成：黄芪 30 g，党参 30 g 或红参 6 g，当归 10 g，陈皮 5 g，升麻 3 g，白术 10 g，黄精 12 g，紫河车 12g，大枣 5 枚，炙甘草 6 g。

方解：方中重用黄芪，味甘微温，入脾、肺经，补中益气，升阳固表，为君药。配伍党参、炙甘草、白术补气健脾为臣，与黄芪合用，以增强其补中益气之功。血为气之母，气虚时久，营血亏虚，故用当归养血和营，协党参、黄芪以补气养血，加黄精、紫河车加强其补益精血以增强补气养血之效；陈皮理气和胃，使诸药补而不滞，共为佐药。并以少量升麻、柴胡升阳举陷，协助君药以升提下陷之中气，为佐使药。《本草纲目》曾说：“升麻引阳明清气上行，柴胡引少阳清气上行，此乃禀赋虚弱，元气虚馁，及劳役饥饱，生冷内伤，脾胃引经最要药也。”炙甘草调和诸药，亦为使药。诸药合用，使气虚者补之，气陷者升之，气虚发热者，得此甘温益气而除之，元气内充，清阳碍升，则诸证自愈。

（3）气津两亏证

主要表现为精神萎靡、自觉乏力、自汗或盗汗、潮热、气短、少气懒言、口干咽燥、口渴、舌红无苔、脉虚数等。素体虚弱或久病后，气血亏损所表现出来的神疲乏力，气短懒言，纳差，面色淡白或萎黄，头晕目眩，唇甲色淡，心悸失眠，舌淡脉弱。

治法：益气复脉，养阴生津防脱，养血活血。

方药：生脉散 + 桃红四物汤加减。

组成：党参 30 g，麦冬 15 g，五味子 10 g，当归 20 g，川芎 10 g，熟地 15 g，赤芍 10 g，桃仁 10 g，红花 10 g。

方解：党参甘温，益元气，补肺气，生津液，是为君药。麦冬甘寒养阴清热，润肺生津，用以为臣。党参、麦冬合用，则益气养阴之功益彰。五味子酸温，敛肺止汗，生津止渴，为佐药。三药合用，一补一润一敛，益气养阴，生津止渴，敛阴止汗，使气复津生，汗止阴存，气充脉复。桃红四物汤以祛瘀为核心，辅以养血、行气。方中以强劲的破血之品桃仁、红花为主，力主活血化瘀；以甘温之熟地、当归滋阴补肝、养血调经；赤芍养血和营，以增补血之力；川芎活血行气、调畅气血，以助活血之功。全方配伍得当，使瘀血祛、新血生、气机畅，化瘀生新。

（4）积瘀化热证

主要表现为高热，烦躁不安，甚或谵语，疼痛拒按，大便秘结，舌暗红、苔黄，脉弦数。患者为手术损伤，卫外不固，腠理顿开，外邪入侵；中医认为麻醉药物为入里伤正之药，正不能抗邪，外邪入里，而外伤手术所致血瘀阻滞经络；正气虚，气血运行无力，外邪与血瘀交结于内，郁而化热。治宜活血化瘀，清热凉血，方用血府逐瘀汤（《医林改错》）加减。

治法：化瘀清热。

方药：血府逐瘀汤 + 清骨散加减。

组成：当归 10 g，川芎 10 g，生地黄 20 g，柴胡 20 g，赤芍 10 g，红花 10 g，桃仁 10 g，枳壳 10 g，桔梗 15 g，牛膝 15 g，银柴胡 10 g，胡黄连 10 g，秦艽 6 g，青蒿 6 g，知母 5 g，甘草 9 g。

方解：方中桃仁破血行滞而润燥，红花活血化瘀以止痛，共为君药。赤芍、川芎助君药活血化瘀；牛膝长于祛瘀通脉，引瘀血下行，共为臣药。当归养血活血，祛瘀生新；生地黄、银柴胡、胡黄连、秦艽、青蒿、知母凉血清热、除郁热，与当归养血润燥，使祛瘀不伤正；枳壳疏畅胸中气滞；桔梗宣肺利气，与枳壳配伍，一升一降，开胸行气，使气行血行；柴胡疏肝理气，为佐药。甘草调和诸药，为使药。本方为活血祛瘀药、行气药、养血药、养阴清热药合用，化瘀又清热，可作为通治一切血瘀化热的基础方。

（三）老年髋部骨折围手术期中医辨治的常用药物、组方特点、配伍特点

1. 活血、利水、宣肺

骨折后或骨折术后骨折端肌肉等出血，加上小血管破裂，毛细血管通透性增加，血管内液外渗到组织间隙；或者是肌肉痉挛、止血带的运用等导致静脉回流障碍，血管扩张，通透性增加，造成组织水肿。骨折肿胀如不及时处理，轻则影响皮肤肌肉组织的愈合，重则引起肌间隔综合征。中医学认为，在骨折早期，骨折的肿胀属于瘀血、水肿的范畴，病机为损伤而致气滞血瘀，水瘀互结；治当活血祛瘀、利水消肿，即活血利水，利水常用薏苡仁、大腹皮、车前草。其理论出自唐容川的《血证论》中有“瘀血去路，不外二便”“血病不离乎水，水病不离乎血”“血积既久，亦能化为水”，故应引导瘀血从便溺出而取消肿之效。另外，对于肺肃降异常者，应加桔梗宣肺提盖以便于利水渗湿。临床上如果伴随发热可以加金银花、连翘、柴胡解毒散热。

2. 益气健脾、醒胃消食

老年患者本身气血亏虚，肝肾不足，脏腑功能减弱，受到外伤打击和手术创伤

（骨质疏松者出血更多），气血更虚，脏腑功能尤其是脾胃功能更为明显，老年人伤后纳差或拒绝进食是令每一位骨科医生都非常头痛的问题，严重者直接危及患者的生命，甚至有骨科医生将进食情况作为衡量身体状况及预后判断的一项重要指标，而中医药在治疗脾胃方面具有西医难以比拟的优势。南方患者，脾虚湿胜，多湿、多热是常见体质，参苓白术散是最常用的方剂，而湿重于热采用三仁汤，热重于湿采用甘露消毒丹；对于髋部骨折，急性创伤失血造成的气虚伴有血瘀，尤其是术后伤气甚于失血，宜用人参、红参之类先益气固本，辅以养血之药，后期再用当归、熟地之类养血载气，辅以益气药、行气药以避滋腻，常以补中益气汤为基础方，辅以黄芪、当归补血活血；而对于长期进食较差的患者，容易出现气津两亏的情况，宜用生脉散加减补气生津固脱。

（四）结语与展望

如上文所述，老年髋部骨折中医药干预能益气健脾补血，促进胃肠功能恢复，活血化瘀防治术后下肢静脉血栓形成，防治术后谵妄，治疗术后非感染性发热等，其中多项研究使用的主要治疗原则正是益气养血、健脾醒胃、活血化瘀，这与中医病机是相符合的。中医药能在围手术期调动患者各方面的机体功能，调节脏腑，平衡阴阳，从而减少手术对机体的创伤，防治多种术后并发症，改善术后症状等，使患者安全平稳地度过围手术期，从而提高生活质量，甚至改变治疗结局，值得临床进一步研究。

二、手术经验

（一）老年股骨颈骨折

目前，股骨颈骨折的保守治疗（骨牵引）因护理条件苛刻、骨折不愈合率高已逐渐被医生及各年龄组的患者放弃；内固定治疗只限于体能好、愈合能力佳的中青年患者；而对于>60岁老年股骨颈骨折患者来讲，因为体能因素及“骨折不愈合”与“股骨头缺血性坏死”的高发生率，髋关节置换手术已成为其治疗的最佳选择，只有极少数基底部骨折患者适合内固定手术，若身体条件不适合麻醉，则选择外固定支具治疗减轻疼痛，辅助坐起以减少并发症。

老年股骨颈骨折髋关节置换手术的目的是患者本身的快速恢复，只有快速恢复，才能减少相关的并发症。老年股骨颈骨折髋关节置换手术快速恢复的要点有二，其一是精湛的手术技术，其二是围手术期全面、有效、及时的管理。

1. 手术技术方面

（1）手术入路的设计及髋臼的暴露（以后外侧切口为例）

患者取健侧卧位，健肢轻微屈膝屈髋，在前侧髂前上棘、后侧髂后上棘部位使用固定软垫支撑，以维持侧卧位，避免术中肢体发生后倾或前倾，患侧髋关节能否屈曲 90° 是判定软垫位置高低的重要标准。

切口一般采用后外侧入路，切口以大转子为中心，上方指向髂后上棘，下方在大腿外侧沿股骨干长轴向下延伸。在临床实际操作时，切口的远端稍弧向股骨后侧缘，这样更有利于髋关节后方的暴露。

逐层切开皮肤、皮下组织，钝性分离臀大肌、臀中肌，显露转子后方附着的外旋肌群，切断外旋肌群显露关节囊。临床中，为减少手术中创伤，可不切断股方肌。在切开关节囊后，用髋臼拉钩在小转子上缘向后下牵拉即可暴露小转子的上缘。这样既可缩短切口，又可避免外旋肌的损伤，减少术后关节脱位的发生。

关节囊的切开一般采用“T”形切口，但“T”形切口有时对髋臼的暴露并不充分。临床中，采用“圆弧形”切口可使髋臼暴露更充分，切口自小转子上缘向上紧贴骨面切开附着在股骨后侧转子嵴上的关节囊，再沿着股骨颈后上直线切至髋臼，在髋臼后壁稍向后下延伸并在骨面上剥离至后下缘。游离后的关节囊向后下翻开，放入髋臼钩后能充分暴露整个髋臼缘（图 11-3-1）。

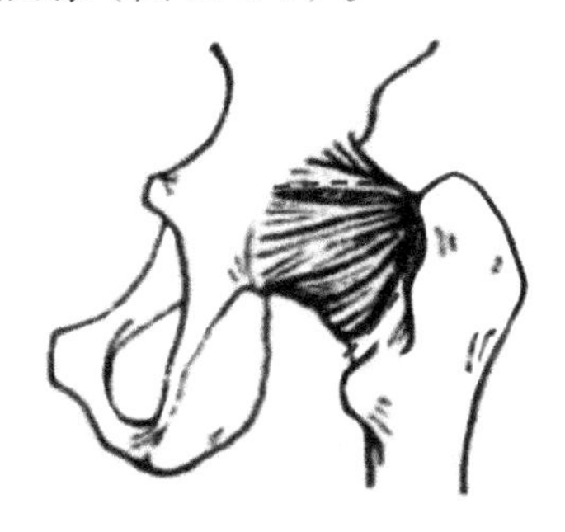

图 11-3-1　关节囊切口

（2）股骨截骨及假体床的准备

充分暴露股骨颈后（一般不需要暴露小转子）将外旋肌向后下牵拉，在小转子上 1 ～ 1.5 cm 截骨，第一锯截骨线应与股骨颈轴线保持垂直，第二锯沿着大转子内侧缘与第一锯相交（图 11-3-2）。截掉股骨颈后从小到大用髓腔钻扩髓，并判断髓腔的方向，然后用髓腔锉由小到大进一步扩髓，直到髓腔锉与截骨面相匹配。在锉髓腔前，先处理大转子内侧梨状窝部位残留的未完全处理掉的股骨颈骨质，防止其阻挡假体的置入。在用髓腔锉打磨髓腔时应注意主要打磨部位是股骨外侧壁，这样才能防止放置假体时发生内翻。另外，假体柄打入时应将假体柄尾部稍向下压，防止后侧壁磨削较多。

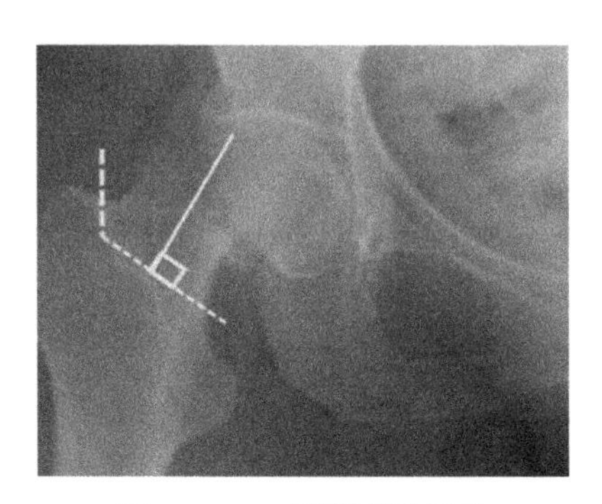

图 11-3-2　股骨颈截骨线

术中若假体柄（术前设计柄型号）难以打入，一般是股骨近端髓腔外侧壁去除不足，可用刮匙刮掉外侧壁适量的松质骨，即可打入。如选择的假体柄置入太深，而又难以使用大一号的假体，在近端髓腔外侧壁填入适量的松质骨（从截掉的股骨颈或股骨头取），也可保证术后假体的稳定。

股骨髓腔假体床在准备完善后用生理盐水冲洗，采用小纱条填充止血备用。

（3）髋臼的准备及假体的置放

先在髋臼上缘（12 点）及后缘（2 ～ 3 点）外 1 ～ 1.5 cm 分别钉入两根 3.5 mm 的克氏针以减少人力拉钩，再将两把髋臼钩分别置于髋臼的前缘和后下缘显露髋臼，两髋臼钩均应面向术者以便更好地暴露，良好的显露对于处理髋臼至关重要。切除髋臼的盂唇，也可以使用手术刀去除，以节省手术时间，清理卵圆窝内的软组织，显露卵圆窝。磨锉髋臼时以卵圆窝为参照点确定髋臼中心，先用小号的髋臼锉加深髋臼，然后以此为中心再换大号的髋臼锉进行磨削，这样可以避免因患者髋臼较浅，磨锉时逐渐偏离髋臼中心。

确定磨锉角度时，首先要确保患者为标准的侧卧位（90°，以第一根克氏针直立做参照），然后将髋臼锉竖直置入髋臼，之后将其下压至外展角为 40°，再前倾至其前倾角为 20°，该方法可简便准确地确定磨挫角度。另外，因股骨近端的阻挡，髋臼锉杆下压时，髋臼锉易于向后上方偏移，应注意控制。在进行磨锉时，如发现髋臼底部松质骨外露后又开始发白，说明此时已到达髋臼内侧骨板，不能再继续加深，否则容易磨穿髋臼。利用试模确定髋臼假体大小，注意观察髋臼对试模的覆盖率（臼杯在髋臼外上缘稍露，内下缘稍低于髋臼横韧带）及初始稳定性。置入臼杯及内衬。打入臼杯时应防止用力太大击穿臼底，对于重度骨质疏松患者更应引起重视。对于初始稳定好者，一般不需要使用螺钉固定。

（4）置入股骨假体柄，测试适配度

将选择好的股骨假体柄打入髓腔，先用标准颈测试长短松紧：活动患肢，判断髋关节屈伸、内外旋的活动度和稳定性，并与健侧肢体对比，衡量双下肢是否等长。

（5）切口闭合及氨甲环酸注射液的使用

紧密缝合关节囊（内旋使关节囊暴露充分时缝合，后旋松弛关节囊打结），置入引流管后再逐层缝合。缝合后从引流管注射氨甲环酸并夹闭引流管，回病房约2小时后松开引流管进行引流，氨甲环酸注射液可减少术后的出血。

（6）骨水泥的使用

除麻醉外，老年患者行髋关节置换术的术中风险主要是骨水泥毒性反应。值得注意的是，部分老年患者术前无重大疾病，但由于年龄较大，功能储备差，抗手术损伤及麻醉打击能力差，骨水泥注入后易出现血压波动，因血管调节能力差会出现难以纠正的低血压。故在手术方式的选择上，尽可能选择假体近端固定，避免骨水泥的使用。

（7）微创髋关节置换术

微创髋关节置换术是髋关节置换手术的发展趋势，微创手术可加速髋关节置换术后的功能康复。微创髋关节置换术的技术优势：①切口小，切口长度6～8 cm，小于常规切口（平均16 cm）和其他微创切口（平均8.8 cm）；②手术创伤较小，解剖层次简单，经梨状肌和臀小肌、臀中肌的间隙进入，手术操作过程中不需要进行髋关节脱位，所以不需要过度松解，能够保留梨状肌和外旋肌群；③术中显露更加清楚；④术中出血较少，术中除了磨臼和扩髓之外基本没有明显出血，一般无须术后输血；⑤术后恢复快，人工髋关节置换的对象多为老年患者，微创全髋置换术减小了手术创伤，也减少了对内环境的干扰和全身性并发症发生的风险，术后恢复快；⑥由于缩短了卧床和住院时间，因而降低了护理成本和患者的经济负担；⑦术后人工关节不易脱位，患者无特殊活动限制，大大提高了患者术后生活质量和满意度；⑧原来习惯后入路术式的医生容易掌握该术式，学习曲线较短。

2. 具体手术过程及技巧

（1）患者体位

患者取标准侧卧位，将手术台高度调整至术者舒适的位置。该技术操作不需要最大限度内收下肢，因此没有必要将患者的位置偏移至手术台的前缘，体位垫的放置基本同前。为确保适当的骨盆旋转位置，髋部稍后倾。患髋屈曲45°，患肢内旋10°～15°，使大转子朝上。患肢的足置于带衬垫的Mayo手术托盘车上，患肢轻度内收，肢体的重量将平衡髋关节，使骨盆旋转中立。这是手术技术“主体位”，手术的大部分操作在该体位下完成。

（2）软组织剥离

切口起自大转子尖端，向近端延伸6～8 cm，沿股骨轴线切开至臀大肌的筋膜层。用电刀切开臀大肌的筋膜，从大转子尖端开始，顺着主切口线延伸。可以通过屈、伸、内收患肢调整主切口手术视野。用两把翼状尖调位器分开臀大肌。暴露覆盖臀中肌的囊，沿臀中肌后缘小心切开一层很薄的囊组织。将一把 Cobb 调位器置于臀中肌下方，然后用钝 Hohmann 牵开器替换，助手用温和的力量维持牵开器的位置以保护臀中肌。Hohmann 牵开器叶片与伤口不超过 90°，置于臀中肌和臀小肌之间的间隙。可能需要松解短外旋肌群，尤其是髋部紧绷的部位。在学习过程中，开始时尽量缩小切口，松解更少的短外旋肌；最终达到不松解短外旋肌，可能梨状肌是例外的。

（3）关节囊显露

助手外展、外旋患者的髋关节（抬高膝关节，足部仍维持在 Mayo 手术托盘车上），减小外旋肌的张力。将一把 Cobb 调位器置于梨状肌腱与臀小肌间隙的后方，坐骨神经由外旋肌保护。然后用钝 Hohmann 牵开器替换，置于后关节囊和外旋肌之间，Hohmann 牵开器叶片与伤口不超过 90°，两把牵开器手柄相互平行。放低膝关节，恢复“主体位”。如果梨状肌腱产生的张力过大，此时可以在直视下进行松解。

（4）关节囊切开

利用 Cobb 调位器向前轻推臀小肌后缘，显露深层的关节囊。用电刀切开关节囊内的主要切口。用电刀沿主切口的方向切开关节囊，用长电刀头切开转子窝以防股骨颈基底部周围的出血。确保用电刀完整地准备整个股骨颈鞍部和大转子。此处有很多分支血管，可能引起出血，因此充分准备比准备不足要好。将关节囊从股骨颈的鞍部切开，向近端延伸至髋臼，长约 1 cm。小心地剥离骨膜下关节囊髋臼缘附着部 1 cm，并向前、后延伸 1 cm，限定这部分的剥离在所有方向上都只有 1 cm；同时让助手注意患者任何足的活动，因为坐骨神经就在后方 2 cm 处。关节囊切口应该是一个简单的直线切口，以便手术结束时像修复肩袖一样修复。助手抬高患者膝关节以降低外旋肌的张力，在关节内后关节囊和后股骨颈之间放置一把 Cobb 调位器，然后用钝 Hohmann 牵开器替换，置于后关节囊的前方。然后将患者的下肢恢复“主体位”。用相似的方式在前关节囊重新放置钝 Hohmann 牵开器。关节囊标记以助修复时辨认，显露梨状窝、大转子顶点和前股骨颈（鞍部）。

（5）股骨准备

在股骨头完整的状态下进行股骨扩髓和髓腔成形，降低了股骨颈骨折的风险。助手按压患者的膝关节将患肢轻微内收，股骨颈的鞍部暴露至切口。使用开口铰刀通过转子窝进入股骨髓腔。用干骺端铰刀来扩大近端开口，确保后续的器械正确对位，不内翻。为使股骨髓腔锉容易插入，可以使用适当大小的 Round Calcar Punch 和冲击手柄。首先打开股骨颈，从铰刀开口处开始切，朝髋臼缘的方向建立一个槽。助手内收患肢，以获得最大显露。用刮匙处理股骨近中段，确保表面提供了良好的皮质骨接触，促进骨骼的生长，防止沉降和微动。

（6）髓腔成形

根据所用的铰刀—髓腔锉或髓腔锉的大小，选用合适的髓腔锉进行髓腔成形。用开口锉手柄检查插入的深度，测量开口锉的顶部相对于大转子尖端的深度，深度通常为 15 ～ 25 mm，当然还取决于患者的解剖结构及术前腿的长度差异；也可以使用髓腔探针进行检查确认插入的深度。一旦最终型号的髓腔锉置入后，去除手柄，根据髓腔锉指导股骨颈截骨。

（7）股骨头取出

将股骨颈截骨平面调整至与外科伤口一致，助手抬高患者的膝关节使髋关节轻度外展，用摆锯配窄锯片，沿髓腔锉顶端截断股骨颈。将一根斯氏针置入股骨头的坚硬部分，用斯氏针的杠杆力将股骨头旋转至最大内收位，再将第二根斯氏针置入股骨头的另一坚硬部分，留置电钻的夹头在斯氏针尾端，将股骨头拉出主切口。如果股骨头取出困难，可先去除第一枚斯氏针，将股骨头进一步旋转至更大内收位后，再置入另一枚斯氏针。使股骨头持续“行走”至最大内收位，直至圆韧带撕裂或可被电刀切断为止。

（8）髋臼的准备

使患肢在“主体位”，两个锐 Hohmann 牵开器分别放置在前、后髋臼唇与关节囊之间的腋窝处。在直视下，去除髋臼及髋臼唇上残留的所有软组织，闭孔动脉常在后方出现。软组织切除后，电刀止血（推荐使用长刀头）。在切口近侧髋臼缘骨膜下放置 Zelpi 牵开器，在远端关节内放置 Romanelli 牵开器。这些自动牵开器的组合将提供旋转稳定性，并为髋臼锉和置入物引入关节内提供一个空间。此时去除锐 Hohmann 牵开器。

（9）经皮切口建立

患肢仍然在“主体位”，助手将骨钩的尖端转入髓腔锉的顶部，并将股骨拉向前方。瞄准手柄 / 入口定位器 / 髋臼试模装配在髋臼上，导向器的顶端垂直于患者的躯干；由于在手术台上，患者的骨盆有倾斜，因此导向器的杆部与垂线倾斜 10° ～ 15° 。通过导向器置入钝 Trocar 与套管。在 Trocar 与大腿交叉的部位做一个 1 cm 水平切口。钝 Trocar 与套管通过此小切口，于股骨后 1 ～ 2 cm 继续向深部插入，直到通过主切口可见到钝 Trocar 与套管。去除瞄准手柄 / 入口定位器 /Threaded Cup Adapter/ 髋臼试模及钝 Trocar，仅留置套管。通过调整肢体可轻易移动套管的方向。

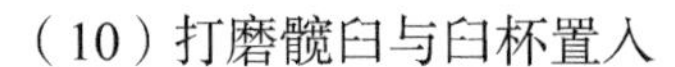

(10) 打磨髋臼与臼杯置入

通过主切口使用髋臼锉手柄置入合适大小髋臼锉。通过套管置入髋臼锉的杆，并与髋臼锉原位匹配连接。开始磨锉髋臼。Threaded Cup Adapter 穿入髋臼杯根尖孔，通过瞄准手柄装配髋臼杯。瞄准手柄与患者垂直时便可获得 25° 前倾角，与地面垂直时便可获得 40° 外展角。髋臼杯在髋臼内，瞄准手柄直接控制臼杯的位置，通过套管置入臼杯撞击器。由于在手术台上，患者的骨盆有倾斜，因此导向器的杆部再次与垂线倾斜 10° ～15° 。臼杯撞击器打击臼杯直至固定牢靠。可用瞄准器连接臼杯撞击器。

(11) 螺钉置入

用长套管建立髋臼螺钉固定孔。通过套管置入长钻套，并连接至目标固定孔。通过长钻套置入螺丝钻，并测量深度；拧入合适长度的螺钉，去除螺丝钻和长钻套。可以用钻管和斯氏针以类似的方式建立螺钉孔，用这种方式时，钻入斯氏针直至穿过钻套底部，继续前进，建立 30 mm 深的螺钉孔。螺丝钻仅能使用长钻套，不可用于钻管，因为深度尺寸不匹配。可以通过主切口置入一螺钉把持器，控制螺钉方向。用球关节螺钉起或直螺钉起连接螺钉起手柄，通过套管拧紧螺丝。

(12) 试模复位与拆卸

根据切除的骨量和术前模板测量的结果选择合适的股骨头和股骨颈。调整肢体的位置，将金属试模颈安装至已在股骨髓腔内的髓腔锉。将试模股骨头安装至髋臼杯，并使其开口朝向上后方。将钝 Trocar 插入髓腔锉的顶部，试行复位，将试模颈复位至试模头。复位过程中，术者通过主切口直视下推、平移控制肢体，助手通过抬高或降低膝或足来控制髋关节的内、外旋转。

患肢在“主体位”，助手用骨钩钩住髓腔锉侧方牵拉肢体。将钝 Trocar 尖端置入试模颈的上孔；两把器械相互分离对抗，使试模颈与髓腔锉分离脱位。去除试模颈和试模头，以及股骨髓腔锉。

(13) 假体组装

清理髋臼并擦干，用臼杯撞击器（通过套管）和内衬撞击器将臼杯内衬敲入髋臼。安装并敲击股骨柄。柄的置入深度可以通过测量 Canal Feeler 到大转子的尖端的距离确认。安装股骨头假体（如果选用大直径股骨头，需使用颈套）至髋臼杯内衬，并使其开口朝向上后方。为了正确组装和敲紧颈块，必须确保颈块和股骨柄座是干净且干燥的。安装颈块时使用偏心颈块撞击器。安装钝 Trocar 至股骨柄，颈块安装至股骨头，清理并擦干颈和头，按试模复位的方法，术者通过主切口直视下推、平移控制肢体，助手通过抬高或降低患者的膝或足来控制髋关节的内、外旋转。通过检查关节运动范围和肢体长度确认关节稳定性。

（14）关闭伤口

整个关节囊都保留了，几乎可以像关闭切口一样很容易重建，关闭关节囊时从上、下开始。如果做了松解，可以将梨状肌重新缝合至臀中肌后缘，切口其他部分按常规方式缝合。

（15）多学科围手术期的协调处理

对于麻醉，老年患者手术对麻醉要求较高，应选择干扰小、便于管理的麻醉方式，如腰麻硬膜外联合麻醉、腰丛联合坐骨神经阻滞麻醉或气管插管全身麻醉，有呼吸系统疾病者避免气管插管麻醉。老年股骨颈骨折行髋关节置换手术疗效肯定，应积极手术。患者多伴一个或多个系统的多种疾病，即使无其他疾病，其全身功能较差，手术风险也较大，围手术期处理至关重要。多学科协作下进行全面、有效、及时围手术期处理，选择合适的麻醉方式及术中有效监测和早期干预，术后积极防治并发症，确保患者顺利康复（具体见本章股骨粗隆间骨折部分）。多学科协作处理是老年股骨颈骨折患者行髋关节置换术成功的重要保证。

（二）股骨粗隆间骨折

1. 老年股骨粗隆间骨折首选手术治疗

老年股骨粗隆间骨折好发于女性，主要与骨质疏松及肌肉力量差有关。主要表现为摔伤后髋部疼痛、不能活动、患肢外旋等。随着人口的老龄化，其发病率有逐年增高的趋势。

老年股骨粗隆间骨折首选手术治疗，手术治疗虽然有一定的风险，但大量临床资料的统计显示，非手术治疗有更高的病死率。因为保守治疗一般需要 6 周以上的卧床，由此引起的肺感染、泌尿系感染、褥疮、深静脉血栓及肺、脑、心等重要器官血栓栓塞等严重并发症对老年患者来讲会造成较高的死亡率。另外，其潜在的骨折畸形愈合或不愈合也严重地影响了患者的生活质量。手术治疗的目的是缩短卧床时间，尽早恢复患肢活动，降低死亡率及其他并发症的发生率。对于粗隆间骨折，尽可能使用各种股骨近端髓内钉内固定，此方法微创，且力学支撑结构更好，便于早起下床活动。若患者存在麻醉禁忌证，应考虑局部麻醉下的外固定支架固定或支具进行治疗。

2. 股骨转子间骨折 PFNA 内固定手术技巧

股骨转子间骨折 PFNA 内固定手术的关键在于置钉前手法复位及钉子是否置入到合适的位置，从而使骨折端得到比较好的稳定，便于患者早期下床，至少能够坐起，防止并发症。

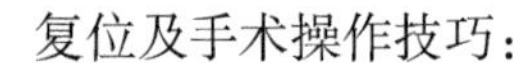

复位及手术操作技巧：

1）对于顺股骨粗隆间骨折错位一般采用屈膝、屈髋体位下牵引（助手按住患者的双侧髂前上棘对抗），并外展内旋股骨即可复位。若有阻挡，可以将患侧股骨做几次内外旋转，一般可以解除阻挡，达到比较好的复位。对于逆粗隆间粉碎性骨折，一般是在外展位牵引后再进行患肢内收外旋。

2）股骨大粗隆劈裂较大者，通过牵引后向上移位一般能够得到矫正，但向外移位往往会很明显，进针时需要助手用骨锤隔着皮肤向内推顶移位的股骨大粗隆。需要注意的是，助手需要全程辅助推顶股骨大粗隆以防止钻或钉向外偏移。

3）股骨大粗隆顶点粉碎，一般牵引复位良好，但若置入主钉时股骨头颈部向内下方移位，则复位丢失。且插入主钉后，主钉往往会偏外，主钉置入后会挤压头颈，造成复位丢失，故在扩髓时，于顶点处用一叉状物或骨锤抵住主钉，防止扩髓器偏外，并有意识地将入钉点内侧的皮质去除，这样再置入主钉就不会导致主钉偏外挤压头颈部造成复位丢失；需要注意的是，置入主钉时助手仍需要以叉状物或骨锤抵住主钉。

4）股骨头颈旋转明显，C臂机透视正位复位良好，而侧位头颈部存在旋前畸形、断端分离，可以由前向后置入1枚斯氏针，助手在透视下向后旋转推顶即可，如果用斯氏针无法完成，可以由置入螺旋刀片的切口处插入翘板、骨钩或者大弯血管钳，通过撬拨也可以解决头颈旋转问题，也可以在复位后临时置入1枚或2枚克氏针固定头颈部。

5）股骨粗隆间骨折线延伸至股骨小粗隆下方甚至股骨干近端，牵引后骨折远端向后方分离移位明显，无法插入导针，主要是在腓肠肌及重力的作用下，骨折远端会往后方移位导致导针无法插入，可在距离骨折线远端3 cm处由前向后置入1枚克氏针或者提拉针，助手向前提拉股骨干部，即可顺利插入导针。

6）还有部分患者，因骨折近端有肌肉牵拉向前内错位，即使能够手法复位，但在放平后因肌肉牵拉仍会错位。此时，近骨断端处于偏前位，远骨断端处于偏后位，两者相距较远，有学者将其称为难复位型或矢状面不稳定型骨折；此时应果断放弃闭合复位，先将股骨预估的外侧置钉口切开并稍扩大，采用骨钩、髋臼钩、铺巾钳或小粗隆爪置入到骨折端配合复位，必要时穿钢丝环扎固定后，再进行置钉（图11-3-3至图11-3-7）。

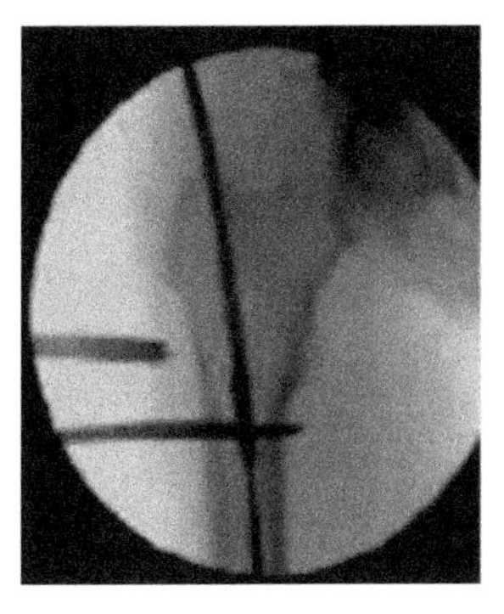
图 11-3-3　骨钩协助复位

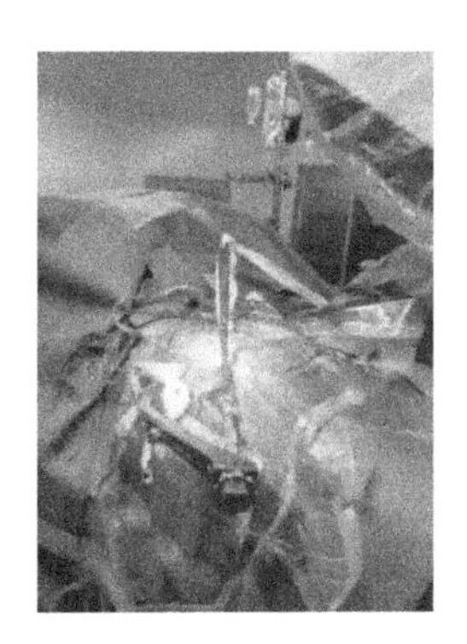
图 11-3-4　髋臼钩协助复位
（彩图见彩插 10）

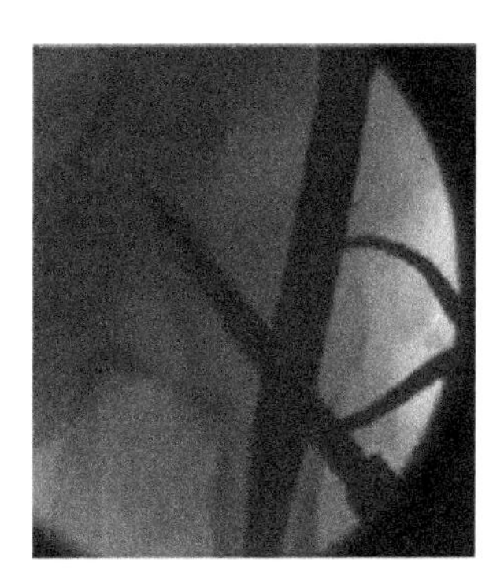
图 11-3-5　铺巾钳协助复位

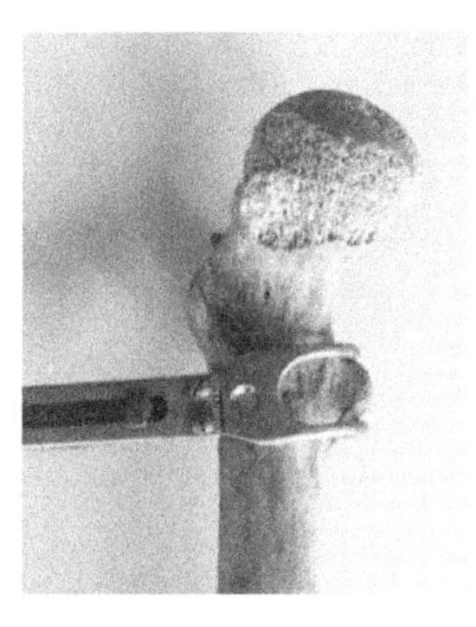
图 11-3-6　自制小粗隆爪协助复位
（彩图见彩插 11）

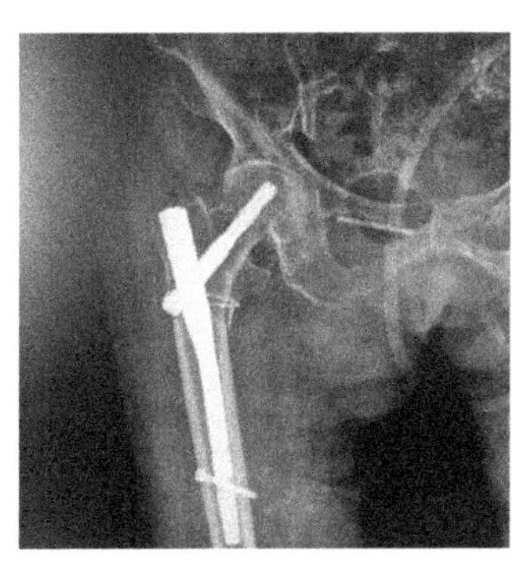
图 11-3-7　钢丝协助复位

7）置入主钉后，根据透视决定进钉的深浅。需要注意的是，置入导针时容易向上偏移，同时带动主钉向上退出，针对这个问题的解决方案有两点：①主钉进钉稍深；②助手稳住主钉防止退钉。

8）螺旋刀片的长短可以通过导针进行测量，但更准确的是先通过导针进行测量，再钻扩髓钻，预留 0.5 ～ 1 cm 透视评估测量值的准确性。

9）股骨髓腔太粗且粗隆间粉碎性骨折，即使选用最粗的 11 号髓内针，远端锁定钉有时也难以准确置入，这时可采用徒手锁定技术。另外，髓腔太粗的患者即使在术中显示复位较好，且置钉的位置准确，术后有时也难以维持冠状面的稳定，对于这种患者选用 DHS 固定则更合适。

10）当患者年龄较大，身体条件太差出现愈合困难时，则考虑加长柄的人工股骨头置换手术，手术时可在股骨颈截骨后复位大小粗隆并用钢丝环扎固定后再扩髓置入假体，粗隆骨折的复位固定可进一步保证股骨近端的稳定，并留下判定假体置入长短的骨性标志（图 11-3-8）。

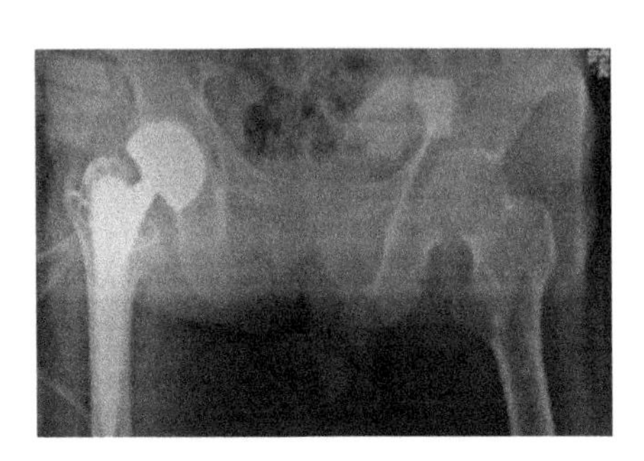

图 11-3-8　粗隆间骨折采用人工股骨头置换术

3. 老年髋部骨折围手术期的多学科协作处理

对老龄髋部骨折患者除了详细询问受伤经过及伤前日常活动情况外，更应对各个系统进行详细回顾，此类患者常合并有呼吸、循环、内分泌等多个系统疾病，同时消化系统功能减退多伴营养状态不良，术前应根据病史及检查结果请多学科会诊，使患者身体状况在术前达到最佳状态。

于患者入院后完善相关检查，如有异常及时处理，必要时请相关科室会诊，尽早手术，正确评价手术麻醉风险，与家属沟通使其了解病情及风险，取得患者及家属的积极配合，术前常规准备浓缩红细胞。

呼吸系统：应了解有无发热、咳嗽、咳痰、气促及呼吸困难，常规行胸部 X 线片检查，必要时行胸部 CT、痰液培养及肺功能测定，呼吸道感染及气道不畅者术前加强化痰、止咳、抗感染及改善通气功能。术前应无发热、咳嗽、咳痰，听诊无啰音及哮鸣音，肺部炎症阴影明显缩小或消失，氧分压≥ 70 mmHg，二氧化碳分压≤ 45 mmHg。

心血管系统：老年患者手术，心血管系统风险大，术前应了解其有无高血压，高血压程度，降压药使用情况，有无抗凝药及抗血小板药使用，有无心悸、胸闷及日常活动情况，初步判定心功能。常规血压监测、心电图检查，均行超声心动图检查，了解瓣膜心室结构、左室射血分数及心功能情况，必要时行 24 小时动态心电图、心肌酶及 BNP、肌钙蛋白测定。术前控制血压、调整心律，根据血压情况继续服用或舌下含服降压药，使用抗凝药及抗血小板药物患者应以低分子肝素替代。应血压≤ 160/100 mmHg，无急性心梗、心律失常（窦性心律失常者心率 50 ～ 130 次 / 分，心房扑动及心室颤动者心室率≤ 130 次 / 分，偶发室性期前收缩不做处理，频发室性期前收缩需纠正，室性心动过速者心室率≤ 130 次 / 分，纠正室扑及心室颤动，房室传导阻滞者保持心室率≥ 50 次 / 分，无 2 度Ⅱ型及 3 度房室传导阻滞，如有需要可安装临时起搏器），心功能Ⅱ级以上，无严重瓣膜反流，左心室射血分数 >0.5。

血糖：高血糖会增加麻醉手术应激及切口感染风险，术前应积极控制血糖。术前空腹血糖 8 ～ 10 mmol/L，糖化血红蛋白≤ 9%，无酮症酸中毒及高渗昏迷。并可通过血糖监测来确定术前及术后胰岛素用量，减少血糖波动，且要注意饮食，多食高蛋白食物，防止因控制饮食而出现低蛋白血症。

肝功能：白蛋白≥ 30 g/L，血清胆红素 2.0 ～ 3.0 mg/dL，转氨酶升高 < 2 倍。

血常规：血红蛋白≥ 100 g/L，血细胞比容≥ 30 %。

凝血功能：国际标准化比值≤ 1.5，纤维蛋白原 >1.5 g/L，血小板计数 > 50×10^9/L。

肾脏功能：尿素氮 <17.85 mmol/L，血液肌酐 < 442.01 mmol/L，肾衰竭者维持血透或腹透以保证水、电解质及酸碱平衡。

电解质：正常。

神经系统：肢体运动障碍者头颅 MRI 提示无急性出血，陈旧性腔梗无须处理。

血栓性疾病：无急性血栓，预防性用药停用时间：阿司匹林 7 日，氯吡格雷 10 日，华法林 5 日，非甾体抗炎药 2 ～ 3 日，全程低分子肝素替代，深静脉血栓形成者行下腔静脉临时或永久滤器置入。

高龄患者手术对麻醉要求较高，应选择干扰小、便于管理的麻醉方式，如腰麻硬膜外联合麻醉、腰丛联合坐骨神经阻滞麻醉、喉罩吸入式或气管插管全身麻醉，呼吸系统疾病患者避免气管插管麻醉。高龄患者行髋关节置换术的术中风险除麻醉外，主要是骨水泥毒性反应。该类患者因骨质疏松需选择骨水泥型股骨假体，可即刻稳定假体。但骨水泥在聚合固定假体过程中会产生骨水泥毒性反应，对呼吸、循环、神经系统及肝肾功能危害较大，存在较大风险，会出现血压、血氧下降。为早期发现循环系统变化及适度补液，可行常规桡动脉穿刺及深静脉置管进行动脉压及中心静脉压监测，周日华等认为髋关节置换术中通过有创动脉压可严密、实时、准确地监测血流动力学变化及指导用药，对防治骨水泥毒性反应具有重要意义。有创血压监测应保持血压在 120/85 ～ 140/90 mmHg，波动控制在基础血压的 20% ～ 30%，既能减少术中出血，又能杜绝脑、肾等重要脏器低灌注损伤的发生。为减少骨水泥毒性反应的发生，术前应纠正低蛋白血症、贫血、低血容量及电解质紊乱，手术开始时静注地塞米松等糖皮质激素以预防骨水泥过敏反应，骨水泥填充前将血压控制在 140/90 mmHg 左右，必要时应用盐酸甲氧明等血管活性药提升血压。

相对于股骨颈骨折，老年股骨粗隆间骨折伤时出血及手术时的隐性失血更多，平均手术时间及术后康复的时间也更长，死亡率更高，故老年股骨粗隆间骨折常被称为人生的最后一次手术，能否安全度过取决于围手术期及康复期多学科的协助处理水平。

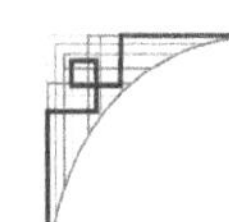

4. 术后并发症的积极预防

老年股骨粗隆间骨折患者术后最易出现贫血、低蛋白血症、电解质紊乱、心功能不全、肺部感染、深静脉血栓形成等并发症，其严重影响预后，应积极处理。贫血及低蛋白血症，应输浓缩红细胞、白蛋白及时纠正；口服铁剂，使血红蛋白达 10 g/L 以上；鼓励进食，必要时请营养科会诊进行胃肠外或静脉营养，使血浆蛋白达 30 g/L 以上，注意维持电解质平衡。另外，老年患者因本身心功能差或储备差，极易发生心力衰竭，术后应根据中心静脉压、心率及血压来确定补液量，防止心力衰竭的发生，尽可能鼓励以口服为主。同时积极预防肺部感染，术中术野消毒时注意保暖，术后半卧位，鼓励深呼吸及咳痰，拍背排痰，雾化，结合应用止咳化痰药物及抗生素。为预防深静脉血栓形成，除早期床上下肢活动及抗凝治疗外，下肢气压治疗及早期下床活动也很有必要，但下床活动应在心功能允许的条件下进行，因其可增加心脏负荷，诱发心力衰竭。

近年来，有文献报道老年髋部骨折患者术后会出现一段时间的认知功能障碍，且其有较高的发生率，约为 38.5%。术后认知功能障碍对术后康复有一定的影响，会导致患者坠床、人工关节脱位、拔出引流管或尿管等，有时会撕脱敷料及抓切口，增加切口感染机会，或造成持续性认知功能障碍，甚至增加术后坠积性肺炎、褥疮、心律失常、心功能障碍等风险。为防治老年患者术后认知功能障碍，应考虑头颅 CT 或 MRI 检查、神经内科及心理咨询科会诊，排除脑血管意外，术前积极改善各系统情况、维持水电解质及酸碱平衡；术中保持血压稳定，减少脑、肾等重要脏器低灌注损伤；术后改善低氧状态，避免安定类药物镇静止痛，避免镇痛泵应用及尿潴留，多让家属陪伴交流，条件许可应早期出院回到患者熟悉的环境。若排除其他学科相关问题，应考虑中医的瘀血归之于肝，影响肝的藏血功能，致魂无所依，而出现精神意识障碍，治当以活血化瘀、疏肝通络为法（具体见本章中医部分）。

参考文献

[1] PATTERSON J T，TANGTIPHAIBOONTANA J，PANDYA N K. Management of pediatric femoral neck fracture. J Am Acad Orthop Surg，2018，26（12）：411-419.

[2] XU D F，BI F G，MA C Y，et al. A systematic review of undisplaced femoral neck fracture treatments for patients over 65 years of age， with a focus on union rates and avascular necrosis.J Orthop Surg Res，2017，12（1）：28.

[3] 赵勇，李永耀 . 骨转子间骨折的诊疗进展及热点问题探讨 . 中国骨伤，2020，33（4）：293-297.

[4] DIAZ A R， NAVAS P Z. Risk factors for trochanteric and femoral neck fracture. Rev Esp Cir Ortop Traumatol，2018，62（2）：134-141.

[5] 史超，姚啸生 . 老年股骨转子间骨折隐性失血的研究进展 . 中医正骨，2018，30（11）：60-63.
[6] 段彪，李希文，刘军，等 . 中药辅助治疗老年髋部骨折的用药规律研究 . 中医药导报，2017，23（13）：51-54.
[7] 马少华，马勇，郭杨，等 . 中医药在老年髋部骨折围术期的应用研究进展 . 中国老年学杂志，2014，34（20）：5920-5921.
[8] 刘思景，郑臣校，李绪松，等 . 中医三期治则对骨折愈合影响的机制研究 . 中国现代药物应用，2018，12（6）：221-222.
[9] 喻秀兵 . 早期创伤骨折专科辨证规范化研究 . 中医正骨，2008，20（11）：3-4.
[10] 余志勇，温建民，张云飞 . 中医骨折三期辨证体系在现代骨科手术后的运用与挑战 . 中华中医药杂志，2017，32（10）：4592-4594.
[11] 胡祖圣，刘仙玲，王磊，等 . 老年股骨颈骨折与股骨转子间骨折围手术期失血量的临床对比研究 . 中华老年骨科与康复电子杂志，2020，6（4）：204-210.
[12] 李希文，潘建科，刘军，等 . 基于名中医刘军、陈海云经验对老年髋部骨折术后中医证候分型的浅析 . 中医药导报，2017，23（10）：8-10.
[13] 栗申，郭素娟，和艳红 . 活血利水汤治疗四肢骨折术后肿胀的疗效研究 . 实用中西医结合临床，2018，18（7）：77-78.
[14] 张宁，董桂贤，索娜，等 . 行气活血利水方预防老年股骨粗隆间骨折术后 DVT 形成 50 例临床观察 . 中国中医骨伤科杂志，2013，21（1）：40-42.
[15] 马文辉，张英泽 . 股骨颈骨折：问题及对策 . 中国组织工程研究，2014，18（9）：1426-1433.
[16] 危杰，伊辰 . 老年股骨颈骨折 . 中华老年医学杂志，2018，32（12）：1309-1311.
[17] 毕郑刚，王旭明 . 再谈老年股骨颈骨折的手术治疗策略 . 中华外科杂志，2019，57（11）：804-806.
[18] 毕郑刚，徐浩宇，邵明，等 . 老年股骨颈骨折手术治疗的基本方式 . 中华外科杂志，2020，58（3）：238-240.
[19] 罗冲，孟增 . 快速康复外科在髋膝关节置换术中的研究进展 . 云南医药，2018，39（3）：262-265.
[20] 王立强，李洋，刘成刚，等 . 老年股骨颈骨折患者关节置换术后病死率及危险因素分析 . 中华医学杂志，2015，95（11）：832-835.
[21] 李涛，王英振，李玉龙，等 . 骨水泥与非骨水泥半髋关节置换治疗老年股骨颈骨折安全性的 Meta 分析 . 中华老年骨科与康复电子杂志，2017，3（2）：109-115.
[22] 韩一生，朱庆生，王海强，等 . 微创全髋关节置换技术的新进展 . 中华创伤骨科杂志，2006，8（9）：873-875.
[23] 孙茂淋，何锐，张颖，等 . SuperPATH 入路微创全髋关节置换术与加速康复 . 中华骨与关节外科杂志，2019，12（4）：316-320.
[24] 张涵，员晋，兰海 . SuperPATH 微创髋关节置换术治疗老年股骨颈骨折 . 中华创伤骨科杂志，2018，20（5）：400-406.
[25] 孙彦平，刘月坤，崔晓亮，等 . SuperPATH 全髋置换与全髋关节置换术的疗效、疼痛程度及髋关节功能分析 . 中华骨与关节外科杂志，2017，10（4）：305-307.
[26] 刘强，吴斗 . 老年股骨颈骨折围手术期治疗 . 中华骨科杂志，2015，35（10）：1027-1034.
[27] 芮云峰，邱晓东，邹继红，等 . 多学科协作诊疗模式在老年髋部骨折的临床应用 . 中国修复重建外科杂志，2019，33（10）：1276-1282.

[28] 向青天，于亚军，王春华，等．多学科协作诊疗在髋部骨折围手术期应用效果观察．中国骨与关节损伤杂志，2018，33（4）：380-381.
[29] 万永鲜，徐丽丽，卓乃强，等．老年髋部骨折患者围术期死亡风险评估．中华创伤杂志，2016，32（3）：213-217.
[30] 王晓伟，何红英，张建政，等．老年髋部骨折术后长期病死率及相关危险因素分析．中华创伤骨科杂志，2018，20（9）：763-767.
[31] 张英泽．不同历史阶段老年骨科治疗方式的回顾与展望．中华老年骨科与康复电子杂志，2018，4（1）：1-3.
[32] 张瑞鹏，尹英超，李石伦，等．髋部骨折指南解读与诊疗现状分析．河北医科大学学报，2018，39（6）：621-622，627.
[33] 佟大可，丁文彬，王光超，等．难复性股骨转子间骨折的临床分型与治疗．中华创伤骨科杂志，2017，19（2）：109-114.
[34] 徐雷军，邱维胜，尤传飞，等．PFNA 治疗复杂性股骨粗隆间骨折的手术技巧．基层医学论坛，2019，23（23）：3395-3396.
[35] 闫军，孙成良，周劲松，等．股骨粗隆间骨折 PFNA 内固定术中闭合复位技巧．中国骨与关节损伤杂志，2018，33（5）：552-553.
[36] 王玮，刘利民，安帅，等．难复位型与易复位型股骨转子间骨折治疗的对比分析．北京医学，2015，37（11）：1052-1055.
[37] 张继如．快速康复外科理念对髋关节置换患者生理和心理康复的影响．安徽医药，2015，19（9）：1822-1824.
[38] 杨明辉，王颢，李文菁，等．骨科和老年科共同管理模式治疗老年人髋部骨折的疗效分析．中华老年医学杂志，2018，37（12）：1312-1315.
[39] 周日华，郝润中，樊宏，等．有创动脉压监测在老龄患者人工髋关节置换术中的应用．航空航天医学杂志，2013，24（11）：1366-1368.
[40] 余新平，刘康，何智勇，等．高龄髋部骨折髋关节置换术围手术期多学科协作处理的经验．中国骨与关节损伤杂志，2017，32（2）：117-120.
[41] 姜骆永，孙炜，黄晓阳，等．多学科诊疗模式对老年髋部骨折患者术后 30 d 病死率和术后并发症的影响．中华创伤骨科杂志，2020，22（9）：777-782.
[42] 王晓滨，苗卫红，黄公怡．老年髋部骨折患者手术后谵妄的临床研究．中华老年医学杂志，2008，27（2）：99-102.
[43] 文新平，胡松，董河，等．老年人髋部骨折术后谵妄的研究进展．中华老年医学杂志，2020，39（10）：1219-1222.
[44] 王前进，郭艳青，朱梓宾．老年髋部骨折患者术后谵妄发生的危险因素分析．国际精神病学杂志，2020，47（3）：573-575.
[45] 李丽琴，孙艳丽，王聪，等．老年患者术后谵妄防治的研究进展．国际老年医学杂志，2019，40（1）：59-64.

（蔡迎峰　刘保新）

第四节　病例拾粹

一、股骨颈骨折——人工股骨头置换术

患者信息：患者，女，86岁，2018年11月初诊。

主诉：跌倒致右髋部疼痛，伴活动受限5天。

现病史：患者在家中意外跌倒，导致右髋部疼痛，尚可勉强坐起，未引起重视。5天来，疼痛逐渐加剧，遂由家人送来就诊。

辅助检查：门诊摄X线片提示右股骨颈骨折。

既往史：患者既往高血压病史20余年，糖尿病病史10余年，骨质疏松病史10余年。

四诊资料：神清，精神可，形体瘦小，营养一般，面色黄，平素时觉头晕，易惊易恐，双下肢酸软乏力，右髋部疼痛，痛有定处，皮肤瘀斑隐隐，四肢皮肤偏凉，无恶寒发热，无汗出，口干，无口苦，纳少，眠差，小便可，大便2～3日一解。舌淡苔少，脉沉细。

西医诊断：右股骨颈骨折。

中医诊断：下肢骨折，证型为气滞血瘀，气血两虚。

处理：手术前予患肢皮套牵引外展中立位制动。右髋部跌打膏外敷，调控血压、血糖，将三餐血糖平均控制在10 mmol/L以内。术前血红蛋白86 g/L。

方药：选用桃红四物合归脾汤。

组成：当归10 g，生地10 g，川芎10 g，赤芍10 g，桃仁10 g，红花5 g，白术15 g，茯苓15 g，黄芪30 g，党参15 g，龙眼30 g，酸枣仁15 g，木香15 g，牛膝5 g，甘草5 g。

完善相关术前检查后，入院后第4天行右股骨颈骨折人工股骨头置换术，术中出血约200 mL，未输血。

术后患者贫血貌，发热，体温38.3 ℃，纳少，嗜睡。舌淡，苔腻，脉细数。术后血红蛋白70 g/L。

方药：选用补中益气汤加减。

组成：黄芪30 g，党参30 g，当归10 g，陈皮5 g，升麻5 g，白术10 g，黄精10 g，茯苓10 g，大枣5枚，炙甘草6 g。

3剂后，患者身凉热退。6剂后，精神好转，面色较前红润。

按语

患者平素气血不足，术前面黄肌瘦，形体羸弱，四肢皮肤偏凉，下肢酸软乏力，皆为气血亏虚所致，气血不足，心失所养，则见不寐。

选用经典方剂归脾汤，来紧扣其气血亏虚、心脾两虚之表现，因其跌倒而骨折，

局部气滞血瘀，故合桃红四物汤。但因其为本虚标实，故以培土扶正、宁心养血为主，活血散瘀、通络止痛为辅。

患者术后因术中失血引起贫血加剧，气血亏虚益盛。患者术后早期伤气甚于失血，后期伤血甚于伤气，故选用补中益气汤，早期宜用人参、红参之类先益气固本，辅以养血之药，其中重用黄芪、参类，乃由于有形之血生于无形之气，有形之血难以速生，无形之气所当急固。为免补药滋腻，加用陈皮、白术、茯苓。患者术后发热，乃血虚身热，气血充实之后，血实则身凉。

故虚人骨折，应以扶正为先，祛瘀为辅。应先益气血，谨慎攻伐。否则血瘀未去，气血已衰。

二、股骨粗隆间骨折——股骨髓内钉内固定术

患者信息：患者，女，85岁，2020年7月初诊。

主诉：不慎意外滑倒致左髋部疼痛、活动受限3小时。

现病史：患者在家中起夜时，在床旁滑倒，当时觉得左髋部疼痛难忍。家人立刻打电话呼叫120送其至我院急诊。急诊X线片提示左股骨粗隆间骨折。

专科检查：左髋肿胀、畸形，局部无明显皮损，左髋部大转子压痛明显，左股骨纵轴叩击痛（+），左髋关节活动受限。左下肢较健侧短缩2 cm。患肢远端血运、运动、感觉正常。

辅助检查：入院CT提示左股骨粗隆间骨折。

四诊情况：神清，精神可，形体偏胖，营养可，面色红润，左髋部疼痛，痛有定处，皮肤瘀斑隐隐，四肢皮肤温度偏低，无恶寒发热，无汗出，无口干口苦，纳眠可，二便可。舌淡苔白腻，脉弦滑。

西医诊断：左股骨粗隆间骨折。

中医诊断：下肢骨折，证型为气滞血瘀，气血两虚。

诊疗经过：收入骨伤科后，第一时间完善心肺等相关检查，考虑到患者平时有冠心病、高血压、心房颤动等疾病，科室集中讨论后认为，患者高龄，长期卧床导致的血栓、坠积性肺炎、感染等风险极大，目前各项生命体征及生化指标较理想，应尽早手术，让患者尽早下地，尽快恢复正常生活。

入院后第2天，请心血管科、呼吸科、麻醉科多学科联合会诊。多名专家一致同意对患者尽早手术的治疗方案。并就各自专业领域，给出相应会诊意见。

入院3天后，在全身麻醉下行股骨闭合复位股骨髓内钉内固定术，手术切口小，出血少，手术不到1个小时就顺利结束。术后经过短暂的ICU观察，病情稳定后转回骨伤科进一步专科治疗。经过多学科医护人员的精心救治，患者在术后第3天下地站立并逐步行走（手术前后图片见图11-4-1至图11-4-4）。

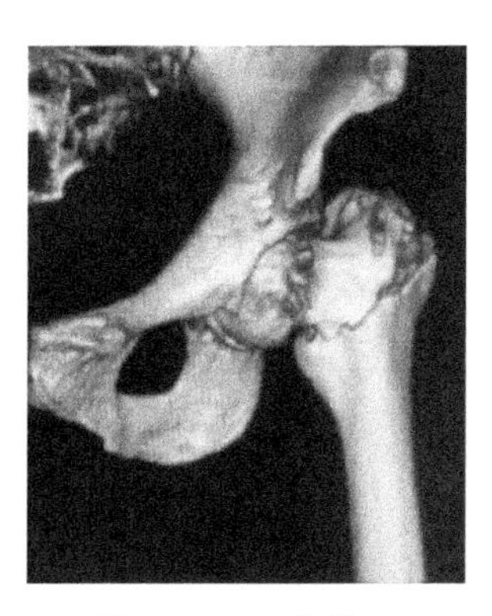

图 11-4-1　术前 CT
（彩图见彩插 12）

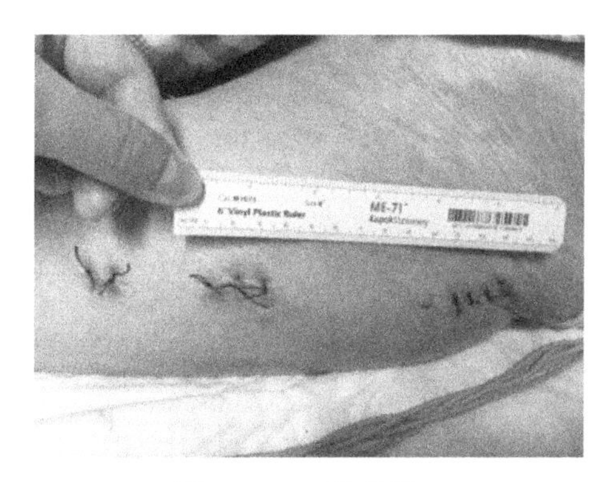

图 11-4-2　手术切口
（彩图见彩插 13）

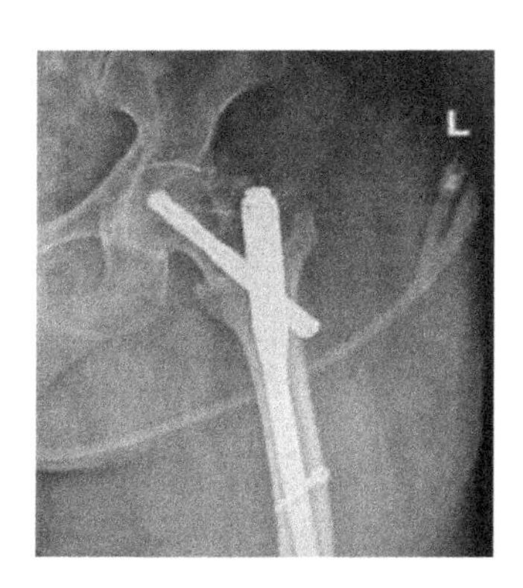

图 11-4-3　术后 X 线

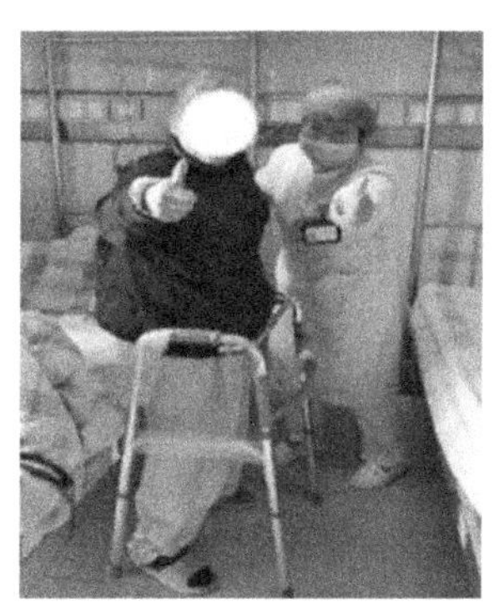

图 11-4-4　术后下地

按语

根据《老年髋部骨折诊疗专家共识（2017）》，髋部骨折对老年人的影响巨大，包括死亡率增加、活动水平和能力降低、生活质量下降、不能回到受伤前的生活环境、需要更高的看护级别、发生再次骨质疏松性骨折的风险增高。髋部骨折后 1 年的死亡率高达 30%。因此，对于大多数老年髋部骨折患者而言，接受手术治疗、尽早下地是首选。自 2016 年以来，对老年髋部骨折患者，施行多学科联合会诊、快速手术、快速康复方案，实行临床路径管理是最好的方法。争取在入院后 72 小时内完成手术。选取闭合复位髓内钉内固定手术方式，具有创伤小、出血少、恢复快、下地早、术后满意率高的特点。

一般流程：患者在入院当天完成髋部 X 线、胸部 X 线、心电图、血常规、生化、凝血、乙肝等检查检验。入院后第 2 天完成心脏彩超、双下肢动静脉彩超，并组织心血管科、呼吸科、麻醉科共同完成联合会诊，排除手术禁忌证，调控电解质平衡、血压、血糖，第 3 天安排手术。术后视情况转入 ICU 或普通病房，术后 5 ～ 7 天，床旁坐起，进行主动下肢功能锻炼。施行限制性补液，配合中药辨证施治，积极预防血栓，改善术后发热、腹胀、肢体肿胀等情况。术后 7 ～ 14 天，下地站立行走，一般情况稳定予出院。

该方案施行 5 年来，共纳入临床病例 300 余例，平均住院天数 12.8 天。患者满意率高达 95%。实践证明，该方案能有效加快患者伤后恢复进程，提高生活质量，值得推广。

附：老年髋部骨折诊疗专家共识（2017）

老年髋部骨折是骨质疏松性骨折中的一种常见且严重的类型，致死、致残率高，医疗花费大。近年来，国际上在老年髋部骨折的诊疗方面已有很多研究和进展，而我国目前的诊疗现状并不乐观，缺乏相应的规范和共识。遵循科学性、实用性和先进性的原则，经中国老年医学学会骨与关节分会创伤骨科学术工作委员会讨论通过，制定本老年髋部骨折诊疗的专家共识。

一、概述

本共识针对年龄≥ 65 岁、低能量损伤造成的髋部骨折，包括股骨颈骨折、股骨转子间骨折和股骨转子下骨折。造成这些骨折的原因一方面是患者骨量减少或骨质疏松；另一方面是其他伴随疾病导致患者摔倒的风险增高。

髋部骨折对老年人的影响巨大，包括死亡率增加、活动水平和能力降低、生活质量下降、不能回到受伤前的生活环境、需要更高的看护级别、发生再次骨质疏松性骨折的风险增高。髋部骨折后 1 年的死亡率约为 30%，其中约 1/3 是由骨折直接引起的。虽然近年来在老年髋部骨折的手术治疗和康复等方面取得了很大进步，但其仍然是令患者及家属担心和害怕、给医护人员和社会带来严峻挑战的一类损伤。

二、流行病学

我国是世界上老年人口规模最大的国家，目前正在进入一个持续 40 年的高速老龄化时期，这将使我国人口转向重度老龄化和高龄化。髋部骨折的发生率随着年龄的增加而升高，75 ～ 84 岁人群在 10 年内髋部骨折的发生率高达 7%。在唐山地区进行的调查发现，1994 年 65 岁以上人口占比为 6.08%，到 2010 年增长至 14.08%，与此同时，髋部骨折的发生率在男性人群中增长 85%，在女性人群中增长 306%。1996 年全球新发老年髋部骨折约 170 万例，预计到 2050 年全球新发病例将高达 630 万例。

治疗老年髋部骨折花费巨大，美国每例老年髋部骨折患者伤后第 1 年的直接医疗花费约为 4 万美元。国内文献报道北京地区近 2 年 65 岁以上老年髋部骨折的人均治疗费用为 5.5 万～ 6.5 万元。除了直接医疗花费外，还可能有很多其他花费，如后续的长期医疗费用、照料护理费、家庭改造费等。

三、诊断和早期处理

1. 临床表现

患者多数会在外伤后主诉髋关节疼痛，部分患者会主诉膝关节疼痛。不完全性骨折或嵌插型骨折可能只有轻微疼痛，能够负重，要注意避免漏诊。移位型骨折会出现重度疼痛，不能负重和活动，并伴有肢体畸形。

2. 影像学检查

正、侧位X线片是首选检查。对于确诊髋部骨折的患者，CT扫描有助于全面了解骨折的形态。对于临床怀疑髋部骨折但X线片检查阴性的患者，有证据支持将MRI作为进一步检查的首选，此外还可以选择核素扫描或追踪复查X线片检查，对此类患者不推荐CT作为首选的诊断手段。

3. 早期处理

对于老年髋部骨折患者，应在急诊室尽早进行评估，并尽快收入院。评估建议由骨科医生和内科医生共同进行，评估项目应包括生命体征、营养状况、水电解质平衡、疼痛程度、精神和意识状况、大小便情况、合并其他疾病情况、伤前活动能力和功能状况、患者生活环境和家庭社会状况、发生褥疮的风险等。早期处理包括保暖、补充容量、调整电解质紊乱等。患者多伴有重度疼痛，应立即进行疼痛评估，并尽早开始镇痛治疗，推荐进行区域阻滞麻醉镇痛。对于老年髋部骨折，有证据支持术前不需要常规进行牵引，包括皮牵引和骨牵引。

四、治疗

（一）治疗原则

对于老年髋部骨折，无论选择手术或非手术治疗，都存在相应的风险和并发症，导致患者死亡率增高、活动和自理能力下降。如果选择非手术治疗，除了存在骨折畸形愈合和不愈合的风险，还可能会导致卧床相关并发症，有些并发症对老年人是致命的。因此，对于大多数老年髋部骨折，手术治疗是首选，但手术治疗也存在一定的治疗风险和并发症。

在选择手术或非手术治疗时，需要综合考虑患者的合并损伤、合并内科疾病及其严重程度等，同时还要结合医生的临床经验。需要医生跟患者及家属深入沟通，评估治疗的风险和获益，选择恰当的治疗方案。尤其是对于合并严重内科疾病的患者，更需要个体化分析手术的风险和由此给患者带来的获益。

（二）手术时机

越来越多的证据支持老年髋部骨折手术应尽早进行，在患者入院48小时内手术治疗效果更好，可以减轻疼痛、降低并发症发生率、缩短住院时间，而延迟手术会增加患者死亡率。因此，只要患者的身体状况许可，应该尽快手术。因内科疾病而推迟手术的患者死亡率最高，而这些患者可能会由于尽早手术得到最大的获益。手术应尽量安排在常规工作时间（而不是夜间急诊），以便及时得到有经验医生的支持与帮助。

要达到老年髋部骨折尽早手术的目标，需要有医院管理部门的协调安排，治疗相关科室的密切协作，制定相应的治疗流程和路径，并且定期回顾总结以改进。组建老年髋部骨折治疗相关科室的多学科协作治疗组，有助于提高老年髋部骨折的治疗效果和效率。建议在老年髋部骨折的治疗过程中，常规有老年科医生的参与。很多研究表明，骨科和老年科密切协作、共同管理患者的模式优于传统的骨科病房收治会诊模式。

（三）术前准备

老年髋部骨折患者常常合并多种内科疾病，约70%的患者为美国麻醉医师协会分级Ⅲ～Ⅳ级。由于合并疾病的存在，老年髋部骨折患者的死亡风险较同龄人群高3倍。对老年髋部骨折患者应该尽快进行评估，建议参考《中国老年患者围术期麻醉管理指导意见（2014年）》系统、全面地进行。着重评估重要脏器系统功能，包括循环系统、呼吸系统、中枢神经系统、肝肾功能及凝血功能等，此外还建议评估患者的认知功能和营养状况。

在评估时除了询问病史和体格检查外，还需要进行必要的辅助检查。除了手术的常规检查（血尿常规、生化功能、凝血功能、传染病筛查、胸部X线片、心电图）外，还需要进行哪些检查，何种情况下需要进行这些检查，这些检查是否有助于降低患者围手术期的风险，都还存在争议。进行过多没有必要的辅助检查，反而会拖延术前评估时间，延误手术时机。

例如，在进行术前心脏评估时，英国老年髋部骨折治疗指南的建议是，不把心脏超声作为所有老年髋部骨折患者的常规术前检查，而只有那些临床怀疑有围手术期心脏风险的患者，才有必要进行心脏方面的进一步检查、评估；如果患者需要进行心脏超声或其他额外检查，应该有相应机制保证检查的及时进行，不能因为这些检查而延迟髋部骨折手术。

对于患者存在的循环容量不足、电解质紊乱、心力衰竭、糖尿病、贫血、低氧血症等，需要尽快进行调整和治疗。但不应为了不切实际的目标而延迟手术。如果患者合并肺部感染，在存在髋部疼痛、卧床不能活动的情况下肺部感染很难治疗，因此不建议为了治疗肺部感染而推迟手术。

很多老年患者会因为不同的原因服用抗凝、抗栓药物，对这些患者进行术前准备和决定手术时机时，需要考虑所用药物的类别和原因，兼顾这些药物带来的围手术期出血风险和停用这些药物带来的栓塞风险。对于华法林，需要停药并监测国际标准化比值恢复到正常，必要时可以应用维生素K拮抗，术中出血量多可通过输注血浆拮抗；对于停用华法林后血栓风险较高的患者，需要抗凝桥接治疗。对于抗栓药物阿司匹林和氯吡格雷，目前有一定的证据支持可以不用推迟老年髋部骨折的手术时机。如果停药后心血管系统血栓的风险低，可以停用阿司匹林和氯吡格雷；如果停药后血栓的风险高，尤其是对近期放置了冠状动脉内支架的患者，应该与心内科医生协商停药后支架内血栓的风险，对高危患者不能停药；术中出血量多可通过输注血小板拮抗。

（四）手术方案

对于无移位或外展嵌插的稳定型股骨颈骨折，首选内固定治疗。内固定术的创伤和风险小，可以早期活动，骨折愈合率高，发生移位、骨折不愈合和股骨头坏死的概率低。通常为了维持骨折的稳定位置，采用空心螺钉固定。

对于移位的不稳定型股骨颈骨折，复位内固定的再手术率远远高于关节置换，有很强的证据支持首先考虑选择关节置换术。全髋关节置换术较半髋关节置换术有更好的远期效果，在进行选择时要考虑患者的年龄、伤前活动能力、伤前是否存在髋关节疼痛、髋臼软骨退行性病变程度、精神和认知状态等。全髋关节置换术后脱位的发生率高于半髋关节置换术。在选择股骨侧假体时，需要考虑患者的骨质情况，有大量证据支持优先选择骨水泥型假体。在进行半髋关节置换术时，单动股骨头和双动股骨头结果类似。在进行股骨颈骨折髋关节置换术时，后方入路和外侧入路最为常用，其中后方入路脱位率更高。

对于股骨转子部骨折，复位固定是治疗的首选，关节置换的适应证非常有限，这包括肿瘤导致的病理性骨折、严重骨质疏松（如肾性骨病）、伤前已存在严重髋关节骨性关节炎、内固定失败后的挽救性措施。常用的内固定物为动力髋螺钉和髓内钉，锁定钢板的治疗效果尚需进一步证实。

对于稳定型股骨转子间骨折，选择动力髋螺钉或髓内钉均可；对于不稳定型股骨转子间骨折，有证据支持优先选择髓内钉固定；对于反转子间骨折或股骨转子下骨折，首选髓内钉固定。股骨转子部骨折的稳定固定是允许患者术后早期康复和负重的前提，而骨折优良复位是达到稳定固定的前提。当闭合复位不能达到满意复位时，需要进行经皮撬拨复位或有限切开复位。

（五）麻醉与围手术期处理

老年髋部骨折患者的麻醉，建议由对老年人麻醉有经验的麻醉医生实施或在其指导下进行。椎管内麻醉（包括蛛网膜下腔阻滞麻醉和硬膜外麻醉）和全身麻醉是最常采用的麻醉方式。

系统性文献回顾对比椎管内麻醉和全身麻醉发现，这 2 种麻醉方式对老年髋部骨折患者术后 3、6、12 个月死亡率无显著影响，在住院时间、肺炎、中风、心力衰竭及肾功能衰竭等方面也无差异，但在术后急性认知障碍方面，椎管内麻醉的发生率明显低于全身麻醉。因此，对于老年髋部骨折手术患者，除非存在禁忌，应首先考虑椎管内麻醉。

对于服用抗凝、抗栓药物的患者，目前无证据表明单纯服用阿司匹林或氯吡格雷会增加椎管内麻醉时血肿的风险，但对于联合应用阿司匹林和氯吡格雷的患者，建议避免采用椎管内麻醉，因为椎管内血肿的风险会升高。对于应用低分子肝素的患者，可以在停药 10 ～ 12 小时后进行椎管内麻醉。外周神经阻滞更多是作为一种镇痛手段或全身麻醉的辅助。有研究表明对老年髋部骨折手术患者进行外周神经阻滞，可以减少术后 24 小时内胃肠外止痛药的用量。因此，外周神经阻滞可以作为髋部骨折术后多模式镇痛的一部分。

术后建议转监护条件好的麻醉恢复室观察，重症患者建议直接转重症监护室治疗。对于存在低氧血症的患者需要进行吸氧和监护。老年患者易发生吞咽困难而导致吸入性肺炎，应加强护理。注意水、电解质平衡，建议术后尽早恢复口服补液。针对输血的指征，有研究发现老年髋部骨折患者血红蛋白≥ 80 g/L 时，围手术期输血对患者死亡率无影响。因此，对无症状患者，输血指征为血红蛋白 < 80 g/L。对于存在心源性胸痛、充血性心力衰竭、无法解释的心动过速、低血压且在输液治疗后不见好转的患者，可以适当放宽输血指征。要注意术后疼痛的评估和处理。所有髋部骨折手术患者都要预防性应用抗生素，以降低感染的风险。老年患者髋部骨折后便秘较为常见，要注意预防和治疗。除非必要，应尽量避免应用导尿管。谵妄在老年患者髋部骨折手术前后很常见，要注意预防、评估和处理。要注意患者营养状况的评估和处理，有证据表明术后进行营养补充可以改善患者的营养状况，降低患者的死亡率。

五、康复和并发症预防

积极、合理的康复对避免卧床并发症、最大限度地恢复患者的活动能力和功能、避免再次摔倒和骨折均有非常重要的作用。手术后要尽早开始活动，如果患者的全身状况允许，应在术后 24 小时内在康复医生指导下开始进行活动和康复。除非髋部骨折手术存在特殊意外情况，应该常规允许患肢负重。有证据表明，在骨折恢复过程中进行指导下的功能康复训练，在出院后进行强化的功能训练，可以改善患者功能结果。

老年髋部骨折患者要注意预防卧床并发症，包括褥疮、肺部感染、泌尿系感染等。自患者就诊时起，包括整个住院和康复过程，都应该进行褥疮风险的评估，包括临床判断和褥疮风险量表分级。对足跟、骶尾部等褥疮的高危部位，可以用软垫进行保护。对于褥疮的高危患者，最好选用可调节压力的充气床垫或类似能降低接触压力的床垫。

静脉血栓栓塞症的预防：老年髋部骨折是静脉血栓的高危人群，应该进行预防。预防措施包括基本预防、物理预防和药物预防。基本预防包括尽早手术、缩短手术时间、减少手术创伤、围手术期适度补液及尽早开始康复锻炼等。物理预防包括足底静脉泵、间歇充气加压装置及梯度压力弹力袜等。可以选择的预防药物包括普通肝素、低分子肝素、磺达肝素、华法林、阿司匹林等，其中低分子肝素是首选，用药时间为 10 ～ 14 日，可以延长至术后 35 日。

六、再发骨折的预防

与无骨折病史者相比，老年骨质疏松性骨折患者将来再发骨折的风险至少会翻倍，再发骨折的风险在第 1 年内最高。因此，需要进行再发骨折的系统性预防，这包括骨质疏松的评估和治疗，以及跌倒的风险评估和预防。

骨质疏松评估的目的是鉴别继发性骨质疏松症，判断骨质疏松的严重程度及骨转化情况。评估的方法主要包括实验室检查和骨密度检查，腰椎与髋部双能 X 线吸收法是检测骨密度的首选。

骨质疏松的药物治疗包括基础用药和抗骨质疏松药物。有大量证据支持对所有老年髋部骨折手术患者，都应该进行钙和维生素 D 的补充。抗骨质疏松药物分为抗骨吸收药物（双膦酸盐、选择性雌激素受体调节剂等）及促骨形成药物（甲状旁腺素）两大类。有证据显示目前临床应用的大多数抗骨吸收药物并不影响骨折愈合。多种药物联合应用通常无显著性优势，但对于伴有重度骨质疏松的老年髋部骨折患者，甲状旁腺素加抗骨吸收药物的序贯治疗可能有潜在的获益。

跌倒可能是某一个因素直接导致的，但通常是由多个危险因素相互作用造成的，包括环境因素、生理因素和神经骨骼肌肉系统因素等。老年人通常不知道他们跌倒的风险，也无法认识到跌倒的危险因素，因此需要进行评估。

跌倒评估需要多学科联合，针对多个因素进行，包括分析跌倒的过程、评估肌肉力量和平衡能力、评估视力状况、评估认知能力和神经系统状况、评估小便失禁的情况、进行合并疾病的回顾和心血管系统的检查、评估居住环境等。对危险因素的治疗需要个体化，如力量和平衡能力训练、视力评估后的治疗、服用药物的调整、居住环境安全性的评估和处理等。

（刘保新　施敏）

第十二章

围手术期中医干预方案

第一节　脊柱手术围手术期中医干预方案

一、适用对象

脊柱因外伤发生骨折或在无明显暴力下发生应力性骨折，需要手术治疗的患者。常见术式有经皮穿刺椎体成形术、经皮穿刺椎体后凸成形术、后路脊椎微创钉棒内固定术等。

二、术前中医治疗

1）复位方法——腰背部垫枕：适用于骨折早、中期。

患者入院后卧硬板床。腰背部垫枕，并随腰背部疼痛减轻后逐渐增加腰椎垫子高度，增加腰椎前凸的程度，来促进骨折复位。

2）辨证论治：气滞血瘀证。

治法：行气活血、消肿止痛。

处方：桃红四物汤加减。

药物：桃仁 10 g，红花 5 g，当归 10 g，生地 10 g，川芎 10 g，白芍 10 g，杜仲 10 g，续断 10 g。

如大便不通，可用大成汤化裁，主要组成有大黄、芒硝、甘草、陈皮、红花、当归、苏木、枳壳等。

3）针灸治疗：以预防下肢静脉血栓的形成和下肢的肌肉萎缩为主。

针刺治法：行气活血，取穴以足太阴脾经和足阳明胃经穴为主。主穴选足三里、三阴交、伏兔、梁丘、涌泉。配穴选阴陵泉、阳陵泉、血海、曲泉、丰隆。配以电针机连续波，频率 3 ～ 4 次进行刺激肌肉。

4）物理治疗：中医定向透药疗法、电子生物反馈疗法、雷火灸。

5）外治法：跌打膏。

6）中成药：活血止痛胶囊、金天格胶囊等。

三、术后中医治疗

1. 固定疗法

佩戴脊柱外固定支具，视情况逐步下地行走。

2. 运动疗法

患者疼痛缓解后，加以五点支撑的拱桥式训练，增加其腰背核心肌肉力量。采用下肢关节松动术，松解下肢的关节僵硬及肌肉痉挛。

3. 辨证论治

辨证：肝肾不足证。

治法：补益肝肾、接骨续筋、舒筋活络。

处方：椎间盘方加减。

药物：杜仲 15 g，巴戟天 15 g，路路通 15 g，老桑枝 10 g，两面针 10 g，宽筋藤 15 g，威灵仙 10 g，王不留行 10 g，牡丹皮 10 g，地骨皮 10 g，独活 10 g，薏苡仁 20 g，山药 10 g，蜈蚣 3 条，土鳖虫 10 g，熟附子 5 g。

4. 针灸治疗

1）肠胃功能紊乱：常有创伤和手术、麻醉引起的腹胀、腹痛和便秘等症状。

治法：通腑调气、缓急止痛。取穴以足阳明、足太阴、足厥阴经及任脉为主。主穴选足三里、中脘、天枢、三阴交、太冲。气滞血瘀者，配曲泉、血海；脾阳不振者，配脾俞、胃俞、章门。

操作：太冲用泻法，其余主穴用平补平泻法。配穴以虚补实泻法。寒证可配艾灸。腹痛发作时，足三里持续运针 1 ～ 3 分钟，直到痛止或缓解。

2）腰背部酸痛及其臀中肌肌肉的酸软：

治法：舒经活络，通经止痛，取穴以局部阿是穴及足太阳经穴为主。主穴选肾俞、大肠俞、委中、阿是穴。配穴选配腰阳关、次髎、承山、昆仑、环跳、太溪等穴位进行针灸治疗。

5. 物理治疗

中医定向透药疗法、电子生物反馈疗法、雷火灸。

6. 外治法

外敷跌打膏。

7. 中成药

活血止痛胶囊、金天格胶囊等。

8. 练功

微创手术后，应鼓励患者早期进行四肢及腰背肌锻炼，包括伸背及伸髋活动。开放手术患者也不应该绝对卧床，应防治褥疮，勤翻身。一旦病情稳定，患者有力，即可开始练功活动，尽早离床。功能锻炼原则有四：第一，早期开始，即术后12小时后开始肢体肌肉、关节的主动和被动运动；第二，循序渐进，从易到难；第三，根据功能需要进行锻炼；第四，力量和耐力训练并重。

四、疗效评价

参照国家中医药管理局制定的《中医病症诊断疗效标准》（ZY/T001.1-94）拟定。

（一）评价标准

治愈：治疗后症状、体征消失，腰椎活动正常，治疗后症状积分0～1分，疗效指数>90%。

显效：治疗后症状、体征基本消失，腰椎活动基本正常，能参加正常活动和工作，疗效指数>70%，≤90%。

有效：治疗后症状、体征有所改善，腰椎活动基本正常，参加正常活动和工作能力改善，疗效指数>30%，≤70%。

无效：治疗后症状、体征与治疗前无明显改善，疗效指数≤30%。

其中疗效指数 =（治疗前积分 – 治疗后积分）/ 治疗前积分 ×100%。

（二）评价方法

采用日本骨科协会评估治疗分数（Japanese Orthopaedic Association Scores，JOA）腰痛疾病疗效评定标准（29分法）。（表12-1-1）

表12-1-1　JOA腰痛疾病疗效评定标准

指　标	分数	记分
1. 自觉症状（9分）		
（1）腰痛		
①完全无腰痛	3	
②有时轻微腰痛	2	
③经常腰痛或有时很严重	1	
④经常有非常剧烈的腰痛	0	

（续表）

指　标			分数	记分
（2）下肢痛及麻木				
①无下肢痛，没有麻木感			3	
②有时有轻微的下肢痛，有麻木感			2	
③经常下肢痛，有麻木感，或有时有较重下肢痛、麻木			1	
④经常有严重的下肢痛、麻木			0	
（3）步行能力				
①完全正常的步行			3	
②行走 500 m 以上会出现疼痛、麻木、乏力			2	
③行走 500 m 以下会出现疼痛、麻木、乏力、不能走			1	
④行走 100 m 以下会出现疼痛、麻木、乏力、不能走			0	
2. 临床体征（6 分）				
（1）直腿抬高试验				
①正常			2	
② 30° ～ 70°			1	
③ ＜30°			0	
（2）感觉				
①正常			2	
②有轻度的感觉障碍（指患者自身意识不到的程度）			1	
③有明显的感觉障碍（指感觉完全或接近于此，患者能意识到）			0	
（3）肌力				
①正常肌力			2	
②轻度肌力减弱（4 级）			1	
③明显肌力减弱（3 级及以下）			0	
3. 日常生活（14 分）	**非常困难**	**轻度困难**	**容易**	
（1）睡觉翻身	0	1	2	
（2）起立动作	0	1	2	
（3）洗漱动作	0	1	2	

（续表）

指　标			分数	记分
（4）欠身姿势和持续站立	0	1	2	
（5）长时间久坐	0	1	2	
（6）举重物并保持	0	1	2	
（7）步行	0	1	2	
4. 膀胱功能（0 分）				
（1）正常			0	
（2）轻度排尿困难（尿频、排尿延迟、残尿感）			－3	
（3）重度排尿困难（尿失禁、尿闭）			－6	

（蔡迎峰　周剑鹏　秦启宁）

第二节　髋关节手术围手术期中医干预方案

一、适用对象

髋部骨折后行股骨近端髓内钉内固定、人工股骨头置换术或人工全髋关节置换术的患者。

二、诊断依据

（一）病史

患者多存在外伤史，如交通事故、高处坠落等高能量损伤，需问诊患者受伤时间、受伤原因及受伤体位等。患肢不易扪及骨折块，且患肢髋关节存在前屈、外旋、外展等功能障碍。此外，要了解患者有无骨折病史、骨质疏松病史、糖尿病病史、吸烟史。女性需询问月经史。

（二）临床表现及体征

临床表现：股骨作为全身重要连接及承重部位，股骨骨折后会表现出明显的瘀血肿胀及活动受限，常伴有剧痛及关节畸形。

体征：骨折处多有明显的关节畸形，如患肢短缩，外旋畸形，关节明显突出，腹股沟可出现明显压痛，骨骼纵向出现叩击痛，直腿抬高试验、4 字试验、托马斯征表现为阳性。

（三）辅助检查

1. X 线检查

X 线检查作为诊断骨折的首选检查方式，操作简单，辐射损伤小，价格低廉。常规检查骨盆前后位 X 线片，或者特殊体位如出口位、入口位 X 线片，可直接观察到骨折线、骨皮质断裂情况。此外，X 线片还可以多角度观察患肢骨骼及骨折的对位对线等，但对于隐匿性骨折有可能存在漏诊情况。

2. CT

CT 一般不作为常规检查，可作为 X 线片的补充检查，显示 X 线片不能显示的隐匿骨折、骨挫伤等，可进行 CT 三维重建，对于骶髂关节及骨盆损伤的表现更为直观，能确定病变部位及性质。

3. MRI 检查

MRI 无辐射危险，且软组织分辨率优于 CT，能很好地显示软组织如肌肉、肌腱、韧带、脂肪、骨髓等，对于水肿、出血、坏死亦能清晰显示，更能敏感地发现隐匿骨折、骨挫伤等。

三、术前中医治疗方案

1. 一般调护

调控饮食、血压、血糖等。

2. 复位 / 维持

牵引。

3. 中药汤剂

骨折早期：骨折后 1～2 周内。气血瘀滞较甚，肿胀、疼痛明显，功能活动障碍。

治法：活血化瘀、消肿止痛。

处方：桃红四物汤加减。

药物：桃仁 10 g，红花 5 g，当归 10 g，生地 10 g，川芎 10 g，白芍 10 g，续断 15 g，骨碎补 15 g，泽兰 15 g，川牛膝 15 g。

加减：疼痛较剧，可加延胡索 15 g，郁金 15 g；大便秘结，脘腹胀满，可加枳实 15 g，大黄 10 g，厚朴 15 g。

4. 中成药

伤科接骨片、大活络胶囊。

5. 外治法

常规予贴敷患髋（外敷科室特色制剂跌打膏）、中药熏蒸、活络洗方或骨洗方敷洗患髋。

6. 针灸／推拿

针灸有助于骨痂形成，促进成骨活动，配合温针及电针疗效更加显著，常用腧穴有肾俞、百会、内关、巨髎、环跳、阳陵泉、委中、梁丘、血海、足三里、三阴交及阿是穴等。

7. 特色理疗

神阙穴(穴位贴敷)安神贴或耳穴压豆以镇静安神,消除紧张情绪,并予心理开导。

8. 功能锻炼

皮套牵引，即常规患肢皮套牵引，负重 3 kg，可以制动，维持骨折端对位，并有使骨折端逐步复位恢复下肢力线的作用。

四、术后中医治疗方案

1. 一般调护

调控饮食、血压、血糖等。

2. 中药汤剂

1）气滞血瘀型，骨折中期，即骨折后 2 ～ 7 周，肿胀渐消，疼痛已减，功能活动尚未恢复，骨折开始愈合，同时由于手术，易致热毒之邪由手术切口入侵，故需加用清热解毒药物。可用续骨活血汤加减。

治法：活血化瘀，消肿定痛。

处方：续骨活血汤。

药物：归尾 15 g，赤芍 10 g，牛膝 15 g，生地 15 g，桃仁 15 g，骨碎补 15 g，续断 10 g，田七 10 g，金银花 10 g，蒲公英 15 g，地丁 15 g，泽兰 15 g。

加减：肿胀仍甚，加用酒大黄 15 g，瓜蒌根 10 g。大便干结，加用番泻叶 15 g。局部僵硬者，加皂角刺 10 g，地龙 15 g。

2）脾胃气虚型，术后大便不通，多日不解，不思饮食，为老年人脾胃虚弱所致，方用参苓白术散化裁。

治法：益气健脾，祛湿理气。

处方：参苓白术散。

药物：党参 30 g，茯苓 15 g，白术 15 g，白扁豆 10 g，陈皮 10 g，山药 10 g，枳实 10 g，牛膝 15 g，薏苡仁 20 g，火麻仁 10 g，桃仁 10 g，肉苁蓉 10 g。

加减：若胸胁胀满，可加柴胡 10 g，赤芍 15 g。另可用艾灸温灸神阙、中脘、足三里等穴。

3）痰湿蕴肺型，老年人素有慢性咳喘，咳嗽痰多，经过多日卧床，久卧伤气，致咳喘加重，可用三子养亲汤合二陈汤加味。

治法：温肺化痰，理气和中。

处方：三子养亲汤合二陈汤加味。

药物：陈皮 10 g，半夏 10 g，茯苓 15 g，甘草 5 g，莱菔子 10 g，苏子 10 g，白芥子 10 g，川芎 10 g，续断 10 g，三七 10 g。

4）气血亏虚型，术后 2 周左右，肿胀疼痛基本消失，骨折已愈合，可离床功能锻炼。功能活动逐渐增加。

治法：调养气血，接骨续筋。

处方：八珍汤加减。

药物：党参 20 g，白术 15 g，茯苓 15 g，生地 15 g，当归 10 g，川芎 10 g，白芍 10 g，补骨脂 15 g，蒲公英 15 g，桑寄生 15 g，牛膝 15 g，续断 10 g。

加减：气虚乏力，加黄芪 30 g；食欲不振，加谷芽 15 g，麦芽 15 g；阴虚火旺，加知母 15 g，熟地 15 g。

5）恢复期预防深静脉血栓。

治法：益气养血、活血通脉。

处方：补阳还五汤。

药物：黄芪 30 g，归尾 10 g，赤芍 10 g，地龙 10 g，川芎 10 g，桃仁 10 g，红花 10 g，水蛭 10 g，丹参 10 g，三七 10 g。

加减：半身不遂，加防风 15 g，秦艽 15 g；言语不利加用菖蒲 15 g，郁金 15 g，远志 15 g；肌肉萎缩明显者，加熟地、鸡血藤各 30 g，以及何首乌、菟丝子各 20 g。

3. 中成药

伤科接骨片、金天格胶囊。

4. 外治法

中药熏洗：患者由于牵引制动及较长时间卧床，常导致患肢膝关节僵硬，活动受限。治以舒筋活络，方用科室特色经验方骨洗方或乳香外洗方，患肢膝关节中药熏洗，促进关节功能恢复。

5. 针灸 / 推拿

髋关节置换术围手术期针刺的应用，可以减轻术后疼痛，获得更好的镇痛效果及更少的不良反应。常用腧穴有肾俞、巨髎、环跳、阳陵泉、委中、梁丘、足三里、承山、昆仑及阿是穴等。也可运用“股四针”（针刺血海、梁丘、伏兔、髀关穴）促进患肢股四头肌肌力恢复，加速下肢功能康复。患肢膝关节附近行推拿治疗，重点推拿血海、膝眼、阳陵泉、阴陵泉等穴。患髋则以髀关、环跳穴为主。

6. 特色理疗

耳穴压豆：髋关节置换术围手术期耳穴埋豆的应用，可以减轻术后疼痛，改善患者情绪，起效快，不良反应少。耳穴选取神门、皮质下、髋关节、阿是穴等。

7. 功能锻炼

肌肉力量训练是各种手术后方案中的重要内容。股四头肌和伸髋肌的锻炼应该在手术后即刻开始。术后渐进性抗阻力锻炼应该先从肢体自身重量开始，几天内逐渐开始屈髋和伸膝。只要关节本身没有疼痛，阻力可以增加到最大耐受量。渐进性抗阻训练在全髋关节成形术术前或术后都是安全和有效的，能够帮助患者术后获得更快的恢复和更少的疼痛。初期的髋关节主动外展应该在仰卧位进行。

除了手术关节的肌肉力量需要增强之外，上肢及下肢非手术侧也需要训练。上肢肌肉力量是安全、有效地使用助行器具和体位转移的先决条件。保持非手术侧肌肉力量可以安全地完成行走、坐-站转移及上下楼梯。对这些肌肉的力量训练可以作为手术前的准备内容而开始，并在手术后继续进行。普遍认为肌力训练是术后康复最重要的部分。肌肉力量训练应该以每日的训练和长期训练为基础。

关节活动度训练是恢复关节功能所必需的，患者必须保持关节的活动范围才能完成功能性活动。非手术关节的关节活动度包括同侧的踝关节应该正常。患者可以每天进行非手术关节的主动的关节活动以保持正常的关节活动范围。如果由于某些原因不能完成主动的关节活动锻炼，就应每天进行几次全范围的被动关节活动度锻炼。

五、疗效标准

1）治愈：患肢肌力恢复至与健侧相同或康复期水平，髋关节活动度前屈位0° ～125°，后伸0° ～15°，内收、外展各45°，浅感觉如触觉、痛觉、温度觉等恢复正常，深感觉如位置觉、运动觉、振动觉等恢复正常，复合觉如皮肤定位觉等恢复正常。疼痛VAS评分0～2级为恢复正常，下肢站立、步态、平衡恢复正常。

2）显效：患肢肌力恢复至与健侧相同或康复期水平，髋关节活动度前屈位0° ～90°，后伸0° ～10°，内收、外展各30°，浅感觉如触觉、痛觉、温度觉等较常人稍差，深感觉如位置觉、运动觉、振动觉等较常人稍差，复合觉如皮肤定位觉等较常人稍差。疼痛VAS评分3～5级，下肢站立、步态、平衡欠佳。

3）有效：患肢肌力恢复至与健侧相同或康复期水平，髋关节活动度前屈位

0° ～60°，后伸0° ～5°，内收、外展各20°，浅感觉如触觉、痛觉、温度觉等欠佳，深感觉如位置觉、运动觉、振动觉等欠佳，复合觉如皮肤定位觉等欠佳。疼痛VAS评分6～8级，下肢站立、步态、平衡较差。

4）无效：患者肌力、关节活动度、浅感觉、深感觉、复合觉，下肢站立、步态、平衡均未得到改善，疼痛VAS评分>8级。

（蔡迎峰　刘保新　梁浩东）

第三节　膝关节手术围手术期中医干预方案

一、适用对象

接受膝关节镜下及开放手术的患者，包括膝关节镜手术、全膝关节置换、单髁置换等术式。

二、术前措施

（一）一般调护

从患者基本生活能力、血栓评分、疼痛评分进行综合术前评估，分别采用生活质量评估、血栓评分、疼痛评分。应特别注重患者心肺功能及血压、血糖调控，如有必要，需请专科协助治疗。安排专人负责对病情及初步治疗方案进行讲解，让患者对手术方案、麻醉方式及术后疼痛有初步了解，可缓解患者对手术治疗的担心不安，有助于预防术后并发症的发生。

（二）中药汤剂

1. 肝肾亏虚证

治法：滋补肝肾，强壮筋骨。

处方：独活寄生汤加减。

药物：独活15 g，防风10 g，川芎10 g，牛膝10 g，桑寄生15 g，秦艽10 g，杜仲15 g，当归10 g，茯苓15 g，党参15 g，熟地10 g，白芍10 g，细辛3 g，甘草5 g，肉桂（焗服）10 g。

2. 瘀血闭阻证

治法：活血化瘀，舒筋止痛。

处方：身痛逐瘀汤加减。

药物：桃仁 10 g，红花 5 g，当归 10 g，五灵脂 5 g，地龙 10 g，川芎 10 g，没药 10 g，香附 10 g，羌活 10 g，秦艽 10 g，牛膝 5 g，甘草 5 g。

3. 气血两虚证

治法：健脾益气，养血补血。

处方：归脾汤加减。

药物：白术 20 g，当归 10 g，白茯苓 10 g，黄芪（炒）15 g，远志 10 g，龙眼肉 10 g，酸枣仁（炒）10 g，人参 15 g，木香 10 g，炙甘草 5 g。

（三）针灸

针灸以预防下肢静脉血栓的形成和下肢的肌肉萎缩为主。

针刺治法：行气活血，取穴以足太阴脾经和足阳明胃经穴为主。主穴为足三里、三阴交、伏兔、梁丘、涌泉。配穴为阴陵泉、阳陵泉、血海、曲泉、丰隆。配以电针机连续波，频率 3 ～ 4 次进行刺激肌肉。

（四）物理治疗

中医定向透药疗法、电子生物反馈疗法、雷火灸。

（五）外治法

谨慎使用，以保护皮肤为主。

（六）中成药

活血止痛胶囊、金天格胶囊等。

（七）功能锻炼

入院后康复医生需拟定 TKA 术后锻炼方案指导患者进行术前功能训练，如踝泵运动、股四头肌舒缩、髂腰肌锻炼、膝关节屈伸活动；或进行平地行走、空踩单车、上下楼梯等，所有术前锻炼以不加重患者疼痛为度，目的是使患者提前掌握锻炼要领，提高术后自我锻炼效率。

三、术后措施

（一）一般调护

若患者生命体征平稳，神志清楚，精神好转，腹部脐周听诊肠鸣音恢复，无明显麻醉不良反应如恶心呕吐、头晕头疼、心悸腹胀等，即可允许患者半坐卧位并进食流质饮食，视食欲可进食高蛋白、高热量的食物。术后根据患者中医辨证体质，药食同源，给予相关膳食指引，常见证型：①气血两虚，建议补益脾胃，气血双补，用黄芪、党参炖瘦肉；②气虚血瘀，建议补益脾胃基础上，少佐 3 g 田七粉化瘀；

③肝肾不足，建议补益肝肾，用杜仲、狗脊炖扇骨；④痰瘀内阻，建议祛痰化瘀，用陈皮、丹参炖瘦肉。

（二）术后中药汤剂

术后多以虚证和血瘀为主，高龄患者多虚，包括脾虚、肾虚，加之手术创伤，离经之血阻滞，故多瘀，所以术后早期多为气虚血瘀、肾虚血瘀。然而南方气候潮湿，氤氲之气较盛，故多夹湿，可佐以燥湿之品。

1. 术后 2 周内

以益气活血化瘀、益气补肾化瘀、益气燥湿化瘀为法。

方用参苓白术散 + 桃仁、红花、牛膝、泽泻，参苓白术散 + 六味地黄汤 + 桃仁、红花、牛膝，参苓白术散 + 二陈汤 + 桃仁、红花、牛膝。

2. 术后 2 ～ 4 周

气血逐渐平和，以补益气血，活血化瘀，佐以平补肝肾为法。

方用补中益气汤 + 桃红四物汤 + 牛膝、杜仲、狗脊。

3. 术后 4 周

患者气血平和，多以肝肾不足为主，以补益肝肾为法。

方用左归丸或右归丸加减。

（三）按摩拍打

除了基础预防血栓措施，还可拍打、艾灸双侧足底涌泉穴，能有效预防 TKA 术后下肢深静脉血栓形成，方案为拍打频率 30 次 / 分，10 分钟 / 次，3 次 / 日。艾灸足底涌泉穴治疗：15 分钟 / 次，1 次 / 日。

（四）外治法

当术侧大腿出现皮下瘀斑时，予五子散（白芥子、山楂子、紫苏子、莱菔子、香附子各等分），20 分钟 / 次，2 次 / 日，热敷瘀斑处，能有效缓解局部的疼痛感，促进局部瘀血消散。

（五）针灸

采用两孔艾灸盒熏烤脐周多个穴位，包括气海、关元、神阙穴，最好选在卯时。

（六）术后功能锻炼

要求术后功能锻炼要有周密的锻炼计划，要制定每日的康复锻炼目标，强调患者的依从性和毅力，要求患者按照要求每日完成锻炼计划。术前即培训患者正确进行功能锻炼（踝泵、股四头肌等长收缩、直腿抬高练习等）并演示动作要点，在手术当天，待麻醉作用消失后即按术前所教，督促患者进行踝泵活动（20～30秒/组）及股四头肌等长收缩练习（每次收缩持续5秒），术后1天起视恢复情况加大功能锻炼幅度及增加功能锻炼方式，争取1周内膝关节弯曲角度达到90°～120°，伸直角度 < 10°，告知患者早期下床可促进胃肠道及膝关节功能恢复，并给予鼓励和帮助。

（蔡迎峰　田天照　周伟君）

第四节　转移性骨肿瘤围手术期中医干预方案

一、适用对象

继发于其他部位肿瘤的骨肿瘤疾病患者，主要包括脊柱、髋部等部位的转移性骨肿瘤破坏。

二、术前中医治疗方案

（一）一般调护

予以骨科住院护理常规，Ⅰ级护理，防褥疮护理，半流饮食，监测血压，褥疮换药等。

（二）复位/维持

嘱患者维持仰卧位，定期翻身防止褥疮加重。

（三）中药汤剂

1. 肾气亏虚

主要表现为腰膝酸软无力，动则痛甚，局部肿块质地柔软，按之不痛，小便频数清长，或余沥不尽，或夜尿多，遗尿，男子遗精早泄，女子带下清稀量多，面色淡白，神疲乏力，舌淡，苔白，脉细弱。

治法：补肾益气。

处方：肾气丸加减。

药物：熟地15 g，白芍15 g，山茱萸15 g，泽泻10 g，茯苓10 g，牡丹皮10 g，桂枝10 g，附子10 g，肉桂5 g，甘草3 g。

2. 脾虚湿滞

主要表现为局部疼痛，逐渐加重，局部肿块皮色如常，不溃不破，伴肢体困重，伴气短懒言，神疲乏力，日渐消瘦，面色少华，自汗恶风。脾虚不能输布水谷精微、气血亏虚、脑海失充，可出现头昏沉、头如束裹、头晕目眩等，伴有腹泻、少气懒言、倦怠、嗜卧等，舌质淡，苔白腻，脉细弱。

治法：健脾益气祛湿。

处方：参苓白术散加减。

药物：党参 30 g，茯苓 30 g，白术 20 g，山药 15 g，白扁豆 10 g，莲子 10 g，薏苡仁 20 g，砂仁 10 g，桔梗 10 g，甘草 5 g。

3. 阴寒凝滞

主要表现为患部疼痛难忍，夜间或阴雨天加重，持续不断，伴患肢活动受限，局部肿块，皮色暗，压痛明显，伴畏寒肢冷，病程较长。可伴有胸闷气短、心悸，面色苍白，四肢不温，或心痛彻背，背痛彻心。舌质淡暗，苔白，脉沉细，或沉紧。

治法：活血祛瘀，散寒通络。

处方：阳和汤加减。

药物：熟地 30 g，肉桂 10 g，麻黄 5 g，鹿角胶 10 g，白芥子 10 g，姜炭 5 g，生甘草 5 g。

4. 毒热蕴结

主要表现为患部红肿热痛，夜间或阴雨天减轻，局部肿块赤肿热痛，压痛明显，甚者成脓外溃，伴发热，心烦口渴，便秘，舌红，苔黄，脉数。

治法：清热解毒，消肿散结，活血止痛。

处方：仙方活命饮加减。

药物：金银花 20 g，陈皮 20 g，白芷 10 g，贝母 10 g，防风 10 g，赤芍 10 g，当归 10 g，甘草 10 g，皂角刺 10 g，天花粉 10 g，乳香 3 g，没药 3g。

5. 痰瘀凝滞

主要表现为患部弥漫性疼痛，后肿胀逐渐明显、疼痛剧烈，局部肿块质地坚硬，推之难动。伴痰多黏稠，烦躁易怒，失眠多梦，情绪波动时症状加重，月经量少，色暗，有血块，经期腹痛。舌质黯红、有瘀斑，苔薄白，脉细涩。

治法：化痰祛瘀，软坚散结。

处方：桃红四物汤 + 二陈汤加减。

药物：当归 20 g，川芎 10 g，白芍 10 g，熟地 15 g，桃仁 10 g，红花 5 g，半夏 20 g，陈皮 15 g，茯苓 20 g，甘草 5 g。

（四）中成药

静滴康艾注射液以益气扶正，增强机体免疫功能；口服华蟾素片以解毒消肿、通络止痛。

（五）外治法

局部予以跌打膏外敷、中医定向透药、中药熏药以通络止痛，改善局部循环，提高手术疗效。

（六）针灸

治疗以扶元固本为原则，取穴以任脉、足阳明、足太阴经穴为主。可针刺关元以培本固肾，针刺足三里、三阴交以健脾益胃、协调三阴。瘀血内停加膈俞、血海；痰湿结聚加中脘、丰隆、阴陵泉；脾肾阳虚加肾俞、命门；肝肾阴虚加太冲、太溪、照海。

（七）特色理疗

褥疮配合激光疗法照射以促进伤口愈合。

三、术后中医治疗方案

（一）一般调护

按骨科术后常规护理，流质饮食，予以床旁心电监护，低流量给氧。

（二）复位 / 维持

嘱患者维持仰卧位，定期翻身防止褥疮加重。

（三）中药汤剂

1. 气血两虚

主要表现为神疲乏力、肢体倦怠、少气懒言、头晕目眩、心悸怔忡、面色萎黄，舌淡嫩，脉弱。

治法：补益气血。

处方：八珍汤合并当归补血汤。

药物：太子参 30 g，白术 10 g，茯苓 10 g，炙甘草 15 g，白芍 10 g，川芎 10 g，当归 10 g，熟地 15 g，黄芪 60 g。

2. 气滞血瘀

主要表现为胸胁胀闷，烦躁易怒，局部可扪及硬块，痛有定处，痛如针刺，舌质紫黯，脉涩。

治法：活血化瘀、行气止痛。

处方：桃红四物汤加减。

药物：当归 12 g，川芎 6 g，白芍 12 g，熟地 24 g，桃仁 15 g，红花 15 g，柴胡 10 g，五灵脂 8 g，延胡索 10 g。

3. 脾虚气滞

主要表现为纳差，不欲食，恶心欲吐，乏力，腹胀，甚则全腹胀气难忍，舌淡胖，苔白腻，脉濡细。

治法：理气通腑，健脾化湿。

处方：香砂六君子汤加减。

药物：木香 10 g，砂仁 6 g，茯苓 6 g，党参 20 g，大腹皮 10 g，白术 15 g，槟榔 12 g，枳壳 12 g，莱菔子 15 g。

（四）中成药

生血宝合剂、参苓白术散、活血止痛软胶囊等。

（五）外治法

腰背部予以中药封包治疗、中药涂擦治疗以舒筋活络止痛。

（六）针灸

患者术后腰背部疼痛，采用针刺腰部夹脊穴、肾俞、关元俞、阿是穴、阴陵泉、足三里等；术后伤口疼痛采用耳穴取穴神门、交感、心；患者腹胀明显，针灸以改善胃肠功能为主，针刺近端取穴以中脘、水分、天枢、关元、气海为主，远端选用合谷、足三里、阴陵泉，选用神阙穴进行艾灸治疗。

（七）特色理疗

术后配合激光疗法照射以促进伤口愈合。

（八）功能锻炼

对患者双下肢进行被动屈伸功能锻炼，防止肌肉萎缩、关节僵硬及静脉血栓等。

四、疗效标准

疗效观察是根据治疗前、治疗后疼痛和生活质量的变化进行评估，疼痛分度依 WHO 的分组标准如下。

0 分：无疼痛。

1 分：轻度疼痛，不影响睡眠及食欲。

2.5 分：因疼痛反复发作，疼痛时中断工作，影响食欲及睡眠。

5 分：疼痛持续，表情痛苦，有疲惫感。

7.5 分：疼痛明显，尚能忍受，有显著的痛苦表情。

10 分：疼痛剧烈难忍，伴情绪、体位的明显变化。

总分 = 疼痛（分）× 疼痛（小时 / 天）。

疗效评定标准如下。

显效：总分下降 50% 以上。

有效：总分下降 50% 以下。

无效：总分无下降。

（蔡迎峰　周剑鹏　黄鹏）

附　蔡迎峰广州市名中医传承工作室集锦

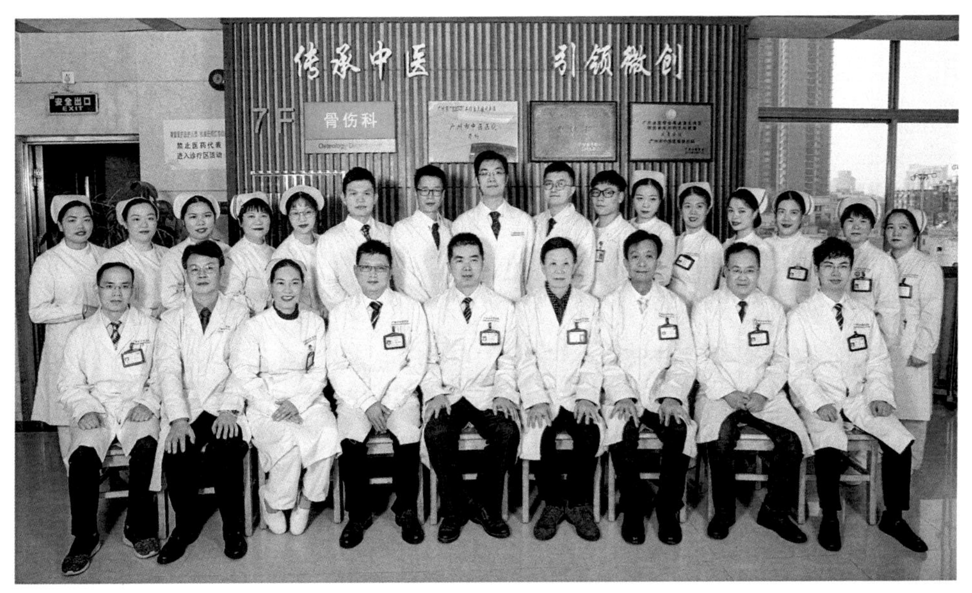

骨伤科合影

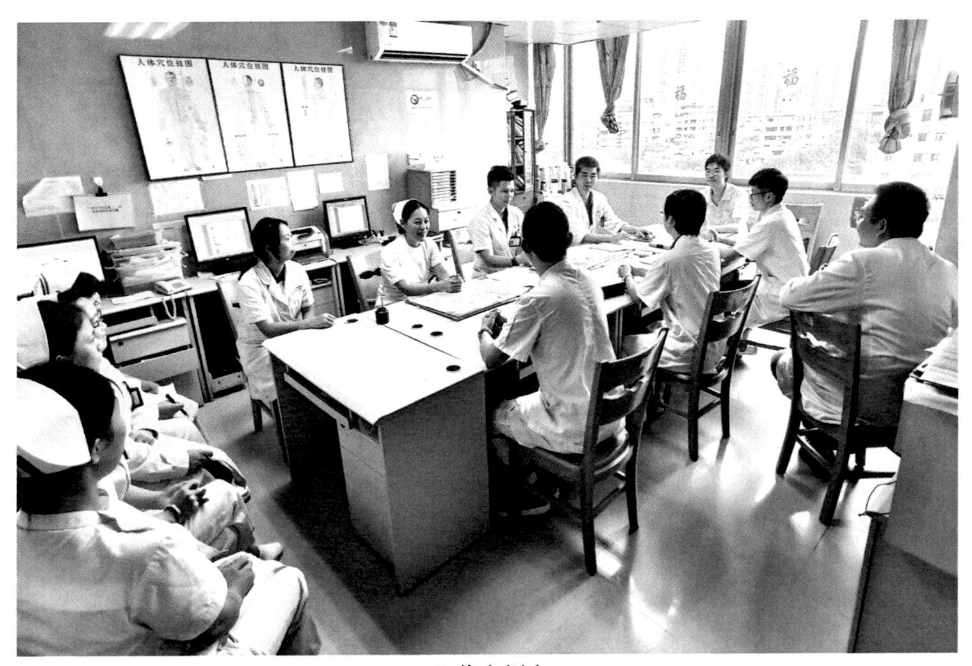

工作室例会

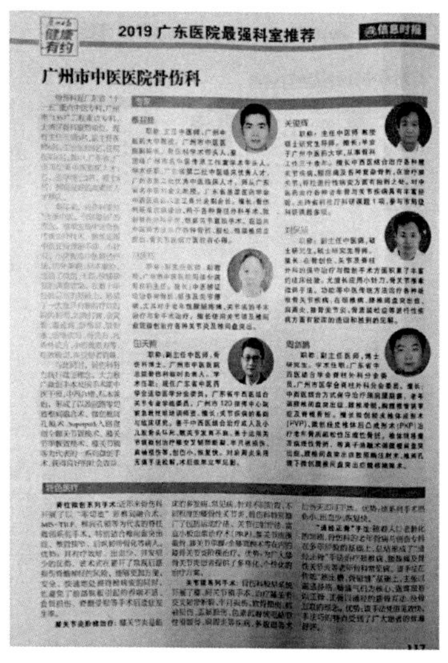

2019 广东医院最强科室推荐

健康有约

广州市中医医院骨伤科

2019 年荣获广州日报评选“最强科室”

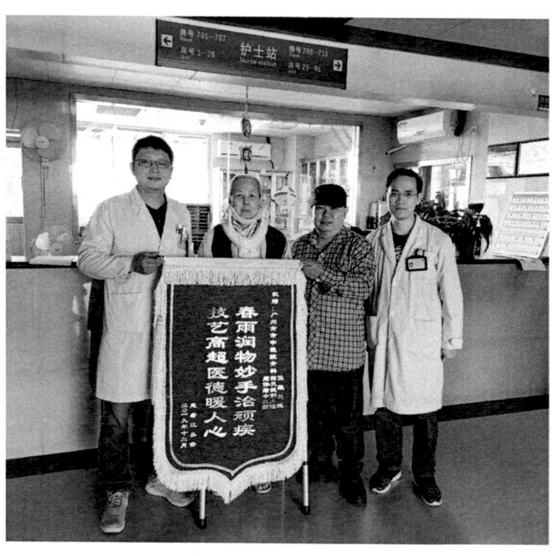

患者赠送感谢锦旗

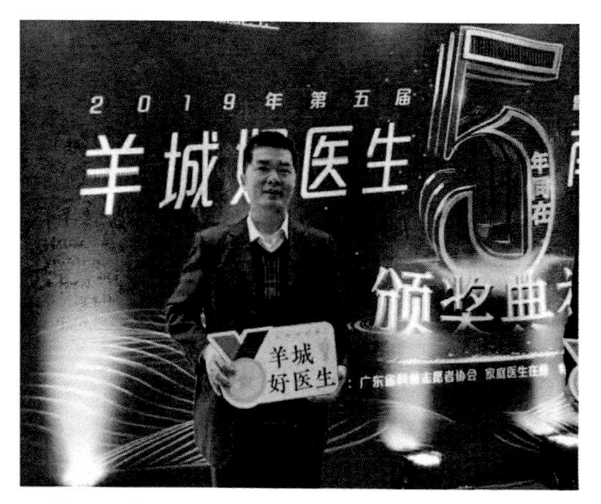

蔡迎峰教授荣获 2019 年“羊城好医生”称号

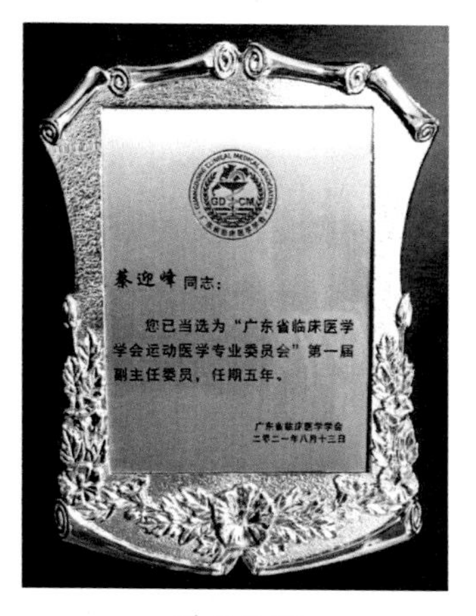

蔡迎峰同志：

您已当选为“广东省临床医学学会运动医学专业委员会”第一届副主任委员，任期五年。

广东省临床医学学会
二〇二一年八月十三日

学术头衔

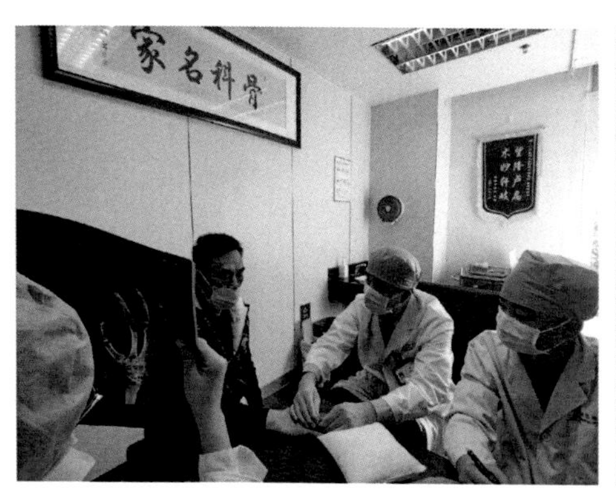

蔡迎峰教授接诊日常 1

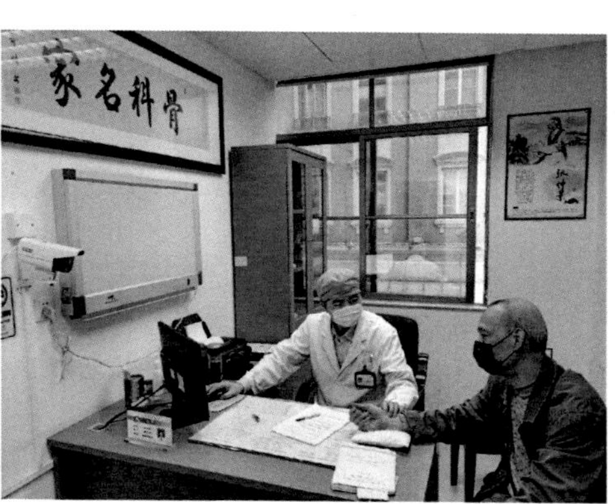

蔡迎峰教授接诊日常 2

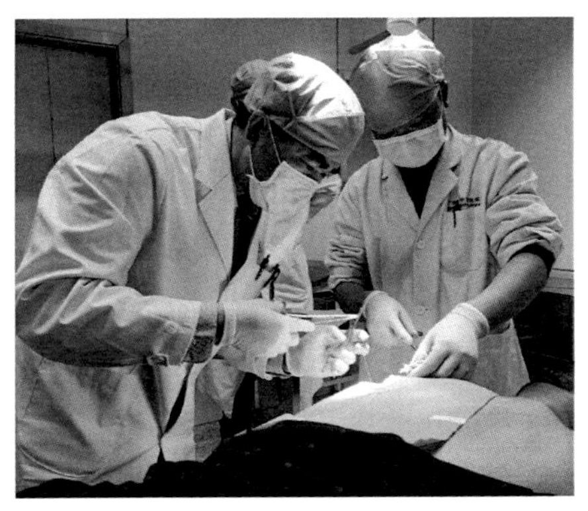

蔡迎峰教授接诊日常 3

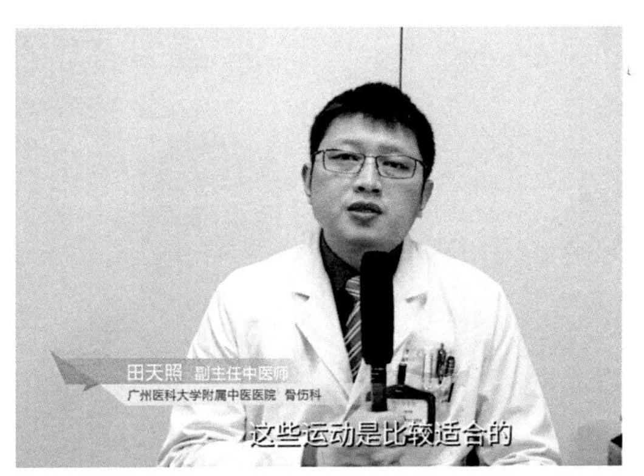

工作室团队核心成员田天照接受媒体采访

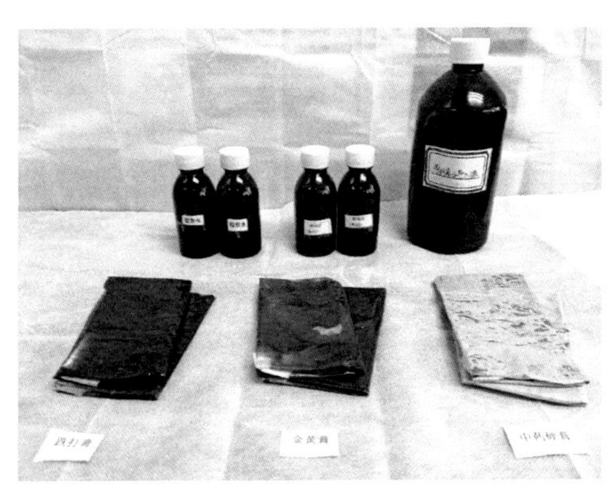

工作室各类膏药涂擦剂

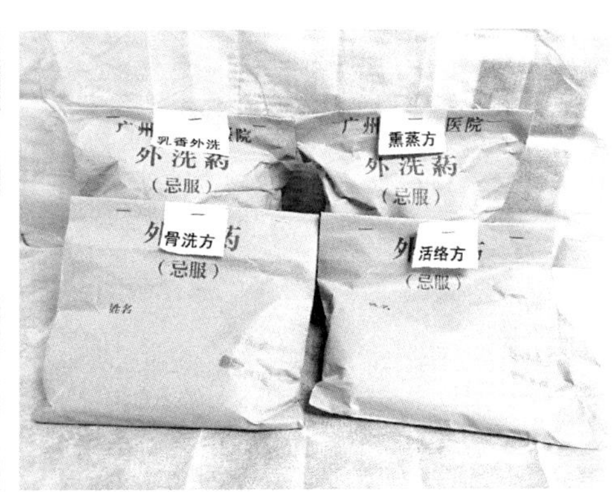

工作室各类外洗方

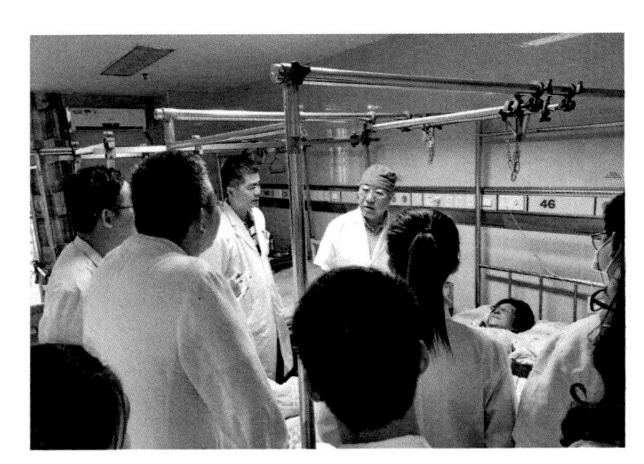

工作室邀请广东省名中医刘金文教授查房

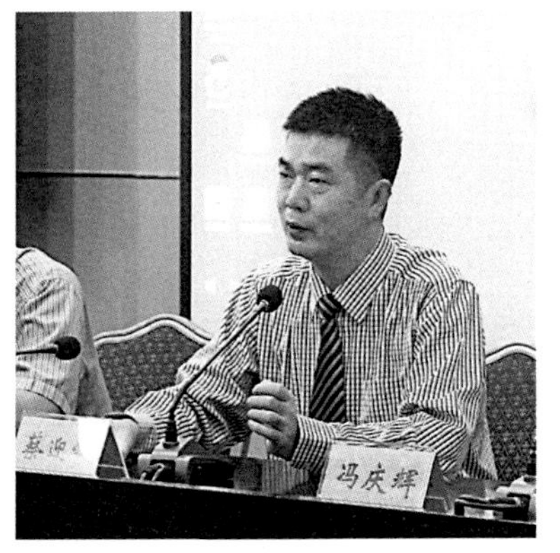

2019 年蔡迎峰广州市名中医传承工作室学习班蔡迎峰教授授课

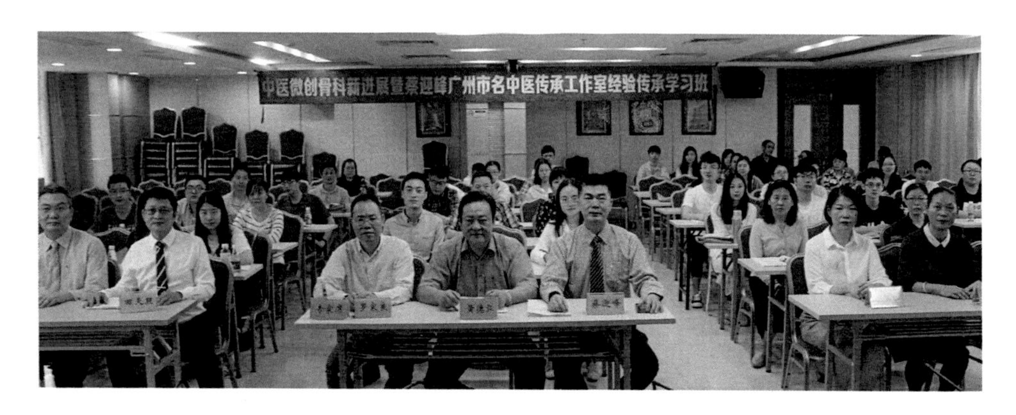

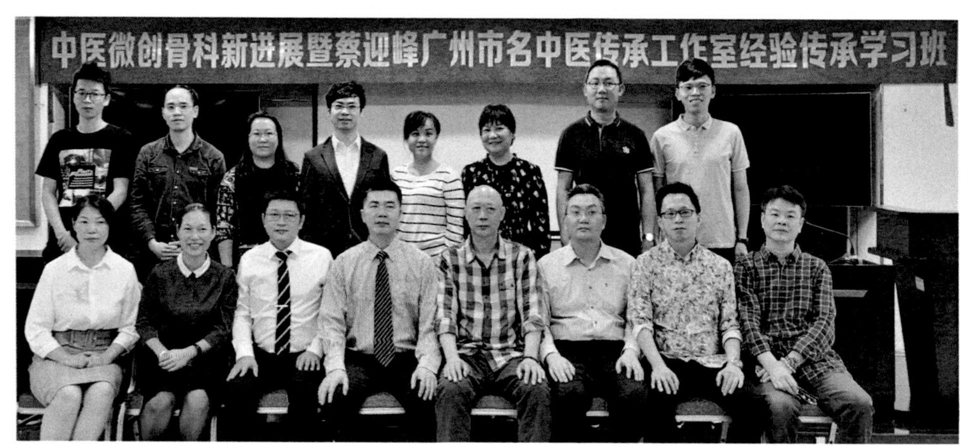

2019 年蔡迎峰广州市名中医工作室学习班合影

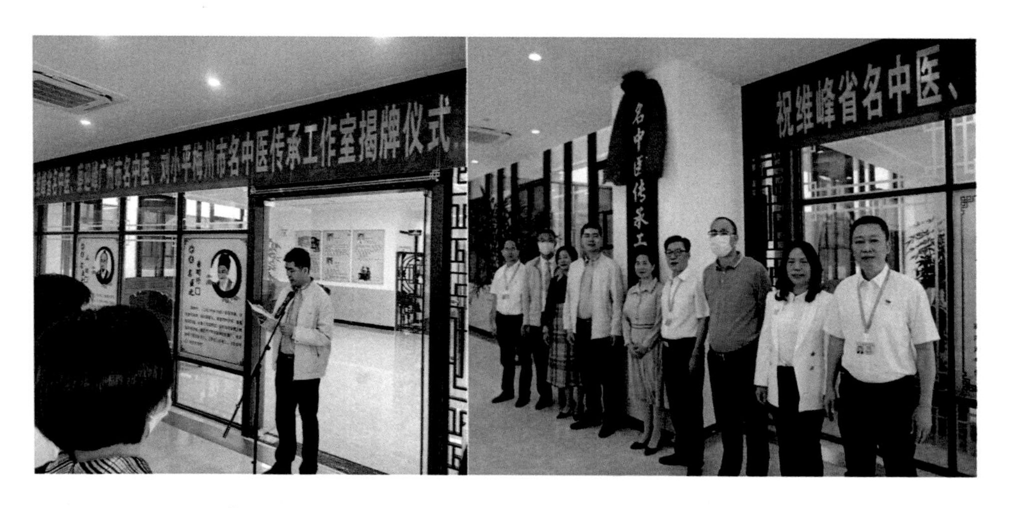

2020 年蔡迎峰广州市名中医传承工作室梅州市大埔县中医医院挂牌仪式

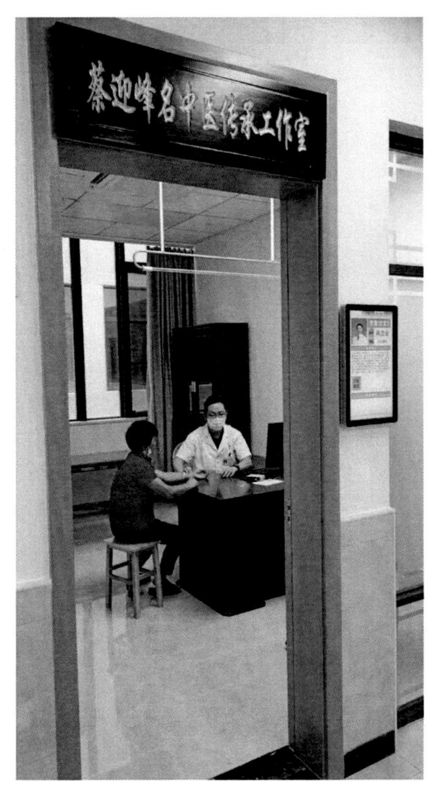

工作室团队成员在梅州市大埔县
中医医院出诊

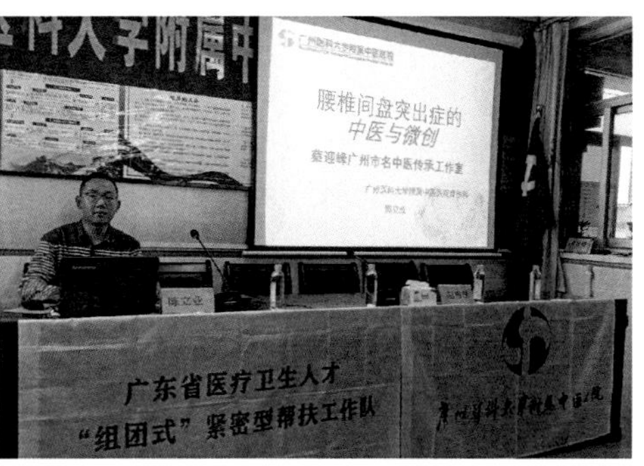

2021 年蔡迎峰广州市名中医传承工作室
团队在梅州市大埔县中医医院授课

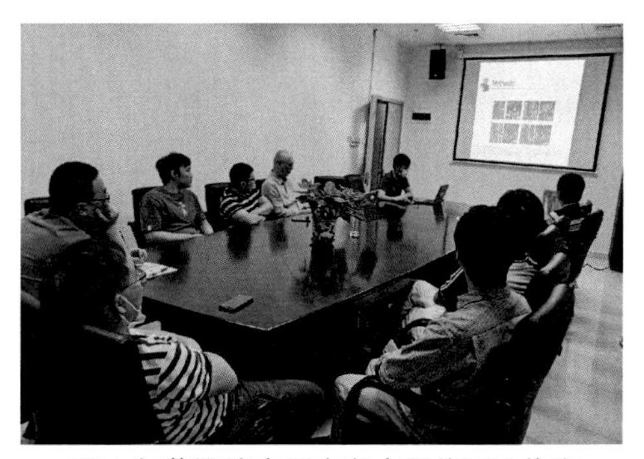

2021 年蔡迎峰广州市名中医传承工作室
学术交流会

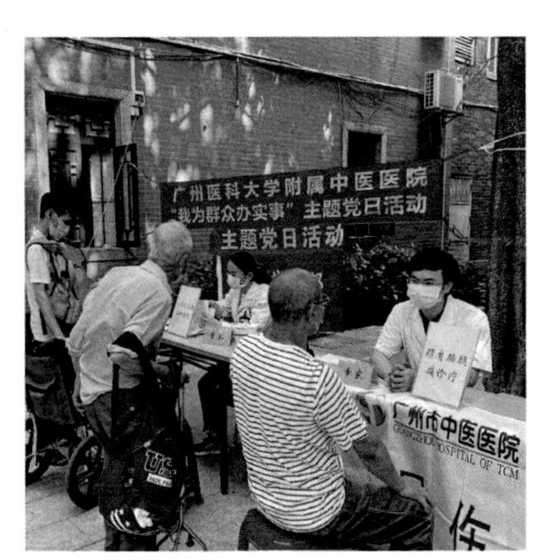

2021 年工作室团队进社区
开展义诊宣教活动

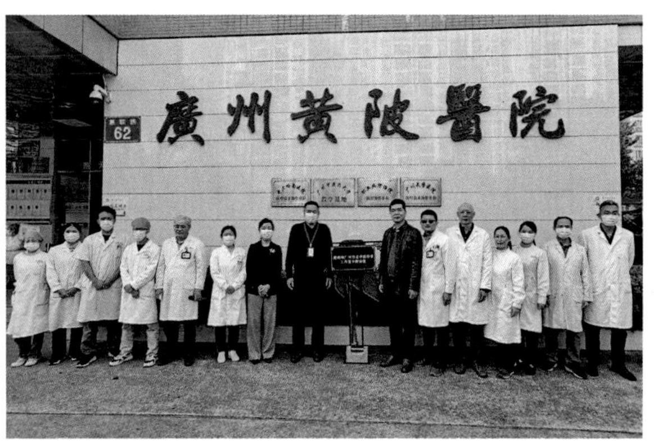

2021 年蔡迎峰广州市名中医传承工作室
广州黄陂医院挂牌仪式

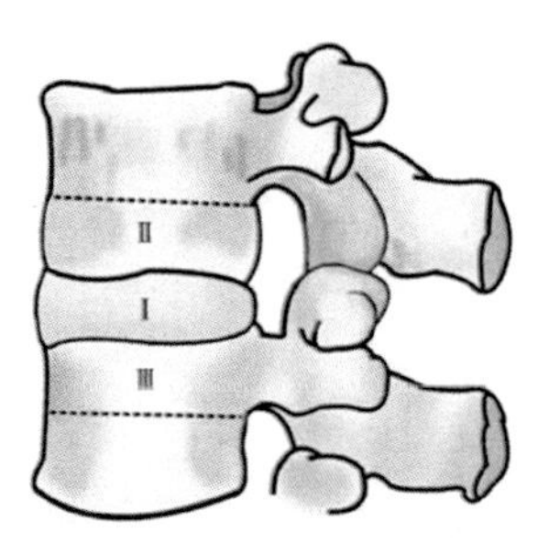

彩插 1 突出椎间盘组织
矢状面（正文 80 页）

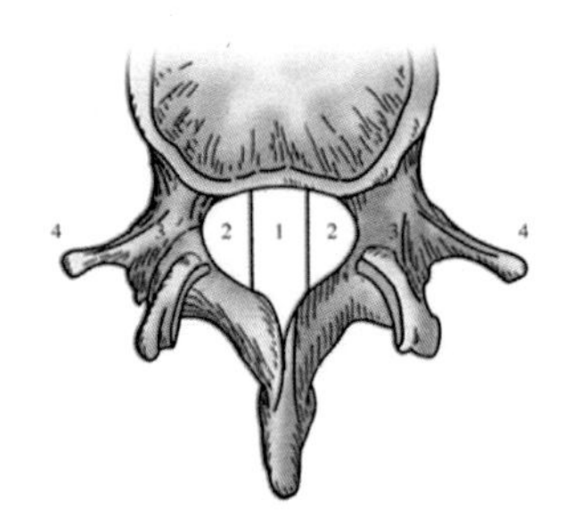

彩插 2 突出椎间盘组织
水平面（正文 80 页）

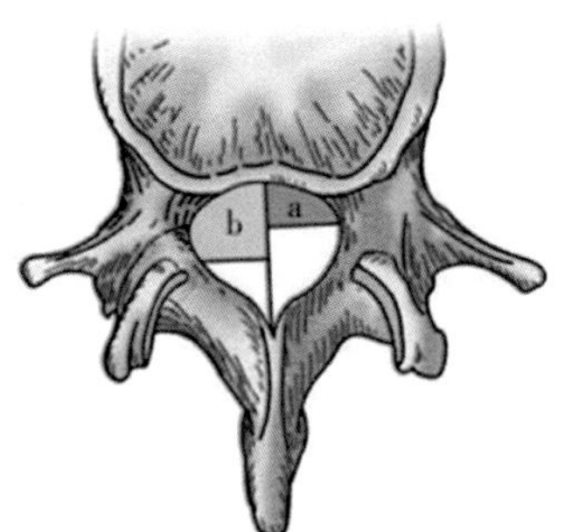

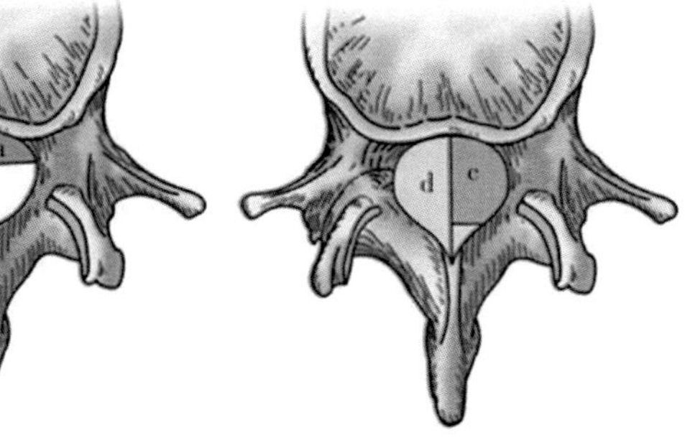

彩插 3 突出椎间盘组织冠状面（正文 80 页）

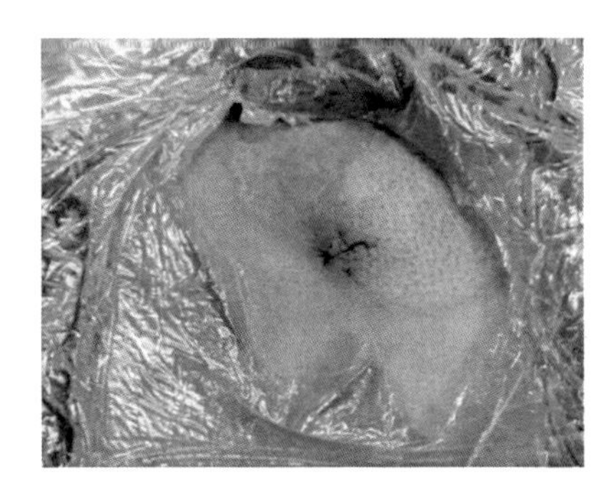

彩插 4 手术切口
（正文 107 页）

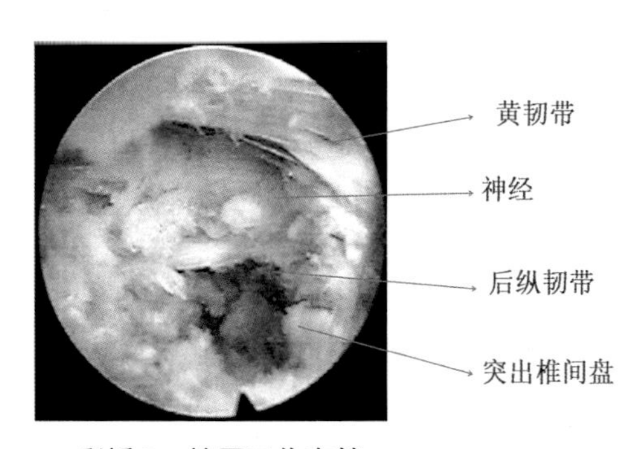

彩插 5 放置工作套管
（正文 108 页）

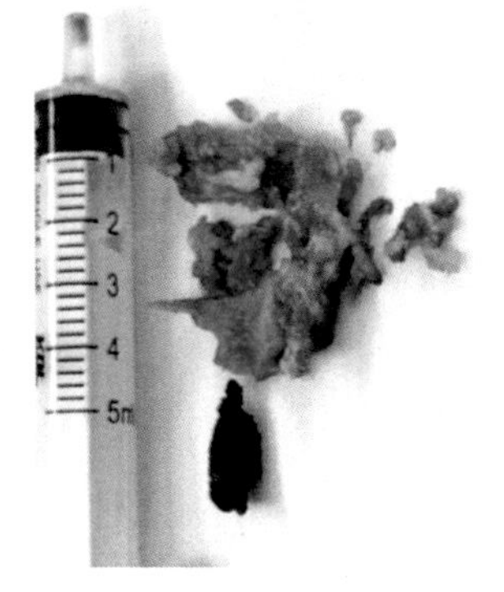

彩插 6 手术中取出的髓核
（正文 120 页）

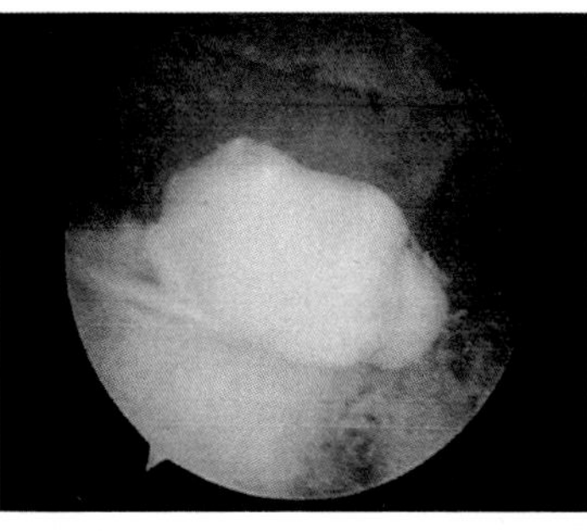

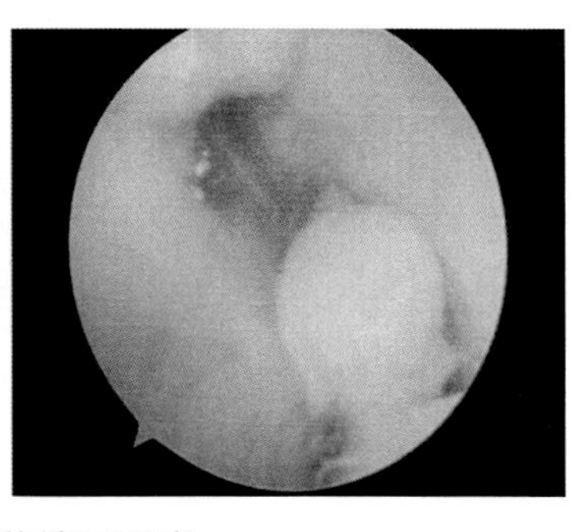

彩插 7 关节镜下观察
（正文 169 页）

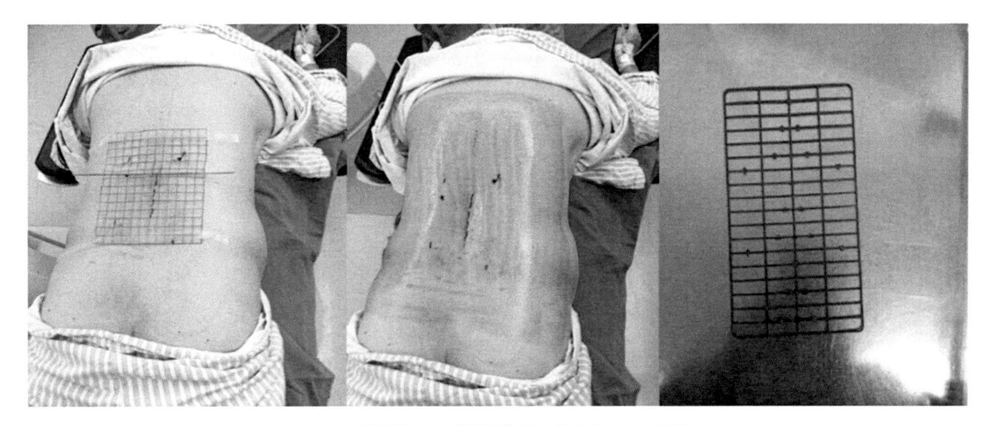

彩插 8　术前准备（正文 205 页）

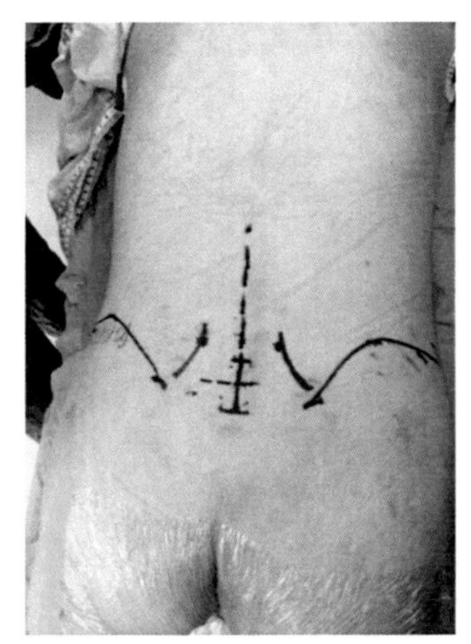

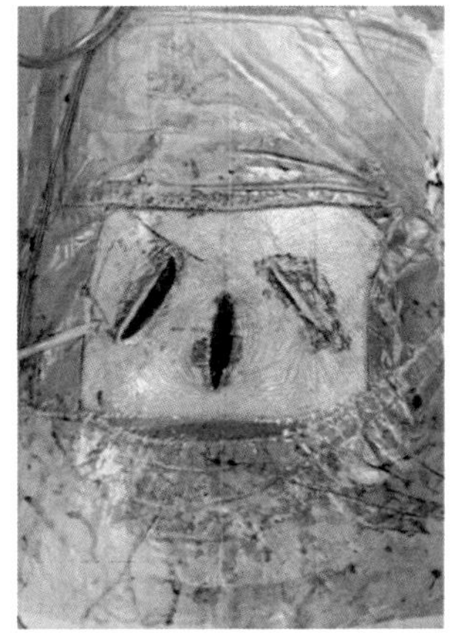

彩插 9　术中改良切口（正文 256 页）

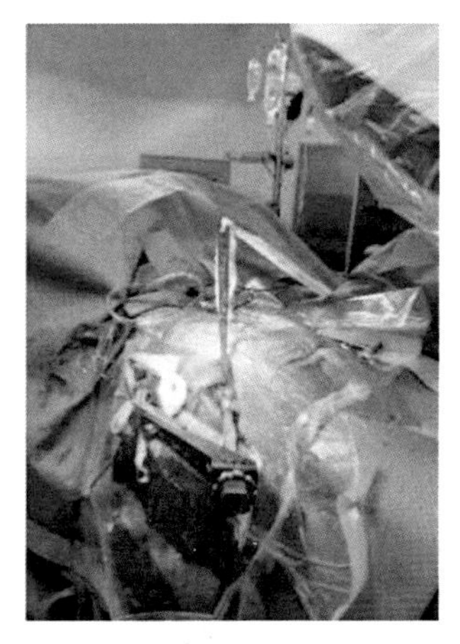

彩插 10　髋臼钩协助复位（正文 289 页）

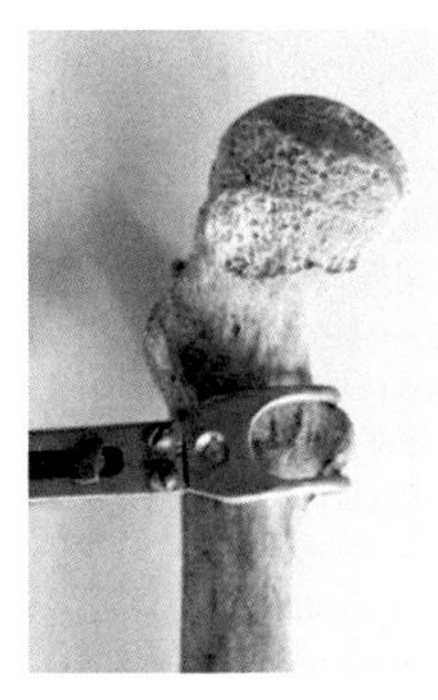

彩插 11　自制小粗隆爪协助复位（正文 289 页）

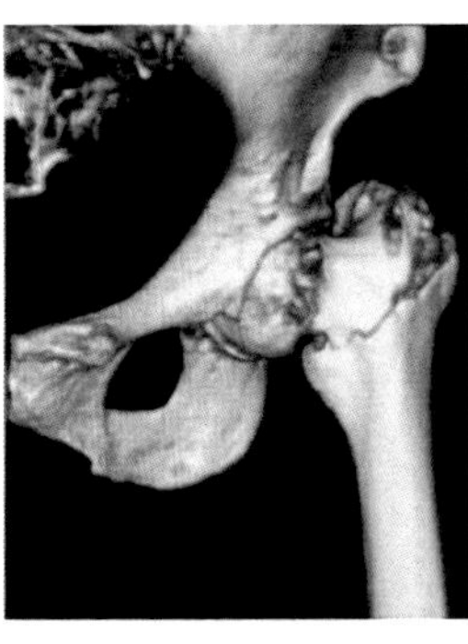

彩插 12　术前 CT（正文 297 页）

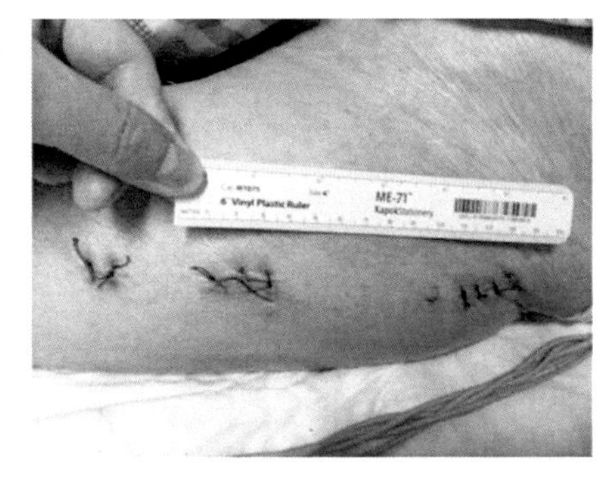

彩插 13　手术切口（正文 297 页）